筋ジストロフィーのすべて

一般社団法人　日本筋ジストロフィー協会
理事長　貝谷　久宣／監修

月刊雑誌『難病と在宅ケア』／編集

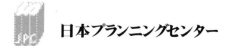

監修者の言葉

社団法人日本筋ジストロフィー協会　理事長　**貝谷　久宣**

　筋ジストロフィーは現在、根本治療法の確立にはいまだ至っていませんが、患者さんの寿命は飛躍的に伸びて来ました。筋ジストロフィー研究班によると、デシャンヌ型筋ジストロフィーの平均寿命は昭和40年代では17歳、平成になり27歳、そして現在では32歳までになっているとのことです。この40年間で寿命はほぼ倍になったということができます。この背景には、病院や家庭における衛生環境の改善はもとより、班研究によりすすめられた人工呼吸器療法をはじめとする理学療法の進歩、さらにまた、薬物による対症療法の発展があります。もちろん班研究以外にも、全国の研究者・医療者の絶え間ない努力によってこれら成果が達成されたと考えられます。

　筋ジストロフィーのような難病は、本当に多くの研究者の協働研究によらなければ達成されません。この状況は、ジストロフィン遺伝子の発見を1986年に報じたNature誌の論文を見ると理解されます。その論文の著者の数は欧米9か国、24施設からなんと77名です。これほど共著者の多い医学論文は稀です。本書はこれと同じ意味合いで貴重な本であると考えます。それは共同執筆者を含め100名近い執筆者により、筋ジストロフィーの基礎医学から看護・療養までまさにBio-Psycho-Socialな面をカバーしています。日本の医学・医療の水準の高さを示すことになりました。執筆者の皆様に感謝するとともに、本書が幅広く利用されることを願っています。

　2015年2月

目 次

- ■監修者の言葉 …………………………………… 貝谷 久宣 … 3
- ■執筆者一覧 ………………………………………………………… 8
- 　凡　例 ………………………………………………………… 10

■第Ⅰ部：医学・医療篇

1. デュシェンヌ型のエクソン・スキップ療法 …………… 青木 吉嗣 … 12
2. iPS細胞を用いた治療の展望 ……………………… 矢田 英理香 … 16
3. 筋衛星細胞の維持、活性化と自己複製の制御機構 ……… 深田 宗一朗 … 20
4. マイオスタチン阻害分子の開発と治療実現 ……………… 土田 邦博 … 23
5. 福山型筋ジストロフィーの治療戦略 ………………… 戸田 達史 … 26
6. デュシェンヌ型筋ジスの女性保菌者の臨床 ……………… 足立 克仁 … 29
7. 筋強直性ジストロフィーの合併症治療 ………………… 木村 隆 … 32
8. 遠位型ミオパチーの治療法開発 ………………………… 西野 一三 … 35
9. ミトコンドリア脳筋症治療法の開発 …………………… 古賀 靖敏 … 39
10. 里吉病の症状及び治療の現状 ………………………… 遠藤 一博 … 44
11. 左心不全は薬物療法の進歩で生存年数が延長 …………… 石原 傳幸 … 48
12. 心電図から診た不整脈と心不全 ………………………… 久留 聰 … 51
13. 筋強直性ジストロフィー患者の睡眠・呼吸障害 ………… 渡辺 千種 … 54
14. 他院への緊急搬送が必要になった事例 ………………… 後藤 勝政 … 57
15. 予防的胸骨U字切除術 ………………………………… 國吉 眞行 … 61
16. 在宅往診医療最前線 …………………………………… 武知 由佳子 … 65
17. 終末期の苦痛緩和 ……………………………………… 難波 玲子 … 70

■第Ⅱ部：遺伝子診断篇

18. 遺伝カウンセリング体制の構築 ………………………… 小澤 哲夫 … 76
19. 遺伝子神経筋疾患の遺伝カウンセリング ……………… 斎藤 加代子 … 80
20. MLPA法によるジストロフィン遺伝子診断 …………… 南 成祐 … 84
21. アデノ随伴ウイルスベクターを用いた遺伝子導入法 …… 水上 浩明 … 88

■ 第Ⅲ部：人工呼吸療法

22. NIV呼吸ケアのガイドラインと世界情報 ……………… 石川　悠加　94
23. 筋疾患治療にまつわる誤解と落とし穴 ……………… 熊谷　俊幸　101
24. 在宅人工呼吸療法 ……………………………………… 安東　範明　105
25. 肺の成長も考えた呼吸ケア …………………………… 小牧　宏文　109
26. 気管腕頭動脈瘻と胸骨U字状切除術 ………………… 諏訪園 秀吾　113
27. 気管切開の管理 ………………………………………… 水野　勇司　116
28. 小児人工呼吸療法と長期管理の注意 ………………… 鈴木　康之　120
29. ヒヤリハットを医療安全にどう活かすか …………… 田中　　誠　125
30. 非侵襲的人工呼吸器の機種比較 ……………………… 荻野　美恵子　129
31. 人工呼吸器の機種と比較検討 ………………………… 瓜生　伸一　133
32. 人工呼吸器・パルスオキシメーター・加湿加温器の選び方　松井　晃　138
33. スピーキング・バルブによる人工呼吸療法 ………… 久留　聡　148
34. 在宅用人工呼吸器の外部バッテリーが抱える問題点 …… 笠井　学　151
35. 小児における呼吸理学療法器具を用いたケア ……… 木原　秀樹　154
36. 痰の自動吸引が在宅でも可能になります …………… 山本　真　158
37. 在宅呼吸リハビリテーション ………………………… 田中　貴子　161
38. 在宅での呼吸リハビリテーション …………………… 三浦　利彦　164
39. 人工呼吸器管理中における肩関節可動域障害のリハ …… 横山　有里　167
40. 人工呼吸器装着中の福山型先天性筋ジス患者の位体 …… 仁井名 美和　171
41. ヘルパーの技術指導方法 ……………………………… 川田　明広　174

■ 第Ⅳ部：感染症対策篇

42. 呼吸器感染症の抗菌薬の選び方 ……………………… 山之上 弘樹　180
43. 呼吸器領域における耐性菌の現状と対策 …………… 綿貫　祐司　183
44. 胃瘻（PEG）の感染症対策 …………………………… 金田　俊彦　188
45. 褥瘡感染症の特徴 ……………………………………… 大浦　武彦　192
46. 吸引カテーテルの感染予防対策 ……………………… 島田　知子　196

■第Ⅴ部：施設・福祉用具情報篇

47. レスパイト受け入れ体制の構築と具体的状況 ……………西田　美穂　200
48. 夜間の安心を福島から発信したい ……………笹木　大輔　205
49. これからのコミュニケーションアイデア ……………本間　武蔵　209
50. ポータブルスプリングバランサーの活用例 ……………植田　友貴　215
51. 体圧分散寝具の選び方と使い方 ……………松尾　淳子　219
52. 呼吸リハに重要な役割がある車いす ……………三浦　利彦　223
53. 身体に合った車いすを求めて ……………足達　恵理　227
54. 口腔ケアの実際 ……………木村　浩彰　232
55. 舌苔の除去の考え方と用具 ……………濱田　真理子　239
56. 日常生活になかでスムーズに排泄するには ……………室岡　陽子　244
57. 排泄関連の福祉用具 ……………山口　昌子　249

■第Ⅵ部：食事療法篇

58. 嚥下障害の重症度と経口摂取の調整 ……………川上　途行　260
59. 筋強直性ジストロフィー患者さんの嚥下障害の対応策 ……和田　勇治　263
60. 軽症福山型筋ジス患者の臨床と摂食 ……………古谷　博和　267
61. 筋ジス患者さんの食生活 ……………渡邊　郁江　271
62. 段階的嚥下食の選択 ……………御子神由紀子　275
63. 嚥下食とトロミ食の選択の仕方 ……………糸田　昌隆　278
64. 嚥下機能に応じた食形態の工夫 ……………松村　剛　284
65. 胃瘻にまつわるトラブルとその対処法 ……………大隅　悦子　288
66. 摂食・嚥下障害患者さんの経管栄養剤 ……………藤島　一郎　292

■第Ⅶ部：看護・介護・リハビリ篇

67. 大幅報酬アップで　やっと息継ぎ ……………長谷川　秀雄　298
68. 地域で支える活動　えがおさんさん ……………松田　陽子　302
69. 筋ジス患者に対する医療介助員としての役割 ……………西村　晋作　307
70. 病気と法律の間に私たちの居場所を！ ……………佐藤　貞二　316
71. 若年神経・筋疾患療養者の通所利用 ……………長沢　つるよ　317
72. 依頼に応えられる事業所の立ち上げ ……………足達　恵理　321
73. ライフアシストを立ち上げて自立生活 ……………猪瀬　剛　326
74. 障害があるからこそ自分らしく生きる工夫を ……………町田　久美子　329
75. 疼痛に苦しむ際のリハビリテーション ……………寄本　恵輔　332

■第Ⅷ部：1日も早く篇

76. 私の独居生活を支える男性介助者 …………………………小日向 一弘　338
77. 身心を熱く燃え上がらせる筆法 …………………………石井　誠　343
78. 人工呼吸器と共に外に出よう！ …………………………藤原　勝也　346
79. 難病が育む親子の絆　生命の温もり …………………………坂本　峻太　349
80. "夢の扉"を巡って交流が生まれ …………………………田中　和美　352
81. 呼吸器を付けて一人暮らしをするには …………………………落合　勇平　355
82. 気切から取り戻した声に願いを込めて …………………………小田　政利　358
83. 全国の患者さんたちと交流活動を展開して …………………八代　弘　361

■第Ⅸ部：災害対策篇

84. 東日本大震災での在宅人工呼吸器装着者の行方 …………川島 孝一郎　366
85. 人工呼吸器装着患者の日本初の地域ネットワーク ………山中　賢治　370
86. 訪問看護ステーションにおける災害対策 …………………河原　宣子　374
87. 災害発生時の電源と必要な医療機器の取扱い ……………瓜生　伸一　381

資　料 ………………………………………………………………………………　385

■執筆者一覧（掲載順）

青木　吉嗣	独立行政法人国立精神・神経医療研究センター神経研究所遺伝子疾患治療研究部	
武田　伸一	同　部長	
矢田英理香	独立行政法人国立精神・神経医療研究センター神経研究所遺伝子疾患治療研究部	
深田宗一朗	大阪大学大学院薬学研究科細胞生理学分野	
鈴木　友子	独立行政法人国立精神・神経医療研究センター神経研究所遺伝子疾患治療研究部	
土田　邦博	藤田保健衛生大学総合医科学研究所難病治療学研究部門　教授	
戸田　達史	神戸大学大学院医学研究科医学部分子脳科学分野　教授	
足立　克仁	国立病院機構徳島病院・四国神経筋センター院長／内科	
岩瀬　俊	徳島大学大学院ヘルスバイオサイエンス研究部循環器内科学分野	
木村　隆	国立病院機構旭川医療センター脳神経内科医長	
西野　一三	独立行政法人国立精神・神経医療研究センター神経研究所疾病研究第1部部長	
古賀　靖敏	久留米大学医学部小児科　教授	
遠藤　一博	沖縄県／社会医療法人友愛会　豊見城中央病院神経内科）部長	
石原　傳幸	独立行政法人国立病院機構　箱根病院名誉院長	
久留　聡	国立病院機構鈴鹿病院神経内科部長	
渡辺　千種	独立行政法人国立病院機構広島西医療センター神経内科診療部長	
後藤　勝政	独立行政法人国立病院機構西別府病院神経内科部長	
國吉　眞行	独立行政法人国立病院機構国立沖縄病院外科部長	
武知由佳子	神奈川県／いきいきクリニック院長	
難波　玲子	岡山県／神経内科クリニックなんば院長	
小澤　哲夫	国立病院機構新潟病院統括診療部長	
後藤　清恵	新潟大学医歯学総合病院生命科学医療センター遺伝子診療部門	
中島　孝	国立病院機構新潟病院副院長	
斎藤加代子	東京女子医科大学附属遺伝子医療センター所長　教授	
南　成祐	独立行政法人国立精神・神経医療研究センター病院臨床検査部	
水上　浩明	自治医科大学遺伝子治療研究部	
石川　悠加	国立病院機構八雲病院小児科医長	
熊谷　俊幸	愛知県／こばと学園長	
安東　範明	奈良県／医療法人社団誠医会　安東内科医院院長	
小牧　宏文	独立行政法人国立精神・神経医療研究センター病院小児神経・筋疾患センター長	
諏訪園秀吾	独立行政法人国立病院機構沖縄病院神経内科医長	
水野　勇司	福岡県／久山療育園重症児者医療療育センター地域医療部長	
鈴木　康之	独立行政法人国立成育医療研究センター手術・集中治療部長	
田中　誠	独立行政法人国立病院機構南九州病院臨床工学科	
荻野美恵子	北里大学医学部講師	
瓜生　伸一	国立病院機構箱根病院MEセンター部係長	
松井　晃	埼玉県立小児医療センター臨床工学部副技師長	
笠井　学	国立病院機構八雲病院臨床工学技士	
木原　秀樹	地方独立行政法人病院機構長野県立こども病院理学療法士	
山本　真	大分県勤労者医療生活協同組合立大分協和病院院長	
田中　貴子	長崎大学大学院医歯薬学総合研究科　理学療法士	
千住　秀明	長崎大学大学院医歯薬学総合研究科　理学療法士	
三浦　利彦	国立病院機構八雲病院理学療法室長	
横山　有里	聖マリアンナ医科大学横浜市西部病院里場リハビリテーション部	
横山　仁志	聖マリアンナ医科大学リハビリテーション部	
仁井名美和	独立行政法人国立病院機構広島西医療センター看護師	
川田　明弘	東京都立神経病院脳神経内科部長	

山之上弘樹	静岡徳洲会病院副院長
綿貫　祐司	横浜市港南区／やまばと内科呼吸器クリニック　院長
金田　俊彦	神戸市立医療センター西市民病院呼吸器内科
冨岡　洋海	神戸市立医療センター西市民病院呼吸器内科部長
大浦　武彦	医療法人廣仁会褥瘡・創傷治癒研究所所長
松尾　淳子	大阪医科大学看護学部　講師
須釜　淳子	金沢大学医薬保健研究域保健学系　教授
島田　知子	東京医療保健大学大学院看護学研究科
木村　浩彰	広島大学病院リハビリテーション科教授
濱田真理子	エイチ・エムズコレクション　オーラルケア商品研究研修所代表
室岡　陽子	社会福祉法人千葉県身体障害者福祉事業団千葉県千葉リハビリテーションセンター副看護師長
山口　昌子	長浜赤十字病院看護部泌尿器科外来看護師
西田　美穂	独立行政法人国立病院機構長崎川棚医療センター MSW
笹木　大輔	IL センター福島ナイトヘルプステーション
本間　武蔵	東京都立神経病院リハビリテーション科作業療法士
植田　友貴	独立行政法人国立病院機構長崎川棚医療センターリハビリテーション科作業療法士
足達　恵理	患者
川上　途行	NHO 東埼玉病院リハビリテーション科医師
和田　勇治	市川市リハビリテーション病院リハビリテーション科
古谷　博和	国立病院機構大牟田病院臨床研究部長（神経内科）
渡邊　郁江	障害者料理教室主宰・管理栄養士
御子神由紀子	東京都保健医療公社大久保病院リハビリテーション科医員
糸田　昌隆	大阪府大東市／社会医療法人若弘会　わかくさ竜間リハビリテーション病院　診療部　部長
松村　　剛	独立行政法人国立病院機構刀根山病院神経内科医長
大隅　悦子	NHO 宮城病院 ALS ケアセンター
藤島　一郎	聖隷三方原病院リハビリテーションセンター長
長谷川秀雄	特定非営利活動法人いわき自立生活センター理事長
松尾　陽子	東京都／さんさん訪問看護ステーション管理者
西村　晋作	NHO 長崎川棚医療センター療養介助員
佐藤　貞二	患者家族
長沢つるよ	東京都神経科学総合研究所非常勤看護師
猪瀬　　剛	患者
町田久美子	（株）はぁとふる代表取締役
寄本　恵輔	独立行政法人国立精神・神経医療研究センター病院リハビリテーション部
小日向一弘	患者
石井　　誠	患者（故人）
藤原　勝也	患者
坂本　竣太	患者
田中　和美	患者家族

落合　勇平	患者
小田　政利	患者
八代　　弘	患者
川島孝一郎	仙台往診クリニック院長
山中　賢治	三重県四日市市／笹川内科胃腸科クリニック院長
河原　宣子	京都橘大学看護学部
長谷川さおり	紀南医師会訪問看護ステーションほほえみ
花尻　潤子	同

凡　例

1．本書は、月刊雑誌『難病と在宅ケア』に掲載された筋ジストロフィー病に関する記事を、各執筆者に現時点での立場から校正・改訂していただいた上で収載いたしました。

1．各章の、「はじめに」などの中見出しと執筆者顔写真は割愛させていただきました。また、章初の執筆者名は各章末にクレジット挿入させていただき、御所属は一括して目次あとの執筆者一覧表に転載させていただきました。また大見出しの頭番号をカットさせていただきました。ただし、中見出し・小見出しの頭番号はそのままにいたしました。および、各章末の「まとめ」や「最後に」などの見出しは割愛させていただき、それに変えて1行空きといたしました。これらは、全て各執筆者の御諒解を得て行いました。

1．本書は、月刊雑誌『難病と在宅ケア』編集部員が、その時宜々々の話題を追っ駆けて、原稿依頼・取材・ルポルタージュをしたものです。したがって、予め企画立案した上での成書におけるような統合性には欠けておりますが、その代わり時宜に沿った内容となっておりますので、、月刊雑誌掲載原稿の収録であるという「雑」然さはお許しください。

2015年2月　出版元　日本プランニングセンター

第Ⅰ部

医学・医療篇

1　デュシェンヌ型のエクソン・スキップ療法

筋ジストロフィーは、骨格筋の変性、壊死を主病変とし、臨床的には進行性の筋力低下をみる遺伝性疾患の総称である。筋ジストロフィーのうち、最も患者さんの数が多く重症なデュシェンヌ型筋ジストロフィー（以下、DMD）は、ジストロフィン遺伝子の変異により、機械的な負荷から筋細胞（線維）を守っているジストロフィンが欠損することで発症する。一方で、ジストロフィンの欠損が不完全な場合はベッカー型筋ジストロフィー（BMD）の表現型をとる。DMDは、X-染色体連鎖性の遺伝形式をとり、新生男児3,500人に1人の割合で発症する。2～5歳時に歩行の異常で気付かれ、徐々に筋力低下が進行して11～13歳頃に独り歩きができなくなり、呼吸不全や心不全で死に至ることが多い。最近、呼吸管理の進歩により、約10年間寿命が延長しているが、有効と認められている治療はステロイド治療と脊椎変形に対する対症的な手術治療と呼吸補助だけであり、未だ筋変性・壊死を阻止する決定的な治療法はない。

DMDに対する新しい治療戦略は、エクソン・スキップやアデノ随伴ウイルスベクターによる遺伝子治療、ES/iPS細胞や筋衛星細胞を用いた細胞治療、PTC124やユートロフィンの発現増強法等の薬物治療の3つに大きく分類できる（図1）。本稿では、アンチセンス・オリゴヌクレオチド（アンチセンス・オリゴ）を用いたエクソン・スキップ療法について、どのように研究が進められ、臨床への展開が期待されているのかを中心に述べる。

アンチセンス・オリゴヌクレオチドによるエクソン・スキップ

人工的に合成された短い核酸化合物であるアンチセンス・オリゴを用いて行われるエクソン・スキップ療法では、mRNA前駆体からmRNAへのスプライシングの過程で、遺伝子変異を持つあるいはその近傍のエクソンを人為的にスキップさせて、アミノ酸の読み取り枠を修正する（アウト・オブ・フレーム変異をイン・フレーム変異に変換する）ことを狙っている。発現回復するジストロフィンは、正常なジストロフィンのタンパク質構造を一部欠くことになるが、アクチン結合ドメインやシステイン・リッチ・ドメインなどの重要な領域は保存される。

現在、筋ジストロフィーのモデル動物を用いた生体内での研究や臨床治験に使用されている代表的なアンチセンス・オリゴには、2'-O-methyl phosphorothioate antisense oligoribonucleotide（2'O-メチル）、phosphorodiamidate morpholino oligomer（モルフォリノ）がある（図2）。

今回我々が用いたモルフォリノは、モルフォリノ環構造を持つ核酸に似た人工化合物である。塩基同士の分子距離を保つように設計されているため標的mRNA前駆体に対し非常に強い配列特異的な結合が可能であり、水溶性が高い、免疫応答の誘導がない、ヌクレアーゼなど生体内酵素による分解を受けづらい等の長所がある一方、電荷をもたないため細胞膜の通過性が低い点が課題として指摘されていた。

これまでの研究成果

最近、当センターでコロニーを確立したDMDのモデル動物である筋ジストロフィー犬（CXMDJ）に対してモルフォリノの筋肉内局所および静脈経由で全身投与が行われた。筋ジストロフィー犬は、進行性の筋萎縮、筋力の低下、脊柱の変形、関節の拘

図1　DMDに対する新しい治療アプローチ

・遺伝子治療
　アンチセンス・オリゴヌクレオチドを用いたエクソン・スキップ
　アデノ随伴ウイルスベクターによるマイクロ・ジストロフィン遺伝子導入
・細胞移植治療
　ES/iPS細胞
　筋衛星細胞
　骨髄間質細胞/間葉系幹細胞
　中胚葉性血管芽細胞
・薬物治療
　PTC124によるリード・スルー
　内因性ユートロフィンの発現増強

縮、歩行の障害、飲み込みの障害等の症状を示し、しかもこれらの症状は進行性である。骨格筋の病理では筋線維の変性、壊死、再生、末期になると脂肪浸潤や線維化が認められ、DMDと臨床症状や病理所見が類似している。筋ジストロフィー犬は、ジストロフィン遺伝子のイントロン6のスプライス部位に点変異を持ち、エクソン7をスキップしてエクソン8に終止コドンを生ずるため、ジストロフィンを発現していない。そこで、アミノ酸の読み枠を修正するためにエクソン6および8を標的とした合計3種類のアンチセンス・オリゴをカクテルにして経静脈投与を行った。

モルフォリノを投与した筋ジストロフィー犬では、心筋を除く全身骨格筋においてジストロフィンの発現が広範に回復し、血清クレアチン・キナーゼ値も軽減し、病理所見も改善した。また、モルフォリノ非投与の筋ジストロフィー犬と比較し、投与した筋ジストロフィー犬では骨格筋のMRI（エム・アール・アイ：核磁気共鳴画像法）で、筋の変性や壊死の改善が示唆され、運動機能をはじめとする臨床症状の改善も認められた。一方で、血液検査や諸臓器の病理では、副作用の徴候は全く認められず、モルフォリノおよび発現回復したジストロフィンに対する免疫反応は観察されなかった1)。本研究の成果をふまえて、エクソン7欠失変異をもつ日本人のDMD患者さんの皮膚から採取した線維芽細胞を筋芽細胞に変換した上で、筋ジストロフィー犬で用いたアンチセンス・オリゴをカクテル投与したところ、エクソン6/8スキップを誘導できることを示した。複数のエクソンを同時にスキップすることが可能になったことから、エクソン・スキップ療法の対象となるDMD患者さんの数が拡大し、欠失変異を持つDMD患者さんの約80％に達したことが特筆される。しかしながら、筋ジストロフィー犬と同様のエクソン7欠失変異をもつDMD患者さんの数は少ないと考えられ、エクソン6/8スキップを直ちに治療に応

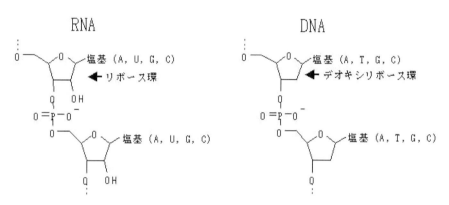

図2 モノフォリノは、核酸（RNAとDNA）に化学構造が似た人工化合物である

用することは難しい。

筋ジストロフィーマウスを用いたエクソン51スキップ

今回我々は、エクソン・スキップ療法を早期に治療応用するために、より頻度の高い欠失変異に着目した。ジストロフィン遺伝子の欠失変異の約60％が集積するエクソン45から55の領域（ホット・スポット領域）を検討した結果、エクソン51をスキップの標的とした場合、対象となる患者さん（エクソン48-50、45-50、49-50、50、52、47-50、43-50、52-63欠失変異）の数は欠失変異をもつDMD患者さんの約13％と最も多いことが判明した。エクソン51スキップについては、英国では既にDMD患者さんを対象にモルフォリノを用いた静脈性全身投与試験が開始され、オランダでも2'O-メチルを用いた臨床治験が開始され、我が国においても国際的な枠組みの中でDMD患者さんに対して臨床治験を

行う準備が進められている。しかしながら、筋ジストロフィー臨床データベースを用いた解析では、エクソン51スキップによりアミノ酸読み取り枠を修正（イン・フレーム化）しても臨床症状が改善しない可能性が指摘されていた。

そこで、エクソン51スキップを行う意義を明らかにするために、筋ジストロフィーのモデル動物であるエクソン52を欠いたmdx52マウスに着目した。Mdx52マウスでエクソン51をスキップすることができれば、イン・フレーム化によるジストロフィンの発現が複数回期待される（図3）。

モルフォリノを経静脈投与したmdx52マウスでは、心筋を除く全身骨格筋においてジストロフィンの発現が広範に回復し（図4）、血清クレアチン・キナーゼ値も軽減し、病理所見は改善した。また、モルフォリノ非投与のmdx52マウスと比較し、投与したmdx52マウスでは運動機能の改善が認められた。一方で、血液検査、諸臓器の病理では明らかな毒性を認めなかった。

本研究は、mdx52マウスを対象に、アンチセンス・オリゴの全身投与により、エクソン51スキップ療法を行うことの意義を明確化した。今回得られた成果は、DMD患者さんを対象に進行中の臨床治験、すなわちモルフォリノや2'O-メチルの全身投与によるエクソン51スキップ療法を実施することの意義を明らかにした点で、DMD患者さんにとっても有益である。

エクソン・スキップ療法の今後の見通しと問題点

これまでの研究結果からエクソン・スキップ療法を臨床応用するために解決しなければならない問題点も明らかとなった。1つのエクソンを標的としたシングル・エクソン・スキップは、治療対象となる患者さんの数に限界があり、しかもそれぞれの遺伝子変異に応じたアンチセンス・オリゴが必要となる（テーラーメイド治療）。

モルフォリノの効果は約2〜3ヶ月程度と短く、しかもアンチセンス化合物が高価であることは治療研究の進展に大きな障害となっている。

一方、これまで検討されてきた2'O-メチルやモルフォリノでは、骨格筋と比べて心筋でのジストロ

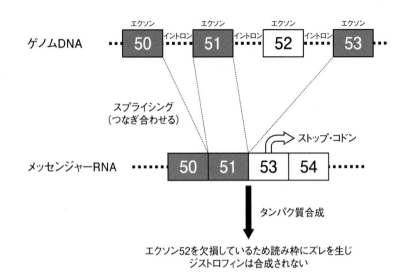

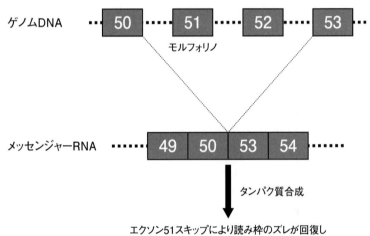

図3　Mdx52に対するエクソン51スキップの原理

フィンの発現回復レベルが低いことが指摘されている。近年、ペプチドの血清中や細胞内での安定性の増加、物質のエンドソームでのトラップの減少および核酸の細胞内への取り込みを増加させる目的で、モルフォリノに細胞膜透過性ペプチドであるアルギニン、6-アミノヘキサン酸および/またはβ-アラニンを付加したペプチド結合型モルフォリノが開発された。

ジストロフィン欠損によるDMDに関しては呼吸不全、心不全対策の発展に伴い寿命が延長しているものの、疾患の本態に根ざした治療はいまだ確立されておらず、治療法の開発が急務である。近年、エ

クソン・スキップ療法を始めとして治療研究に目覚ましい進歩が認められ、欧米ではDMD患者さんに対する臨床治験が開始され、本邦においては、米国Childrens National Medical CenterやEU諸国と共同でDMD患者さんに対する臨床治験を行う準備を進めている。神経・筋疾患の新しい治療法の開発を目的とした国際的なネットワークであるTREAT-NMD（http://www.treat-nmd.eu/home.php）など、DMD患者さん - 研究者 - 臨床家 - 企業を結ぶ動きが急であることも特記される。DMDに対する治療研究で開発された技術は、他の筋ジストロフィーの病型のみならず、脊髄性筋萎縮症や筋緊張型ジストロフィーなどの遺伝性神経・筋疾患にも応用が期待される。

参考文献

1) Yokota T, Lu QL, Partridge T et al. (2009). Efficacy of systemic morpholino exon-skipping in Duchenne dystrophy dogs. Ann Neurology 65:667-676.
2) Aartsma-Rus A, Fokkema I, Verschuuren J et al. (2009). Theoretic applicability of antisense-mediated exon skipping for Duchenne muscular dystrophy mutations. Hum Mutat 30:293-299.
3) van Deutekom JC, Janson AA, Ginjaar IB et al. (2007). Local dystrophin restoration with antisense oligonucleotide PRO051. N Engl J Med 357:2677-2686.
4) Kinali M, Arechavala-Gomeza V, Feng L et al. (2009). Local restoration of dystrophin expression with the morpholino oligomer AVI-4658 in Duchenne muscular dystrophy: a single-blind, placebo-controlled, dose-escalation, proof-of-concept study. Lancet Neurol 8:918-928.
5) Aoki Y, Takeda S et al. Feasibility and effectiveness of exon 51 skipping in exon 52 deficient mdx mouse. Submitted.
6) Arechavala-Gomeza V, Graham IR, Popplewell LJ et al. (2007). Comparative analysis of antisense oligonucleotide sequences for targeted skipping of exon 51 during dystrophin pre-mRNA splicing in human muscle. Hum Gene Ther 18:798-810.

（青木　吉嗣、武田　伸一）

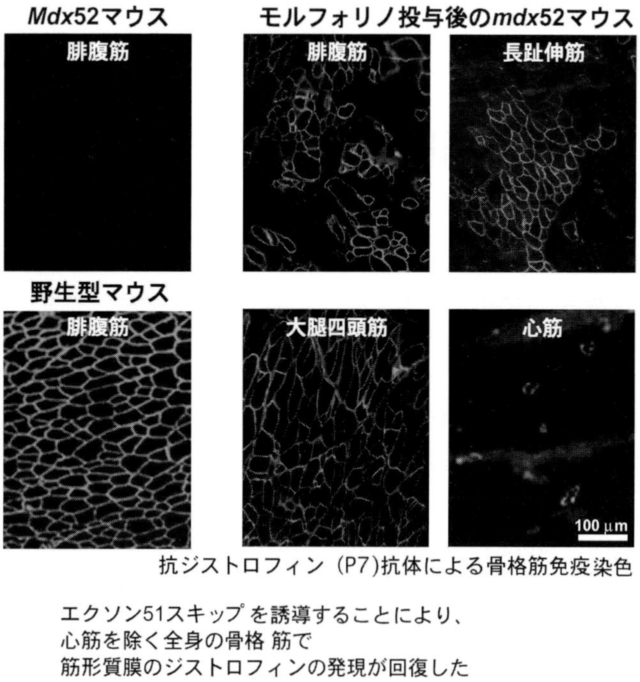

抗ジストロフィン（P7）抗体による骨格筋免疫染色

エクソン51スキップを誘導することにより、
心筋を除く全身の骨格筋で
筋形質膜のジストロフィンの発現が回復した

図4　モルフォリノを全身投与後のジストロフィン免疫染色

2　iPS細胞を用いた治療の展望

　2006年、京都大学の山中教授らは初期化因子と呼ばれる4つの遺伝子（Oct3/4, Sox2, Klf4, c-Myc）をマウス線維芽細胞に導入することにより、iPS（induced Pluripotent Stem）細胞（人工多能性幹細胞）と呼ばれる新規の幹細胞を作出した。その後2007年にはヒト、2008年にはサルからもiPS細胞が樹立されている。iPS細胞は、ES（Embryonic Stem: 胚性幹）細胞と同様、高い増殖性と全ての細胞に分化する多能性を持つ幹細胞である。

　疾病や創傷に対する治療について、全能性をもつES細胞の応用が期待されていたが、それには、大きく二つの問題点があった。一つは、ヒトES細胞の樹立や使用には、生命の萌芽である受精卵を利用するため、倫理的な問題を生ずることであり、もう一つは、患者本人の細胞を使用しない限り、ES細胞を移植した場合、拒絶反応を生ずることである。iPS細胞は、以上の二つの課題を克服し得る幹細胞として注目されている。

　本稿では、筋ジストロフィーに対するiPS細胞を用いた治療法の開発について、今後の展望を述べる。

筋ジストロフィーとその治療研究

　筋ジストロフィーとは、「筋線維の壊死・再生を主病変とし、臨床的には進行性の筋力低下と筋萎縮をみる遺伝性疾患」と定義付けられている。筋ジストロフィーには幾つかのタイプがある。その中の一つがデュシェンヌ型筋ジストロフィー（Duchenne muscular dystrophy: DMD）であり、筋ジストロフィーの中で最も発症頻度が高く、重篤な経過を示す。DMDは、機械的な負荷に対する筋線維の強度を維持するのに重要な細胞骨格タンパク質であるジストロフィンをコードするジストロフィン（DMD）遺伝子の変異によって生じ、新生男児約3,500人に1人が発症する遺伝性の疾患である。2〜5歳頃から歩行障害により発症して筋力低下が徐々に進行し、多くは30歳以前で心不全、呼吸不全等により死亡する。現在のところ、遺伝子変異をターゲットとした治療法は確立されていない。様々な遺伝子変異或いは疾病の病態をターゲットとした治療研究が行われており、その方法は、(1) 遺伝子治療、(2) 薬物治療、(3) 細胞治療の3つに大きく分類することが出来る。

　遺伝子治療は、遺伝子変異を持つ骨格筋線維に、正常ジストロフィン遺伝子、或いは、機能的な代替ジストロフィン遺伝子を補充し、ジストロフィン発現と運動機能の回復を目的とする。プラスミド直接投与、アデノ随伴ウィルスベクターを用いた方法、アンチセンス・オリゴヌクレオチドを用いたエクソン・スキップ法などが含まれる。

　薬物治療は、薬剤によってDMDの病態の進行を遅らせたり、骨格筋の容積や筋力を向上させたりすることを目的とする。グルココルチコイド療法、ユートロフィン発現増強療法、抗マイオスタチン療法、ストップコドンに対するリードスルー療法などがある。

　一方、幹細胞移植治療は、骨格筋が強い再生能力を持つことを背景として、標的組織に未分化な幹細胞を移植し、移植細胞の分化能を利用することによって病態組織の病理所見及び機能回復を目的とする。移植細胞源として、筋衛星細胞（筋芽細胞）、骨髄間質細胞、Side Population (SP)細胞、間葉系幹細胞、メソアンジオブラスト（中胚葉性血管芽細胞）などが候補として挙げられる。しかしどの細胞を用いた場合も、移植細胞の生存率（生着率）、増殖能及びその移動能（遊走能）の低さが問題として指摘されている。最近、我々の研究グループは、骨格筋中に存在する幹細胞の一つであるSide Population (SP)細胞の中で、特に血管内皮マーカのCD31および血球系マーカのCD45の発現が陰性の細胞群の性質を解析した結果、筋芽細胞の増殖や遊走を刺激し、これにより細胞移植と筋再生が促進されることを示した。今後、筋の損傷や壊死の回復過程を詳細に明

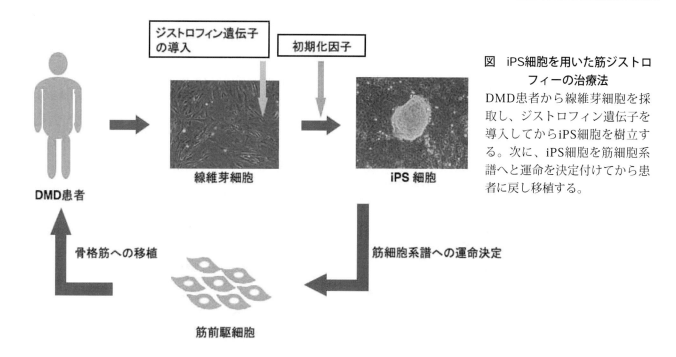

図 iPS細胞を用いた筋ジストロフィーの治療法
DMD患者から線維芽細胞を採取し、ジストロフィン遺伝子を導入してからiPS細胞を樹立する。次に、iPS細胞を筋細胞系譜へと運命を決定付けてから患者に戻し移植する。

らかにし、より効率の良い細胞移植法を開発することが重要である。

iPS細胞とは

近年、山中教授らはiPS (induced Pluripotent Stem: 人工多能性幹) 細胞と呼ばれる新規の幹細胞を樹立した。それは、ES細胞特異的に発現していると同定された遺伝子に加え、もともとES細胞に必要であることが報告されていた遺伝子の中から、初期化因子としてOct3/4, Sox2, Klf4, c-Mycの4遺伝子を同定し、これらの遺伝子を、レトロウィルスベクターを用いてマウス線維芽細胞に導入した。iPS細胞は、ES細胞と非常に良く似た性質を持ち、個体を構成する三胚葉系の細胞に分化しうる性質を持つ幹細胞であり、正常な核型を保持したまま半永久的に増殖し続ける能力を持つ。また、ES細胞と異なって患者本人の細胞から樹立することが容易なため、移植した場合に拒絶反応のない自家移植による再生医療が行える可能性を秘めている。そこで再生医療の分野では、iPS細胞が大きな注目を集め、疾患や創傷の治療に用いるための研究が進められている。iPS細胞は最初にマウスで樹立されたが、すぐにヒト細胞からも樹立された。その後、疾患を持つヒト細胞からもiPS細胞が樹立されている。Parkらは、アデノシンデアミナーゼ欠損による重症複合免疫不全症（ADA-SCID）、Shwachman-Bodian-Diamond症候群（SBDS）、3型ゴーシェ病（GD）、Duchenne型筋ジストロフィー（DMD）、Becker型筋ジストロフィー（BMD）、パーキンソン病（PD）、ハンチントン病（HD）、若年性1型糖尿病（JDM）、ダウン症/21番染色体トリソミー（DS）、レッシュ・ナイハン症候群（LNSc）の10種類の難病患者からiPS細胞樹立を試みた。その結果、SBDSの患者は骨髄間葉系細胞、それ以外の患者は皮膚由来線維芽細胞を用いてiPS細胞を樹立することが出来た。今後は、難病患者からのiPS細胞の樹立をどのように治療へと結びつけるかが大きな課題である。

iPS細胞と筋ジストロフィー

我々の研究室では、DMDに対する様々な治療研究を行っているが、iPS細胞についても、筋ジストロフィー治療の移植細胞源として用いることが出来るかどうか検討を始めた。筋ジストロフィーの治療にiPS細胞を用いる方法のストラテジーを図に示した。まず患者由来の線維芽細胞を培養し、ジストロフィン遺伝子を導入する。その細胞に初期化因子を導入してiPS細胞を作製する。次にその細胞を筋細胞系譜に運命を決定する。最後にその細胞を患者に戻すという方法である。

この方法が効果的か否かを検討するために、筋ジストロフィーのモデルマウスである、ジストロフィンの発現が欠損した*mdx*マウスを用いて、iPS細胞の樹立を試みた。*mdx*マウスの骨格筋由来線維芽細胞に、初期化4因子を、レトロウィルスベクターを用いて導入したところ、iPS様細胞が形成された。この細胞の遺伝子発現、増殖能、分化能を検

討した結果、ES細胞様であったことから、mdxマウス由来のiPS細胞（mdx-iPS細胞）が樹立出来たと考えている。さらにmdx-iPS細胞が、in vitroで筋管形成することも確認しているが、次なる問題は、樹立したiPS細胞をどのように効率よく筋細胞系譜への運命付けを行い、分化させ、移植するかである。iPS細胞もES細胞も多能性を持つため、そのまま皮下に移植すると三胚葉に分化したテラトーマ（奇形腫）を形成する。治療に用いるためには、適切な場所で適切な細胞に分化させる必要がある。例えば、神経細胞では、sonic hedgehog (SHH)シグナル経路のアゴニストとretinoic acid (RA)を添加すると神経細胞に分化する。骨格筋については、未だiPS細胞から安定して効率よく、かつ安全に筋細胞に分化させる方法が見つかっていない。そこで、これまで研究されてきたES細胞についての知見が重要である。骨格筋に関しては、現在のところ報告は少ないが、ES細胞にIGF-2遺伝子を過剰発現させる方法や、筋分化制御に関わる転写因子であるMyoD遺伝子を導入する方法、またES細胞から胚様体を形成させ、その中から骨格筋発生の起源と考えられる沿軸中胚葉のマーカ、PDGFαレセプターを発現する細胞を単離し、それを筋前駆細胞として骨格筋に移植する方法等が報告されている。今後これらの方法を検討し、効率よくかつ安全に、iPS細胞を筋細胞系譜へ運命付けるための方法を開発したいと考えている。

患者由来のiPS細胞を治療に用いる場合、分化制御と共に重要なのが、ジストロフィン遺伝子の導入である。遺伝子導入にはベクターが必要であるが、ジストロフィン遺伝子は、14 kbあるため、E1欠損型のアデノウィルスベクター、レトロウィルスベクター、アデノ随伴ウィルスベクターには組換えることが出来ない。そこで、極めて軽症のBecker型筋ジストロフィー（BMD）から得られた6.4 kbのミニ・ジストロフィン遺伝子を用いた研究が行われてきた。ミニ・ジストロフィン遺伝子をmdxマウスに導入すると、筋ジストロフィーとしての表現型を改善することが知られている。そこで我々の研究室では、mdxマウスの骨格筋由来線維芽細胞に、レンチウィルスベクターを用いてミニ・ジストロフィン遺伝子を導入してからiPS細胞の樹立を試みた。その結果、樹立された細胞の遺伝子発現、増殖能、分化能は全てES細胞様であったことから、ジストロフィンが欠損した細胞にジストロフィン遺伝子を導入してもiPS細胞が樹立出来ることが示された（未発表）。

最近、我々の研究室は、国立精神・神経センターの倫理委員会から、ヒトiPS細胞の樹立に関する研究計画の承認を受けた。今後、マウスを用いた研究結果をもとに、DMD患者由来のiPS細胞の樹立及び分化運命の制御にも取り組む予定である。

iPS細胞を用いた再生医療における問題点

iPS細胞を患者の細胞から作製し、患者に移植治療を行うことを考えると、今後解決していくべき問題が安全面を中心に、幾つか指摘されている。

iPS細胞の最初の報告では、がん原遺伝子であるc-Mycが初期化因子として用いられていた。そのため、iPS細胞を移植した場合に、がん形成の恐れがある。その後現在に至るまで、がん原遺伝子を用いないiPS細胞の作製法が研究され、c-Mycを用いない3因子での作製方法や、Oct3/4とSox2の2因子に、iPS細胞樹立効率をあげるような薬剤を組み合わせた方法の開発等が進んでいる。

また、iPS細胞の作製のためには、レトロウィルスベクターが用いられてきた。レトロウィルスベクターは、感染した細胞（宿主細胞）のDNAを切断し、そこにレトロウィルスベクターが運んで来た遺伝子を割り込ませる「インテグレーション」が起こる。そのため、初期化因子がある一定期間、安定して発現するという長所がある一方で、生命維持に重要な遺伝子にインテグレーションを生じ、後に白血病を生じた例が重度免疫不全症に対する遺伝子治療で知られている。ところが最近、初期化因子はiPS細胞の樹立にあたっては、遺伝子導入最初期の8-16日間、発現していればよいことが明らかにされた。そこで、ゲノムへのインテグレーションをしないアデノウィルスベクターを用いた方法が、Stadtfeldらによって報告された。更には、ウィルスベクターを用いず、プラスミドで初期化因子を導入する方法も報告されている。一部の初期化遺伝子を化学物質へ置き換える研究も進んでいることから、近い将来、化学物質のみで細胞の初期化が出来る可能性がある。

技術面に関しても、樹立効率が低いこと、樹立に長い時間を要することが克服すべき課題として挙げられる。殊に、レトロウィルスベクターを用いて4因子を導入した場合の効率が、約0.1%であるのに対し、c-Mycを入れずに3因子で作製すると0.001%、

アデノウィルスベクターを用いて4因子を導入する場合には、0.0006%に低下するとされる。比較的安全な方法であると効率が低くなる点が問題である。

最後に、iPS細胞を再生治療に応用するためには、バンク化をはかる必要がある。一刻を争う疾病や創傷を治療するためには、現在のiPS細胞樹立の方法では間に合わないため、予め自家移植用細胞のプールを作っておく方法と、多くのヒトからiPS細胞を樹立してストックしておく方法がある。殊に、筋ジストロフィーのような遺伝子に異常を持ち、しかも免疫抑制剤の使用は控えることが勧められる遺伝性疾患に対する治療については、自家移植を前提としてiPS細胞に対して、治療用遺伝子の導入を行う必要がある。その場合に、どの段階でどのウィルスベクターを用いて遺伝子導入するのかが極めて重要である。現在我々は、線維芽細胞にレンチウィルスベクターを用いてミニ・ジストロフィン遺伝子を導入してからiPS細胞を樹立する研究を行っている。臨床への応用にあたっては、ウィルスベクターの安全性、導入された遺伝子の安定した長期間の発現等、幾つかの課題を克服する必要がある。また、iPS由来細胞移植の際に、一つでも未分化な細胞が残っていると腫瘍形成の可能性があることも指摘されていることから、筋細胞系譜への分化制御技術の確立は重要である。

iPS細胞の樹立によって、筋ジストロフィーに対する再生医療もまた新しい時代を迎えたと言えるだろう。しかし、そのiPS細胞の臨床応用のためには、幾つかのハードルを一つ一つ超えていかなくてはならないことも事実である。

(矢田 英理香、武田 伸一)

3 筋衛星細胞の維持、活性化と自己複製の制御機構

~~~~~~~~~~~~~~~~~~~~~~~~~~~~

近年、「再生医療」という言葉をよく耳にします。再生医療は人体の組織や細胞が本来持っている再生能力を最大限に利用して、障害された組織の機能回復を図る医療で、21世紀の治療として期待されています。筋疾患の分野では、1990年代前半に筋前駆細胞を用いた筋ジストロフィーに対する再生医療が始められています。デュシェンヌ型筋ジストロフィー患者を対象に、北米で近親者から得た筋前駆細胞（筋芽細胞）を一旦研究室内で培養して数を増やし、患者の骨格筋へ移植するという筋芽細胞移植が大々的に行われたのです。

しかし、動物実験の段階では良好な成績を上げていた筋芽細胞移植ですが、患者の低下した筋収縮力を回復させることはできませんでした。移植した筋芽細胞のほとんどは、移植後直ちに壊死したか、あるいは、免疫反応によって排除されたと考えられました。

私たちは、筋芽細胞移植あるいは筋前駆細胞移植を成功させるためには、まず移植に用いる細胞の本来の性質を明らかにすることが必要だと考えています。本稿では、筋芽細胞の前駆細胞で、骨格筋特異的幹細胞である筋衛星細胞に注目して、その維持、活性化と自己複製がどのように制御されているかを考えてみたいと思います。

~~~~~~~~~~~~~~~~~~~~~~~~~~~~

筋衛星細胞は骨格筋再生に必要な組織幹細胞である

再生医療の分野で現在最も注目を集めている細胞は、胚性幹細胞（Embryonic stem cells, ES細胞）や間葉系幹細胞でしょう。ES細胞はあらゆる細胞に分化しうる万能細胞であり、一方間葉系幹細胞は、骨、軟骨、脂肪細胞、筋細胞等の間葉系の細胞に分化する多能性の細胞で、骨や軟骨の再生医療に有望であると期待されています。これらの細胞とは異なり、分化能力が限定されている組織幹細胞もまた再生医療に重要な細胞です。

本稿の主題である筋衛星細胞も組織幹細胞の仲間です。骨格筋は障害を受けると再生しますが、その再生を可能にしているのが筋衛星細胞（muscle satellite cells）と呼ばれる骨格筋特異的な幹細胞です。筋衛星細胞を初めて報告したのはMauro博士で1961年の事です。博士はカエル骨格筋を電子顕微鏡で観察しているときに筋線維にはりついていて、共通の筋基底膜に包まれている単核の小さな細胞を発見し、その局在からmuscle satellite cells（筋衛星細胞）と名付けました。

筋衛星細胞は通常は眠っている状態（静止期にあるとも言います）ですが、「骨格筋が壊れた」という刺激ですぐに眠りから覚め（活性化）、盛んに増殖し、やがて筋衛星細胞同士あるいは筋線維と融合して筋線維を修復、あるいは新たに筋線維を形成します（図1）。

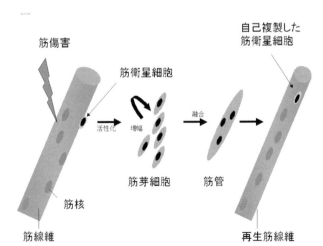

図1 筋衛星細胞は筋再生に中心的な役割を果たす
筋衛星細胞は筋線維と筋基底膜に挟まれた単核の細胞で（緑色）、通常は眠った状態（静止期）にありますが、一旦筋線維が損傷を受けると活性化され、増殖し、筋芽細胞となり、お互いに融合して多核の筋管を形成、あるいは傷ついた筋線維と融合して、筋線維を再生します。

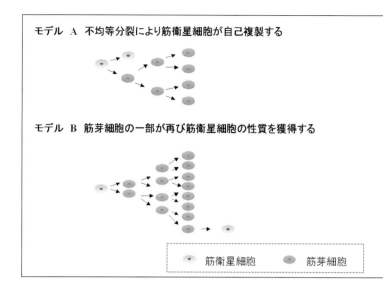

図2 筋衛星細胞の自己複製のモデル
筋衛星細胞が活性化され、筋線維へと分化する過程で、一部は分化せずに筋衛星細胞の性質を持った細胞になります。この自己複製機構のおかげで、筋衛星細胞の数が維持され、一生を通じて骨格筋の再性能が維持されます。このように重要な過程ですが、この自己複製の様式は未だ議論の的です。A)は筋衛星細胞が不均等分裂を行ない、一方の細胞が筋衛星細胞（緑色）になり、もう一方は分化する（オレンジ色）というモデルで B)は衛星細胞が分裂し、筋芽細胞になった後に、一部が筋衛星細胞に状態に"戻る"というモデルです。

筋衛星細胞は生後の骨格筋の成長と筋力の維持にも必須である

Pax7という転写因子の遺伝子を人為的に破壊したマウスでは骨格筋の成長が著しく障害されていました。Pax7が欠損すると筋衛星細胞数が生後直後からどんどん減ってしまうからです。筋衛星細胞は生後の骨格筋の成長にも重要なのです。更に、筋力トレーニングにより骨格筋は肥大する際にも、筋衛星細胞が活性化され、筋肥大に一役買います。

しかし、残念な事にヒトが年を取ると同時に筋衛星細胞も老化するようです。老人ではその機能が低下するために筋が萎縮する（サルコペニア）と考えられていますし、長期臥床の後、歩行が困難になる一因も筋衛星細胞が活性化されにくくなっているためだと説明されています。

筋衛星細胞の遺伝子発現の特徴

私たちは筋衛星細胞がどのように制御されているかを知る目的で、静止期の筋衛星細胞がどのようなタンパク質を作っているかを調べました。筋衛星細胞特異的な抗体を用いて、マウスの骨格筋から筋衛星細胞をセルソータ（蛍光抗体で認識される特定の細胞だけを生きたまま分取できるシステム）を用いて調整し、メッセンジャー RNA（mRNA, 蛋白質合成の鋳型である）を得ました。

次にマイクロアレイを用い、マウスが持っているほぼ全遺伝子の筋衛星細胞における発現を調べました。mRNAのレベルを調べれば、タンパク質の発現レベルを推量することができます。

予想外だったのは、通常筋衛星細胞は眠った状態にあるにもかかわらず、多種類の遺伝子のmRNAを合成している事でした。その内訳を見ると、多くの遺伝子は細胞外マトリックスの形成、シグナル伝達、遺伝子発現調節に関与していました（深田ら、論文準備中）。これらの分子は筋衛星細胞を未分化状態で、かつ眠った状態に維持するのに重要な役割を果たしていると考えられました。

筋衛星細胞の自己複製

筋再生過程で、筋衛星細胞は、自分の分身とも言える細胞を複製します（自己複製）。自己複製された筋衛星細胞は再び筋線維と基底膜の間の特有のポジションをとります。こうして、私たちの骨格筋は一生を通じて筋再生能を維持していきます。この自己複製は非常に興味深い現象ですが、それがどのように行なわれるのかはまだ誰も正確には知りません。

米国とフランスの研究者達は、筋衛星細胞が不均等分裂を行うことで自己複製すると報告しています。すなわち、細胞分裂の時に、図2のAのモデルのように筋衛星細胞の性質を引き継ぐ細胞と筋衛星細胞よりは一段分化した細胞の2つの異なる娘細胞を生み出すと提唱しています。

また、別の研究グループは筋衛星細胞が活性化して細胞分裂し、増殖した後、一部の細胞が（何らかのシグナルを得て）もとの筋衛星細胞に戻っていくと考えています（図2のB）。

静止期筋衛星細胞と活性化筋衛星細胞を区別す

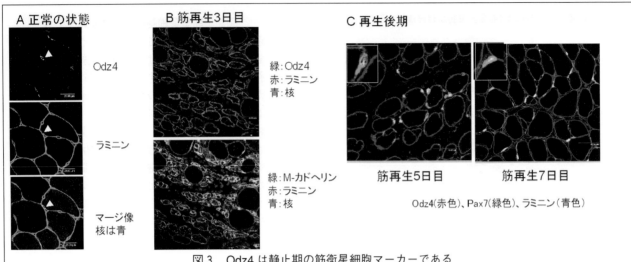

図3 Odz4は静止期の筋衛星細胞マーカーである

(A) マウス骨格筋の凍結切片（横断面）を特異的抗体で染めると、筋衛星細胞（矢頭）が筋線維の端に存在するのが確認できます。ここでは私たちが見つけた新しい筋衛星細胞マーカOdz4に対する抗体を用いています（緑色蛍光）。ラミニン（赤色蛍光）は基底膜の主要な構成成分で、筋衛星細胞が基底膜の直下に存在することがわかります。
(B) 上は筋再生3日目の骨格筋切片をOdz4の抗体で染めたもので、Odz4を発現する細胞はほとんど検出されていません。下では活性化され、基底膜に沿って増殖している筋衛星細胞がM-カドヘリン抗体（緑色）で数多く染まっています。
(C) 筋壊死を引き起こし5日目あるいは7日目の骨格筋。Odz4(赤色)、Pax7(緑色)、ラミニン（青色）の3重免疫染色を行っています。この時期に、再生した筋線維の周辺にOdz4陽性、Pax7陽性の、自己複製した筋衛星細胞が再び出現してきます。

るマーカーはこの論争に決着をつけるかもしれません。図3Aは私たちが発見した静止期（正常の状態）特異的な筋衛星細胞のマーカOdz4の免疫組織染色像です。興味深いことに、筋傷害直後（筋再生3日目）はOdz4を発現する細胞は骨格筋線維中に認められませんが（図3B）、筋再生が進み、筋線維が成熟してくると（筋再生5日目、7日目）、Odz4陽性細胞が筋線維と基底膜の間に出現してきます（図3C）。筋衛星細胞の自己複製は、図2のBのモデルに近い形でおこっている可能性が濃厚です。またこの結果は筋衛星細胞の自己複製と維持には成熟した筋線維との相互作用が必須であることを示唆しています。

筋衛星細胞の活性化の抑制機構

筋衛星細胞の活性化は比較的よく研究されていますが、筋衛星細胞の静止状態の維持のメカニズムはよくわかっていません。私たちはマイクロアレイを用いた遺伝子発現の研究から筋衛星細胞の活性化を抑制する分子を見つけました。カルシトニン・レセプタです。

この分子は静止状態にある筋衛星細胞と自己複製した筋衛星細胞の膜に特異的に発現し、更に、カルシトニンを筋衛星細胞に加えるとその活性化が著明に抑制されました（深田ら、論文投稿中）。筋衛星細胞の活性化を抑制するメカニズムが存在することは非常に興味深いことです。

筋芽細胞移植治療の問題点と今後の課題

適切に移植すれば、一つの筋衛星細胞には数千個の筋芽細胞を生み出す能力があるそうです。しかし、分離した筋衛星細胞を培養皿中で増殖させた後に骨格筋へ移植する通常のプロトコールでは、期待する移植効率が得られません。おそらく現在用いられている培養条件が適切でないのでしょう。

デュシェンヌ型筋ジストロフィーでは全身の骨格筋が変性・壊死するので、治療効果を得るにはかなり多くの細胞が必要です。従って、有効な細胞移植治療には、数に限りがある筋衛星細胞を、その高い筋再生能力を維持したまま数を増やす技術の開発が不可欠です。どのような生体分子が筋衛星細胞の高い筋再性能の維持に関わっているのかを明らかにすることがその助けになると考えられます。

（深田宗一朗　鈴木友子　武田伸一）

4 マイオスタチン阻害分子の開発の現状と筋ジス治療実現への展望

在宅ケアにおける筋力増強の意義

筋ジストロフィーに限らず、筋肉が障害される難病患者を在宅で看護する際には、患者さんの筋力の低下が重要な問題となります。骨格筋は維持するのに多くのエネルギーが必要で、手間がかかる臓器です。骨格筋は運動して鍛えると量が増加しますが、使わないと萎縮していきます。筋力を少しでも増加・増強させることが可能であれば、患者自身のQOLの改善と在宅ケアの面から見ても好都合です。介護者の負担を少しでも軽減出来ればこれに勝る福音はないでしょう。急激な高齢社会を迎えている日本の現状を見ても、筋ジストロフィーに限らず、在宅における筋力増強の意義は計り知れないものがあります。

マイオスタチンとは

私たちヒトを含めて、生物の体の中には、蛋白質で出来た生理活性物質があり、細胞増殖因子あるいはホルモンといった名前で呼ばれています。細胞増殖因子は、とても数や種類が多く、ひとつひとつが生体内で重要な働きをしています。マイオスタチンもそういった細胞増殖因子の一つです。蛋白質の構造から見ると、腫瘍増殖因子β（TGF-β）ファミリーの仲間の一つです。TGF-βファミリーの中には、マイオスタチン以外にも、がん細胞の増殖を制御するTGF-β、骨形成作用の強力な骨形成因子、生殖腺の形成や生物の初期発生に重要なアクチビン、ノーダルなどが含まれます。

マイオスタチンは、TGF-βファミリーに属する新しい因子を探すという研究の中から発見され、当初は、スクリーニングの8番目に見つかったことから、増殖分化因子8（GDF8）と呼ばれていました。現在でも、GDF8と呼ばれることはありますが、骨格筋の増殖を強力に抑制する作用がとても強いため、マイオスタチンと名前がつけ直されました。マイオが筋肉を意味し、スタチンが抑制を意味しています（図1）。

マイオスタチンの産生場所は、骨格筋が主ですが、脂肪組織でも少量作られるようです。作用する部位も骨格筋が中心です。マイオスタチンは骨格筋で産生されたのち、局所（骨格筋）でも働きますが、血液中にも流れていきます。その点では、筋肉が産生する内分泌ホルモンとも言えます。

マイオスタチンが働かなくなると筋肉の量が増える

上述のように、マイオスタチンは骨格筋の増殖を強力に抑制する作用があります。その作用は劇的とさえ言えます。実験動物のマウスでは、ねらったひとつの遺伝子を破壊してその遺伝子の役割を研究する方法が可能です。ノックアウトマウスと呼ばれる方法です。アメリカの研究者がマウスのマイオスタチン遺伝子をノックアウトしたところ、体中の筋肉（骨格筋）が異常な程肥大することを見つけました。今から10年前の1997年のことです。

ヨーロッパに筋肉が増加した家畜ウシがいることが以前から知られていましたが、このウシではマイオスタチン遺伝子が変異して、正常なマイオスタチンが作られないことも分かってきました。日本のウシやイギリスの羊でもマイオスタチン変異することで筋肥大する種類が見つかっています。ごく最近

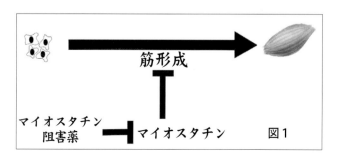

図1

では、短距離のドッグレースで活躍する犬にもマイオスタチン遺伝子異常が見つかっています。面白いことに、マイオスタチンのヘテロ変異種の犬は、筋肉もよく付いていて、レースで最も速く走れます。ホモ変異種は筋肉がつきすぎるためか、走る速度はヘテロ変異種ほど速くはありませんでした。このことは、マイオスタチンは完全になくならなくても、筋肉の量が増加し早く走れるようになることを意味しています。

今から数年前には、マイオスタチン遺伝子が変異したドイツの男の子が報告されました。この男児は、運動選手として活躍した母親の子供で、新生児の頃より、手足の筋肉が良く発達していて5歳にして3Kgのダンベルを持ち上げる力があります。今のところ、体の筋肉が発達して、逆に体脂肪が落ちている以外には、知能の発達にも、心臓の機能にも問題はないそうです。マイオスタチンがヒトの骨格筋の量も調節していることがわかってきたわけです。

筋ジストロフィーの治療法としてのマイオスタチン阻害

マイオスタチンを働きにくくすれば、筋肉の量が増えるのなら、なんらかの方法で、マイオスタチンを阻害すれば、筋肉がやせていく病気である筋ジストロフィーの治療にも使えるのではないかという発想が生まれてきました。

現在は、世界的にも抗体医薬品の開発がさかんですが、欧米の会社がマイオスタチンのヒト型抗体を開発しました。マイオスタチンを認識してその機能を阻止するモノクローナル抗体です。これは、欧米では、正常のボランテイアの人や筋ジストロフィー患者さんに投与して安全性に問題がないかそして治療効果があるかについて臨床治験が行われています。

今まで、治療法がなかった筋ジストロフィーにもいよいよ治療薬が出てくる可能性が高くなってきました。治験の対象としては、ベッカー型筋ジストロフィー、顔面肩甲上腕型筋ジストロフィー、いくつかの種類の肢帯型筋ジストロフィーが対象となっていま

す。108名の筋ジストロフィーの患者さんに投与されています。筋ジストロフィーで最も患者数が多く、症状の重いデュシェンヌ型筋ジストロフィーの患者さんにも投与が検討されています。

動物実験では、**表1**に示したように、デュシェンヌ型筋ジストロフィー、カベオリン3変異やカルパイン3の変異によるジストロフィーでの有効性が示されています。デルタサルコグリカン変異によるジストロフィーも早期に治療すれば生存率が高まります。

マイオスタチン阻害療法は、筋ジストロフィー以外にも、筋萎縮性側索硬化症にも延命効果があるという報告があります。また、老化や廃用性筋萎縮、骨折後ギブス固定で生じる筋萎縮の防止にも応用出来る可能性があります。さらには、脳卒中後のリハビリにも効果があるかも知れません。

マイオスタチン阻害分子の開発の現状

上記の抗体を開発した会社以外にも、様々な方法でマイオスタチンの作用を阻止する分子の開発が進んできています。欧米では、新興のベンチャー企業や大手の製薬会社がマイオスタチン阻害分子の開発に取り組んでいるようです。マイオスタチンは、われわれヒトの血液中にも検出されます。生化学の方法を用いて、血液の中で、マイオスタチンと結合している分子を探す研究が行われました。

この研究から、マイオスタチンが合成される際に切り離される部分（マイオスタチン前駆体ペプチド）やフォリスタチンと呼ばれるホルモンがマイオスタチンと結合することが分かってきました。これらの物質もマイオスタチンを阻害する能力があります。ですから、マイオスタチンを阻害するには、抗体以外にも、マイオスタチン前駆体ペプチド、フォリス

病型	遺伝形式	遺伝子座	遺伝子産物	マイオスタチン阻害の有効性（動物実験）
デュシェンヌ	性染色体劣性	Xp21	ジストロフィン	抗体や阻害剤投与で有効
肢帯型1C (CAV3)	常染色体優性	3p25	カベオリン3	阻害剤投与や動物の交配実験で有効
肢帯型2A (CAPN3)	常染色体劣性	15q15-21	カルパイン3	遺伝子治療で有効
肢帯型2D (SGCA)	常染色体劣性	17q12-21	αサルコグリカン	遺伝子治療では有効性は認められない
肢帯型2F (SGCD)	常染色体劣性	5q33	δサルコグリカン	早期治療が有効
先天性1A (LAMA2)	常染色体劣性	6q22	ラミニンα2	体脂肪が減少。むしろ病態が悪化

表2 デュシェンヌ型筋ジストロフィーの治療法開発の現状

治療法	現状	特徴
ストップコドンの抑制	経口薬の初期臨床治験	ストップコドンが途中で入る患者にのみ有効
ウイルスベクターによる遺伝子治療	動物実験で有望	局所で効果　免疫反応の問題
細胞移植治療	中胚葉性血管芽細胞が有望	動脈投与の必要性　免疫反応の問題
マイオスタチン阻害療法	抗体が成人患者で臨床治験中	遺伝子治療との併用が望ましい

タチンやその構造類似体、マイオスタチンの受容体を可溶型にした分子、マイオスタチン受容体の阻害剤など多くの方法があるわけです。近い将来には、こういった研究の中から、筋ジストロフィー患者さんに投与可能な薬が出来てくる可能性があります。

デュシェンヌ型筋ジストロフィーの治療法として、表2のような様々な方法の有効性を確かめようとする動きがあります。マイオスタチン阻害療法では、筋ジストロフィーの原因である遺伝子異常を直すことは出来ません。マイオスタチン阻害療法は、遺伝子を補う遺伝子治療や細胞移植治療と併用するとより効果的ではないかと言われています。つまり、変異してしまった遺伝子の異常は遺伝子治療や細胞移植で補ってやり、筋肉が萎縮していくのはマイオスタチン阻害療法で救おうという発想です。

今後の展望と問題点

実際に、患者さんを治療するまでには、マイオスタチン阻害療法がどの筋ジストロフィーの病型に適応があるのか、そしてどの段階で治療を開始するのが適当であるかをよく検討する必要があるでしょう。実験動物モデルを用いた研究では、有効な病型が多く報告されています。しかし、ラミニンが原因の筋ジストロフィーでは、マイオスタチンを阻害すると、脂肪量が落ちて、かえって全身状態が悪くなると報告されています（表1）。

骨格筋には、筋基底膜直下に筋衛星細胞と呼ばれる幹細胞が存在しています。この細胞が、筋肉が障害された時に活性化され、筋線維を作り、他の筋線維と融合して数を増やしていったりして再生を促しているわけです。マイオスタチンを遮断すると、筋再生が促され、筋衛星細胞が活性化すると考えられています。

長期にわたってマイオスタチンを遮断するとこの筋肉の幹細胞が枯れてなくなってしまうと病状が悪化してしまうのではという心配があります。特に、実験動物のマウスは再生能力が盛んですが、ヒトはマウスほどには活発ではありません。そのヒトで過度に筋衛星細胞が活性化してしまうと、筋衛星細胞が無くなってしまわないかという心配です。また、太い筋線維ほど障害されやすいとも言われており、『太ければ太い程良い』という訳ではないのかも知れません。また、マイオスタチン遺伝子が変異したウシやマウスでは、筋肉の量は増えるものの、持久力がなく疲れやすいとも言われています。

これは、主に早筋が増加するためだと考えられます。遅筋も含めたバランスの良い筋量の増加が望ましいでしょう。また、お年寄りで筋肉だけを増やすと、脆くなった骨や腱が増量した筋肉を支えきれなくなるのではと心配する研究者もいます。

マイオスタチン阻害療法が将来的に運動選手のドーピングに使われてしまうかも知れないという不安もあります。運動選手にとって、筋力が増やせることは、ライバルの選手に勝つためには魅力的です。オリンピックが開催されるたびに問題となるドーピングは、いくら取り締まっても、後を絶ちません。将来、マイオスタチンを阻害する薬や遺伝子治療を健康な人が使ってしまう危険性があります。

上記のような問題点も取り上げられてきていますが、筋肉がやせ細ってしまう筋ジストロフィーには、有効な治療法が存在しないのが現状です。

マイオスタチン阻害療法は、単独でも効果がありますが、ジストロフィンの遺伝子治療と組み合わせればより効果が高いと考えられています（表2）。筋量と筋力を上昇させる方法が開発され臨床の現場で使用可能になってくれば、在宅ケアの負担も少なくなっていくことが期待出来ます。デュシェンヌ型筋ジストロフィーの責任分子であるジストロフィンが発見されて20年以上たちます。ようやく、様々な試行錯誤の末、筋ジストロフィー治療に光がさしてきたように思われます。マイオスタチン阻害療法も含めて、一日も早く、筋ジストロフィーに有効な治療法が開発されることはこの難病を持つ患者、家族、そして医療に携わる人々の共通した願いです。

（土田　邦博）

5　福山型筋ジストロフィーの治療戦略

福山型先天性筋ジストロフィー（FCMD）とは

　先天性筋ジストロフィーとは生まれて間もない頃から乳児期にかけて、筋肉の力が弱く発達の遅れが見られる筋ジストロフィーのことをいいます。筋ジストロフィーですから、筋肉を顕微鏡で見ると筋細胞が壊れて、筋細胞の数が減っています。検査では、血液のクレアチンキナーゼ（CKともいいます）が高い値を示します。筋肉の病気なのに知的発達の遅れ、ひきつけなど中枢神経系の異常を伴う疾患がいくつかあります。その代表的疾患が福山幸夫・東京女子医大名誉教授が最初に報告された福山型と呼ばれる病気です。

　福山型先天性筋ジストロフィーは、1960年に福山先生が発見した筋ジストロフィーの一つです。生後9ヵ月以内（つまり先天性）に重度の筋力低下という筋ジストロフィーに特有の症状とともに、脳の構造異常による精神遅滞があらわれるという特徴をもっています。約半数にけいれんを認め、また近視、網膜剥離などの眼の症状を伴う場合もあります。日本人に多く、海外には極めてまれな病気です。お座りまでできるお子さんは多いのですが、歩行可能な子は10％以下と数少ないです。

　常染色体性劣性遺伝疾患ですので、両方の親からともに、原因となる遺伝子の変異を1個ずつ受け継いだ子供さんが発症します。わが国の小児期筋ジストロフィーではデュシャンヌ型の次に多いと考えられており、発生率は男女ともに同じで、3/10万人などと言われています。日本人でこの病気の原因となる遺伝子の異常を1個もっている人は、約90人に1人程度とみられています。これを保因者といい、両親も保因者です。保因者の数ではデュシャンヌ型より多いわけです[1]。

　最近では、日本から知能正常で軽度の筋力低下と心筋症の大学生のケースも報告されており[2]、また同様に外国から臨床診断は肢帯型筋ジストロフィーの例があいついで報告され、従来の福山型の先天型筋ジストロフィーのイメージを変え、臨床症状はずっと幅が広いと思われます。

福山型原因遺伝子フクチン

　我々はゲノム解析の手法を使って福山型原因遺伝子を同定しました[3]。正常の福山型遺伝子は、第9番染色体長腕31領域に存在し、転写される基本単位であるメッセンジャーRNAとして約7000塩基対であり、本症の病変のある骨格筋、心筋、脳で優位に発現していました。患者染色体のほぼ90％には同一の変異が見られました。原因遺伝子内に「レトロトランスポゾン」という「動く遺伝子」の約3000塩基対の挿入があって、正常なメッセンジャーRNAしいては正常な産物蛋白質の産生が妨げられていたのです（図1）。

　この変異は約100世代前の1人から由来し、現在の日本のほとんどの患者さんの祖先は1人、ということもわかりました。また残りの約1割の患者染色体には、福山型遺伝子に点突然変異が起こって産物蛋白質が短くなってしまうことが明らかになりまし

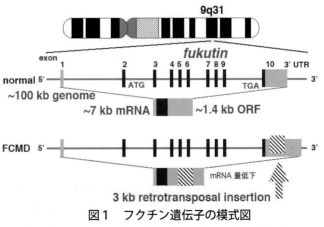

図1　フクチン遺伝子の模式図
　大部分の患者染色体には、この遺伝子内に動く遺伝子レトロトランスポゾン挿入変異（矢印）があります。

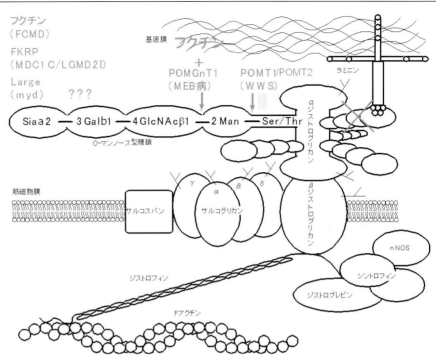

図2
筋細胞膜のジストロフィン糖蛋白質複合体とαジストログリカノパチー
αジストログリカンはラミニンと糖鎖で結合しています。この糖鎖に異常をきたすと、ラミニンとの結合が低下し、膜が不安定になりαジストログリカノパチーを発症すると考えられています。

た。我々は正常遺伝子の産物蛋白質にフクチンと名付けました。フクチンは461個のアミノ酸から成る新しい蛋白質でした。フクチンは、ゴルジ体に存在し、次に出てくるαジストログリカンの糖鎖修飾に関係する蛋白であると考えられています。2006年より福山型の遺伝子診断は、保険収載されています。

ジストログリカンの糖鎖の異常

ところで、デュシャンヌ型の原因蛋白のジストロフィンはさまざまな蛋白質と複合体をつくっており、これらの成分のそれぞれが肢帯型などの筋ジストロフィーの原因になっています。そのうちαジストログリカンは、Oマンノース型糖鎖といわれる糖で、その外側の基底膜のラミニンと結合しており、一連のつながりは、骨格筋ののびちぢみによる負荷に対して、筋膜の保護をしています（**図2**）。

その後、東京都老人研の遠藤先生のグループと我々は、福山型と類似した疾患の筋-眼-脳（MEB）病が、このαジストログリカンとラミニンの連結部の糖鎖をつくる酵素POMGnT1の異常により発症することを、見出しました[4]。また福山型ではαジストログリカンの糖鎖部分の染色が悪いことがわかりました。その後五月雨式に、Walker-Warburg症候群、先天性筋ジストロフィー1C、1D型、肢帯型筋ジストロフィー2I型などでも同様の異常が発見されました。すなわちαジストログリカンの糖鎖修飾に異常をきたし、ラミニンなどとの結合が低下し、基底膜と細胞骨格のつながりがこわれるために、筋ジストロフィーがおきるというものです。これらの疾患群を総称して「αジストログリカノパチー」とよんでいます（**図2**）。

治療へのヒント

福山型にはデュシャンヌ型筋ジストロフィーにおけるmdxのような自然発症のモデルマウスがありません。我々は、患者さんのようなレトロトランスポゾン挿入変異をもつモデルマウスを作成しました。モデルマウスではαジストログリカン糖鎖に異常が生じていたましたが、正常糖鎖型のαジストログリカンの残存も検出されました。しかも筋ジストロフィー症状は認められませんでした。人の患者さんにおいても先述した知能正常の軽症例ではαジストログリカン糖鎖は残っていました。この結果から、正常糖鎖型のαジストログリカンが少し残存していれば、筋ジストロフィー発症を抑制できる可能性があります[5]。

更に、LARGEというαジストログリカノパチーの1つの型の遺伝子をアデノウイルスベクターに組み込んで導入すると、福山型モデルマウス、MEB病モデルマウスのαジストログリカンの糖鎖異常が解消できることが明らかになりました[5]（**図3**）。つまり、LARGEなどで糖鎖異常を部分的にでも解消できれば、膜脆弱化や筋再生異常を抑制し、FCMD

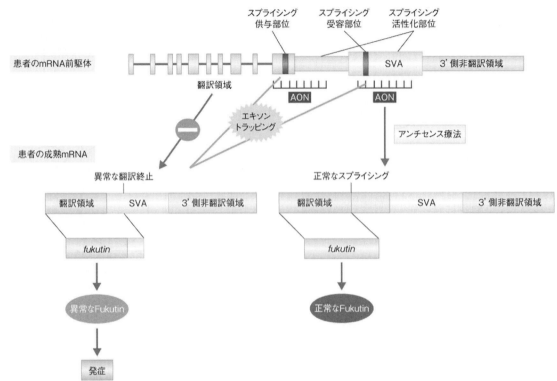

図3　アンチセンス療法による福山型筋ジストロフィーの治療
アンチセンスオリゴヌクレオチドによりスプライシングを促進する配列をマスクし，異常なスプライシングを阻止する．
AON：アンチセンスオリゴヌクレオチド，SVA：SVA型レトロトランスポゾンの挿入．

を含む類縁疾患群の治療につながると考えられます。現在米国でαジストログリカン糖鎖異常の回復を指標にして、低分子化合物のスクリーニングが行われています。

おわりに

新世紀になってから、筋ジストロフィーにαジストログリカンの糖鎖の異常という新しい病態メカニズムを提唱する報告が相次いでいます。しかし筋ジストロフィーとしてみた場合、重要なのは「治療」でしょう。デュシャンヌ型に関する治療研究は世界各国で盛んに行われています。一部臨床試験を行っている治療法もあります。一方で、福山型、MEB病原因遺伝子同定を契機にαジストログリカノパチーの病態研究が大きく進展しましたが、治療としては報告がありません。福山型は我が国で初めて記載された疾患であり、患者数も多く、我が国の研究により、治療法開発をすすめることは我々の責務である、と考えており、頑張っていきたいと思います。

さらにごく最近われわれのグループは、この患者が持つ「動く遺伝子」挿入変異配列がフクチン遺伝子の成熟RNAへの切り取り（スプライシング）に異常を引き起こし、フクチン蛋白の配列が変わり機能を喪失していることをあきらかにしました。さらに、切り取り配列と相補的なアンチセンス核酸を用いれば、モデルマウスへの静脈からの全身投与やヒト患者細胞で、このスプライシング異常を是正しフクチンの機能が回復することも実証しました6)。これは、福山型の根本的分子標的治療に道を開くものです。また、デュシャンヌ型とは異なり、患者のほとんどが同じ変異なので、1種類のアンチセンス核酸製剤で治療が可能であるという利点もあります（図3）。

文献

1) 戸田達史：福山型先天性筋ジストロフィー. 小児科(増刊), 50: 899-906, 2009
2) Murakami T et al: Fukutin gene mutations cause dilated cardiomyopathy with minimal muscle weakness. Ann Neurol 60: 597-602, 2006
3) Kobayashi K et al: An ancient retrotransposal insertion causes Fukuyama-type congenital muscular dystrophy. Nature 394: 388-392, 1998
4) Yoshida A et al: Muscular dystrophy and neuronal migration disorder caused by mutations in a glycosyltransferase, POMGnT1. Dev Cell 1: 717-724, 2001
5) Kanagawa M et al: Residual laminin-binding activity and enhanced dystroglycan glycosylation in novel model mice to dystroglycanopathy. Hum Mol Genet 18: 621-631, 2009
6) Taniguchi-Ikeda M et al: Pathogenic exon-trapping by SVA retrotransposon and rescue in Fukuyama muscular dystrophy. Nature 478:127-131, 2011

（戸田　達史）

6 デュシェンヌ型筋ジスの女性保菌者の臨床

ジストロフィン異常症であるDuchenne型やBecker型筋ジストロフィーにおける心不全診断については、本症の生命予後を直接左右するため現在大きな問題となっている[1]。従来よりその検査法としては、心エコー図、血漿ナトリウム利尿ペプチド値[2]、等が主に用いられてきた。本稿に記載するガドリニウム遅延造影心臓MRIの遅延造影（late gadolinium enhancement, LGE）は、心筋障害の部位および範囲を非侵襲的に評価することができ、心筋線維化の描出を示唆するといわれている[3,4]。

今回我々はやはりジストロフィン異常症であるDuchenne型筋ジストロフィー女性保因者の心不全診断について、この心臓MRIを用いて[5,6]、その病態の特徴を検討し、心臓MRIの有用性について考察する。

Duchenne型筋ジストロフィー女性保因者については、図1[7]に示すように、しばしば骨格筋症状や心症状がみられ、これらの症状を有する保因者は症候性保因者manifesting carrierと呼ばれている。症候性保因者の中には時に心不全死例の報告[8]もみられることから、Duchenne型やBecker型筋ジストロフィー患者同様に、本保因者も心機能評価は重要と思われる[9,10]。

確実な保因者の診断基準

Duchenne型患者の母で、(1) 骨格筋のジストロフィン染色で筋線維がモザイク様あるいはpatchyな染色像を呈する、(2) Multiplex Ligation-dependent Probe Amplification (MLPA)法による保因者診断でジストロフィン遺伝子の片側の欠失または重複が認められる、(3) 遺伝的にdefinite carrierである（母の同胞にDuchenne型患者をもつ）、等の3項目のうち、少なくとも1項目以上を満たしている例を確実な保因者とした。

心臓MRI検索例は徳島病院で平成6年から行っている筋ジストロフィー母親検診[7,10]で経過を観察していた女性保因者のうち、胸部圧迫感、息切れ、等の心症状のある確実な女性保因者7名（45～62歳）である。

臨床症状

1) 骨格筋機能

血清クレアチンキナーゼ（CK）値：確実な保因者7例のうち5例では明らかな筋力低下があり、この筋力低下例の血清CK値は693～1,178 U/ml（正常<200）と高値を示した。

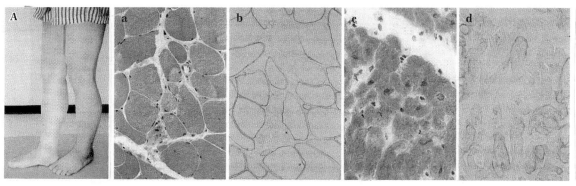

図1　Duchenne筋ジストロフィー女性保因者(51歳)の下肢とその生検骨格筋(a,b)と生検心筋(c,d)[7]
A) 下肢写真．腓腹筋の軽度の肥大がみられる．a, c)筋細胞の大小不同がみられる．HE染色．b)ジストロフィン(Dys)正常陽性細胞，Dys-patchy陽性細胞，Dys陰性細胞が認められる．Dys免疫組織化学．d) Dys正常陽性細胞とDys陰性細胞が認められる．Dys免疫組織化学．

2）心臓MRI所見

(1) 症例

保因者1（60歳）：心電図ではV2にR/S>1がみられ、後壁障害が示唆された。血漿脳性ナトリウム利尿ペプチド(BNP)値は23.7 pg/ml（正常<18.4）で、心エコーでは左室拡張末期径(LVDd) 54.1mm（正常<50）と僅かに拡大していたが、左室駆出率(EF) 76%（正常>58）と正常であった。心臓MRIのLGEは左室後壁に限局してみられ、心外膜側主体の異常集積すなわち心外膜側型subepicardial patternを呈した（図2）。

保因者2（54歳）：心電図ではV2にR/S>1がみられた。血漿BNP値は5.9 pg/ml。心エコーはLVDd 54.1mm、EF 65%であった。LGEは左室後壁にみられ、心外膜側型を呈した。

保因者3（49歳死亡例）：心電図ではV1にR波の増高、Ⅰ, aVL,V5-V6にQ波がみられた。血漿BNP値は117 pg/mlであった。心エコーはLVDd 56.0mmと拡大し、EF28%と低値であった。LGEは前壁中隔から左室側壁、後壁にかけての広範囲に認め、心外膜側型、中層型midmyocardial patternを呈した（図3）。

保因者4（48歳）：心電図は正常範囲であり、血漿BNP値は12.7 pg/ml。心エコーはLVDd 50.9mm、EF67%であった。LGEはみられない。

保因者5（45歳）：心電図ではV2にR/S>1がみられた。血漿BNP値は39.0 pg/mlであり、心エコーはLVDd 53.3mm、EF57%であった。LGEは左室後壁に限局してみられ、心外膜側型を呈した。

保因者6（57歳）：心電図ではV2にR/S>1がみられた。血漿BNPは20.7pg/mlであり、心エコーはLVDd 46.1mm、EF 71%であった。LGEは左室後壁にみられ、心外膜側型を呈した。

保因者7（62歳）：心電図は正常範囲で、血漿BNPは21.4pg/mlで、心エコーはLVDd 45.8mm、EF 64%であった。LGEは検出されなかった。

(2) LGEの出現時期

保因者1，2，6の3例では、左室駆出率が正常で心収縮能が保たれている時期から既にLGEが検出され、心筋線維化が示唆された。すなわち、心不全の早期診断に有用であると思われた。

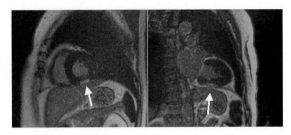

図2　保因者1（60歳）の心臓MRI所見
左室後壁に限局したLGE（矢印）を示し、心外膜側主体の心外膜側型を呈した。心エコーでは左室収縮能はまだ保たれていたが，すでに心筋線維化が示唆された．このことから心臓MRIは心不全の早期診断に有用と思われた．

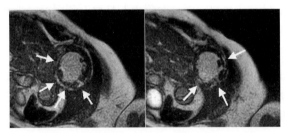

図3　保因者3（49歳）の心臓MRI所見
前壁中隔から側壁,後壁にかけての広範囲にLGE（矢印）を認め，心外膜側型と中層型を呈した．多種の心不全治療薬にもかかわらず検査半年後に心不全で死亡された．このことから心臓MRIは重症度の判定ができるものと思われた．

(3) LGEの局在と分布型

LGEの検出部位は広範囲にみられた1例を除けば、すべての例で左室後壁に限局し、心外膜側主体の異常集積、すなわち心外膜側型を呈し、この部位には心筋線維化が示唆された[6]。この左室後壁に限局していることは、V2にてR/S>1がみられる心電図所見とよく一致していた。この心筋線維化の好発部位はDuchenne型患者[11]と同様であった。

(4) 重症度の判定

高度の心機能低下例の保因者3では、広範囲にLGEを認め、多種の心不全治療薬にもかかわらず検査半年後に心不全で死亡された。このことから心臓MRIは重症度の判定ができるものと思われた。

3）心不全治療

心収縮能が保たれている例でも、LGEが検出され心筋線維化が示唆された例では心不全治療薬を投与した。すなわち、治療薬はレニン-アンジオテンシン型系（RAS）抑制薬を第一選択薬として用い、

その後心症状が続く例にはβ遮断薬を追加して投与した[1]。

4）心不全と骨格筋障害との関係

明らかな筋力低下例には、ほとんどの例に心機能障害がみられた。筋力低下を示す女性保因者の心機能には注意が必要と思われた。

従来よりDuchenne型筋ジストロフィー女性保因者は一般には病者ではないとされているが、時に心不全症状を示すものもあり、我々は本保因者を軽症だが病者の要素があると考え、平成6年よりDuchenne型病者の母親を対象に、心臓の自覚症状はなくとも毎年一回心機能を中心に検診を行ってきた。その結果はその都度発表してきた[7,9,10]。

Duchenne型女性保因者は、息切れ、等の自覚症状を訴える例が多いため、病者の要素を念頭に置き、心臓MRI、等の心機能検査を定期的に評価し、異常を認めたら適切な心不全治療を開始し、経過観察をする必要があると思われた。

文 献

1 ）尾形仁子：特集　筋ジストロフィーの心不全診断の問題点. 神経内科, 2005；62：560-565.
2 ）Kawai H, Adachi K, Kimura C, et al: Secretion and clinical significance of atrial natriuretic peptide in patients with muscular dystrophy. Arch Neurol 1990; 47:900-904.
3 ）Raymond JK, Edwin W, Allen R, et al: The use of contrast-enhanced magnetic resonance imaging to identify reversible myocardial dysfunction. N Engl J Med 2000；343：1445-1453.
4 ）Silva MC, Meila ZMA, Giannetti JG, et al: Myocardial delayed enhancement by magnetic resonance imaging in patients with muscular dystrophy. J Am Coll Cardiol 2007；49(18)：1874-1879.
5 ）Walcher T, Kunze M, Steinbach P, et al:Cardiac involvement in a female carrier of Duchenne muscular dystrophy. Int J Cardiol 2010;138:302-305.
6 ）Iwase T, Takao S, Akaike M, Adachi K, et al: Diagnostic utility of cardiac magnetic resonance for detection of cardiac involvement in female carriers of Duchenne muscular dystrophy. Heart Asia 2010；2：52-55.
7 ）足立克仁, 川井尚臣：筋ジストロフィー　保因者(女性保因者の症状). Clinical Neuroscience, 2008；26(2): 196-197.
8 ）倉橋昌也, 宮本美也子, 大野正雄ほか：心筋病変を合併したDuchenne型筋ジストロフィー症の女性保因者の1例. 日内会誌, 1989; 78: 27-32.
9 ）Adachi K, Kawai H, Saito M, et al: Plasma levels of brain natriuretic peptide as an index for evaluation of cardiac function in female gene carriers of Duchenne muscular dystrophy. Internal Medicine 1997; 36:497-500.
10）足立克仁：Duchenne型筋ジストロフィー女性保因者の症状発現—骨格筋, 心筋と中枢神経系—. 医療, 2006; 60(10): 603-609.
11）佐野壽昭, 和田美智子, 香川典子: 特集　筋ジストロフィーの心臓病理. 神経内科, 2005；62：547-552.

（足立　克仁、岩瀬　俊）

7　筋強直性ジストロフィーの合併症治療

　筋強直性ジストロフィー(MD)は、ミオトニアと呼ばれる特有の筋強直現象を示す、常染色体性優性遺伝の代表的な筋ジストロフィーとして知られています。成人の筋ジストロフィーの中では最も多い病型です。すでに、原因遺伝子が明らかにされており、第19染色体長腕(19q13.3)におけるCTG繰り返し配列の伸長が本疾患における遺伝子異常とされています。

　MDは、筋力低下と筋萎縮、そしてミオトニアという筋症状を呈しますが、それ以外に多系統の臓器障害を示すという特徴があり、患者さんのケアや診療の上で、筋症状以外の症状への理解も重要となります。本稿では、MDの筋症状の特徴と他系統の臓器障害の概説を行い、現在行われている治療的アプローチについて述べたいと思います。

筋強直性ジストロフィーの筋症状の特徴

　MDの臨床的特徴を表1に示します。眼瞼挙上筋の筋力低下のため眼瞼下垂を呈し、咬筋や側頭筋の萎縮により斧様顔貌と呼ばれる独特の顔貌となります。また、胸鎖乳突筋をはじめとする頚筋の萎縮もつよく、進行すると仰臥位時に頭部を持ち上げることが困難となることが多く見られます。

　四肢は、下肢よりも上肢の方が先におかされやすいとされます。その分布は遠位部優位の傾向があるといわれてますが、筋萎縮はびまん性にみとめられます。前腕および手関節筋群、小手筋群の障害により書字や細かい動作の困難が生じることが多く見られます。また、下腿および足関節筋群の障害により下垂足歩行となり、ちょっとしたものにつまずきやすく、転倒の原因となることがあります。

表1　筋強直性ジストロフィーの筋症状

障害筋群	障害筋名	臨床症状
眼瞼挙上筋	眼瞼挙筋	眼瞼下垂
顔面筋群		表情の消失
下顎筋群	側頭筋 咬筋	口元が開く 口呼吸（特に小児）；不明瞭な言葉；開口時の顎関節音あるいは顎関節偏位
頚部筋群	胸鎖乳突筋	頭部挙上困難；むち打ち損傷のリスク
前腕および 手関節筋群	回外筋 手関節背屈筋	持ち上げの困難；細かい動作困難 書字や微細運動の困難
小手筋群	骨間筋；母指屈筋	（ボタンかけ） こわばり（ミオトニアによる）
下腿および足関節筋群	前脛骨筋；腓骨筋；足関節背屈筋	不安定歩行；下垂足

表2　筋強直性ジストロフィーの筋障害分布

高頻度に冒される筋群	よく冒される筋群	保たれる筋群
顔面筋群	大腿四頭筋	腰帯筋
上眼瞼挙筋	横隔膜、肋間筋	大腿屈筋群
側頭筋	手足固有筋	ヒラメ筋
胸鎖乳突筋	軟口蓋・咽頭筋	腓腹筋
前腕遠位筋	舌筋	
足の背屈筋	外眼筋	

（Harper PS: Myotonic Dystrophyより、一部改編）

　筋障害分布(表2)は特徴的で、好発部位として顔面筋、上眼瞼挙筋、側頭筋、胸鎖乳突筋、四肢遠位筋特に足背屈筋などが知られています。一方、腰帯筋や大腿屈筋群、下腿屈筋群は比較的保たれる傾向があるといわれています。我々の検討では、体幹と股関節筋のバランスにより、患者さんの歩行姿勢が変わることが明らかになっています。屈筋が優位な例では、歩行時の姿勢が前屈位をとることが多く、屈筋と心筋のバランスが保たれている例では、姿勢が垂直位をとることが多く見られます。

　ミオトニアは、随意的収縮、あるいは機械的・電気的刺激によって生じた筋収縮が、これらの刺激を中止したあとにも持続し、弛緩に時間のかかる現象のことです。臨床的には、把握ミオトニア、叩打ミ

オトニアとして知られています。把握ミオトニアは、随意的にものを握ったり、ものを強くつかんだ状態から、急に手を開こうとすると、すぐには手が開かず数秒以上かかってゆっくりと開いていく現象です。叩打ミオトニアは、ハンマーなどで筋腹を強く叩打すると、その部位の筋に限局性の筋収縮が持続する現象です。これらの現象は、一般に寒冷によって増強し、運動の繰り返しによって軽減するとされています。

表3 筋強直性ジストロフィーにみられる多系統の臓器障害

神経系	脳病変（脳萎縮、認知症、性格変化、過眠症など）
眼	白内障、網膜変性症、眼圧低下、眼瞼下垂、眼球運動障害 衝動性眼球運動が少ない、瞬目が少ない
耳	感音性難聴
皮膚	若年禿頭／頭髪脱毛、石灰化上皮種
消化器	齲歯、咀嚼障害、嚥下障害、食道拡張、胃拡張、イレウス 巨大結腸症、便秘、まれに下痢、胆石
循環器	心伝導障害（房室ブロック、心房細動）、心筋病変、動脈硬化症
内分泌代謝	耐糖能異常（インスリン抵抗性）／糖尿病、高脂血症、男性不妊（精巣萎縮）、高頻度の流産、月経異常、早期閉経
免疫系	低ガンマグロブリン血症
骨格系	頭蓋骨肥厚、後縦靱帯骨化症、関節脱臼（顎関節など）、副鼻腔巨大化
腫瘍	種々の悪性／良性腫瘍を発生、女性は子宮筋腫が多い

（川井充：筋強直性ジストロフィーの治療とケアより、一部改編）

多系統臓器障害

MDにおける多系統の臓器障害を表3に示します。MDでは、神経系・眼・耳・皮膚・消化器・循環器・内分泌代謝・免疫系・骨格系など多くの臓器での障害が認められます。

神経系では脳の萎縮や認知症、過眠症などが知られています。とくに、日中の過眠症は患者さんのQOLに直結する問題があり、日中の過眠の際に低酸素血症が強く見られることが知られています。

眼の症状では白内障がMDの90％以上と高率にみられます。本例の白内障は、若年発症で進行性、両側性にみられ、30～40歳代に手術を要することが多く見られます。手術そのものは比較的容易で、術後の視力回復も良好とされます。眼瞼下垂は軽度のものも含めるとほとんどのMDに認められるとされています。高度になると手術が必要になる場合がありますが、術後の乾燥性角結膜炎発症のリスクが高く、手術適応の判断は慎重に行う必要があります。

消化器症状には、種々の症状が知られています。咀嚼障害や嚥下障害はQOLに大きな影響を及ぼしうる症状です。嚥下障害のパターンは多様であり、準備期・口腔期・咽頭期・食道期のいずれの障害も報告されています。その障害様式は個々の症例により異なりますが、一般の嚥下障害同様に食形態の工夫を要することが少なくありません。

便秘もMDに高率認められる症状で、約60％との報告もあります。その原因として、腸管の平滑筋あるいは内蔵神経叢の異常に基づく器質性便秘と、運動量の減少や筋力低下などに基づく機能性便秘があるとされ、規則正しい食習慣や水分摂取、腹部マッサージが必要となります。無効の場合、これらを併用しつつ薬物療法の適応となります。

循環器系の症状では、心伝導障害の頻度が高く、80％以上に心電図異常があるとの報告もあります。その中でも、1度房室ブロックの頻度が最も高く、種々の脚ブロックや心房細動も多いとされています。前2者は治療を要することはそれほど多くはありませんが、進行性に房室伝導時間が延長していく例もあり、その場合完全房室ブロックに移行し、心臓ペースメーカーの装着を要することがあるので注意が必要です。心房細動は、急性の場合は除細動のための治療が必要ですし、慢性の場合は脳塞栓症などの危険因子になりますので、抗凝固療法などの適切な薬物治療が必要となります。

内分泌代謝系の症状も多彩です。MDの糖尿病罹患率は10％程度とされますが、高インスリン血症が約65％に認められます。この高インスリン血症の原因としてインスリン抵抗性があると考えられています。インスリン抵抗性は、インスリン受容体数の低下やインスリン受容体でのインスリン親和性の低下、インスリン受容体のアイソフォームの発現異常などが考えられていますが、まだ明らかとはなっていません。

通常、インスリン抵抗性がある場合、糖利用の障害が生じ、血糖維持のため膵臓からのインスリン分泌が促進します。やがて、膵臓の疲弊のためインスリン分泌能が低下し、悪循環の結果2型糖尿病とな

ることが知られています。MDの場合の糖尿病発症の機序はまだ明らかではありませんが、同様の機序が考えられており、インスリン抵抗性に対する治療により、糖尿病や高インスリン血症の改善が期待されます。内分泌異常も多彩なものが知られています（表4）。実際の症状として自覚することは多くはありませんが、不妊や月経異常、流産の原因となる場合もあり、注意が必要です。

表4 筋強直性ジストロフィーで認める主な内分泌異常

内分泌	MDでしばしば認める異常	MDでまれに認める異常
精巣	・精巣の萎縮 ・精細管の変性 ・ライディッヒ細胞の過形成 ・血中テストステロン値の軽度低下	・陰萎
下垂体前葉	・FSH値の上昇 ・LH値の上昇 ・LHRH負荷でFSH, LHの反応亢進	・下垂体線種 ・睡眠中のGH分泌リズムの異常 ・GHRH負荷でGHの反応亢進
下垂体後葉	—	・高浸透圧刺激でADHの反応低下
膵臓	・糖負荷後のインスリン過剰分泌	・糖尿病
甲状腺	・甲状腺機能低下症	・甲状腺腫瘍
副甲状腺	—	・副甲状腺機能低下
副腎皮質	—	・コルチゾール分泌の日内変動異常
心臓	・心伝導障害	・ANPの上昇

現在行われている治療的アプローチ

　筋症状に対する治療は、いまのところ確立していません。しかし、白内障や糖尿病、高脂血症、腫瘍など現在の医療レベルで治療可能な病態は少なくありません。

　白内障は、前述のように手術適応となる場合がしばしば認められます。手術適応時期については、以前は症状がある程度進行してから行うとされていましたが、MDの場合は水晶体の混濁の程度に比べ患者さんの見えにくさが強いとされており、日常生活に支障がみられるようであれば手術の適応と判断すべきと考えられています。術後は抗生剤の点眼が必要となりますが、少なくとも3カ月は点眼の継続が必要で、6カ月以上の眼科での経過観察が必要です。

　糖尿病の治療は、通常の2型糖尿病に準じて治療することが多いですが、コントロールの困難な例もしばしば認められます。最近我々は、入院の上インスリン投与により高インスリン血症を改善させた後、経口糖尿病薬に移行させ、内服薬のみで良好にコントロールさせることができた例を数例経験しました。

　MDにおける糖尿病治療法はいまだ確立していませんが、症例を積み重ねることにより治療法が確立してくものと思われます。また、糖尿病発症以前に認められる、インスリン抵抗性に対する治療的アプローチも重要です。厚生労働省精神・神経疾患研究委託費「筋ジストロフィーの治療におけるエビデンス構築に関する臨床研究」班（川井班）において、インスリン抵抗性に対する薬物治療の多施設共同研究が昨年度より始まっており、今年度からスタートした「筋ジストロフィーの臨床試験実施体制構築に関する研究」班においても、継続して研究が進められます。この研究により、MDにおける糖尿病発症抑制効果のエビデンス構築が期待されます。

　筋強直性ジストロフィーは、筋症状とともに多系統の臓器障害を有するという特徴があります。
　私たちはこれら症状を充分に理解すべきであり、現時点で可能な治療的アプローチを行うことにより、予後を改善することのできる余地が残されていることを念頭において、患者さんに接するべきと思われます。

（木村　隆）

8 遠位型ミオパチーの治療法開発

遠位型ミオパチーとは

　筋疾患の大半は、四肢近位筋や躯幹の骨格筋を好んで侵す。医学部学生の教科書などには、筋疾患は近位筋を、神経原性疾患は遠位筋を侵すと記されている。しかし、稀れながら、四肢遠位筋が好んで侵される例外的な筋疾患群が存在し、遠位型ミオパチーと総称される。

　遠位型ミオパチーは遺伝性であり、常染色体遺伝を示す。世界的に見ると10種類以上の遠位型ミオパチーが同定されているが、本邦では、縁取り空胞を伴う遠位型ミオパチー（distal myopathy with rimmed vacuoles: DMRV）、三好型ミオパチー、眼咽頭遠位型ミオパチーの3種類しか同定されていない（表）。

遠位型ミオパチーの疫学

　正確な患者数を知ることは困難であるが、我々が行っている筋病理診断サービスでの検体数から本邦の患者数を推定することが可能である。1978～2005年に筋病理診断を受けた例は、DMRV42例、三好型ミオパチー31例、眼咽頭遠位型ミオパチー11例であった。Duchenne型筋ジストロフィーは同期間に502例であった。Duchenne型筋ジストロフィーの本邦での患者数は、報告により差はあるものの、概ね2,000～4,000人程度と考えられている。

　この結果を元に遠位型ミオパチー各病型の本邦における患者数を推計すると、DMRV167～345人、三好型ミオパチー124～247人、眼咽頭遠位型ミオパチー44～88人となる。常染色体劣性であることが確定しているDMRVと三好型ミオパチーの本邦での保因者頻度は、人口を1億2700万人とすると、それぞれ、1/303人～1/436人と1/358人～1/506人となる。

　患者数5万人以下は希少疾病と呼ばれる。教科書的にもっとも罹患率が高い筋疾患とされるDuchenne型筋ジストロフィーですら、患者数は精々4,000人であり、完全な希少疾病である。そのDuchenne型筋ジストロフィーよりも、さらに一桁頻度が低いわけであるから、遠位型ミオパチーは、「"超"希少疾病」ともいうべき疾患群である。しかしながら、それでも世界的に見ると、これらの遠位型ミオパチーは、本邦での頻度が高く、実際、これら3疾患は、本邦で世界に先駆けて見出されたものである。このような実情を踏まえると、これらの遠位型ミオパチーへの対策を本邦がイニシアチブを取って進めていくことは、先進国である本邦の責務であると考えられる。

　本稿では、これら3大遠位型ミオパチーのうち、治療法開発研究が進んでいるDMRVに焦点をあてて稿を進めたい。

DMRVの臨床的特徴[1]

　常染色体劣性遺伝形式を示す。ただし、本邦の患者の大部分は孤発例である。大半の患者は、15歳から40歳にかけて発症し、男女とも同様に侵される。前脛骨筋が好んで侵される。足関節背屈力が低下し、いわゆる垂れ足の状態になることから、初期には、スリッパが脱げやすくなり、段差などでつまずきやすくなるなどの症状で気付かれることが多い。進行すれば、下腿後面の筋群や上肢筋も侵されるが、比

表　代表的な遠位型ミオパチー

	遺伝形式	遺伝子座	原因遺伝子
Welander型	AD	2p	?
TMD	AD	2q31	TTN
Markesbery-Griggs型	AD	10q22-q23	ZASP
Laing型（MPD1）	AD	14q11	MYH7
VCPDM（MPD2）	AD	5q31	MATR3
MPD3	AD	12q or 8q	?
OPMD*	AD?	?	?
DMRV*	AR	9p12-p13	GNE
三好型ミオパチー*	AR	2p13	DYSF

*：日本で患者が見出されている疾患
TMD: tibial muscular dystrophy
MPD: myopathy, distal
VCPDM: vocal cord paralysis and pharyngeal weak ness with distal myopathy
OPDM: oculopharyngodistal muscular dystrophy
DMRV: distal myopathy with rimmed vacuoles

較的後期まで大腿四頭筋が保たれることから、イスラエルでは、当初、大腿四頭筋が侵されないミオパチー（quadriceps sparing myopathy）として報告された。

筋力低下と筋萎縮は進行性で、発症から平均12年で歩行不能となり車椅子生活となる。しかし、比較的急速に進行する例が存在する一方で、30年を超えて歩行可能な例も存在することが知られるようになってきている。加えて、我々は、後に述べる*GNE*遺伝子変異をホモ接合型で有しながら、65歳を過ぎても全く症状のない例を経験している。このことは、同じ遺伝子変異を有していても実際の臨床症状の程度はかなり幅広いことを示している。

DMRVの筋病理学的特徴[1]

初期には、筋線維が萎縮して角張り、小角化線維と呼ばれる状態の線維が少数認められるのみである。しかし、病期が進むと、萎縮線維が増加するとともに、一部では、萎縮線維が群をなして存在するようになる。また、萎縮により減少した空間を埋めるかのように線維組織や脂肪組織が増加してくる。しかし、診断的に最も重要なのは、縁取り空胞（rimmed vacuole）である。

縁取り空胞は、光学顕微鏡レベルでは、ヘマトキシリン・エオジン染色で濃青色に、ゴモリ・トリクローム変法で赤色に染色される顆粒状の構造物で空胞が縁取られている様に見える所見である。電子顕微鏡レベルでは、顆粒状の構造物ひとつひとつが、自己貪食空胞あるいはその類縁構造物であるミエリン様小体（myeloid body）などである[1,3]。従って、DMRVの病態にはオートファジーが関わっていることが分かる。しかし、縁取り空胞自体には疾患特異性がなく、様々な筋疾患で認められる。さらに、電子顕微鏡的には、核内および細胞質の一部には、直径15〜20 nmの管状線維性封入体（tubulofilamentous inclusion）がしばしば認められる[1,3]。

この所見に注目して、欧米では、一般に遺伝性封入体ミオパチー（hereditary inclusion body myopathy: HIBM）と呼ばれる。しかし、この管状線維性封入体自体にも疾患特性はなく、縁取り空胞が出現する疾患ではほぼ例外なく管状線維性封入体を認める。加えて、筋線維内にβ-アミロイド沈着やリン酸化タウ蛋白質をしばしば認めるるとともに、ユビキチン・プロテアソーム系の活性化やアポトーシスの関与を示唆されており、アルツハイマー病類似の様々な変性過程が存在すると考えられている。

DMRVの原因遺伝子

2001年にイスラエルの研究グループにより、HIBMの原因遺伝子は第9染色体上の*GNE*であることが明らかにされた[2]。その後複数の日本の研究グループにより、DMRVも同様に*GNE*変異を認めること、従って、DMRVとHIBMは同一疾患であることが示された[3]。*GNE*がコードする蛋白質は、シアル酸生合成経路の律速酵素UDP-*N*-actylglucosamine 2-epimerase（UDP-GlcNAc 2-epimerase; GNE）と、その次の反応を触媒する酵素*N*-acetylmannosamine kinase（ManNAc kinase; MNK）の2つの酵素活性を有している。

患者が有する変異の大半はミスセンス変異であり、オープンリーディングフレームの全長にわたって幅広く分布している。ごくまれに一方のアレルにnull変異を有する例が存在するが、両アレルにnull変異を有する例は1例も見出されていない。ノックアウトマウスは胎生致死となることが報告されており、両アレルにnull変異を有すると、ヒトでも生存不可能となると考えられる。

日本人では、p.V572L変異が一番多く、日本人患者アレルの半数以上を占める[3]。その次に多いのが、p.D176V変異で、アレル頻度は約20％程度である。p.V572L変異は韓国でも見出されており、東アジアでの共通変異である。ユダヤ人患者は大半の患者が、p.M712Tを有している。これ以外にも世界各地から、多くの共通変異が見出されてきている。従って、DMRV/HIBMは日本人とユダヤ人にのみ認められる疾患ではなく、世界各地に分布する疾患である。

シアル酸とDMRVの分子病態

シアル酸は糖の一種であり、細胞表面の糖蛋白質および糖脂質上の糖鎖末端に取り込まれて（シアリル化）、広範に分布している。糖鎖は細胞外側に存在していることから、多くの細胞は最外層がシアル酸で覆われている。そのことから、シアル酸は、細胞同士の相互認識、細胞表面の保護、がん細胞の浸潤、ウイルス感染などに重要な役割を担っていると考えらいる。実際、*Gne*ノックアウトマウス（*Gne*-/-）はシアル酸が合成できず、胎生致死であること

が報告されており、器官形成の過程でシアル酸が必須であることが示唆される[4]。

DMRV患者における*GNE*遺伝子変異は、機能喪失型変異であり、GNE酵素活性が低下している[3)5]。さらに、患者培養線維芽細胞や筋管細胞ではシアリル化が低下している[5]。この患者細胞に、GNE代謝産物である*N*-acetylmannosamine (ManNAc)や最終産物（シアル酸）である*N*-acetylneuraminic acid (NeuAc)を添加すると、シアリル化が回復する[5]。このことは、このような代謝産物投与によって、患者体内においても、低シアリル化状態を正常化でき、延いては、筋症状を治療できる可能性を示唆している。

DMRVモデルマウスと治療法開発

培養細胞で示された効果を個体レベルで確認すべく、我々は、ヒトDMRV患者が有するミスセンス変異のうち、本邦で2番目に多いp.D176V変異型ヒトGNEを高発現する*Gne*ノックアウトマウスを作製した[6)7]。このDMRVマウスは、生下時には特に異常を認めなかったが、週齢を経るごとに対照群に比べて生存率が低下した。20週齢以降より筋力低下・筋萎縮および運動能力低下を示した[15]。血清CK値は軽度に上昇していた。30週齢からは、骨格筋内にβ-アミロイド沈着を、40週齢からは、縁取り空胞、リン酸化タウを認めた。シアル酸は脳を除くすべての組織と血中で著減していた。すなわち、我々の作製したDMRVマウスは、臨床的・病理学的・生化学的にヒトDMRVを良好に再現していた[6-8]。

培養細胞で示されたGNE代謝産物の治療効果が、in vivoでも同様に認められるかを、DMRVマウスを用いて調べた[9]。DMRVマウスに対して、ManNAcを3種類の投与量（20 mg/kg/day、200 mg/kg/day、2000 mg/kg/day）で、離乳時より飲水中に混和して連続投与したところ、何れの用量においても筋症状の発現を認めなかった。具体的には、50週齢を越えても、運動能力低下、筋萎縮、筋力低下、縁取り空胞形成、β-アミロイド沈着、リン酸化タウ、高CK血症の何れの所見も認めなかった[9]。骨格筋のシアル酸は、正常レベルの8割程度にまで回復していた。このことは、個体においても、ManNAc投与によりほぼ完全にDMRVを抑制できることを示している。

次に、NeuAc（シアル酸）ならびにシアリル乳糖を低用量（20 mg/kg/day）にて飲水投与した。その結果、NeuAc、シアリル乳糖においても同様に、ほぼ完全にDMRVの筋症状を抑制できた[9]。ManNAc、NeuAc、シアリル乳糖の間で有効性に差は見られなかった。これら3種類の化合物の長期投与において、肝機能と腎機能への毒性は認めなかった。以上の結果は、DMRVにおける筋症状は、低シアル酸状態を原因としていること、外部からシアル酸などのGNE代謝産物を投与することでミオパチーを抑制できることを示している[9]。当然、次のステップは、モデルマウスで示されたGNE代謝産物の有効性をヒトで試すこと、すなわち、臨床試験を行うことである。

治療薬開発に向けて

これまで治療法が全くなかったDMRVも、分子医学的研究の進歩により、モデル動物レベルでは既に疾患を克服しつつある。次なるステップは、基礎研究で得られた成果を実際に臨床へと応用していくことである。本来、ここから先の治療薬開発は、製薬会社の仕事である。製薬開発には前臨床試験から治験を経て承認を得るまでのプロセスに、手続きだけでも10億から20億円を要すると言われている。患者数の多い疾患であれば、販売後にこれらのコストを回収するのは容易であるが、遠位型ミオパチーのような希少疾病の場合は、コスト回収は極めて困難である。営利企業である製薬企業にとっては、儲からない、ハイリスクのプロジェクトなのである。したがって、どの製薬会社も一様に、遠位型ミオパチーのような"超"希少疾病の治療薬開発には極めて消極的である。

このような状況を打破すべく、本邦では、主に、(1) 助成金の交付、(2) 税制上の（優遇）措置、(3)（医薬品医療機器総合機構からの）指導・助言、(4) 優先審査の実施、(5) 再審査期間の延長、からなる希少疾病用医薬品の研究開発促進制度が用意されている。しかしながら、この制度を用いて、希少疾病の新薬開発が行われた例は殆どなく、実際には、オフラベル・ドラッグ（他の用法での既承認薬）や海外での既承認薬の後追い的治験にのみ利用されているのが現状である。このことは、希少疾病用新薬開発には、これらの措置だけではまだ不十分ことを示しており、さらに踏み込んだ対策が必要であることを物語っている。

営利企業にとってハイリスクの希少疾病薬の開発はそのままでは進まないこともあり、欧米では、希少疾病薬開発を国策的に支援している。例えば、希少疾病である筋疾患の臨床試験施行と治療薬開発推進を目的として、欧州の筋疾患専門家グループが2007年に立ち上げたグローバル・ネットワークTREAT-NMDに対して、EU政府から5年間で合計10億ユーロが拠出されている。本邦とは桁違いの巨額の投資がなされているのは、患者を救うという福祉的な観点だけでなく、その先にある産業形成を見据えているからである。

残念なことに、本邦では、希少疾病薬開発に関してこのような議論が十分に行われてきた形跡がない。本邦の産業の将来像をも含めた形での包括的な議論が必要であることは言うに及ばず、本邦としての姿勢を決めるべき時が来ている。

忘れてはならないのは、"超"希少疾病薬開発というリスクの高い開発が可能なのは、経済力のある先進国のみであるということである。加えて、三大遠位型ミオパチーはすべて本邦で初めて見出された疾患であり、諸外国に比べて頻度も高い。特にDMRVに関しては、本邦から、世界に先駆けて根本的治療法開発の可能性を示すことが出来た。このような状況を踏まえると、本邦が取るべき道は自ずと明らかであろう。

文献

1) Nonaka I. Distal myopathies. Curr Opin Neurol 1999; 12: 493-9.
2) Eisenberg I, Avidan N, Potikha T, et al: The UDP-N-acetylglucosamine 2-epimerase/N-acetylmannosamine kinase gene is mutated in recessive hereditary inclusion body myopathy. Nat Genet 2001; 29: 83-7.
3) Nishino I, Noguchi S, Murayama K, et al. Distal myopathy with rimmed vacuoles is allelic to hereditary inclusion body myopathy. Neurology 2002; 59: 1689-93.
4) Schwarzkopf M, Knobeloch KP, Rohde E, et al. Sialylation is essential for early development in mice. Porc Natl Acd Sci USA 99: 5267-5270, 2002.
5) Noguchi S, Keira Y, Murayama K, et al. Reduction of UDP-N-acetylglucosamine 2-epimerase/N-acetylmannosamine kinase activity and sialylation in distal myopathy with rimmed vacuoles. J Biol Chem 2004; 279: 11402-7.
6) Malicdan MC, Noguchi S, Nonaka I, et al. A Gne knockout mouse expressing human GNE D176V mutation develops features similar to distal myopathy with rimmed vacuoles or hereditary inclusion body myopathy. Hum Mol Genet 2007; 16: 2669-82.
7) Malicdan MC, Noguchi S, Hayashi YK, Nishino I. Muscle weakness correlates with muscle atrophy and precedes the development of inclusion body or rimmed vacuoles in the mouse model of DMRV/hIBM. Physiol Genomics 2008; 35: 106-15.
8) Malicdan MC, Noguchi S, Nishino I. Recent advances in distal myopathy with rimmed vacuoles (DMRV) or hIBM: treatment perspectives. Curr Opin Neurol 2008; 21: 596-600.
9) Malicdan MC, Noguchi S, Hayashi YK, et al. Prophylactic treatment with sialic acid metabolites precludes the development of the myopathic phenotype in the DMRV-hIBM mouse model. Nat Med 2009; 15: 690-5.

(西野　一三)

9　ミトコンドリア脳筋症治療法の開発

ミトコンドリア脳筋症とは

　ヒトの身体の中には、父親と母親からもらった核DNA以外に、第三の遺伝子と言われるミトコンドリアDNAがあることが知られています。ミトコンドリアは、細胞が生きていく上で必要なエネルギー（ATP）を生産しています。このエネルギー産生に必須の電子伝達系酵素群は、核DNAとミトコンドリアDNAの両方の影響を受けるのです。そして、何らかの異常によりミトコンドリア機能が正常に働かなくなり、エネルギー不全状態が起こると、ミトコンドリア病もしくはミトコンドリア脳筋症が発症するのです。

　電子顕微鏡で見ると、ミトコンドリアは約1μmの大きさですが、その中のマトリックスに2～10個存在するミトコンドリアDNAは、環状二本鎖の形状で、核DNAに比べ非常に小さく、わずか16569bp（塩基対）しかありません。しかしこの小さなミトコンドリアDNAには、2つのrRNAと20種のアミノ酸に対応する22種類のtRNA、さらに13種類の電子伝達系ポリペプチドをコードするmRNAがあり、エネルギーを生産するための非常に重要なタンパク質合成に関与しています。

　ところが電子伝達系の酵素は、ミトコンドリアだけでなく、核のDNAからもコードされています。ですからミトコンドリア病の病態を大別すると、ミトコンドリアのDNA異常から起こってくる病態と、核のDNA異常から起こってくる病態の2種類が存在することになります。そしてこの遺伝子支配の複雑な機構が、ミトコンドリア病の分子病態の解明や診断技術の開発を遅らせるゆえんにもなっているのです。

　特にミトコンドリアDNAは、複製過程でγDNA合成酵素を使うために非常に変異率が高く、遺伝様式は母から子孫へ伝わる母系遺伝の特徴を持っています。これらの特徴より、ミトコンドリアDNAの塩基解析は、中国残留孤児の肉親探しでの母子関係の証明、人種、民族の起源の解明など、医学分野のみでなく、社会・自然科学のさまざまな場面で利用されています。

　ミトコンドリア脳筋症は、その臨床的特徴よりいくつかの病型に分類されます。MELAS（mitochondrial myopathy, encephalopathy, lactic acidosis and stroke-like episodes）は、小児期に脳卒中様発作を起こすミトコンドリア脳筋症のサブタイプで、ミトコンドリア病の30％を占める最も頻度の高い病型です。

　我々は、MELASの脳卒中様発作の成因に血管の機能異常が大きく関与しているという仮説のもと、血管拡張作用を有するL―アルギニンを投与し、脳卒中様に起因する種々の症状が劇的に改善する事を発見報告しました。

　L―アルギニンのMELASに対する特効薬的治療法の開発は、現在、日本医師会の治験促進センター医師主導治験として採択され、平成23年6月に全国治験（第Ⅲ相試験）が終了しました。この試みは世界に先駆けての開発となります。

脳卒中様発作を来すミトコンドリア脳筋症MELASについて

　ミトコンドリア病は、ミトコンドリアのエネルギー産生系酵素の遺伝的異常によって引き起こされる疾患です。ミトコンドリア病には種々の病型があり、小児期に発作性の頭痛、嘔吐、半身けいれんを起こして発症する病型をMELASと呼びます。MELASの特徴は20歳前に一過性脳卒中様症状（頭痛、嘔気・嘔吐、視野・視力障害、半身痙攣、意識障害）を起こすことで、血液検査では乳酸及びピルビン酸の高値、代謝性アシドーシス、高アラニン血症が認められます。発作は連続で起こることもあれば、数ヶ月寛解期をみることもあり、適切な治療がなされないかぎり、症状は遷延し、末梢脳組織の後

遺障害をきたす重篤な進行性疾患です。

MELAS 患者の自然歴を図1に示します。この図は、横軸に発症後の経過、縦軸に患者の quality of life をとり、脳卒中様発作の出現によって患者の quality of life が低下していく様子を概念的に描いたものです。多くの患者は脳卒中様発作を繰り返すことで後遺障害が徐々に蓄積し、寝たきりもしくは死に至ります。1回の脳卒中様発作のみで死に至った患者も少なからず報告されています。平均死亡年齢は15歳で、死に至らない場合でも20歳代で寝たきり、または脳血管性認知症となることが知られております。認知症となった場合には、呼吸器管理など長期的かつ高度の入院管理が必要となります。

脳卒中様発作の成因には血管説と細胞機能不全説とがあり、成因が完全に解明されているわけではないものの、以下に示す理由から、血管拡張機能障害が原因で脳卒中様発作を起こす可能性が高いと考えられます。

(1) ミトコンドリアの機能異常の指標として、筋生検でミトコンドリアの異常集積像（ragged-red fiber）が認められ、その部分の電子顕微鏡的検索ではミトコンドリアの形態異常がみられる。(2) 異常ミトコンドリアが中膜平滑筋層及び血管内皮細胞に存在し、これが異常染色性（strongly SDH positive blood vessels、SSV）として観察される。(3) 患者の剖検組織では脳血管の閉塞性病変が報告されている。(4) 同性同年齢の正常児と比較し、患者では中小動脈の血管内皮依存性血管拡張機能が低下している。(5) 患者では血漿中 L-アルギニン濃度が低下するとともに、生体内での動脈拡張機能に中心的役割を果たす NO の代謝産物（NOx）が低下しており、かつ、asymmetrical dimethylarginine（ADMA）が相対的に増加している。ADMA は、近年虚血性心疾患のリスクファクターとして注目されている物質であり、悪玉 L-アルギニンとして NO の合成酵素に抑制的に働くとされています。

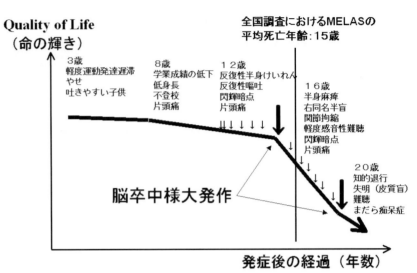

図1　MELAS における QOL と脳卒中発作の関係

MELAS における今までの治療方法

MELAS の最大の治療目標は、後遺障害を残すことなく脳卒中様発作急性期を乗り切ることです。MELAS 急性期に対しては、これまで様々な治療が試みられてきましたが、有効な治療方法は確立しておらず、対症療法が中心となっています。これまでに試みられた治療方法は、いずれも有効性を検証した臨床試験成績は存在せず、どの程度の治療効果を有するかは不明でした。

このうちのジクロロ酢酸については、米国でMELAS を対象とした臨床試験の成績が公表されており、有効性は認められていません。この臨床試験はクロスオーバーデザインを採用していましたが、末梢神経系の有害事象が多数発現したため、ほとんどの患者で試験治療を交差することができず、試験が中止となっています。

L-アルギニン製剤

L-アルギニンは2塩基性アミノ酸の一つで、味の素株式会社が静注製剤（アルギU_注）及び経口製剤（アルギU_顆粒）を製造販売しています。日本で初めてオーファン薬として、尿素サイクル異常症の治療薬として使用されており、かつ、成長ホルモン分泌不全による低身長の患者での成長ホルモン分泌刺激薬としても使用されております。治療実績は少ないものの、すでに日本での適応症を持つ薬剤です。

表1

臨床症状	投与前の発現例数	改善率*(改善例/発現例)の推移				
		15分	30分	2時間	6時間	1日
頭痛	22	0% (0/22)	64%* (14/22)	100%* (22/22)	100%* (22/22)	100%* (22/22)
臨床的障害	22	14% (3/22)	14% (3/22)	100%* (22/22)	100%* (22/22)	100%* (22/22)
嘔気	8	0% (0/8)	75%* (6/8)	100%* (8/8)	100%* (8/8)	100%* (8/8)
嘔吐	10	0% (0/10)	70%* (7/10)	100%* (10/10)	100%* (10/10)	100%* (10/10)
一過性失明	7	43% (3/7)	29% (2/7)	100%* (7/7)	100%* (7/7)	100%* (7/7)
半身痙攣	5	46% (2/5)	60% (3/5)	100%* (5/5)	100%* (5/5)	100%* (5/5)
意識障害	1	0% (0/1)	100% (1/1)	100% (1/1)	100% (1/1)	100% (1/1)
閃輝暗点	9	0% (0/9)	67%* (6/9)	89%* (8/9)	100%* (9/9)	100%* (9/9)

*: $p<0.05$ by Fisher's exact test.　Koga Y et al. Neurology 64:710-715, 2005

L-アルギニンがMELASに有効であるエビデンス

L-アルギニンは一酸化窒素（NO）産生の基質となるアミノ酸で、NOが血管を拡張する際の中核的役割を担うことが知られています。先に記載したように、MELAS患者は動脈が拡張しにくい状態にあることから、MELASの急性期及び発作寛解期に対するL-アルギニンの有効性を評価する目的でいくつかの臨床研究がなされました。

1）脳卒中様発作急性期に対する静注剤の投与による症状の劇的改善

MELAS患者24名が合計34回の脳卒中様発作を発現した際にL-アルギニン 0.5 g/kg/回、またはプラセボ（5％ブドウ糖）を静注し、脳卒中様症状の改善を評価しました。この試験では、投与前の重症度を、頭痛は4段階（0：なし、1：軽度、2：中等度、3：高度）、嘔吐及び視野異常は2段階（0：なし、1：あり）でスコア化し、投与前のスコアが「2または3」から投与後「0または1」に低下した場合に「改善」としました。

試験の結果、L-アルギニン静注時には30分後で頭痛（18/22）、嘔吐（18/22）、視野異常（4/7）が改善し、6時間後ではすべての患者で症状が改善しました。一方、プラセボ静注時にはこれらの症状の改善はありませんでした（表1）。

2）脳卒中発作寛解期に対する経口剤の発作予防効果

脳卒中様発作を頻回に繰り返すMELAS患者6名を対象として、L-アルギニン経口剤（内服量として0.04～0.44 g/kg/day）を2年間投与し、脳卒中様発作の発症を低下するかどうかを評価しました。この試験では、経口剤服薬前2年間と服薬後2年間とで脳卒中様発作の頻度及び重症度を比較しました。発作頻度の評価には、1年間あたりの脳卒中様発作回数を算出しました。

重症度の評価には、脳卒中様発作の発現ごとに、主要症状（頭痛、嘔吐、閃輝暗点・視野異常、けいれん、四肢の不全麻痺）がいくつ認められたかを記録し、1回の発作あたりの症状数を算出しました。その結果、発作頻度は投与前9.36 ± 5.04回/年に対して投与後1.08 ± 1.08回/年、重症度は投与前4.16 ± 1.28に対して投与後2.53 ± 0.79と、L-アルギニン経口剤の投与によって脳卒中様発作の頻度及び重症度が低下しました（図2）。

3）脳卒中急性発作時の脳内乳酸の軽減効果

脳卒中様発作時のMELAS患者1名にL-アルギニン 0.5 g/kg/回を静注し、magnetic resonance spect-roscopy（MRS）を記録した結果、脳内の乳酸は正常値の0.7 mM以下まで低下しました（図3）。脳内での乳酸の蓄積は、中枢神経系での好気性解糖系の障害を意味し、脳卒中様発作の重症度と相関することが知られています。L-アルギニン静注によって脳内での乳酸蓄積を回避したことは、脳内での電子伝達系障害の改善を示唆する結果でした。

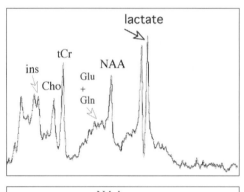

図2　頻回発作型MELASでのL-アルギニン内服による発作防止

4）血管内皮依存性の動脈拡張能の改善

MELAS患者15名の血管内皮依存性の動脈拡張能を高解像度エコー法で測定したところ、患者群では104.7±1.8、健常者群では112.2±1.7と、患者群では動脈拡張能が低下していた。しかし、L-アルギニン 0.5 g/kgを単回点滴静注し、静注後2時間に動脈拡張能を測定した結果、動脈拡張能は108.1±2.6と改善しました。

次に、発作寛解期の患者にL-アルギニン経口剤（0.04～0.44 g/kg/day）を投与し、投与前と投与開始後2ヶ月から1年半で血管内皮依存性の動脈拡張能を測定した結果、動脈拡張能は投薬前の104.7±1.8、投与後113.1±2.4と改善した。以上から、L-アルギニンはMELAS患者の動脈の拡張障害を改善すると考えられました（図4）。

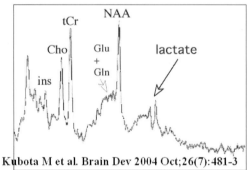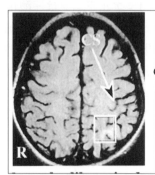

図3

5）脳血流動態の改善

Statistical parametric mapping single photon emission computed tomography（SPM-SPECT）法を用いてMELAS患者の脳血流動態を評価したところ、MELAS患者の自然経過では、脳卒中様発作を繰り返すごとに脳内血流分布の不均衡が著明になり、明確な発作が認められない患者でも脳血流の低下する部位が経時的に広がっていくことが判明しました。

ベッド臥床状態となる末期では、脳血流は脳動脈硬化性認知症と区別できないほどの広汎な低下を示します。脳卒中様発作急性期にL-アルギニンを静注投与した結果、脳内血流の不均衡分布は改善しま

した。不均衡の改善は、血流が増加した部分及び低下した部分の双方で確認され、いずれの領域でも血流分布が正常化しました。同様の効果は、前頭葉の血流が低下して知的退行が確認されたMELAS患者でも確認され、L-アルギニンを長期間経口投与した結果、前頭葉の血流が増加し、臨床的には知的改善が確認されました（図5）。

以上から、L-アルギニンの静注製剤及び経口製剤は急性期及び発作寛解期のMELAS患者の治療薬として有望と考えられます。すなわち既存データから、L-アルギニンは急性期の脳卒中様発作を改善するとともに、発作寛解期の脳卒中様発作の発現を防止し、病状の進行を軽減することが期待できます。こうした効果は、L-アルギニンの動脈拡張機能の改善作用によって脳血流動態が改善する結果もたらされると考えられ、L-アルギニンがNO産生の基質となるアミノ酸であることを考慮に入れると、これは妥当な作用機序と思われます。

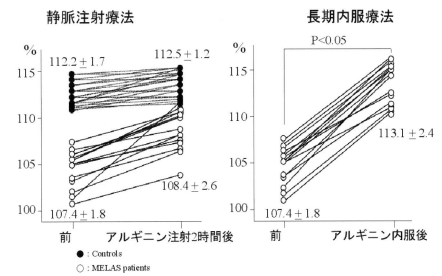

Koga Y et al. Neurology 66:1766-1769, 2006

図4　アルギニンによる血管内皮機能の改善

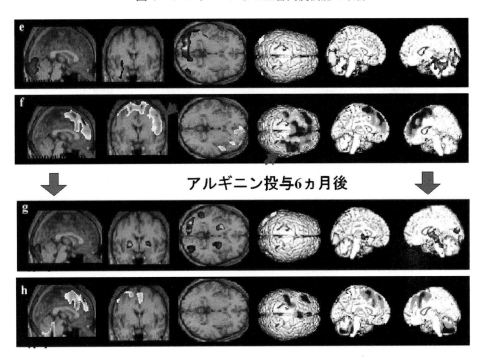

図5

MELASの治療において、L-アルギニン療法は、発作時のみならず、発作予防に効果があり、現在、日本から世界に発信できる治療法として期待される治療法です。

（古賀　靖敏）

10　里吉病の症状及び治療の現状

里吉病は

　里吉病は、別名"全身こむら返り病"ともいわれている非常に稀な神経筋疾患です。
　この「こむら返り」とは一体何なのでしょうか？こむら返りは、ジョギングや山登りなど長時間運動した後、あるいは就寝中に痛みで眼を覚ますなど、日常誰でもしばしば経験する現象です。こむら返りとは何の予告もなく筋肉が突然収縮し、かつ痛みを伴う状態と定義されています。一般的には、「筋肉がつる」現象ともいわれ、症状は一過性です。原則的に一つの筋肉のみに起こり、基本的には左右対称的に起こることはありません。収縮している筋肉は自分でも見えますし、触れると硬くなっています。したがって、収縮している筋肉を伸長させると発作は止まり、痛みも消失します。こむら返りの最も起こり易い筋肉は、ふくらはぎの腓腹筋ですから、足趾を背側に曲げ、アキレス腱を伸ばし、腓腹筋を受動的に伸展させたり、収縮している筋肉をマッサージしてやると、発作は止まり痛みもとれます（図）。
　さて、「こむら返り」の発症メカニズムはと言いますと、残念ながら良く分かっていません。しかし、こむら返りの原因は、脊髄前角の運動神経細胞や運動神経の筋肉内の分枝を含め末梢神経に関係する部位にあると考えられています。
　よく子供に、「食事をしたすぐ後に泳ぐとこむら返りを起こし易い」とか、「冷たい水の中で泳ぐと起こり易い」とか言います。またジョギングの後、筋肉を伸ばすような運動をすると起こりにくくなると言われていますが、理論的根拠ははっきりしていません。夏、著しく汗をかくとか、あるいは利尿剤使用により脱水症状になった時に起こり易いという報告があります。こむら返りは痛みを伴うので非常に不愉快なものです。腓腹筋のみでなく、全身の筋肉が有痛性痙攣を繰り返す病気があり、まさに、「里吉病」がその病気の代表です。

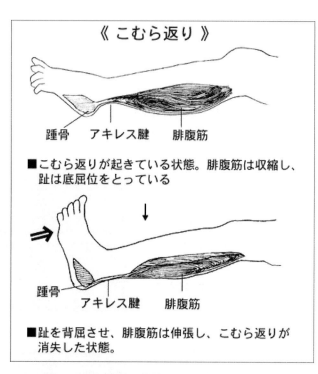

図　こむら返りの状態とそれが改善した状態

　この病気については、現在、国立精神・神経センター名誉総長である里吉營二郎先生が、1963年に海外の学会で特別講演として発表したのが最初の報告です。その後、1968年に里吉先生が病理解剖例も含めて、比較的多数例で報告され、徐々にその病気の性質が分かってきました。里吉先生は、それまで良く分かっていなかった進行性筋痙攣、脱毛、下痢症候群を呈する一群について、"全身こむら返り病"という新しい病気の概念を提唱されました。この病気は、日本人に多く認められ、また、里吉先生の多大なる貢献もあり、現在では、「里吉病」として広く認知され、英語の表記でも"Satoyoshi Syndrome"と記載されています。本稿でも、この病気の発見者である里吉先生に対して敬意を表し、"全身こむら返り病"ではなく、以後「里吉病」と記述します。

里吉病の臨床症状

1）発症年齢・性別・発症症例の地域差

稀な病気ですが、里吉先生が発見されたことからも分かる通り、世界的に見れば日本に比較的多く、特に10歳前後の女性に多いとされています。しかしながら、国籍や人種を問わず発症しうる病気であり、いずれの症例にも遺伝性や家族性発症は認められず、後天性疾患と考えられています。

2）初発症状

里吉病の症状は、進行性の痛みを伴う（有痛性）筋痙攣、脱毛、下痢症状が3大症状とされ、この3症状が重要であり、また患者さんを苦しめます。初発症状としては、有痛性筋痙攣、すなわち前述の「こむら返り」と脱毛が多いとされています。若い女性に「こむら返り」症状のみならず、脱毛症状も出現するため、美容上も大変な問題となるわけです。

3）筋痙攣の特徴

筋痙攣は本症の最も重要な症状です。激痛を伴う筋痙攣が、顔面筋と呼吸筋以外の全身の（自分の意思で収縮できる）筋肉に起こりえます。その筋痙攣の強さ、頻度、部位は、日によって変動が大きいのが特徴です。一回の発作は大抵、一分以内です。しかし同一筋に連続して、あるいは他の筋にまで連続して起こることもあり、一日のうちに何回も、極端な場合は、数百回程度も筋痙攣を自覚することがあります。この状態を医学的に「クリーゼ」（英語表記ではcrisis＝危機に当たる）と言います。文献的には、このクリーゼは、特に季節の変わり目や、冬期間に起こりやすいようです。

筋痙攣の誘発する要因は様々です。激しい運動、発熱、感冒、脱水、様々な代謝異常によって、あるいは気候の変化、特に寒冷時に、筋痙攣が起こりやすくなります。したがって、冬期間は是非、全身の保温に努められることをお勧めします。

3）脱　毛

この病気にはほぼ必発の症状です。ほとんどの患者さんで発症時、あるいは発症後1～2年以内に生じてきます。急激に主に、頭髪、眉毛、腋毛、恥毛の脱落を認めます。この脱毛の特徴は全身に及ぶことであり、高度な場合は、全身脱毛に至ることもあります。この脱毛の症状は、里吉病の特に若い女性患者さんにとっては、大変な問題と思われます。

4）下　痢

下痢症状は発病当初から1日5ないし6回、時に10回程度の水様便を来たすこともありますが、全く認めない患者さんも約3割から半数程度存在します。この下痢症状は通常の下痢止めの薬に反応しないことが多く、筋弛緩薬であるダントロレンが効果的な場合があります。

5）全身症状、骨格及び関節症状

報告によれば、子供さんで、骨端線閉鎖前、すなわち早期に発症した筋痙攣の高度な里吉病患者さんでは、関節は全て変形し、肘関節、膝関節、手関節は亜脱臼ないし骨折を示し、脊柱は前彎、側彎などの変形を示すことが多いと言われています。一方、15歳以後に発病した患者さんでは発育は良好であり、骨変形を呈さない例も存在します。以上から、骨、関節、及び発育の障害は、下痢による消化管吸収障害、それによる低栄養状態、及び発育期の筋痙攣による二次的障害と考えられます。

その他として、内分泌学的異常も認められる場合が多く、特に女性患者では、大多数が無月経であり、子宮発育不全が認められる場合があります。

以上。まとめると、里吉病は稀な病気ではありますが(1) 本邦の10歳前後の女性に発症しやすい傾向、(2) 下肢の「こむら返り」症状で発症することが多い、(3) 痛みを伴う筋痙攣、脱毛、下痢症状の3大症状が特徴、(4) 痛みを伴う筋痙攣は時に、クリーゼと言われる連続性の重篤な状態になる場合がある、(5) その筋痙攣は冬期間に悪くなる傾向、(6) 女性では無月経などの内分泌学的な異常を併発することが多い、等の性質を持った病気と言えます。

里吉病における検査所見

一般的な採血検査で、里吉病と診断出来るわけではありません。あくまで、臨床的症状から、診断される病気と考えられます。しかし、以下に示すような検査異常が認められる場合があり、診断の一助になることもあります。

血液検査では、一般的に軽度の貧血が認められることが多く、それ以外は通常の一般採血検査で明らかな異常所見を認めません。強い下痢症状がある場合は、低蛋白血症など、栄養障害を呈する場合もあります。

強い筋痙攣発作後には一過性に筋原性酵素が上昇する（筋肉の崩壊した結果として、筋からの逸脱酵素が血清中で上昇します）場合が多いと言えます。

心電図、胸部レントゲン写真では明らかな異常所見を認めない場合が多く、また関節のレントゲン写真では約半数に長管骨の骨端線に破壊、変形、離開が認められ、稀に囊胞の形成を認めることもありますが、18歳以降には変形を残して自然に骨症状は収束します。また、骨症状として前彎、側彎も認められることがあります。

一方、特殊検査では、耐糖能障害、特に女子では卵巣機能不全、無月経、子宮発育不全を主徴とした内分泌障害、副腎機能低下、また消化管からの糖・脂肪吸収の低下が証明される場合もあります。

この病気で、最も診断に大切なのは、患者さんの臨床症状と、以下に記述する神経電気生理学的検査所見です。通常の末梢神経伝導速度検査では、明らかな異常を検出出来ませんが、検査時の神経刺激によって筋痙攣が誘発されることが良く経験されます。

針筋電図では、安静時及び随意収縮時に異常を認められず、刺入時電位も正常です。ただし、筋痙攣時には最強時5〜8mV高振幅の50Hzで同期した波形と、特有な爆撃音を認め、それを放置すると次第に群化放電、ついで随意収縮の波形に移行していきます。この所見は筋に同期した最大収縮が生じたものと解釈できます。この病気の病因は、未だ明らかでありませんが、神経電気生理学的検査所見からは、末梢神経、脊髄前角細胞に異常は認められないと考えられ、里吉先生は、脊髄内の前角の運動神経細胞に対する抑制性機構の障害と推定されておられます。

里吉病の併発疾患

今までの報告から、里吉病は、全身性エリテマトーデス、重症筋無力症、特発性血小板減少性紫斑病、慢性関節リウマチ、気管支喘息などの免疫系が介在する病気との合併が認められる場合が多いことが分かっています。里吉病患者さんは、遺伝歴や家族歴がなく、後天的に発症する病態が考えられています。現在まで、病因は不明ですが、若年女性に多く、多臓器に障害が及んでいること、上述のように自己免疫関連疾患との合併が多く報告されていること、ステロイド・免疫抑制剤などの免疫系に影響を及ぼす薬剤が、里吉病のすべての症状に奏効する場合があることなどから、脊髄前角細胞に影響する部位における自己免疫学的機序が想定されています。

里吉病の臨床経過

本症候群は、残念ながら原因不明の慢性、進行性に経過する疾患です。筋痙攣は下肢の「こむら返り」から始まり、徐々に上行し、数年で上肢、頚部に及びます。報告によれば、以前は下痢症状、骨・関節病変の障害が増悪すると全身状態が悪化し、ついには死に至ることが少なくなかったようですが、最近では後述する種々の治療法が試みられ、症状が安定する患者さんや症状が改善し十分に日常生活を送ることが可能である患者さんが増加しつつあります。

治療

この項が、最も患者さんが期待している部分であると思います。しかしながら、種々の治療が試みられておりますが、原因が確定されていない以上、決定的な治療法は未だ存在しないのも事実であります。

ただ、その中でも筋弛緩薬のダントロレンが比較的良く使用されており、筋痙攣症状や下痢症状にある程度効果があります。用法・使用用量は、一日100〜150mg分割内服療法です。激しい有痛性筋痙攣には、中枢神経系に作用し、筋弛緩作用を有するバクロフェンの併用も勧められます。里吉先生の報告によれば、激しい有痛性筋痙攣の重症期であるクリーゼ期にグルクロン酸カルシウムと生理的食塩水の点滴静脈注射が有効だったとの経験もあるようです。

また、反復する筋痙攣症状に対して、眼瞼痙攣、片側顔面痙攣、あるいは、痙性斜頚に使用されるボツリヌス毒素注射療法が有効であったとの報告もあります。しかしながらこれらは、いずれも、有痛性筋痙攣症状にはある程度効果はあっても、里吉病の他の症状には効果的ではありません。

3大症状に対して、高用量の副腎皮質ステロイド剤の使用やステロイドパルス療法が有効との報告、血漿交換療法、大量免疫グロブリン静脈注射療法（IVIg）が有効との報告もあります。しかしながら、いずれも少数例の症例報告レベルで存在するのみであり、病因が確定されていない現段階では基本的には、個々の里吉病患者さんの病状に応じて、医師と患者さんが、良く相談しながら試行錯誤の治療を試みる以外に無いのが実状であろうと思います。

最近、私どもの科で、副腎皮質ステロイド剤と免疫抑制剤であるタクロリムス水和物の併用療法が奏

効した里吉病患者さんを経験しました。患者さんは13才の女性です。12才から反復する有痛性筋痙攣症状、脱毛症状、無月経の存在、神経電気的検査所見、一過性筋痙攣発作時の筋原性酵素上昇から、3大症状のうち下痢症状は明らかではありませんでしたが、本患者さんを里吉病と診断しました。

既往歴に、十二指腸潰瘍、気管支喘息、アトピー性皮膚炎が存在しました。また、重症筋無力症の症状はなかったものの、この病気の生物学的マーカーである血清抗アセチルコリン受容体抗体も陽性であり、自己免疫関連の背景のある患者さんでした。

今までの報告から、里吉病の原因が、脊髄前角細胞に影響する部位における自己免疫学的機序が強く考えられたので、この患者さんの血清を用いて、中枢神経系（脳や脊髄など）構成成分に対する自己抗体の存在を確認しました。すると血清中に、中枢神経内の85kDaの分子量を持つ蛋白質分子に対する抗体が検出されたことから、この患者さんは、脳・脊髄内の自己免疫機序によって引き起こされた里吉病であることが強く示唆されました。

ただ一例だけでは、この抗体の存在が原因とは断言出来ないので、全国の施設に協力して頂き、5例の里吉病患者さんの血清で検討したところ、5例中3例で陽性でした。今まで証明されていない抗体が、里吉病患者さんの血清中に存在することが分かり、この結果、里吉病の原因として、自己免疫的機序の関与がより強く想定されました。

今までの報告では、(1) 免疫グロブリン大量静注療法（IVIg）やステロイドパルス療法は、筋痙攣症状に有効であるが（脱毛に対しては効果なし）、効果は一時的、(2) プレドニゾロン100mg連日内服法により、筋痙攣症状、無月経、脱毛の改善をみた、との報告があります。

そこで、この患者さんに対しては、まず筋弛緩薬経口内服療法と、IVIg療法を施行しました。一過性に筋痙攣症状は改善しましたが、再度増悪していきました。里吉病で副腎皮質ステロイド剤や免疫抑制療法が奏効する場合があること、症状は筋痙攣のみならず全身脱毛を伴う全身性疾患であること、脱毛は若年女性にとっては外観上、また精神的にも大きな問題となりうることを考慮し、通常の生活を遂行するためには、積極的な治療をせざるを得ないだろう、との結論に達しました。

また、自己抗体が関与する病気である重症筋無力症に既に本邦で使用され効果的であり、この患者さんでも重症筋無力症症状はないが、血清抗アセチルコリン受容体抗体が陽性であったことから、ステロイド・タクロリムス水和物併用治療法を考慮しました。タクロリムス併用の理由は、消化管潰瘍の既往があり、これが高用量のステロイド使用で再発・悪化する可能性があったこと、高用量のステロイドの副作用（高血圧、高血糖、満月様顔貌、中心性肥満、骨粗鬆症など）を懸念したことが挙げられます。

タクロリムスを併用することで、細胞内のステロイド効果を増強し、それによってステロイド内服量を減量できることを期待しました。ステロイド・タクロリムス併用療法は、この患者さんの有痛性筋痙攣症状のみならず、脱毛、無月経の症状にも効果的でありました。しかしながら、この治療方法はまだ一例の報告であり、悪性腫瘍、特にEBウイルスによるリンパ増殖性疾患、糖尿病などの長期的な副作用の追跡が必要不可欠であると考えております。

このように、今回はタクロリムスを使用しましたが、最近、胸腺摘出後の難治性重症筋無力症に対して、同じように使用できるようになったシクロスポリンも、タクロリムスと同じ作用（免疫担当細胞内でのカルシニューリンの作用を阻害する作用）で免疫抑制効果を発揮するので、有用と考えられます。しかも、シクロスポリンは副作用として多毛があることもありますので、脱毛を有する里吉病患者さんには、タクロリムスより使用し易いかもしれません。

里吉病は未だ原因が確定していませんが、上述のように、痛みを伴う筋痙攣症状を主体とする非遺伝性の自己免疫性中枢神経系の病気であると考えられます。稀な病気ではありますが、その中でも徐々に様々な知見が蓄積されつつあります。しかも、非常に日本人の貢献が大きい分野であります。今後、稀な病気ではありますが、日本人に比較的多く認められますので、やはり日本発の原因究明、それに対する治療法の確立が期待されていると言えます。今後の治療法の確立に期待が掛かります。

（遠藤　一博）

11 左心不全は薬物療法の進歩で生存年数延長

1982年より1984年までの間に筆者の勤務していた国立東埼玉病院では27名のDMD患者が死亡し、全員の剖検を施行した。生前の症状・臨床検査と病理学的所見を総合的に考え、内20名（74％）は呼吸不全死と考えられた。3例（11％）が左心不全死亡、3例は肺炎で死亡、1例が両側腎動脈血栓死であった。呼吸不全は18ないし19歳頃に死亡のピークがあり左心不全は15歳にピークがあった。平均死亡年齢は18.2歳であった[1]。このデータはまだ呼吸器治療の時代以前のものでDMDの自然歴を表すといってよい。

呼吸機能障害と左心機能の関係

当時は全員が左心不全で死亡すると思われていた時代であった。最終段階に陥ったDMD患者を目の前にした時に患者の心機能と呼吸機能の関係を明らかにしなければ治療ができないことが上述のデータから明らかであった。当時血管拡張薬が心不全の治療に使われ始めたが、治療するためには右心カテーテルを留置してモニターしながら投与する必要があったので、我々は右心カテーテル（Swan-Ganzカテーテル）により両者の関係解析を試みることができた。

終末期の血行力学を知ることができる機会を得たわけであるが、意外にも呼吸不全全例がForresterのsubset 1に分類されたのである。すなわち呼吸不全例では左心不全といわれる状態には陥っていなかったのである。呼吸不全患者は全例でsubset 1、左心不全患者全例がsubset 4であった。一方、呼吸器治療中症例を除く全例で肺高血圧症の存在が認められた[2]。左心不全の肺高血圧症の原因はbackward failureで、呼吸不全患者に見られた肺高血圧症の原因は低酸素血症と考えた。この肺高血圧症は、さらに右心系の負荷となり全身の静脈圧の上昇から浮腫へと進展してゆくと考えた。このように呼吸器導入以前のこの時代のDMD患者は左心不全か右心不全のどちらか一方のみの原因で死亡していたのである。

次に混合静脈血と動脈血酸素ガス分圧(PaO_2)を同時採血することにより比較してみた。混合静脈血酸素ガス分圧（$PvjO_2$）が35 Torr以下では全身細胞の低酸素状態に陥るとされているが、左心不全患者では左室から送り出す血液量が少ないために心臓を出る時点での酸素分圧は比較的正常に近いが、必要酸素量を供給できず混合静脈血では35 Torr以下となってしまう。呼吸不全患者ではPaO_2と$PvjO_2$は正の相関があり$PvjO_2$が35 TorrになるPaO_2の値は約48 Torrと計算された。これ以下で肺高血圧症が出現するものと推定した。このデータから我々は、患者のPaO_2を50 Torr以下にしてはいけないと主張するようになった[2]。

筋ジストロフィー呼吸不全治療

筋ジストロフィーのように高炭酸ガス血症を伴う呼吸不全治療は呼吸器治療に頼るしかない。現在は第一選択として鼻マスク式陽圧人工呼吸治療（Nasal Intermittent Positive Pressure Ventilation：NIPPV）が盛んに行われて、めざましい成果を挙げている（図1、2）。

呼吸不全の臨床的な症状は、夜間から明け方の呼吸困難、眠れない、体位交換回数の増加という症状とともに午前中なかなか目が覚めずぼーっとしている、根気がない、疲れやすい、食欲不振、体重減少、浮腫、意識障害へと進行してゆく。症状だけでは人工呼吸器治療開始時期を決定できないので種々の検査法による適応基準が存在するが、1980年代から広く使われてきた導入時期は**表1**に示す筋ジストロフィー呼吸不全分類の末期である。

この分類は早朝の$PaCO_2$のみをメルクマールとしており病期把握が簡単なこと、また$PaCO_2$が60Torr

潜在性呼吸障害	$PaCO_2 \leq 45$ Torr
呼吸不全初期	$50 \geq PaCO_2 > 45$ Torr
呼吸不全中期	$60 \geq PaCO_2 > 50$ Torr
呼吸不全末期	$PaCO_2 > 60$ Torr

以上を呈する呼吸不全末期経過期間が平均6ヶ月であることが判明していることなどが利点としてあげられる[3]。肺活量を指標に使わなかった理由は再現性に乏しいデータしか得られないからであった。石川らは最大呼気流速(peak cough flow：PCF)が270mL/min以下（正常では360-960L/min）になると呼吸筋筋力低下が存在すること、このPCF測定は簡便で有用であることを力説している[4]。

この時期からNIPPVを意識し始めるとしている。SpO_2を連続的に観察すると夜間、特に明け方にSpO_2が著しく低下する症例が多い所から、SpO_2検査値を基準にして導入時期を判定したのが大竹の導入基準、川井の夜間低酸素指数（NHI）による基準である。最近ではBachが提唱する平均SpO_2値95％未満で呼吸器開始という基準も広く使われるようになってきている。呼吸不全は最後の段階では坂を転げ落ちるように急速に進行するので導入時期を失しないためには、頻回に検査をすることが必要となる。

NIPPVの開始当初は夜間のみの装着で十分であるが、やがては装着時間が延長し24時間となる。NIPPVを施行しても呼吸状態が改善できない場合には気管切開による陽圧式人工呼吸（TIPPV）を考える。

NIPPVは最初、呼気圧(Expiratory Positive Airway Pressure：EPAP)は最低圧に保持して、吸気圧(Inspiratory Positive Airway Pressure：IPAP)は低圧（4ないし8）から開始して、なれたら12cm水柱程度とする

NIPPVでは鼻マスク装着が必要である。鼻マスクの装着は鼻根部に皮膚びらんや潰瘍を引き起こしやすい。鼻マスクには多くの種類が市販されているので、適合するものを探す必要がある。鼻根部にテープを貼るなど細かい工夫を施すことにより、潰瘍を防止できる。覚醒時間にはマウスピースによる呼吸を行い夜間のみ鼻マスクを装着すると鼻根部潰瘍が軽減できることもある。夜間睡眠中に口が開いてしまい口から空気が漏れてしまう症例では、顎抑制帯をつけると空気の漏れが少なくなる。在宅患者の導入時には、呼吸器業者や家庭医との連絡、吸引器やアンビュバッグの手配などに時間がかかるので1週間程度の入院が必要である。アンビュバッグは、停電や呼吸器故障の際には必要不可欠の装備品なので、必ず購入するように指導する。

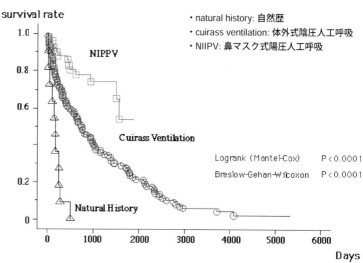

- natural history: 自然歴
- cuirass ventilation: 体外式陰圧人工呼吸
- NIIPV: 鼻マスク式陽圧人工呼吸

図1　各種非侵襲的人工呼吸器治療成績比較
鼻マスク式人工呼吸治療は、それ以前に行われていた体外式陰圧人工呼吸器治療に比べて生存率において成績が良いことがわかる

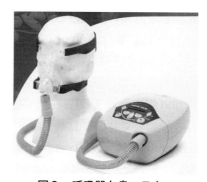

図2　呼吸器と鼻マスク
呼吸器は軽量で持ち運びに便利で、電気のコンセントをつなぐだけで作動する

筆者の経験ではNIPPVの平均治療年数は5.5年程度であった。自然経過では6ヶ月で死亡するので、大幅な生命の延長がはかられるようになったことは喜ばしい（図1）。

NIPPVで生命を維持できないと判断したら迷わず気管切開する。気管切開をしたからといってベッドに縛られる訳ではなく、積極的に気管切開したほうがよいQOLが得られる症例も少なくない。

呼吸器治療中の患者における急性増悪の原因としては肺炎がもっとも多い合併症である。肺炎の症状を説明し、当てはまる場合には受診をするよう指導する。突然呼吸困難となった場合は気胸のこともある。この場合は入院してトロッカー挿入してかなり長期間持続的に脱気を行わねばならない。また脱水に傾くと肺や脳に梗塞が起こりやすいので注意を喚起しておく。

筋ジストロフィーにおける心不全治療

DMDでは15歳頃に拡張型心筋症から左心不全を起こして死亡する例が全体の10％程度である。延命がはかられるようになった現在では、遅れて20歳以降で左心不全を発症する例も多くなった。病理学的には心筋細胞消失と結合織による置換が認められる。この線維化は左室後側壁より出現し左室全周に拡大し、やがては右室にも波及する。ジストロフィン遺伝子特定異常部位と左心不全が関連するという報告もあるが、われわれが遺伝子欠失例で調べた範囲では遺伝子異常部位と心不全の有意な関係は見いだせなかった。保因者でも心筋症が出現することが報告されているので注意したい。

心機能に関する病期分類とその管理法が田村により提唱されて、左心機能改善のために薬物治療についても指針が示されている（表2）。

βブロッカーであるcarvedilolの多施設臨床研究が川井・松村を中心に行われ図のようなめざましい治療効果が証明された（図3）。

NIPPVは1991年に筋ジストロフィー病棟で導入されて、10年程度の死亡年齢が延長でき平均26歳程度となった。その後は左心不全が死因のトップ(48.1％)となっていたが、βブロッカー、ACE阻害薬やARBなどの左心不全薬物療法の進歩とともに（図4）、さらに死亡年齢の延長が見られ、筋ジストロフィー病棟の平均死亡年齢は30歳までに延長した[5]。

DMDの合併症には急性胃拡張、嚥下困難なども挙げられよう。他の筋ジストロフィーでは筋強直性筋ジストロフィー(MyD)では白内障、不整脈、糖尿病、去痰困難などが大切な合併症となる。今回は最も重篤なDMDの呼吸不全と左心不全対策の現状について述べた。

参考文献
1) 石原傳幸, 宮川雅仁, 儀武三郎他：進行性筋ジストロフィーの治療. Medical Way, 1987; 4: 45-50
2) 石原傳幸：筋ジストロフィーにおける心肺不全―病態と治療―, Annual Review神経2004（柳澤、篠原、岩田、清水、寺元編), p340-346, 中外医学社, 2004.
3) 石原傳幸：筋ジストロフィーの健康管理, 脳と発達, 2004; 36; 130-135.
4) 石川悠加：神経筋疾患の呼吸リハビリテーション, 非侵襲的人工呼吸療法ケアマニュアル(石川編), p18-21, 日本プラニングセンター, 2004.
5) 川井充：筋ジストロフィーの心不全治療マニュアル, -エビデンスと戦略-, 厚生労働省制定院・神経疾患研究委託費, 筋ジストロ

表2　BNPによる心重症度分類と治療

心機能障害	血清BNP値	検査	治療
I度	20 未満、EFは40％以上に相当	年2回BNP, 1回は心エコー	(ACE阻害剤)
II度	20以上60未満、EFは30％相当	年数回BNP, 心エコーは必須	ACE阻害剤・β遮断剤
III度	60以上150未満、EFは20％相当	毎月BNP測定、心エコー必須、入院精査	ACE阻害剤・利尿剤、強心剤・β遮断剤
IV度	150以上、EFは20％以下	即入院精査	集中治療

（2002　田村拓久）

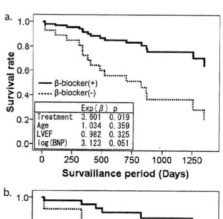
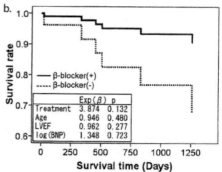

図3　Carvedilol多施設臨床研究における治療効果比較（Cox回帰分析）

登録時年齢、LVEF、BNPを共変量としたCox回帰分析では、心不全の増悪はcarvedilol投与群で有意に少なく(a)、総死亡も有意差はなかったがcarvedilol投与群で低かった(b)

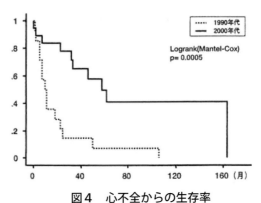

図4　心不全からの生存率

心不全症状が出現した後の予後はβ遮断薬の試用で改善した
フィー治療のエビデンス構築に関する臨床研究班(川井班), 2008.

（石原　傳幸）

12 心電図から診た不整脈と心不全

神経筋疾患の臨床において、心筋障害が問題となることが少なくありません。原疾患の一部分症状として現れる場合と、全く偶発的に合併する場合があります。前者の場合には心筋障害の存在が診断の大きな手がかりとなることもあります。また進行性の疾患においては、注意深く経過を観察し早期に適切な治療を行うことにより、心筋障害の予後を改善できる可能性もあります。どのような神経筋疾患に心筋の障害が合併しやすいのかを知ることは極めて重要であると言えましょう。本稿では筋ジストロフィーを中心に神経筋疾患における不整脈と心不全をみていきたいと思います。

心筋障害を来しやすい筋疾患

心筋障害を来しやすい筋ジストロフィーを表にお示しします。筋ジストロフィーのタイプによって、拡張型心筋症（DCM）を来しやすいものと、刺激伝導系が障害されやすいものがあります。また、骨格筋障害と心筋障害の進行は必ずしも並行せず、骨格筋障害は軽度で高度のDCMを来すことがBecker型筋ジストロフィー（BMD）などではみられます。特殊な場合としてジストロフィン変異の女性保因者に心筋障害が認められることがあり、Duchenne型筋ジストロフィー（DMD）患者の母親検診の重要性が指摘されています。肢帯型筋ジストロフィー（LGMD）は、原因となる遺伝子によってさらに細かく分類されており、心筋障害の合併頻度も異なるようです。日本で多いとされるLGMD 2B（dysferlin欠損）では心筋障害の合併は少ないとされています。Emery-Dreifuss型筋ジストロフィーはX染色体劣性遺伝形式をとり、脊椎強直をきたす疾患ですが、高率に心伝導障害をきたし、多くの例でペースメーカーを必要とします。

表1 筋ジストロフィーにおける心筋障害

デュシェンヌ型（DMD）	おもに拡張型心筋症
ベッカー型（BMD）	おもに拡張型心筋症
DMD／BMDの女性保因者	まれに心筋障害
筋強直性ジストロフィー	伝導障害、ときに拡張型心筋症
肢帯型筋ジストロフィー（LGMD）	
LGMD 1B、1E	伝導障害、拡張型心筋症
LGMD2C, 2E, 2F, 2G, 2I	おもに拡張型心筋症
福山型先天性筋ジストロフィー	おもに拡張型心筋症
Emery-Dreifus型筋ジストロフィー	伝導障害

心機能評価

上で述べたような心筋障害を合併しやすい筋疾患においては、心筋障害の有無や程度を的確に把握して経過観察や治療を行う必要があります。心電図や心エコー、胸部X-Pは簡便で比較的侵襲が少なく、スクリーニングや経過観察に非常に有用であり繁用されています。血液検査ではBNPが有用です。さらに必要に応じて心筋シンチグラムなどの特殊な検査を行います。

各疾患における心筋障害の特徴

1) Duchenne型筋ジストロフィー

DMDでは心筋障害がほぼ必発です。本症はジストロフィン遺伝子の変異により起こる遺伝性の疾患です。心筋も骨格筋同様ジストロフィン蛋白を発現していますので、その欠損により心筋が進行性に変性すると考えられています。病理学的には心筋細胞の変性・消失と線維化がみられますが、線維化は左室の後壁と側壁に強く、外側を主座にしているのが特徴です。

近年人工呼吸管理技術が向上したことにより、呼吸不全による死亡が減少し、心不全がDMDの死因の第一位となっており、臨床上大きな問題となります。心不全の出現時期としては10代後半以降が多いようですが、10代前半に心不全を来す若年発症例もみられます。本症の場合、心機能が低下していても、高度の筋萎縮と運動機能障害のために心負荷

が少ないことが幸いして症状が前景に出にくいということがあります。そのため、たとえ症状が無くても定期的に心機能評価を行う必要があり、心電図、心エコー、BNPが特に重要です。最近心筋障害のマーカーとして心筋トロポニンIが有用であることが報告されています。十二誘導心電図では、V1誘導におけるR波増高、R／S比の上昇、PR間隔の短縮などの所見が多くみられます。またホルター心電図により不整脈の有無をチェックすることも重要です。

治療としては従来ジギタリスやフロセミド（ラシックス®）、スピロノラクトン（アルダクトンA®）などの利尿薬、カプトリル（カプトリル®）、エナラプリル（レニベース®）などのアンギオテンシン変換酵素阻害剤などが使われてきましたが、特発性心筋症に対して有効であるβ遮断薬がDMDのDCMに対しても有効である可能性があり注目されています。

2) Becker型筋ジストロフィー

DMDと同様ジストロフィン遺伝子の変異によって起こる疾患ですが、DMDより軽症です。その臨床像はDMDに近い重篤なものから、中高年まで歩行能力が保たれるような比較的軽症なものまで様々です。心筋障害に関しても発現時期や重症度が症例によって異なります。

われわれは、当院に入院中のBMD患者8名（35～66歳、平均49歳）の心機能の追跡調査を行いました。心エコーでは8例中6例でLVEFの進行性の低下がみられ、心電図所見では経過観察中に完全右脚ブロック、洞性頻脈、心室性期外収縮などの異常所見が新たに見られるようになりました。両検査の異常所見の出現時期は、心エコー異常所見先行4例、心電図異常所見先行が4例でした。

3) 遺伝子型と表現型との関係

DMD／BMDの責任遺伝子であるジストロフィンは全長2.3Mb、cDNAでは14kbにおよぶ巨大な遺伝子です。ジストロフィンの変異部位と表現型との関係について従来より研究がなされています。矢崎らは、ジストロフィン遺伝子の5'端に変異を有する患者群は、エクソン45-48の変異群に比べて早期から心筋障害をきたし、骨格筋障害が軽度であ

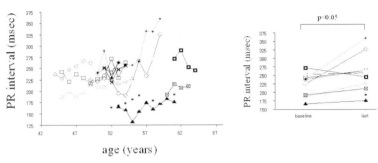

図1 PR間隔の経年的変化：1.7％年（1.9～4.9）

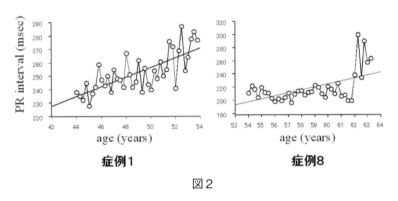

図2

る傾向があると報告しています。図1にエクソン4の欠失を有した自験BMD患者の胸部X-Pをお示しします。またJefferiesらの研究では、exon12,14～17の欠失と心筋障害発症とは有意な相関が有り、逆にexon51,52の欠失では心筋障害が起こりにくいとしています。このような研究がさらに進展すれば、ジストロフィン遺伝子解析を行うことで心筋障害の予後の予測が可能になることも期待されます。

4) 筋強直性ジストロフィー（MD）

成人の筋疾患のうち最も多い疾患であると言われています。常染色体優性遺伝形式をとります。第19番染色体長腕に位置するDMPK遺伝子のCTGリピートが異常伸長することが原因であることがわかっています。

(1) 心伝導障害

本症は、高率に心伝導障害を合併することが知られており、進行すると人工ペースメーカーが必要になります。本症の死因としては突然死が比較的多く、心筋障害との関係が推測されています。われわれは当院に入院中のMD患者13例（男性9例、女性3例、51.9±5.2歳、CTGリピート900～3000）の心筋障害を8年間追跡し検討しました。初回調査時には13例中9例に伝導障害を認めました。PR間隔は経過と共に延長し、PR間隔の平均増加率は1.7％／年でした（図2）。ただPR間隔の延長のしかた症例によって異なり、症例1のように徐々に伸びて

いく例もあれば、症例8のようにある時期に急激な伸長が起こる例もありました（図3）。8年間に13例中5例が人工ペースメーカーの植え込みを施行されています。

(2) 心不全

MDでは心不全は少ないとされていますが、ここでわれわれの経験した心不全合併例を御紹介します。症例は入院時43歳の男性。家族歴としては兄と父方の叔父が同じ疾患です。既往歴には白内障があります。28歳より構音障害が出現。30歳頃より前頭部が禿げ、歩行障害も出現。32歳頃より聴力が低下、上肢挙上が困難となり、また階段昇降に手すりが必要となりました。33歳時にMDと診断され、43歳で当科に長期療養目的で入院となりました。特徴的な斧様顔貌を呈し、四肢・体幹筋にはびまん性の筋萎縮があり、ミオトニアを認めました。CTGリピートは約1200回の伸長でした。CKは正常範囲。BNPは23.0pg／mlと軽度上昇、心エコーでは左室駆出率が44.9%、心電図は正常範囲内でした。以降定期的に心機能のチェックを行っていましたが、入院後8年間はほとんど入院時所見と変化の無い状態で推移していました。51歳時の心電図で初めて完全左脚ブロックとなりBNPも69.9pg/mlと上昇が見られました。その4ヶ月後に心不全を発症、胸部X-Pでは心陰影の拡大と肺うっ血がみられました。心エコーではび漫性に左室壁運動が低下し、左室駆出率は25.2%と低下していました。BNPは2000pg/ml以上と著しく上昇、心電図では完全左脚ブロックと心房細動が認められました（図4）。利尿剤、カテコールアミンの投与などの治療により自覚症状、検査所見ともに改善がみられました。心機能を定期的にチェックしていくことが非常に重要であることを示した症例です。

同じ筋ジストロフィーのなかでも、心筋障害の現れかたはさまざまです。また発症機序や治療法に関してもまだまだ不明な点が多く、今後の研究の発展が望まれる所です。

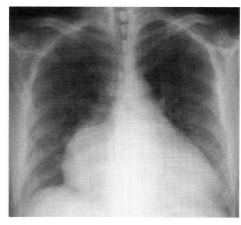

図3　DCMをともなったBMD

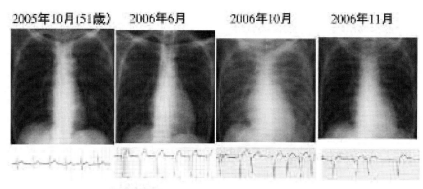

図4

文献
1) 矢崎正英ほか：Becker型筋ジストロフィー（BMD）における心筋病変の重症度と遺伝子異常の関連．日本臨床 55(12)3142-3147,1997
2) Jefferies JL et al: Genetic predictors and remodeling of dilated cardiomyopathy in muscular dystrophy. Circulation 2005;112:2799-2804
3) 久留聡ら：筋強直性ジストロフィー患者の心筋障害と心伝導障害の経年的変化　平成14-16厚生労働省精神・神経疾患委託費　筋ジストロフィーの治療と医学的管理に関する臨床研究論文集 p62-64、平成17年3月
4) 近藤みどりら：Becker型および肢体型ジストロフィーの心機能の長期追跡　呼吸と循環 51(10)1055-1060,2003
5) 川井充：筋ジストロフィーの心筋障害-一序論　神経内科 62(6)525-529、2005
6) Matsumura T et al: Cardiac troponin I for accurate evaluation of cardiac status in myopathic patients. Brain Dev. 2007 29(8):496-501.

（久留　聡）

13 筋強直性ジストロフィーの睡眠・呼吸障害

筋強直性ジストロフィーとは

筋強直性ジストロフィー（Myotonic dystrophy；以下、MD）は常染色体優性遺伝形式をとる遺伝性疾患で、MD 1 と MD 2 という 2 つのサブタイプがあります。MD 1 は、セリン／スレオニン蛋白リン酸化酵素（(DMPK)をコードする遺伝子の非翻訳領域の CTG 3 塩基の繰り返しの異常延長により起こります。MD 2 は、zinc-finger protein 9 (ZNF9) 遺伝子のイントロンの CCTG 4 塩基の繰り返しの異常延長により起こります。

MD 2 の頻度は少なく、ほとんどの患者さんはMD 1 です。MD 1 では CTG の繰り返しの数は不安定で時間とともに増大すると考えられ、疾患の進行や新たな症状の出現に関与していると推測されています。MD では、筋肉以外にも中枢神経、末梢神経、心臓、内分泌系など多臓器の障害がみられ、その症状は様々で家系間でも多様です。MD の特徴的な臨床症状は、ミオトニア現象、筋力低下・筋萎縮ですが、加えて消化管機能障害、心筋障害・心伝導障害、中枢神経系の異常、白内障、糖尿病、その他の内分泌疾患、認知障害、性格異常がみられます。さらに、睡眠障害、中枢性及び閉塞性の無呼吸・低呼吸、夜間の低酸素血症など、睡眠・呼吸障害がみられることが知られています。

日中過眠

MD 1 では、睡眠時間は十分取っているにもかかわらず、日中居眠りをしたり、午前中や食後寝ていることがしばしば見受けられます。このような日中過眠は、日常社会生活や学校生活に支障をきたし、また、ナルコレプシーと診断されることさえあります。日中過眠の自覚的傾眠傾向を評価する代表的指標としては、エプワース睡眠尺度：Epworth Sleepiness Scale (ESS) があり、2006 年に日本版 ESS として改訂されました（図1）。

ESS でスコア 10 以上を日中過眠とすると、MD 1 ではかなり多い割合で日中過眠傾向が認められます。Tieleman AA[1]は、MD 1 患者と MD 2 患者に対し ESS と Pittsburgh Sleep Quality Index (PSQI) という指標を用いて調査し、日中過眠は一般対照群の 6.2%、MD 2 患者の 6.9% でみられましたが、MD 1 患者では 44.8% が日中過眠を示していたと報告しました。

また、眠気の客観的評価法として多回睡眠潜時検査 (multiple sleep latency test：MSLT) があります。この検査は眠りやすさを評価する方法で、日中に 2 時間置きに 4～5 回臥床してもらい、消灯から睡眠開始までの時間（睡眠潜時）を脳波検査で測定する方法です。Laberge L ら[2]は、43 例の MD 1 患者

	うとうとする可能性はほとんどない	うとうとする可能性は少しある	うとうとする可能性は半々くらい	うとうとする可能性は高い
座って何かを読んでいるとき　新聞、雑誌、本、書類 など	0	1	2	3
座ってテレビを見ているとき	0	1	2	3
会議、映画館、劇場 などで静かにすわっているとき	0	1	2	3
乗客 として1時間続 けて自動車 に乗っているとき	0	1	2	3
午後 に横 になって、休息 をとっているとき	0	1	2	3
座って人と話をしているとき	0	1	2	3
昼食 をとった後 飲酒 なし)、静 かにすわっているとき	0	1	2	3
座って手紙 や書類 などを書いているとき	0	1	2	3

を調査し、ESSスコア11以上が50％、MSLTで他覚的眠気（睡眠潜時が8分以下）の強い患者は44.2％で、どちらかを満たす患者は69.8％であったと報告しています。

眠気の自覚が強い患者ほど、日常的に長時間睡眠し、レム睡眠の割合が多くなっていました。しかし、日中過眠の程度とCTG繰り返し延長の程度の相関はみられていません。

MD1でしばしばみられる日中過眠は、ナルコレプシーとの類似性が指摘されています。MSLTではナルコレプシー同様、睡眠潜時の短縮、入眠時レム現象（sleep-onset rapid eye movement）が観察されます。ナルコレプシーでは視床下部のヒポクレチン／オレキシン系の異常が指摘されていることから、MD1でもヒポクレチン系の異常が疑われています。Martinez-Rodrliguez JEら[3]は日中過眠を伴ったMD18例とコントロール13例の髄液中のヒポクレチンを測定し、日中過眠を伴うMD1ではコントロールに比べ優位にヒポクレチンのレベルが低かったことを報告しました。

また、ヒポクレチンの値と臨床症状、疾患の重症度、罹病期間、自覚的および他覚的眠さとは関係していませんでした。一方、Ciafaloni Eら[4]は38例のMD1患者の髄液中ヒポクレチンを測定し、コントロールと差がなかったと報告し、剖検脳でヒポクレチン受容体1、2のmRNAのスプライシングを検討し、コントロールと差がなかったと報告しています。

ナルコレプシーの治療には、Modafinilが使用され効果が認められています。Modafinilは覚醒促進作用のある薬物で、情緒、疲労、眠気、認知機能障害に対しカフェインと同等の効果をもたらし、より長時間持続すると報告されています。MD1の日中過眠に対する効果は、優位な改善効果は認めなかったとする報告[5]と、若干の改善を認めたという報告[6]があり、今後のさらなる検討結果が待たれます。

睡眠時無呼吸・低呼吸

睡眠時に呼吸停止を繰り返す状態を睡眠時無呼吸（apnea）、睡眠時に換気量の減少が続く状態を睡眠時低呼吸といいます。睡眠時無呼吸・低呼吸が多くなると、日中の傾眠、倦怠感、認知機能障害、集中力の低下、性格変化、抑うつ状態、など様々な症候が見られるようになります。睡眠時無呼吸・低呼吸の診断及び評価には睡眠ポリグラフィー（Polysomnography：以下、PSG）検査が必要です。

PSGとは、睡眠中に起こる生体活動を終夜にわたり記録する方法で、脳波、眼球運動、頤筋筋電図、鼻口の気流、呼吸運動、心電図、動脈血酸素飽和度、いびき、前脛骨筋筋電図、体位、体温、食道内圧などを同時記録することにより、睡眠中の呼吸・循環・神経の機能を総合的に評価する検査法です。

1時間あたりの無呼吸・低呼吸の頻度を無呼吸・低呼吸指数（Apnoea-hypopnoea index：以下、AHI）で表します。AHI 5〜15を軽症、15〜30を中等症、30以上を重症の閉塞性無呼吸・低呼吸症候群（OSAHS）と評価しています。2005年のアメリカ睡眠学会の睡眠障害国際分類改訂版では、AHI 5以上の状態をsleep disorder breathingと呼び、AHI 15以上は症状の有無に関わらずOSAHSと診断されます。

無呼吸・低呼吸は、(1) 努力呼吸が認められ胸郭と腹壁は奇異運動を示す閉塞型（obstructive sleep apnea）無呼吸、(2) 呼吸中枢から呼吸筋への出力が消失するため胸郭及び腹壁の動きがなくなる中枢型（central sleep apnea）無呼吸、(3) 無呼吸発作中に中枢型から閉塞型へ移行する混合型（mixed sleep apnea）無呼吸に分類されます（図2）。

PSGを用いて検討した結果、睡眠時無呼吸・低呼吸はMD1で非常に多く観察されることがわかりました。American Academy of Sleep Medicine（AASM）の評価基準を用いると、中枢性無呼吸、閉塞性無呼吸ともにみられますが、閉塞性無呼吸の方が優位とする報告が多くなっています。

Laberge[2]らは、43例のMD1患者を調査し、AHI≧5が86％、AHI>30は27.9％で、閉塞型優位であったと報告しました。私たちは28例のMD1患者においてPSG検査を行い検討し、全例AHI>5でsleep disorder breathing以上の状態でした。AHI>30は7例（25.0％）で、ほとんどが閉塞型優位でした。MD1患者は、閉口不全、狭小化した口蓋、舌根沈下、など上気道の異常があることが多く、これらがOSAHSに関与している可能性が考えられます。

MD1患者では上気道の異常や呼吸筋筋力低下を背景に、さらに体位の影響も加わり（特に仰臥位での睡眠時に起こりやすい）、無呼吸・低呼吸イベントが頻回に起こっていると推測されます。しかし、私たちの検討では、睡眠時無呼吸・低呼吸と病気の

重症度や呼吸機能、日中過眠との関連は認められず、次ぎに述べる低酸素血症や高炭酸ガス血症に対するフィードバック機構や中枢性呼吸調節の異常などが関与していると推測されています。

夜間の低酸素血症・高炭酸ガス血症

MD1も他の筋ジストロフィーと同じように、病気が進行すると呼吸筋の筋力が低下し、肺胞低換気状態となります。私たちの検討では、血中酸素飽和度平均値と％肺活量、血中酸素飽和度最低値と％肺活量は相関し、呼吸筋の筋力低下の進行とともに夜間低酸素血症も進行していくと推測されます。

しかしMD1患者では他の筋ジストロフィー患者とは異なり、肺活量が比較的保たれているのに重度の夜間低酸素血症や高炭酸ガス血症を示すことがあります。これは、MD1では低酸素血症や高炭酸ガス血症に対する感受性・反応性が低下しているためと考えられています。実際、MD1患者では、低酸素血症・高炭酸ガス血症の状態でも苦しさを訴えることが少なく、むしろ改善目的で行う非侵襲的人工呼吸器療法が苦痛と訴えることがよくあります。夜間の低酸素血症に対して、中枢性調節機構への作用を期待して、アマンタジン、クロミプラミンなどの薬剤も試みられています[7]。

MD1の睡眠・呼吸障害の中で、日中過眠と睡眠時無呼吸・低呼吸、夜間低酸素血症について説明しました。これらは合併する頻度が高く、身体への影響が大きく、生活に支障をきたします。これらの障害を理解し、適切な評価や対応を行うことが重要です。

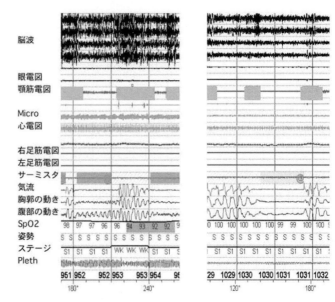

図2：閉塞型無呼吸（左）と中枢型無呼吸（右）の終夜ポリソムノグラフィー（PSG）検査の記録例.
閉塞型では無呼吸が認められ、胸郭と腹壁は奇異運動を示す。中枢型では無呼吸とともに胸郭及び腹壁の動きがなくなる。

参考文献

1) Tieleman AA, Knoop H, van de Logt AE, Bleijenberg G, van Engelen BG, Overeem S. Poor sleep quality and fatigue but no excessive daytime sleepiness in myotonic dystrophy type 2. J Neurol Neurosurg Psychiatry. 2010 Sep;81(9):963-7.

2) Laberge L, Bégin P, Dauvilliers Y, Beaudry M, Laforte M, Jean S, Mathieu J. A polysomnographic study of daytime sleepiness in myotonic dystrophy type 1. Neurology. 2008 Jan 15;70(3):226-30.

3) Martìnez-Rodrguez JE, Lin L, Iranzo A, Genis D, Mart MJ, Santamaria J, Mignot E. Decreased hypocretin-1 (Orexin-A) levels in the cerebrospinal fluid of patients with myotonic dystrophy and excessive daytime sleepiness. Sleep. 2003 May 1;26(3):287-90.

4) Ciafaloni E, Mignot E, Sansone V, Hilbert JE, Lin L, Lin X, Liu LC, Pigeon WR, Perlis ML, Thornton CA. The hypocretin neurotransmission system in myotonic dystrophy type 1. J Neurol Neurosurg Psychiatry. 2009 Jun;80(6):642-6. Epub 2009 Feb 11.

5) Orlikowski D, Chevret S, Quera-Salva MA, Laforêt P, Lofaso F, Verschueren A, Pouget J, Eymard B, Annane D. Modafinil for the treatment of hypersomnia associated with myotonic muscular dystrophy in adults: a multicenter, prospective, randomized, double-blind, placebo-controlled, 4-week trial. Clin Ther. 2009 Aug;31(8):1765-73.

6) Talbot K, Stradling J, Crosby J, Hilton-Jones D. Reduction in excess daytime sleepiness by modafinil in patients with myotonic dystrophy. Neuromuscul Disord. 2003 Jun;13(5):357-64.

7) 二村直伸：筋強直性ジストロフィーの夜間低酸素に対する薬物療法，平成17-19年度，筋ジストロフィー治療のエビデンス構築に関する臨床研究，総括研究報告書，p70-71, 2008

（渡辺　千種）

14　他院への緊急搬送が必要になった事例

　西別府病院は、平成16年に国立病院機構の一員となりましたが、前身は国立療養所であり、従来の筋ジストロフィー、重症心身障害児（者）、結核の病棟を受け継いで療養主体の患者が多く入院している病院です。一般の救急患者の対応はしていません。内科（呼吸器科）、小児科、神経内科の医師数は割りと多いのですが、そのほかの科の医師は少なく、重篤な病態に対する外科的な処置をスムースに行うための人員や設備が整っていません。そのため、当院で対処できない病態が生じた場合には、それに対処できる施設にお願いすることになります。

　本稿は、筋ジストロフィーおよび類縁疾患の患者で、緊急に外科的処置等が必要になり、当院から他院に救急搬送した患者について検討を行いました。

方　法

　平成20年4月から平成21年9月までの期間で、当院に長期入院中、あるいは在宅療養していた筋ジストロフィーおよび類縁疾患の患者で、緊急に他院に搬送することになった患者を対象として、救急搬送することになった原因疾患、搬送先、転帰について検討しました。入院患者の内訳は、デュシェンヌ型筋ジストロフィー　22名、筋強直性ジストロフィー　8名、その他の神経筋疾患（肢帯型筋ジストロフィー、顔面肩甲上腕型筋ジストロフィー、先天性ミオパチー、遠位型ミオパチー、など）23名です。

結　果

　遠位型ミオパチー（58歳、男性）、脊髄性筋萎縮症（26歳、女性）、筋強直性ジストロフィー（48歳、男性）、福山型筋ジストロフィー（30歳、男性）、各々1名が他院に緊急搬送されていました。

　搬送先は、近隣の3箇所の救急病院でした。

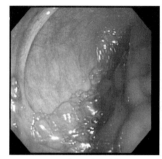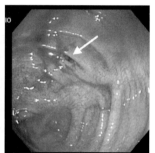

図1：大腸内視鏡所見。出血および憩室（矢印）を認めます。

症例1

患者：U.T.　58歳、男性
病名：遠位型ミオパチー（縁取り空胞型疑い）
病歴：15歳頃、下肢の筋力低下が出現しました。その後、筋力低下は四肢・体幹にゆっくり進行しました。現在は電動車いすで移動していますが、四肢・体幹の筋力低下は高度で、車椅子への移乗は全介助です。そのほかの日常生活動作にも高度な介助が必要です。食事はマイスプーン®を使用して経口摂取しており、自発呼吸で呼吸不全の症状はありません。それまでは特に異常はみられませんでしたが、平成20年7月22日の早朝に血塊を伴った便を排泄しました。痛みの訴えはありませんでした。その後10数分おきに血便がみられたため、当院の消化器内科医に依頼し下部消化管内視鏡を施行しました。しかしながら、内視鏡施行時には出血は止まっており、出血源も判然としませんでした（図1）。

　その後も下血が続くため、翌日、精査加療のため消化器内科の診療実績が豊富で外科にもすぐ対応できるS病院消化器内科に救急車で転院しました。そこで行われた下部消化管内視鏡検査では上行結腸に憩室が認められました。S病院入院中も下血を数回認め、その都度原因と思われる憩室にクリップ術が施行されました。なおも下血は続いていましたが、最終的に8月15日の内視鏡にて上行結腸の憩室のひとつから出血が認められ、同部に対しクリップ術が

施行されたところ、それ以降の下血はなくなりました。S病院転院後約40日の経過で、当院に再入院しました。

症例2

患者：O.H.　26歳、女性
病名：脊髄性筋萎縮症
病歴：平成6年（小学6年）の時に下肢の筋力低下で発症しました。平成7年から車椅子の生活となっています。その後呼吸筋の筋力低下が徐々に進行し、平成13年12月から、鼻マスクによる人工呼吸器の使用（NPPV）を開始しました。平成15年5月から人工呼吸器（ナイトスター330®）を常時使用するようになりました。心不全の合併もあり内服治療を行っています。気管支炎などで数回短期の入院はありましたが、月1度の外来通院（外部バッテリーで呼吸器を使用しながら来院）を行い、在宅療養を行っていました。

平成20年9月29日の外来受診時は異常ありませんでしたが、自宅に帰る途中の車の中で胸に軽度の違和感が生じたそうです。しかしながら、趣味で作っているドールハウスの展示会などが控えており、そのまま経過観察していました。展示会が無事終わって数日後、訪問看護を受けた際に動脈血酸素飽和度（SpO$_2$）が上がらないことを指摘され、平成20年10月8日、当院に受診しました。

胸部レントゲン撮影を行ったところ、右側の気胸が判明し入院しました。当院内科で胸腔ドレナージチューブを挿入し保存的に治療しましたが、治らないため、12日後、S病院呼吸器外科に転院しました。同日、胸腔鏡による緊急手術が行われましたが、原因病巣は同定できず、そのまま手術は終了しました。術後もair leakが持続するため、ミノサイクリンによる胸膜癒着術が行われ、ようやく気胸は改善しました（**図2**）。S病院退院時は、一旦当院に転院することなく、そのまま在宅療養に戻っています。

症例3

患者：K.T.　48歳、男性
病名：筋強直性ジストロフィー
病歴：平成9年（36歳）頃から四肢の筋力低下が出現しました。平成14年から当院に入院し、療養していました。車椅子生活でしたが、自力での経口摂取、自発呼吸（夜間はNPPV施行）の状態で全身状態に

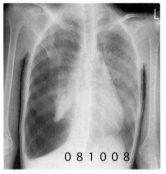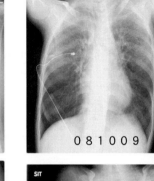
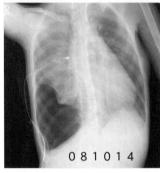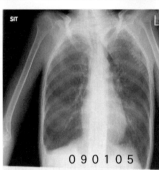

図2：胸部レントゲン写真。右の気胸を認めます（左上）。胸腔ドレナージで一時的に改善するも再発を繰り返し、最終的に胸膜癒着術で治癒しました（右下）。

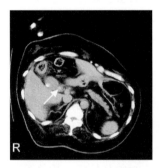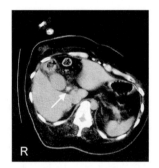

図3：腹部CT単純写真。胆のう内の胆石と総胆管の結石（矢印）を認めます。

問題はありませんでした。平成21年2月15日、午後から38度台の発熱が認められ、夜間になって心窩部痛が出現しました。

翌朝の血液検査では、白血球 14200, CRP 12.07 mg/dl, T-bil 1.87 mg/dl, AST 172 IU/L, ALT 144 IU/L, LDH 315 IU/Lと白血球増加と炎症反応上昇、肝胆道系酵素の上昇が認められました。腹部CTを行ったところ、胆のう腫大、胆石が認められ、急性胆のう炎と診断しました（**図3**）。早急に内視鏡的あるいは、外科的な処置が必要と判断し、B病院消化器内科に転院しました。

B病院で行われた腹部エコーと腹部CTにて、胆のう頚部における胆石かんとん、および急性胆のう炎

の所見が認められ、緊急でERCP（内視鏡的逆行性胆道膵管造影検査）が施行されました。造影初期には胆のう頸部への結石かんとんのため、胆のうが全く造影されませんでしたが、EST（内視鏡的乳頭切開術）施行後にバルーンERC（バルーンカテーテルを用いた胆道充満造影法）にて圧力をかけるとかんとんが解除され、胆のうの造影が可能となりました。その後、発熱や腹痛などの症状は徐々に改善し、10日後当院に再入院しました。

症例4

患者：S.T. 30歳、男性。
病名：福山型筋ジストロフィー
病歴：生下時より全身の筋力低下があり、哺乳力も弱く、福山型筋ジストロフィーと診断され、当院に長期入院中でした。平成12年、気管切開、人工呼吸器装着がなされ、経鼻胃管からの経管栄養を行っていました。知能障害も高度で、コミュニケーションはとれない状態でした。平成20年3月に突然の高熱、頻脈、顔面紅潮が出現しました。血液検査で、白血球，CRPの増加があり、なんらかの感染症が疑われましたが感染巣は同定できませんでした。抗生剤の点滴などで、一時、症状は改善していましたが、8月中旬再び同様の症状が出現しました。

その際、眼球が上転するけいれん様の発作がみられたため、頭部CT撮影を行ったところ、水頭症が認められました（**図4**）。外部からの医師を招聘し、当院にて脳室ドレナージを施行しました。髄液検査では、細胞数の増加、蛋白増加、糖の低下が認められ、細菌性髄膜炎が疑われる所見でした。ただし、髄液から細菌は検出されませんでした。

10月、VPシャント（脳室腹腔シャント）を行うため、T病院脳外科に転院しました。その後、当院に再入院していましたが、平成21年5月、発熱など、VPシャントの感染が疑われる症状が出たため、B病院外科に転院し、カテーテルが抜去されました。その後はまた当院に再入院し、療養を続けています。

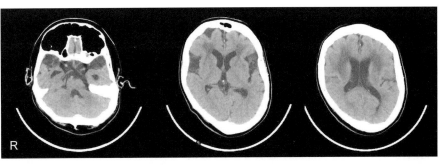
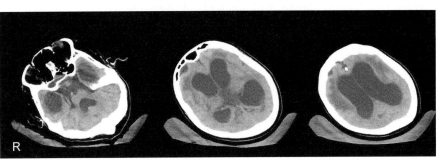

図4：頭部CT単純写真。上段（平成20年3月14日撮影）に比べ、下段（平成20年8月15日撮影）では脳室の著明な拡大を認めます。

考察

救急搬送の原因は、症例1の遠位型ミオパチーは大腸憩室出血、症例2の脊髄性筋萎縮症は自然気胸、症例3の筋強直性ジストロフィーは急性胆のう炎、症例4の福山型筋ジストロフィーは髄膜炎後の水頭症およびVPシャントの感染でした。転院先は、近隣の3箇所の救急病院（消化器内科、呼吸器外科、消化器内科、脳外科および外科）でした。

大腸憩室は便秘や腸管のれん縮などで腸管内圧の上昇を起こすことが原因のひとつとされています。そのため、腹部膨満や便秘が多く見られる筋ジストロフィーや類縁疾患の患者では、起こりうる合併症のひとつで、これらの患者で腹痛、発熱、血便などがみられた場合、憩室炎や憩室出血を鑑別にあげる必要があります。憩室炎を合併した場合は、絶食、輸液、抗生剤の投与を行います。腹痛を伴うことなく突然に鮮やかな出血あるいは赤黒い出血を多量に認めた場合には、憩室出血が疑われます[1]。

憩室からの出血が起こった場合にはどの憩室から出血しているかを同定することは困難な場合が多く、さらに憩室出血の4分の3は自然止血するため、実際に内視鏡で観察した場合には既に止血している場合も少なくありません。大腸内視鏡で出血している憩室を発見できた場合はクリップで機械的に挟んで止血するクリップ法が最も有効で安全です。保存

的治療で軽快しない場合、再発を繰り返す場合などは外科的治療が必要となります。

症例2は脊髄性筋萎縮症の患者ですが、デュシェンヌ型筋ジストロフィーで気胸の合併が報告されています[2,3]。一般に呼吸器を使用しているような呼吸状態に問題のある患者に気胸が起きると、呼吸状態がさらに悪くなりやすいので注意が必要です。ただ、今回の例のように症状が軽く気づくのが遅れる場合もあり気をつけなければなりません。胸腔ドレナージによる保存的治療がうまくいかない場合、あるいは症例によっては最初から手術療法が適応になりますが、最近は胸腔鏡による手術が行われる事が多いようです。胸腔ドレナージで治癒せず、手術で病巣が確認できない場合は、胸膜癒着術が行われます。

体の動きが悪くなり車椅子生活や寝たきりになると、体の中に結石ができやすくなります。腎結石や尿管結石はよくみられますが、胆石もできやすくなります。無症状のことも多いですが、閉塞性黄疸や胆のう炎の原因になります。急に発熱や黄疸、上腹部痛などが生じた場合は、血液検査および腹部CTや腹部エコーを行い診断し、早急に内視鏡による検査、処置、あるいは外科治療が必要となります。

高度の知能障害を合併してコミュニケーションのとれない患者に急にいつもと違う症状が出現したような場合、診断に苦慮することがあります。症例4も血液検査で白血球，CRPの増加があり、なんらかの感染症が疑われましたが感染巣はわかりませんでした。けいれん様の発作がみられ、頭部CTを行ったところ水頭症がみつかりました。脳室ドレナージを行い、髄液検査から細菌性髄膜炎が疑われ、髄膜炎後の水頭症と診断しました。その後VPシャントを行うため、一時転院しました。

筋ジストロフィーおよび類縁疾患では、呼吸不全、心不全などの合併症はよく知られています。しかしながら、その他の合併症が起きたときに、適切な処置、治療などが当院では充分行えないことがあります。正確な診断を下し、当院で対処できない病態ならば、他院に転送するなどの的確なみきわめが必要であり、他院との速やかな連携が重要であると考えられました。

参考文献

1) 橋口陽二郎、長谷和生：大腸の病気．大腸憩室出血　虚血性腸炎．日本大腸肛門学会ホームページ
　http://www.coloproctology.gr.jp/topics/2009/02/12/post-19.php

2) 山本和孝，川井充：Duchenne型筋ジストロフィーにおける自然気胸．臨床神経1994;34:552-556.

3) 樋口嘉久，名取千枝子，大江田知子：進行性筋ジストロフィー（Duchenne型）で気胸を呈した症例について．平成17-19年度　厚生労働省精神・神経疾患研究委託費　筋ジストロフィー治療のエビデンス構築に関する臨床研究　総括研究報告書，2008, p222.

（後藤　勝政）

15　予防的胸骨U字切除術

　気管腕頭動脈瘻は希ではあるが気管切開に伴う致死的合併症である。カニューレの材質や形体の改良、管理法の改善等によってその発生は以前に比べ大幅に減少している。しかしながら筋ジストロフィー症のような強い脊柱の変形を伴う疾患では通常の気管切開時の注意だけでは予防出来ない場合がある。

　胸部CT検査を行うと問題点が明らかになる。つまり脊柱、特に頸椎から胸椎にかけての強い前湾のために胸骨と胸椎が異常に接近しており、その間に気管と腕頭動脈が挟み込まれたようになる（図1）。この変形は不可逆性、進行性なので長期間にわたると次第に気管の圧迫、変形、狭窄、肉芽形成等がみられるようになる。一度肉芽が形成されると吸引カテーテルやカニューレそのものによる刺激のため更に気管壁の粘膜が刺激され炎症が強くなる。炎症はやがて壁外に及び、容易に気管腕頭動脈瘻を引き起こす。一般的に気管腕頭動脈瘻に対する確実な外科治療は腕頭動脈の離断術である。

　アプローチ法として胸骨正中切開が一般的である。しかし強い胸郭の変形のため、術後の胸骨閉鎖は困難である。筆者は少ない侵襲で腕頭動脈の処理が可能で、なおかつ、圧迫も解除出来る方法として胸骨上部をU字状に切除する手技を考案した。次第に手術適応を待機的、予防的手術に変更し手術時期を早めることによって腕頭動脈の温存と手術成績の向上が得られたので本術式を紹介する。

手術手技

手術のアプローチは同じであるが手術適応の時期によって3パターンがある。

1）気管腕頭動脈瘻破裂に対する緊急手術

　最初の症例は気管切開にて呼吸管理中、気道からの小出血を認め気管腕頭動脈瘻を疑った。カフ圧を増すことで止血出来たので胸部CT検査、血管造影を施行した。この時の所見は気管と交叉する腕頭動脈がカニューレのカフで圧迫され血流が途絶してい

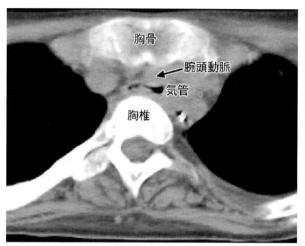

図1　胸部CT　胸郭の強い変形のため胸骨と胸椎が異常に接近しており、その僅かなスペースに気管と腕頭動脈が挟まれ、気管は腕頭動脈に圧迫され扁平、狭窄を来す。多くは気管切開カニューレの先端あるいはカフの部位と一致している。

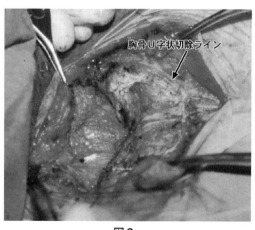

図2

た。1週間後に再び出血が起こったため腕頭動脈の結紮離断を行った。

　術中の出血をコントロールする目的で先ず右の上腕動脈からフォガティーカテーテルを挿入し腕頭動脈の起始部でカフをインフレートした。皮膚切開は左右の鎖骨を結び軽く湾曲する10cmの横切開に、同じく10cmの正中切開を加えT字切開とした。次いで胸骨前面を露出し、切除予定線を電気メスでマーキングする（図2）。

予定線は術前にCT画像を元にあらかじめ決定しておく。リューエル鉗子で胸骨上部を少しずつ切除する。骨膜からの出血は電気メスで、骨髄からの出血は骨蝋で止血しながら予定の範囲まで徐々に切除を拡大していく。最終的には縦横とも2ないし3cmの大きさまで切削する。胸骨をU字状に切除すると次に前頸部の筋群および上縦隔の脂肪組織の剥離を進め徐々に腕頭動脈の剥離をすすめる。

腕頭動脈を露出すると起始部にテーピングおよび鉗子操作が出来るまで切除ラインを拡大する。末梢側は鎖骨下動脈の分岐部まで剥離する。出血をフォガティーカテーテルでコントロールしている間に瘻の中枢、末梢の2ヵ所でテーピングし鉗子をかけた後離断し縫合閉鎖する（図3）。

気管前面の欠損部は筋膜等を用いて縫合閉鎖し、胸骨の断端はリューエル鉗子とヤスリでなめらかに仕上げる。創部にドレーン1本留置し皮膚は順層に縫合閉鎖する。最初の症例は術前の血管造影の所見からカフによって腕頭動脈の血流が途絶しており、その状態で右手の血圧測定が可能であったため躊躇することなく腕頭動脈を結紮離断し、術後も右手の虚血症状は無く、意識レベルの低下も見られなかった。

2）気管腕頭動脈瘻切迫破裂に対する待機的手術

破裂後の緊急手術例では輸血が追いつかず術死した症例もありこれらの経験から破裂前の待機的手術を目指した。入院中の症例は可能な限り全例CT検査を行い、予備軍と思われる症例をピックアップしておいた。前触れとしての小出血を認めた場合、気管支鏡検査を実施、圧迫による強い変形や肉芽性病変を認めた場合は気管腕頭動脈瘻の切迫破裂と判断し待機的手術の適応と判断する（図4）。

手技は出血時の緊急手術とほぼ同様であるが、フォガティーカテーテルによる術中の出血コントロールは不要である。しかし腕頭動脈は起始部から鎖骨下動脈が分岐するところまで確実に剥離する。気管腕頭動脈瘻を裂かない様に慎重にテーピングし結紮離断する。気管壁の補強は瘻孔の大きさによって単純閉鎖か補強材を使用するかを判断する。胸骨の切除断端をなめらかに整形した後ドレーンを留置し、皮膚を順層に縫合閉鎖する。

2000年10月までに施行した11例の気管腕頭動脈瘻の手術症例の内、この基準を元に待機的手術を施行した8例中6例は既に瘻形成が認められ切迫破裂の

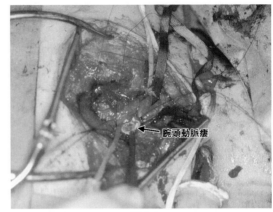

図3

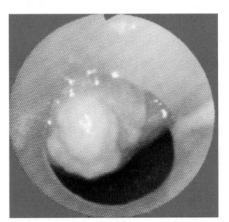

図4

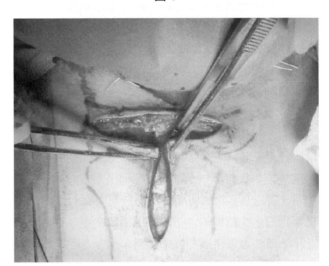

図5　皮膚切開　瘻破裂時の緊急手術では縦横とも約10cmの皮膚切開であるが未破裂症例への予防的胸骨U字状切除術の場合は約6cmで可能である。

状態で腕頭動脈の結紮離断が必要であった。2例は気管壁の一部欠損を認めたが腕頭動脈まで炎症が及んでいなかったため腕頭動脈を温存し、気管壁は脂肪組織等を挿入し補強した。

3）未破裂気管腕頭動脈瘻に対する予防的手術

そこで更に手術適応を早めた結果、2002年以後は出血で緊急手術となった2例を除き腕頭動脈の離断は不要であった。手術の体位、皮切は結紮離断術の時とほぼ同様であるが皮切の大きさは縦横とも5ないし6センチで十分である（図5）。

腕頭動脈と気管との間には補強材として骨膜あるいは筋肉を用いた。たとえ予防的手術であっても気管と腕頭動脈は必ず剥離し受動しなければならない。胸骨の切除範囲も同じく腕頭動脈の起始部が確認出来るまで徐々に拡大していく。気管支鏡所見だけでは気管腕頭動脈瘻の切迫との区別が付かないケースがあるからであり、完全に剥離して瘻が無いことを確認することは非常に重要である。

十分受動した後腕頭動脈と気管が交叉する部位を持ち上げるように、骨膜あるいは前頚部の筋肉、多くは左側の胸骨甲状筋を用いてハンモック状に挿入するとうまい具合に気管への圧迫を解除出来る。変形が高度な程圧迫部位は低くなり胸骨の裏に位置する。この場合は胸骨の骨膜が利用出来るので胸骨を切除する際出来るだけ骨膜を損傷しない様愛護的に切除する。変形が軽度だと圧迫点は胸骨よりも頭側、右側にずれる傾向がある。

このような場合、胸骨の骨膜だけでは圧迫解除は難しく、胸骨甲状筋あるいは胸骨舌骨筋等を用いる。先ず胸骨側で一旦離断し、腕頭動脈と気管の間をくぐらせた後、右側の骨膜に縫合固定する（図6．7）。

このようなレイアウトは術前にCT写真によって入念にシミュレーションをしておく事で術中の不用意な副損傷を回避出来る。特に胸骨の切除予定線を電気メスでマーキングする際は骨膜のフラップのデザインを念頭において行う。

胸骨の切除にはリューエル鉗子のほか、ダイヤモンドの刃を付けたエアトームが使用出来ると便利である。スチールの刃は切削スピードは大きいが危険なので使用しない。補強材の固定が終わるとドレーンを留置し、皮膚は順層に縫合閉鎖する。

このように本術式は当初、緊急手術時のアプローチとして開発したが胸骨をU字状に切除する事で圧迫が解除され、結果的に気管腕頭動脈瘻の予防になることが証明された。そして気管腕頭動脈瘻の予防をより確実にするための補強として胸骨骨膜、あるいは前頚部の筋肉を気管と腕頭動脈の間に挿入する

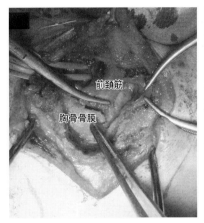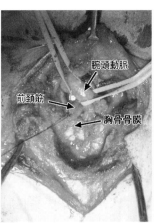

図6，7　筋肉・骨膜による補強　胸骨裏面の骨膜と左前頚筋群（胸骨甲状筋あるいは胸骨舌骨筋）を用いて腕頭動脈の裏に挿入し気管への圧迫を解除する。

「未破裂気管腕頭動脈瘻に対する予防的胸骨U字状切除術」が完成した[1]。

症例および手術成績

1993年に第1例の緊急手術を実施して以来2006年12月までに19例に胸骨U字状切除術を施行した。男女比は17：2。年令は16歳から41歳、平均25.3歳。15例は筋ジストロフィー症であった。残る4例も麻痺のある症例であった。全症例の平均手術時間は145分。平均出血量は310cc。未破裂症例に対する予防的手術に限ると平均手術時間136分、平均出血量87ccであった。

1ヵ月以内の死亡例は4例であった。1例は術後11日目に消化管出血で死亡。1例は輸血が追いつかず術死。3例目は腕頭動脈を温存し、剥離も行わなかったために圧迫解除が不十分で10日後に気管腕頭動脈瘻破裂を来たし、結紮離断術を行ったが術前からの肺炎の悪化で亡くなった。しかしこの1例以外に術後の出血例は無かった。4例目は瘻破裂で当院に搬送され緊急に胸骨U字状切除及び腕頭動脈の結紮離断を施行したが大量出血後多臓器不全で亡くなった。しかし手技そのものによる死亡は無く、感染などの重大な合併症も見られず、胸骨正中切開に比べ明らかに低侵襲である。

考　察

筋ジストロフィー症では胸椎、頚椎の前湾によって胸骨と胸椎が極端に接近し、その間に挟まれた気管と腕頭動脈は強く圧迫されその結果、気管狭窄を来たす。原疾患の進行によってバイパップから気管

切開、人工呼吸器へと呼吸管理はエスカレートしていくが、その間に気道の変形も進行する。気管支鏡所見で肉芽を認めるだけでは瘻の有無は判断出来ず、気管支鏡所見を元にカニューレを狭窄部よりも奥に進めたり、気道を拡張することは肉芽性病変の悪化、炎症の気管壁外への波及、瘻形成、破裂と進行するので非常に危険である。

大出血の前触れとして最初に小出血が認められる事が多い。気管支鏡検査にて肉芽を伴う症例では1週間以内に大出血が起こる可能性が高く、気管腕頭動脈瘻の切迫破裂と判断し、待機的手術の適応である。切迫破裂の場合、多くは既に瘻孔が形成されている。リスクを少なくするために、より早い段階での手術導入も考慮すべきである。CT所見、気管支鏡所見から腕頭動脈による圧迫が認められ、バイパップなどから気管切開へと呼吸管理が進む症例も、気切により気管腕頭動脈瘻の発生が危惧される場合は本手術の適応と考える。しかし未破裂気管腕頭動脈瘻に対する胸骨U字状切除術はあくまでも予防的手術なので二期的に行うのが望ましく、気切部からの感染は避けなければならない。

一期的に行う場合でも気管切開を先行させ、不潔操作とかの問題があれば縦隔に操作を加える本手術を延期べきである。より早い段階での手術と、筋肉、骨膜等による補強で良好な成績が得られる。破裂前の手術は侵襲、術後のトラブルが少なく有意義と考える。

破裂する前に待機的手術を行うことが理想である。しかし予防的手術の時期については明確な基準がないので非手術症例は胸郭の変形を念頭におき以下のことに留意し看護することでリスクを大幅に軽減することができる。

(1) 圧迫による狭窄に対しむやみに気道の拡張を試みない。

(2) 狭窄部の外側には腕頭動脈が走行しているのでカニューレや吸引操作による気管粘膜の刺激を極力避ける。

(3) 炎症や感染が瘻形成を急速に助長するので有効な抗生剤を投与する。

気管腕頭動脈瘻破裂による大量出血に対する確実な救命処置は腕頭動脈の結紮離断術である。過去には瘻孔を直接閉鎖、あるいは代用血管で再建した症例の報告もみられるが多くが不成功に終わっている[2]。血行再検の成功例も報告されている[3]が若年者では対側からの血流が十分にあり、代用血管によるトラブルがあれば更にやっかいな問題も起こりうるので筆者は再建は不要と考えている。むしろ早期の圧迫解除で予防することが有用である。

文献

1) 国吉真行:気管腕頭動脈瘻に対する胸骨U字状切除術,呼吸器外科手術の手技と手法、金芳堂、235~239, 1996
2) 藤尾 彰 他:気管腕頭動脈瘻の1救命例.胸部外科.39:990~992,1986
3) 勇木 清 他:気管切開後の気管腕頭動脈瘻の治験例,救急医学、11(3):377~381, 1987

(國吉 眞行)

16 在宅往診医療最前線

1、いきいきクリニックの現状

2007年9月3日より川崎市幸区にて外来併設型在宅療養支援診療所として呼吸器科を専門とした、いきいきクリニックを開院しました。常勤医師1名、常勤看護師2名、パート看護師1名、医療事務2.5名で午前外来、夜間外来を行い、午後は訪問診療に出かけます。

2011年4月から作業療法士1名が加わり、在宅で訪問リハビリテーションを開始しました。70名から80名の患者様を訪問し、月平均160件〜180件の訪問診療または往診を行っています。2011年10月で訪問患者様84名（入院中8名、新規入院9名、在宅死2名）のうち、在宅酸素療法（以下HOT）39名、マスク式人工呼吸療法（以下NPPV）12名、気切下人工呼吸療法（以下TPPV）6名です。2007年9月9日から2011年10月31日までの3年間でHOT 103名、NPPV40名（在宅新規導入26名）、TPPV11名（在宅新規導入2名）でした。NPPV40名の内訳は図1を参照、COPD 15名、神経筋疾患10名（ALS 5名、筋ジストロフィー症3名、多発性硬化症1名、頸椎カリエス1名）、心不全5名、間質性肺炎4名、結核後遺症9名、術後拘束性換気障害9名、気管軟化症1名、気管支拡張症1名でした。TPPV11名の内訳は図2を参照、神経筋疾患6名（ALS 9名、多系統萎縮症2名、多発性硬化症1名）、誤嚥性肺炎後2名、重度仮死出生後の小児1名、心不全1名、気管支喘息1名です。

この疾患の内訳をみると、呼吸器科医としては、とても多くの神経筋疾患の患者様を担当してきました。というより、神経筋疾患の患者様に特別な思いがあり、お声がかかれば積極的に担当させて頂いているといった方がよいかもしれません。今ではケアマネージャーさんも神経筋疾患の患者様は、いきいきクリニックに紹介すべしと思われているようです。更に、小児の在宅人工呼吸ケアも担わなければと思わされている今日この頃です。

訪問診療を必要とする呼吸不全の方は重症であることが多く、重症であればある程、急性増悪を起こす頻度が増します。紹介時、年7〜8回入退院を繰り返している方もいました。退院後自宅での生活に戻るだけで急性増悪を起こし、救急車でICUへ、自宅ではせいぜい1週間過ごせればよい方で、急性増悪すれば1カ月以上入院を余儀なくされます。病院勤務医が、急性増悪を繰り返す在宅での療養生活にメスを入れて細かく療養指導まで行えていない状況もあります。訪問診療を開始した時点で、再度病状、検査データ、経過から、今後のケアに関して大幅な介入を余儀なくされることがしばしばです。癌の終末期患者様や高齢の患者様の看取りのような、心のこもった愛あふれるかかわりだけでは、呼吸不全の患者様にQOLの高い在宅生活を送って頂ける援助にはなりません。呼吸不全患者様にとっては、酸素やNPPV, 呼吸リハビリテーションといったIntensiveな在宅呼吸ケアこそが、最大の緩和ケアにもなり、はじめて在宅で生きることを可能にさせます。

在宅医療＝看取りでは決してありません。病状的に

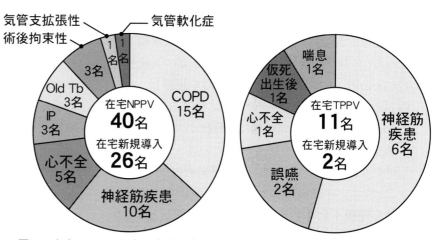

図1　在宅NPPV40名の疾患の内訳　　図2　在宅TPPV11名の疾患の内訳
（2007年9月30日〜2011年10月31日）（2007年9月30日〜2011年10月30日）

外来に通うのが大変になり、主治医から往診を勧められる際、患者様はとかく病院から放り出されてしまうのではないかという危機感を感じるようで、苦しくても何が何でも病院の外来に通おうとし、私たちからの訪問診療を躊躇する方に時々会います。しかし在宅での療養生活に、実際に足を運んでその方が置かれている日常を見ながら、安定した在宅生活が送れるように、病状をコントロールしていくことが私たちの役割です。在宅で安心した在宅生活が送れるように、チームを組んでサポートするのが、私たち在宅呼吸ケアチームです。在宅でも可能な限り呼吸苦をはじめとした様々な症状を緩和しながら、質の高い在宅生活が送れるよう最先端の呼吸ケア知識と技術を持ってサポートしていく、これが私たちの行っている在宅呼吸ケアです。

2、神経筋疾患のNPPV呼吸ケアとの出会い

私は長年、大田区の地域一般病院である大田病院呼吸器科で、救急から慢性期までのNPPV呼吸ケア、呼吸リハ、感染症、アレルギー、肺癌、間質性肺炎、胸腔鏡、気管支鏡検査を行う呼吸器科医として働いてきました。15名前後の入院患者様を担当しつつ、研修指導、救急外来、呼吸器外来、一般外来、在宅訪問診療を13年行いました。しかし、大田病院は神経内科がないので、神経筋疾患の方々の呼吸ケアはほとんど経験がなく、苦手意識を持っていました。そこで筋ジストロフィーのNPPV呼吸ケアを多く行っている北海道の国立病院機構八雲病院の石川悠加先生の元、是非勉強させて頂きたいとお願いしまして、半年間国内留学させていただきました。

行ってびっくりしたのは、電動車椅子に乗った筋ジスの青年たちが、廊下を歩く私をビューンとぬかし、しかも24時間NPPVを装着している方たちが、自由自在に院内を走り回っていることです。コンビニの前でたむろして話す高校生のように、5～6人車椅子でたむろして井戸端会議しているのです。筋ジス病棟の120床の内、8割以上が人工呼吸器を装着し、その内NPPVが9割以上です。カフアシストもちょっとごろごろいったら、日常的に普通に使われています。

私が八雲病院で一番びっくりしたのは、今までわたしがやってきたNPPVはなんて侵襲的だったのかということです。呼吸器疾患とは違い、神経筋疾患は麻痺性の呼吸不全ですから、後のちはNPPVをするかしないかが命に関わってきます。ですから患者様に気に入って頂くことは必要不可欠なことですから、最適な時期に本当に丁寧に導入します。また神経筋疾患、麻痺性の拘束性換気障害の患者様は、COPDなどの慢性呼吸不全患者様と違って、最適な設定かどうか判断するのは比較的分かりやすいのです。導入は寝入りばなが最適です。睡眠時は特に顕著に低換気状態になり、酸素飽和度（以下SpO2）は下がり脈拍が上がります。NPPVを装着し、最適な設定になるとSpO2は上がり脈拍も60～70代に落ち着きます。また患者様ご本人は楽になり、寝入ってしまいます。この設定が神経筋疾患、麻痺性の拘束性換気障害の患者様にとっての最適な設定です。カフアシストは風邪をひいたときをねらい、良さを実感しながらの導入も見事でした。同じお部屋の仲間が使用しているのをみているので、さほど恐怖感や抵抗感なく導入も比較的スムーズにいきます。もちろん導入に熟練しているスタッフが行っていることも重要です。

呼吸ケアだけでなく、循環ケア、消化管のケア、心理社会的なケアまで、トータルにみていくことが必要不可欠であること1-2)そして10年後20年後を見据え、今どういうケアを行わなければならないかという視点を、石川悠加先生から教えて頂きました。東京に帰ってからというもの、筋ジスの患者様に特別な感情が湧いてきます。

3、私の自慢の友人をご紹介いたします（写真1）。

北山晴美ちゃん、現在29歳のかわいらしい女性です。私が勤めていた大田病院にリハビリテーション（以下リハ）に通っていた福山型筋ジストロフィー症の患者様で、八雲病院から帰った直後、リハスタッフから私に声がかかりました。早速、CPF(咳流速 Cough Peak Flow)やMIC(最大強制吸気量 Maximum Insufflation Capacity) からの咳流速や咳介助を加えた咳流速なども測定し、今後のNPPV呼吸ケア、気道クリアランス、カフアシストの必要性1-2)4-7)について早期からご両親にもお話できました。晴美ちゃんのためなら自分たちの全てを惜しまず捧げるという素晴らしいご両親です。しかし晴美ちゃんだけでなく、障碍を持つ方々全員の福音になるようにと、区の封建的な体制を根拠のある理由を提示して変えていこうという情熱ある素敵なご両親（写真1）、このご両親だからこそ先手先手の呼吸ケアが可能でした。

日中のSpO$_2$が90%を切るようになり、更に日中の脈拍も100/分を超えるようになり、夜間睡眠時の慢性肺胞低換気が顕著になる1年前から、NPPVの練

習を開始しました。カフアシストも通院リハに行った際に、練習を始めました。晴美ちゃんは当時プールに通い、指導員が晴美ちゃんが沈むお手伝いをすれば、息をこらえて潜水もし、水に浮くこともできます（写真2）。新しいことにチャレンジすることにも、大きな抵抗はありません。挑戦し、失敗することもありましたが、くじけず、家族から励まされながら上達していくこと、おそらく日常生活の小さな挑戦と失敗、成功をたくさん経験してきた故でしょう。NPPVもカフアシストもいざ必要な時には、すでに練習済みでした。NPPVの導入は晴美ちゃんがリラックスして導入できるようにと在宅での導入を希望され、訪問診療で導入しました。最適な設定を行うために夕方のお昼寝（お夕寝?）の時間を利用して訪問し、器械の設定を行いました（写真3）。はじめは従圧式で導入しましたが、寝入ると口が開き、いったんリークが起こるとリークを補おうとして更なる空気が送られますので、その補われる圧でかえって口が開き、リークが増加するという悪循環になります。120L/分というリークを記録したこともあります。口からのリークが多くて従圧式は不適切と判断しました。従圧式のNPPVで$PaCO_2$ 81torr（PH7.32）と貯留したこともあります。

呼吸器疾患では従圧式のNPPVを開放回路で使うことがほとんどでしたが、神経筋疾患では、従量式で閉鎖回路によるNPPVが良く使われています。従量式のNPPV（閉鎖回路）に変更しAssist Control Ventilationモードにて設定しました[3]。従圧式の良さがあだになったリークを補う圧で更なるリークを生み出していたので、口からのリーク量を考慮し、一回換気量を1200mlとし呼吸回数14回/分、口から800mlもれるとしても、800ml×14回/分＝11.2L/分ですから、リークも少なく有効な換気が可能になりました。末梢無気肺の予防や上気道の気道確保目的で、当初PEEPを$5cmH_2O$加えましたが、結局リークにつながってしまい、PEEP $0cmH_2O$としました。マスクフィッティングも難渋しましたが、現在は$PaCO_2$も60torr前後で落ち着いています（写真4）。　日中のSpO_2も95%以上、脈拍も80/分台で、夜間のNPPV中はSpO_2 98% 脈拍70/分台です。夜間のNPPVを有効に行えるようになり、$PaCO_2$も下がり日中ぼーっとすることなく、福祉園にも休まず元気に通えるようになりました。カフアシストは胸郭の可動性を保つためにも、更に末梢無気肺の予防のためにも、定期的に行うように指導しています。

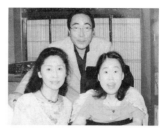
写真1　晴美ちゃんとご両親

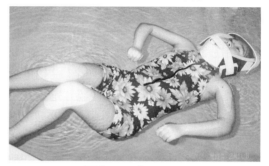
写真2　プールにて
潜水している写真がなくて残念です。

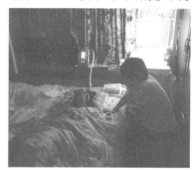
写真3　入眠時にNPPVの導入を行い、
すやすや寝てしまえば最適な設定。

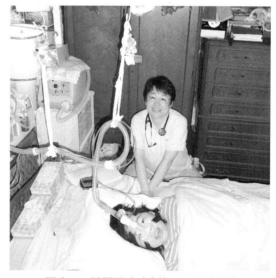
写真4　訪問診療（晴美ちゃんと筆者）

便通に関してもなるべく自然排便をとご両親が考え、2〜3日便秘もありました。しかし便秘は消化管の繊毛を痛めることと、横隔膜を挙上させ、呼吸にも不利であることから、毎日お通じがあるようにと下剤の処方をしました。毎日お通じを得ることが消化管のリハにも

つながります。筋ジスの患者様は急性胃拡張という病状に悩まされることがありますが、これも早期から日常の消化管ケアをしていることで、防ぐことができます。

次に私たちが乗り越えなければならなかった課題が、栄養摂取です。嚥下障害がおこりむせるようになると、むせることが怖くて自ずと経口摂取量が減ってきます。経口摂取量が減ると、嚥下筋肉の低栄養、やせ、萎縮（サルコペニア）にもつながり、嚥下機能は更に低下し悪循環に陥ります。この低栄養は呼吸筋力の低下、萎縮もおこし、呼吸不全にも拍車をかけます。誤嚥性肺炎で何度か入院を繰り返し、この悪循環を断ち切るためには、胃ろう栄養が必要であることをお話しし、ご家族の受容も簡単ではありませんでしたが、晴美ちゃんがこの状況を把握でき、ご両親が支え励まし、胃ろう造設を行いました。晴美ちゃんも口から食べないことを良く理解してくださり我慢している姿は、食いしん坊の私は頭が下がる思いです。胃ろう造設で確実な栄養摂取が行えるようになったことは、下向きのらせんをどんどん下に落ちて行っていた悪循環を、上向きのらせんへと変え、全てが良い循環に入りました。30kgを切っていた体重が半年で10kg増加しました。以下にその変化を挙げます。

1) 一時は低栄養でお顔の肉がこけてNPPVのマスクフィッティングにも悪影響でしたが、胃ろう栄養後はお顔もふっくらし、マスクフィッティングが良くなり、リークも減り上手に着けられるようになり、かつNPPVの器械の変更、調整により、有効なNPPV呼吸ケアが行えるようになりました。栄養が確実にとれるようになったのと、NPPVにより呼吸仕事量が減ったことで、更に栄養効率も増しました。
2) るいそうによる筋力低下で電動車椅子のレバー操作ができない状況になり更におしりの肉が減ったために車椅子上での安定感が失われていました。NPPV、胃ろう栄養を施行することで、車椅子のレバー操作もできるようになりました。全身がふくよかになり、車椅子にも安定して乗れるようになりました。
3) 低栄養で仙骨にも褥瘡ができかかっていましたが、今では褥瘡も心配なくなりました。
4) 便通も良好になり、消化管にも良い影響が出ています。

現在はウィークデイには毎日福祉園に通っていますが、当初胃ろう栄養に対して理解が得られず、わざわざお昼だけ家に帰ってきて胃ろう栄養をし、再度午後から福祉園に戻っていました。しかしご両親の諦めない熱心な要請で、福祉園でもお昼の時間にはお母さんが出向けば胃ろう栄養を行えるようになり、2011年5月からお母さんが出向かなくとも常駐の看護師が経管栄養を行ってくださることになりました。福祉園の仲間との外出の際もレストランでお食事を食べるように胃ろうからお食事を楽しんでいます。またNPPVが必要になると、福祉園の旅行にご両親は参加させたいと要望しても、なかなか福祉園から許可が出されませんでした。結局ご両親が晴美ちゃんが楽しめるようにと内緒で別の部屋で待機し、一泊はNPPVなしで旅行に参加しました。しかし昨年から、夜間はご両親のお部屋に行き、NPPVを着けながら寝るという状況で参加許可が下りて、2011年は東京ディズニーランドで福祉園の友人たちと遊び、豪華ホテルでの一泊旅行を楽しむことができました。

適切な時期のNPPV、気道クリアランスの導入は呼吸筋疲労による呼吸筋萎縮、さらなる拘束性換気障害の進行を予防することになります。しかしNPPV呼吸ケアに栄養療法もしっかり併用して初めて、呼吸仕事量を減らし、栄養効率が上がり、全身状態の改善にもつながるのだと実感しました。また特に筋ジストロフィー症は心筋症も併発するため、ジギタリス、ACE阻害薬、β7ブロッカー、ノルアドレナリン受容体拮抗薬、利尿剤の内服を適切な時期より開始し、心保護治療[8]を行うことは、生命予後にも影響を与えると報告されています。晴美ちゃんも定期的に心エコーやホルター心電図を行いつつ、ACE阻害薬やβブロッカーを内服していただいております。現在心不全もおこさずに経過しています。呼吸、循環、栄養管理をしっかり行い、社会にも出ていく、このご両親の支えあってのことですが、私も人生の大舞台に立つ晴美ちゃんのマネージャーのような気分でおります。今回この大きな試練を乗り越えられたことは、これからの晴美ちゃんの人生にも、私の医師としての人生にも、とても素晴らしい宝となることは間違いないと思います。

4、自然災害に備えて

2011年3月11日東日本大震災が起こりました。訪問診療中、川崎でも震度5強の地震でした。東北の人工呼吸器患者様は大丈夫だろうかと心配するのもつかの間、3月14日から計画停電が始まりました。多くの在宅人工呼吸器患者様を担当する当院では、1, 安

否確認 2, トリアージ：24時間TPPVを最優先サポート 3, 発電機3台確保 4, 計画停電に間に合わせ、外部電源、予備機器の搬入 5, 充電用吸引器の手配、カフアシスト替りの排痰手技の確認 5, 余震に備え：避難場所の確認、停電時使える携帯電話の準備 6, 停電時のシミュレーションを行い、何とか無事に計画停電を乗り越えることができました。その後台風による水害など、今や日本全国、自然災害発生の危機があります。今、この在宅人工呼吸器の患者様と一緒にこの自然災害にどのように備えればよいのでしょうか？東京都ではALSの患者様からの陳情で、2011年7月15日在宅人工呼吸療法を行う医療機関に、停電時等における安全確保のため資金援助が決定し、当院の患者様で大田区在住の方には9時間以上の予備電源、発電機、吸引器、アンビューマスクを購入し設置しました。神奈川県でも同様の資金援助を求めて、医師会を通して陳情しております。東京都だけでなく全国でこのような助成が必要不可欠であると考えます。今回この文章をお読みになった方から、是非、都道府県や国に要請して、安心で安全な療養が営めるような在宅環境を整備していきましょう。

5、地域を育て、顔と顔を合わせた地域医療連携を行っていく

「愛と情熱を持って地域に仕えていきます。」

これは私たちいきいきクリニックのキャッチフレーズです。私たちが川崎に開業し、在宅でのNPPV呼吸ケアを行っていくためには、地域の訪問看護師さん、PT、OT、ケアマネージャーさん、ヘルパーさんを育てる必要がありました。日常の医療と共に地域スタッフへの教育、啓発も大切にしてきたことです。最初は月に1回、今は2ヶ月に1回のペースで、川崎呼吸ケア研究会を開催しています9)。毎回、110名を超える参加者があり、毎回即実践に使える呼吸ケアの講義と実技指導も行っています。講義の8割は武知が行い、外部からも講師を招いて教えて頂いております。この研究会を行い感じたことは、地域の医療・介護スタッフは、呼吸ケアの学びにとても飢え渇いていたということです。同じ地域で働くメンバーが集い、学習会を重ねることで、患者様への実践の場で成長していくのを感じます。この研究会が地域の呼吸ケアへの情熱を燃え上がらせるきっかけになっています。

今後も多職種が参加でき、顔と顔を向かい合わせた呼吸ケアの地域医療連携を更に向上させるためにも川崎呼吸ケア研究会を継続したいと思います。このことは患者様のいのちを支え、安心できる在宅療養を支える在宅スタッフにとっても、この地域に共に仕えているという連帯感が更に育まれます。小さな一人の情熱ある人から、チームが変わり、地域社会が変わっていくのだと確信しています。

文 献

1) 石川悠加編著：非侵襲的人工呼吸療法ケアマニュアル～神経筋疾患のために～. 日本プランニングセンター; 東京, 2004
2) 石川悠加編著：これからの人工呼吸器NPPVのすべて. JJN special 医学書院; 83, 2008.
3) 武知由佳子 遠藤直子 布施美千代 丸山ゆかり 松永敦子：在宅 Noninvasive Positive Pressure Ventilation(NPPV)呼吸循環ケア. 日本呼吸ケア・リハビリテーション学会誌, 19(3): 250-253kl, 2009.
4) Bach, J. R. : Noninvasive mechanical ventilation. Henley &Belfus Inc. Medical publishers, Philadelphia, 2002.
5) American Thoracic Society Document : Respiratory Care of the Patient with Duchenne Muscular Dystrophy. ATS Consensus Statement, Am J RespirCrit Care Med, 107, 2004.
6) Back, J. R. 著, 大澤真木子監訳：神経筋疾患の評価とマネジメント. 診断と治療社, 東京, 1999.
7) Back, J. R. : The Prevention of Ventilatory Failure due to Inadequate Pump Function. Respiratory Care, 42 : 403-413, 1997.
8) Yuka, Ishikawa : Cardiac management. In Bach, J. R. ed. : Management of patient with neuromuscular disease, Henley &Belfus Inc. Medical publishers, Philadelphia, 2004.
9) 川崎呼吸ケア研究会(Breathing Buddies 川崎)：呼吸ケアがつなぐ地域連携の道しるべ第5回愛と情熱を持って地域に仕えていきます. 呼吸器ケア, 8(5): 58-62, 2010.

（武知 由佳子）

17　終末期の苦痛緩和

　根本的治療法がなく進行性の神経筋疾患では、病気の進行に伴い、呼吸障害、分泌物喀出困難、経口摂取困難、心不全・循環不全、反復する感染症（特に肺炎）など、生命に関わる問題が生じてきます。終末期のケアを考えるとき、特に、呼吸障害・分泌物喀出困難・経口摂取困難に対してどこまでの処置を行うかが問題となります。そして、終末期の苦痛をいかに緩和するかは非常に重要な課題です。神経疾患の終末期ケアに関しては、2002年に日本神経学会より筋萎縮性側索硬化症（ALS）治療ガイドライン[1]が出され、ALSに関しては議論されてきましたが、治療が困難な進行性の疾患でも考えるべき問題です。

　本稿では、進行性筋ジストロフィー（PMD）を含めて、① 生命に関わる問題と医療処置、② 終末期の苦痛とその緩和、③ 医療処置の選択の問題について述べます。

生命に関わる問題と医療処置

1）呼吸障害の種類と医療処置

(1) 呼吸筋麻痺：ALS、PMD

　呼吸筋が障害され、換気（肺への空気の入れ替え）が十分にできなくなるものです。

　医療処置としては、人工呼吸を行うかどうかになります。人工呼吸の種類としては、非侵襲的人工換気（NPPV、BiPAP）と気管切開下人工換気（TPPV）があります。前者では、通常口や口と鼻を覆うマスクを使用しますが、デュシェンヌ型筋ジストロフィー（DMD）では口にくわえるタイプや鼻孔に差し込むタイプを使用することも多いです。NPPVはいずれ限界がくるため、そのときにはTPPVを行うかどうかが問題となります。

(2) 閉塞性呼吸障害：MSA、パーキンソン病の終末期

　声帯の麻痺により声帯が狭くなり換気が行えなくなるものです。パーキンソン病の終末期では舌根沈下（舌が咽頭に落ち込む）が加わる場合もよくあります。

　医療的対処法としては、NPPVと気管切開があります。NPPVは、狭窄が高度になったり分泌物が出せなくなったりすると効果が不十分となり、気管切開を行うかどうかが問題となります。

(3) 中枢性呼吸障害：MSA、パーキンソン病の終末期

　呼吸中枢が障害されておこり、不規則な呼吸、無呼吸、チェーンストークス呼吸（浅い呼吸から次第に深い呼吸となりまた浅くなり→無呼吸を繰り返す）がみられます。これに対しては人工呼吸を行うかどうかが問題となります。

2）分泌物喀出困難（気道クリアランスの障害）

　嚥下障害が高度になると唾液が咽喉頭に流れ込みます。また、嚥下障害や呼吸筋の筋力が低下してくると、咳の力が弱くなり自力で出すことが困難になり呼吸困難をきたします。さらに、肺炎などの気道感染症をおこすと、痰が粘くなり、容易に急性呼吸不全（呼吸困難、酸素飽和度が低下）に陥る危険性があります。

　この対策は、まず、吸引（口と鼻から）ですが、奥のほうは十分にとれなくなってきます。咳を出すための器械（カフマシーン）もあり、DMDやALSなどの患者さんで使用されていますが、在宅患者さんの場合に保険適応があるのは人工呼吸器装着患者さんのみです。また、中枢気道に出てきた痰を吸引する手技がないと危険な場合があるので注意が必要です。気管切開を行うと気管の分泌物を取りやすくなりますので、気管切開を行うかどうかが問題となります。また、輪状甲状間膜穿刺（ミニトラック）という方法もありますが、唾液の流れ込みが非常に多い場合は効果が不十分なこともあります。

3）経口摂取困難

　嚥下障害が進行すると、経口的に水分や食物の摂取が困難となります。DMDでもNPPVを装着以降に嚥下障害をきたします。嚥下障害に対して経管栄

養（胃瘻、経鼻栄養）をどうするかが問題になります。

注意が必要なのは、呼吸筋麻痺が進行すると、嚥下障害がないか軽度でも口からの飲食が困難になりますので、この場合は、まず呼吸障害に対してどうするかを先に検討する必要があります。また、パーキンソン病で認知症状を伴う場合、認知症が進行すると、嚥下障害よりも'食べる意欲'の低下をきたし、食物をいつまでも口の中に溜めている、好きなものは食べるが嫌いのものを吐き出すなどのために飲食量が低下することが少なくありません。

終末期の苦痛とその緩和

苦痛には種々ありますが、ここでは、身体的および精神的苦痛と対処について述べます。苦痛の種類はさまざまであり、病気によって、個々人によって大きく異なります。

1）終末期の苦痛
進行性筋ジストロフィー（PMD）

非常にゆっくり進行しますので、呼吸筋麻痺による呼吸困難はほとんど自覚しませんが、分泌物や痰を出せないときに呼吸困難をきたし急性呼吸不全になる危険があります。また、食欲不振や急激な体重減少も呼吸筋麻痺の進行によることが多く注意が必要です。

2）終末期の苦痛緩和
(1) 目標と留意点

目標は、患者さんの苦痛症状の緩和を最優先することが第一ですが、特に在宅療養の場合は、ご家族の心労も多大ですので両者への配慮が重要です。患者さん・ご家族が希望されるのは、患者さんの'症状緩和'と'安心感'であり、苦痛緩和の医療的処置とともに、困ったときにはすぐに支援できる医療ケアの体制が必要です。

必要に応じて往診する医師、訪問看護師などの訪問スタッフ、合併症の治療やレスパイト目的の入院可能病院、通所系サービス施設、コーディネートするケアマネジャーや難病支援相談員・保健師など多職種の支援も非常に大切です。そして多職種間で十分に連携をとり情報を共有し、全員が同じ方向に向いて支援することが必須となります。

MSAや認知症状を伴うパーキンソン病の場合は、患者さん自身は苦痛を訴えることはほとんどないため、ご家族が安心できることが重要です。

'苦痛症状があること'と'苦しそうにみえること'とは違いますので、そのことをご家族や関係者に知っておいてもらうことも必要です。たとえば、苦しそうな呼吸（顎や肩を使う呼吸）をしていても、意識が低下している場合は苦痛を感じてはいません。また、検査データと自覚症状が乖離する場合もよくあります。酸素飽和度が低下していても呼吸苦を自覚しない、逆に、酸素飽和度はよくても呼吸苦がある（呼吸困難だけでなく、疲労感・じっとしておれない感じなどにも注意が必要）こともあります。

(2) 終末期の苦痛緩和の実際
① 低酸素を伴う呼吸苦には、HOTから開始
② 低酸素がなくて呼吸苦（著明な疲労感、じっとしておれない感じも含む）がある場合は、モルヒネを早期から使用
③ 痛みには、呼吸筋麻痺があるときは初めからモルヒネを使用

表1　呼吸補助を希望しない患者の終末期ケア
～2002年日本神経学会ALS治療ガイドラインより～

患者の苦痛緩和を最優先する。
薬物療法は、基本的には癌に準ずるが、麻薬の使用量は癌に比しはるかに少量でよい（30-170mg/日）。
具体的には、
　呼吸困難（感）に対し、オピオイドの投与（8割強で有効
　ジアゼパムやミダゾラムの非経口投与。
　低酸素を伴う場合、低流量の酸素（0.5ℓ/mから開始）。
　疼痛に対して、鎮痛消炎剤、弱オピオイド、強オピオイド
　抗鬱薬の投与。
　不安や末期の落ち着きのなさなどに、抗不安薬、抗鬱薬、
　抗精神病薬、ジアゼパムやミダゾラムの非経口投与など。

表2　ALSの終末期の苦痛緩和

対症療法＼医療処置	なし	HOT	モルヒネ	HOT+モルヒネ	HOT+モルヒネ+向精神薬	計
NPPV	1	4	1	7	1	14
断続的使用	1	1		4	1	7
NPPV中止	1	2		4	2	9
気管切開	1					1
処置なし	3	2		6	2	13
計	7	9	1	21	6	44

④ 心理的要因が関与していると考えられるときは、痛みの場合は抗うつ薬、呼吸苦の場合は不穏状態を伴うことが多く、抗精神病薬や非定型抗精神病薬を併用
⑤ 終末期の不安や不眠には抗不安薬や睡眠薬は無効なことが多く、抗精神病薬や非定型抗精神病薬を使用
⑥ モルヒネを服用することに非常に抵抗感をもつ患者さんがかなりおられます。モルヒネ＝麻薬中毒と連想されるようですが、ほとんどの患者さんで非常に有効であること、中毒になることはないことをよく説明

実際のモルヒネの使用量は、10～100mg/日が最も多く次に100～200mg/日、200mg/日以上は1例（240mg/日）のみで、200mg/日以上を使用したのは1例（240mg/日）のみで、平均は69mg/日で、癌に比べ非常に少ない量で有効です。

近年、NPPVが普及していますが、24時間装着となったあと必ず限界が訪れます（当院の経験では2.3～29.9ヶ月、平均10.7ヶ月）。TPPVを選択しない場合、約91％の人が呼吸困難を自覚され（装着しない場合に比べ多い）、亡くなられる3～4週間前頃から上記の治療を行っても苦痛緩和が非常に困難になる例があります。患者さん・ご家族の強い希望により鎮静を行った例が1名ありますが、ガイドラインには記載されていても日本ではまだ十分認知されていないのが現状です。

医療処置の選択の問題

進行性の神経筋疾患において、生命に関わる問題に対して、どこまでの医療処置を選択するかは、終末期の苦痛緩和を考えるうえでも非常に重要です。

病気とともに生きていくのは患者さん自身であり、自己決定ができる場合は、個々人の人生観、家庭状況、ケア体制などを踏まえて、患者さん自身が決定することが原則と思います。そのためには、病気は確実に進行すること、各々の医療処置を行った際の利点と問題点、行わなかった場合の対処法、介護負担・経済的問題・在宅支援体制などについて十分な情報を得ることが重要です。

認知症や意思表出がまったくできない場合は、家族の判断に委ねられます。患者さんが自分の意思を表明している（事前指示）場合は、できるだけそれを尊重するのがいいでしょう。意思が不明の場合は、患者さんの人生観や考えを考慮してご家族に決めてもらうことになりますが、意思表示ができるときから話し合っておくことが望まれます。

TPPVと経管栄養について、当院の経験から問題点を述べます。

1）TPPVの選択の状況

NPPVが普及後のALS 106名中TPPV例は約24％ですが、自己決定して装着したのは17％です。MSAでは30名中TPPV 7名（23.3％）（4名は夜間のみの装着までで終日装着を希望していない）ですが、TPPVを行うかどうかの時期に患者さん自身の意思表示が困難となっていて、7名中6名は家族が決定しています。MSAではALSに比し自己決定の議論がなされていませんが、同様の病態に陥る疾患全体で議論されるべきでしょう。PMDでは25名中12名がNPPVを選択されましたが、ほとんどがDMDで、TPPVはNPPVの普及前の1名のみです。NPPVが限界になったときTPPVを希望しておられるのは現在1人です。

ALSでは、多くの方がTPPVを選択せずに亡くなられていることになり、前述のように終末期の苦痛は他疾患に比べて大きく、苦痛緩和が非常に重要となります。

2）経管栄養に関して

ALSでは、亡くなられた59名中6名が経管栄養を拒否されています。呼吸筋麻痺が球麻痺より先行した方が多いのですが、2名は球麻痺が強い例でした。拒否された患者さんは、経管栄養も延命処置であり、絶対にしたくないというお考えでした。

また、認知症を伴うパーキンソン病の場合は、ご家族が患者さんの考えを忖度して、あるいはご家族の考えで、経管栄養（胃瘻）をしないことを選択されることが少なくありません。病院で勧められて胃瘻を行い在宅療養になった患者さんのご家族のなかには、胃瘻を行ったことを後悔している人もあります。経管栄養についても、医療者は、病気の性質を踏まえ、意義、その後の長期にわたるケア、合併症（反復する肺炎や褥創など）などを十分に説明して、行うかどうかを決めてもらうことが必要と思います。

患者さん・ご家族は、終末期の苦痛をできるけ少なくして欲しいと希望されます。著しい苦痛はその人の尊厳を損ない、残された家族の心痛はより強く

なります。ですから、終末期の苦痛緩和を図ることは非常に大切であり、今後、神経筋疾患においても終末期ケアへの理解が深まり普及していくとともに、医療制度が整備されることを期待して本稿を終わります。

<文献>
1) 日本神経学会治療ガイドラインAd Hoc委員会: ALS治療ガイドライン2002, 臨床神経学, 42: 678-719, 2002.
2) O'Brien T., Kelly M., and Saunders C. Motor Neuron disease: a hospice perspective. British Medical Journal. 304: 472-473, 1992.
3) Oliver D. Ethical issues in palliative care-an overview. Pall Med. 7(Suppl 2): 15-20, 1993.

(難波　玲子)

第Ⅱ部

遺伝子診断篇

18　遺伝カウンセリング体制の構築

　私たちが勤務する国立病院機構新潟病院は日本海に面した新潟県柏崎市にある病床数350床の病院で、一般診療や救急医療の他に筋ジストロフィーを含む神経筋難病、小児慢性疾患、重症心身障害の専門医療を行っています。筋ジストロフィーについては、現在70名以上の患者さんが入院療養生活を送り、50名以上の患者さんが専門外来に通院されています。このように、神経筋難病の地域中核病院として多数の遺伝性疾患の診療を行っていることから、当院では早くから遺伝カウンセリングの重要性を認識していました。そこで、2005年10月に臨床遺伝専門医(小澤)と臨床心理士(後藤)を中心メンバーとする「遺伝外来」を開設し、遺伝カウンセリングを開始しました。

　本稿では、私たちの経験をもとに筋ジストロフィーの遺伝カウンセリング体制の現状を分析するとともに、我が国に遺伝カウンセリングの体制を整備するうえで解決すべき課題について述べたいと思います。

遺伝カウンセリングとは

　遺伝カウンセリングという言葉は一般の方々はもとより医療従事者の間でも十分に認知されているとはいえず、いまだに他院の医師から「いったい何をやるものですか」と聞かれることがあります。

　遺伝カウンセリングが通常の医療相談と決定的に違う点は個人の遺伝情報を扱うことです。遺伝情報には、(1) 個人の中で生涯変化しない(疾患の原因となる遺伝子の変化は終生同じで元に戻ることはない)、(2) 血縁者間で一部が共有される(したがって、血縁者が同一の疾患を発症する可能性がある)、(3) 疾患によっては遺伝子検査により症状が出現する前から将来の発症を予測することが可能である(発症前診断の可能性)、(4) 体質、様々な疾患の発症リスク、血縁関係等に関する究極の個人情報であるなど、他の医療情報にはない特殊性があります。このため、遺伝性疾患の患者さんはご自身の問題だけではなく、ご家族の健康についても悩みや不安を抱えている場合が少なくありません。また、遺伝性疾患の患者や保因者であることにより就職、結婚、妊娠出産、生命保険加入などの社会生活上の問題に遭遇する場合もあります。このような遺伝に関連するあらゆる悩み、不安、問題を当事者が主体的に解決するための支援を行うのが遺伝カウンセリングです。

　遺伝カウンセリングは第二次大戦後の欧米諸国で急速に普及したといわれますが、わが国でも遺伝の問題の重要性に気づいた先達により、1970年代から「適正な遺伝相談」(現在の遺伝カウンセリングに相当)を提供するための取り組みが行われてきました。遺伝カウンセリングの方法や内容は各国それぞれの歴史、文化、医療制度などにより異なる点がありますが、ここに私たちが目指す遺伝カウンセリングに近いものとして米国の全国遺伝カウンセラー協会(NSGC)が2006年に公表した定義を示します(筆者訳)。それによると、「遺伝カウンセリングは遺伝が関与する疾患によって生じる医学的、心理的、および家族間における状況に対して人々がそれを理解し適応できるように支援する行為」です。そして、この行為には、「(1) 病歴や家族歴を聴取して疾患の発症確率や再発確率(同じ疾患が家族内の他の人に発症する確率)を推定すること、(2) 相談者(クライアント)に対して疾患の遺伝様式、検査、治療、予防法、利用できる手段や社会資源、研究の現況などの情報を提供すること、(3) クライアントがこれらの内容を理解した上で、自分のおかれた状況に自発的かつ主体的対処するための支援が含まれる」としています。遺伝カウンセリングは患者さんやご家族などクライアントの求めに応じて開始されます。そして、遺伝学的情報を含む疾患の情報を正確に分かりやすく伝え、心理的支援を行うことによりクライアント自身が直面する悩みや不安に対して自ら対処出来るようにする行為です。遺伝カウンセリングで大事な

ことはカウンセラーとクライアントが相互に十分なコミュニケーションをとることであり、カウンセラーの態度は非指示的であることを原則とします。このように、遺伝カウンセリングは心理的介入を伴う心理療法とは全く異なるものです。

筋ジストロフィーの遺伝カウンセリング

筋ジストロフィーは進行性の筋力低下、筋萎縮を呈する遺伝性筋疾患の総称で、その中には発症時期、症状、経過、遺伝様式の異なる様々な疾患が含まれています。このため、筋ジストロフィーの遺伝カウンセリングを行うカウンセラーには再発確率の推定、診断的遺伝子検査、保因者診断、発症前遺伝子検査、出生前診断、さらには着床前診断などに関する十分な知識と最新の情報を持ち、医療倫理にかなった適正な判断を行う能力が求められます。

ここではデュシェンヌ型／ベッカー型筋ジストロフィー(DMD/BMD)の保因者を例に挙げます。DMD/BMDは男性に発症する筋ジストロフィーで、性染色体のひとつであるX染色体に存在するジストロフィン遺伝子の変化(変異)が原因です。男性の性染色体は母親から受継いだX染色体が1本と父親から受継いだY染色体が1本なので(X,Y)、X染色体のジストロフィン遺伝子に変異があるとDMD/BMDを発症します。

一方、女性は細胞内に母親と父親から1本ずつ受継いだ計2本のX染色体を持ち(X,X)、個々の細胞の中では2本のうちどちらか一方だけが働きます(他方は不活化される)。したがって、片方のジストロフィン遺伝子に変異があっても筋肉細胞の半数では変異の無い方のX染色体が働くため発病しません。このような状態を「保因者」といいます。保因者の女性から生まれる男児は1/2の確率で患者となり、女児は1/2の確率で保因者となります。このような遺伝様式を示す疾患をX連鎖劣性遺伝病といい、遺伝子変異は女性の保因者を通じて次世代に伝わる可能性があります。ただし、母親からの遺伝ではなく突然変異により発症する場合があるため、実際にはDMD/BMD患者さんのお母さんの約2/3は保因者ですが約1/3は保因者ではありません。

DMD/BMDの遺伝カウンセリングで保因者診断を扱うのは、すでにDMD/BMDのお子さんがいて次のお子さんがほしいと考えている場合、患者さんの姉妹が成長して結婚や妊娠出産を考えている場合、母方の家系に患者さんがいる女性が結婚や妊娠・出産を考えている場合などです。実際には家系図だけで保因者と確定することがあります。逆に、クライアントが遺伝子検査を希望されても、患者さんについて得られている情報の内容によっては保因者かどうか確定することが出来ない場合があります。また、MLPA法遺伝子検査による保因者診断が可能な場合でも、陽性の結果が出た場合には罪悪感、義父母との関係悪化、恋人との交際解消など様々な影響が起こりうることを十分に考えてから決めるように、検査実施前に時間をかけてお話します(通常一回の遺伝カウンセリングで保因者診断を行うことはありません)。

このように、保因者の問題は発端となった患者さんの診断後何年も時間が経過してから浮上することが少なくありません、また保因者であることが判明した場合の心理的な影響、人間関係の変化にも十分な配慮が必要です。さらに、近年は遺伝カウンセリングにおいて絨毛検査や羊水検査による出生前診断や着床前診断に関する説明を求められることもあります。これらはいずれも医療的、心理的、倫理的、法的な課題を含んでおり、遺伝カウンセラー以外の多分野の専門家との連携が必要となります。

遺伝カウンセリングを実施するための体制

「遺伝カウンセラーは筋ジストロフィーの専門家ではないので、病気のことを良く理解している専門医が遺伝の相談を担当すべきだ」といった遺伝カウンセリングに対する批判があります。当然のことですが、私たちは必要に応じて各疾患の専門医と密接に情報交換し連携しながら遺伝カウンセリングを行っています。また、遺伝カウンセラーの研修を受けていなくても、実質的にすぐれた遺伝カウンセリングを行っている専門医がいることも承知しています。しかし、それでもなお、医師個人の資質に依存するのではなく、臨床遺伝学と遺伝カウンセリングの技法を十分に学んだ専門職種による制度として遺伝カウンセリングを定着させるべきです。

そのように考える理由のひとつは、他院ですでに専門医から説明を受けたはずなのに、疾患や遺伝、遺伝子検査に関する理解が極めて不十分な例を経験しているからです。例えば、筋強直性ジストロフィーの患者さんで本人の理解が不十分なまま配偶者にも知らせずに遺伝子検査が実施された例や、家

族のためにと頼まれて遺伝子検査を受けたものの本人には結果が知らされなかった例がありました。また、当院の比較的臨床遺伝に詳しい専門医であっても対応が十分とはいえない場合がありました。このような経験から、従来の「主治医である専門医からの説明」では遺伝カウンセリングとして不十分であると考えます。また、近年の遺伝診療の急速な発展に伴って発症前遺伝子診断、出生前診断、着床前診断など患者さんやご家族が倫理的問題と向き合わざるを得ない場面も増えています。このような状況すべてに主治医が単独で心理的な支援も含めた対応を行うことは困難です。十分な情報提供を行いクライアントの視点に立った心理社会的支援を行うための独立した制度が必要と考えます。

遺伝カウンセリングを担当する資格として、医師については日本遺伝カウンセリング学会と日本人類遺伝学会が認定する「臨床遺伝専門医」があり、2011年10月現在622名が登録されています。また、非医師については両学会が認定する「認定遺伝カウンセラー」制度があります。2005年に資格認定試験がスタートし、本年(2011年)は第7回の試験が実施されました。受験資格は原則として遺伝カウンセラー養成専門の大学院修士課程(2011年4月現在国内9校に設置)修了者に限定されます。大学院では基礎人類遺伝学、臨床遺伝学、遺伝医療と倫理、遺伝カウンセリング(講義、演習、実習)などについて学びます。認定遺伝カウンセラーの資格取得者数は2011年5月現在104名で、職種は看護師(助産師、保健師資格所有者を含む)、臨床検査技師、薬剤師などの医療関連職、理学、農学などの理系学部出身者、臨床心理士などの文系出身者と多彩です。

私たちは臨床遺伝専門医と非医師の視点を持つ認定遺伝カウンセラーの両者がそれぞれの特徴を生かしつつ、互いに補完しあいながら遺伝カウンセリングを行うことが重要と考えています。さらに、社会福祉制度を十分に活用し複数の診療科(施設)と連携するために、医療ソーシャルワーカーなど多専門職種からなるチーム医療の体制を作ることが望ましいと考えます。

遺伝カウンセリング体制の構築における課題

2006年にDMD/BMDと福山型筋ジストロフィーの遺伝子検査が保険収載されたことにより、新たに

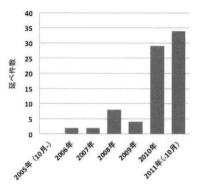

図1　新潟病院遺伝外来における筋ジストロフィーの遺伝カウンセリング件数(延べ数)

発症した患者さんの多くが遺伝子検査を受けるようになりました。さらに、2009年に厚生労働省筋ジス臨床研究川井班により患者データベースRegistry of Muscular Dystrophy (REMUDY)が構築されました。REMUDYはリード・スルー療法やエクソン・スキッピング療法など、特定の遺伝子変異を対象とする新しい治療法の臨床試験や研究開発の促進を目的としています。当面はDMD/BMDを対象として患者登録を行いますが、その性格上遺伝子検査により変異が確定していることが登録の条件となるため、過去に臨床所見や筋生検によりDMD/BMDと診断された患者さんの中にも遺伝子検査を希望する人が増えています。

当院ではこのふたつの出来事をきっかけに筋ジストロフィーの遺伝子検査と遺伝カウンセリングの件数が増加し、特に2010年以降遺伝カウンセリング件数が急増しています(図1)。なお、最近はREMUDY登録とは関係のない遺伝カウンセリングが増えており、遺伝カウンセリングが徐々に地域社会で認知され始めたと感じています。当院における遺伝カウンセリング件数の動向や最近の遺伝医療の発展を考えると、筋ジストロフィーに限らず遺伝カウンセリングの需要と重要性は今後一層高まっていくと思います。

一方、遺伝カウンセリング体制の現状を見ると、臨床遺伝専門医と認定遺伝カウンセラーの数は絶対的に不足しており、さらに地理的偏在がきわめて深刻です。必要な専門スタッフがそろっているのは大都市圏のごく一部の病院に限られ、地方では遺伝カウンセリングを実施可能な医療機関が数施設しかない県も存在します。また、現在の保険制度では、遺伝学的検査が保険診療として認められている15疾患

についてのみ、検査結果にもとづいて遺伝カウンセリングを行った場合に「検体検査判断料として遺伝カウンセリング加算500点を加算できる」となっています。つまり、遺伝カウンセリング自体には保険が適応されていないため、必要経費の大部分は各病院の持ち出しとなっています。

　厚生労働省は、生殖細胞系列の遺伝子検査の実施に際しては、「医療・介護関係事業者における個人情報の適切な取り扱いのためのガイドライン」や遺伝に関連する10学会の「遺伝学的検査に関するガイドライン」に記載されているように、適切な遺伝カウンセリングを実施することを強く求めています。また、2011年2月には日本医学会が「医療における遺伝学的検査・診断に関するガイドライン」を公表するなど、医療における遺伝カウンセリングの重要性は明らかです。日本のどこに住んでいても、きちんとした遺伝カウンセリングが受けられる体制を整備するためには、臨床遺伝専門医や認定遺伝カウンセラーなどの人材を養成するとともに、遺伝カウンセリングそのものを保険医療の中の制度として確立することが必要不可欠と考えます。

　遺伝カウンセリングは、遺伝が関係する問題に直面しているすべての人々を対象とし、当事者が遺伝について正確に理解したうえで、自分自身で主体的にその問題に対処できるように支援する行為です。遺伝医療が急速に発達した現在、遺伝カウンセリング制度を早急に構築し全国のどこにいても利用できるように整備する必要があります(本稿を執筆するにあたり、多くの文献、資料を参考にさせていただきましたが、紙数の都合により割愛させていただきます)。

(小澤　哲夫、後藤　清恵、中島　孝)

19　遺伝性神経筋疾患の遺伝カウンセリング

疾患の遺伝に関わる相談、特に患者の家族や血縁者の妊娠や結婚に際しての相談は、従来は主治医が診療の一環として行ってきました。しかし、遺伝子医学の進歩は著しく、それらの進歩を反映した内容であり、かつ自己決定のための医学医療情報提供は心理社会的支援を必要とします。相談の域を超えた遺伝カウンセリングは主治医のみが診療の片手間に行うことは困難であります。遺伝子医学、臨床遺伝学の専門的知識を持ち、本人及び家族等の心理社会的支援を行うことができる者が専任として対応することが必要です。

さまざまな遺伝性疾患の領域において、遺伝カウンセリングでは、

(1) 当事者が情報に基づいて決定できるように、個人やカップルに対し、選択肢や医学知識について理解を深めるために援助し、
(2) 当事者がよく理解したうえで、その遺伝的問題に対処していくように支援します。また、
(3) 罪の意識を取り除き、
(4) 個人やカップルが親となることへの目標を到達できるように援助します。

日本人類遺伝学会、日本遺伝カウンセリング学会は医師に対しては2002年に「臨床遺伝専門医」制度を、非医師に対しては2005年に「認定遺伝カウンセラー」制度を制定しています。さらに、遺伝専門の看護師、臨床心理専門職、ソーシャルワーカーなどと協力をして、チーム医療として実施することが望ましいと考えられます。ここでは、東京女子医科大学附属遺伝子医療センターにおける遺伝カウンセリングの進め方を示します。

遺伝カウンセリングの進め方(図1)

図1に示すように、遺伝カウンセリングを希望する場合には、電話で予約受付をします。初回の遺伝カウンセリングにおいて、患者とその家族（クライエント）は疾患に関する状況（主治医からの紹介状、

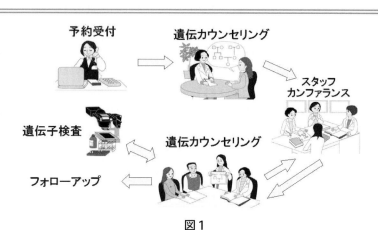

図1

患者本人の症状、経過、検査所見など）を呈示し、家族歴を述べます。ここで、家系図は遺伝カウンセリングの基本です。できるだけ詳しく、3世代は遡って情報を得ることが望ましいです。患者本人が受診した場合には、診察をします。遺伝カウンセリングにおいて、疾患の確定診断が重要であることは2008年3月号でも述べましたので参照してください。筋ジストロフィーにおいても、脊髄性筋萎縮症においても、確定診断が違っていると遺伝形式が異なり、また原因の遺伝子変異も同定できません。そして、正確な遺伝カウンセリングが困難になります。

遺伝カウンセリングにおける情報提供

対象とする疾患は、どのような特徴を持っているか、どのように診断をするのか、診断がついたらどのようにするかなどの情報提供を行います。我々は、疾患に関する文書を渡して説明をしています。また、必要に応じて医療社会福祉に関する情報提供またはソーシャルワーカーの紹介をします。

遺伝子検査においては、実施前の十分なインフォームドコンセントを行います。本人の遺伝子検査により確定診断がつき、治療の方針が決まります。一方で、遺伝子変異が明らかになったことは家族もその変異を共有することにもなり得ます。そのため、起こり得ることを予測したり、検査の意義を説明したりすることで、心の準備をしてもらう必要があり

ます。それらを理解した時点で、自己決定に基づいた同意を得る、さらに結果が出た後は、フォローアップし、心のケアをするといった心理社会的支援が大事になってきます。

遺伝カウンセリングの事例（個人が特定されないように一部変えてあります））

1）筋強直性ジストロフィー（図2-A）

60歳代の男性A氏が手を握ると開かないこと、歩き始めの一歩が出にくい事で、ある病院の神経内科を受診しました。症状と筋電図から筋強直性ジストロフィーと診断され、確定診断のために勧められて、その病院で遺伝子検査を受けました。A氏には、25歳の娘が1人います。この病気は常染色体優性遺伝を示すので、子は50％の確率で罹患します。父親から子への遺伝では症状が強くならないことが多いのですが、母親から子へは表現促進現象といって、症状が重くなります。このA氏の場合、娘に遺伝をしているとしても、自分と同じ50歳くらいの発病で、症状も重くなりません。しかし、娘の子供は、生まれたときから先天性筋強直性ジストロフィーになり得ます。この方が検査を受けた施設では、娘への遺伝の可能性については何も触れられず、娘の子供にどういうことが起こり得るかについても何の説明もないまま、遺伝子検査を勧められ、受けました。検査を受けた後、自分でインターネットなどを調べ、「孫が重症の先天型になるかもしれない。なぜ、自分はよく考えずに、この検査を受けてしまったんだろう、娘にどう説明すればいいのか」と悩み、A氏は妻と共に当センターへ遺伝カウンセリングに来られました。

本来ならば、検査を受ける前に自分および家族にとっての検査の意味を考えることが必要です。妻や娘と話し合うことも必要になります。A氏本人だけの問題ではないのです。

遺伝カウンセリングは、次のようにしました。

(1) **医学的な情報提供**：筋強直性ジストロフィーとはどのような病気か？ その遺伝形式は？ 遺伝子は？ 遺伝子検査はどのようにするのか？ 遺伝子検査の結果の意味は？ などの情報を提供します。

(2) **臨床心理士がA氏および妻と面接**：2人の気持ちを聞き、個別にも面接します。娘との親子の関係なども理解できます。

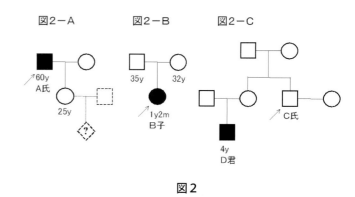

図2

(3) **臨床遺伝専門医と臨床心理士**が、再度、夫婦と面接をして、2人の考えを聞きます。

このように遺伝カウンセリングとして面接を重ねることによって、A氏は、夫婦でよく話し合う機会ができ、自身で結論を導き出すことができました。夫婦で娘に遺伝子検査の結果を話し、娘自身も当センターに受診をして遺伝カウンセリングを受けることとなりました。

2）福山型筋ジストロフィー(FCMD)（図2-B）

35歳と32歳の夫婦の長女B子ちゃん（1歳2ヶ月）は5か月になっても頚がすわらず、1歳で、お座りができるようになりましたが、立たせても足で支えません。1か月前に38℃の発熱で全身けいれんもありました。頭のMRI検査で異常があるとのことで、福山型筋ジストロフィー(FCMD)が疑われ、某大学小児科からの紹介で当センターを受診しました。

病歴聴取をした後のB子ちゃんの診察は重要です。抗重力の筋力を座位、臥位、腹臥位で診ます。追視・固視や眼振の有無を診ます。B子ちゃんはフロッピーインファントであり、loose shoulderが認められました。膝関節、股関節の伸展制限、手指(DIP, PIP)関節の伸展制限がありました。深部腱反射は陰性です。臨床経過、診察所見、頭のMRI検査における厚脳回、小多脳回などによって、FCMDの診断ができますが、遺伝子検査が確定診断となります。

B子ちゃんについて、FCMDの確定診断を希望している両親の遺伝カウンセリングとして、次のようにしました。

(1) 病歴と診察から判断された結果を話します。B子ちゃんの頭のMRIの説明とFCMDにおけるMRIの意味（発生学的には胎児期に神経細胞の遊走障害が起こっていること）を説明します。

(2) 医学的な情報提供：FCMDの臨床像、症状の経

過、特に発熱時の痙攣のリスク、ウイルス感染後の横紋筋融解による高CK血症、ミオグロビン尿症について、呼吸筋や心筋についてなどです。
(3) 遺伝学的な情報提供：FCMDの遺伝、FCMD遺伝子、フクチン蛋白とその作用、遺伝子検査の意味、意義を説明します。FCMDでは、遺伝子型によって症状が重症か軽症か臨床型が分かるようになってきました。重症型を示す場合には、嚥下における誤嚥のリスクや胃食道逆流の可能性、呼吸機能や心機能のチェックなど、医療的対応を慎重にしていくことを説明します。
(4) 臨床心理士はFCMDの患児をもつ親の気持ちについて、両親から聞き、希望する場合には筋ジストロフィー協会や、「ひまわりの会」という患者・家族のサポート組織を紹介しています。

3) 脊髄性筋萎縮症（図2-C）

脊髄性筋萎縮症タイプⅠで人工呼吸器を用いて在宅で生活をしている4歳の男児D君がいます。D君の母の弟C氏がフランス人と結婚をすることになりました。フランス人では脊髄性筋萎縮症の保因者頻度は日本人と比較して高く、40人に1人です。C氏は、自分が保因者かどうか調べてほしいという希望で遺伝カウンセリング外来を受診しました。D君の遺伝子検査は当センターですでに行っており、survival motor neuron (SMN)遺伝子のエクソン7と8が欠失していることが分かっています。
(1) C氏に脊髄性筋萎縮症の臨床について説明をします。D君の遺伝子検査の結果をC氏に開示するにはD君の両親の同意が必要なので、D君の両親から同意書をもらうことを説明します。脊髄性筋萎縮症の遺伝、遺伝子、遺伝子検査の意味、保因者の頻度について話しました。
(2) D君の両親の同意書を持参したC氏は、フィアンセがすでに、フランスで遺伝子検査を受けていて、保因者ではなかったことを話しました。
(3) 脊髄性筋萎縮症の遺伝は常染色体劣性遺伝形式であり、保因者同士の両親から患者が生まれる可能性が25%です（**図3-A**）。保因者と非保因者との間に生まれる子は患者にはなりません（**図3-B**）。従って、C氏が保因者であっても、C氏とフランス人のフィアンセの間には患者は生まれないことを説明しました。C氏は自分が遺伝子検査によって保因者か否かを調べる必要性がな

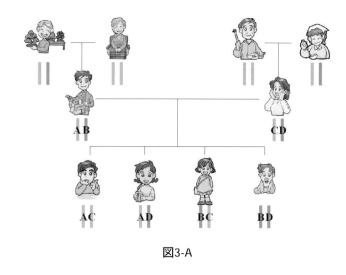

図3-A

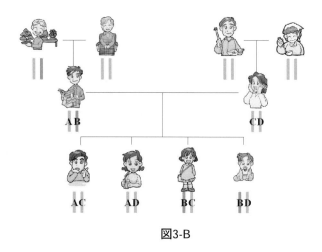

図3-B

いことを理解しました。

遺伝カウンセリングの費用

筋ジストロフィーでは、Duchenne型と福山型の遺伝子検査が2007年4月から保険診療の対象として認められるようになりました。2008年4月より、「筋ジストロフィーの遺伝病学的検査」として算定されます。遺伝カウンセリング加算も検査結果の開示に伴って認められるようになりました。しかし、ほとんどの遺伝カウンセリングは保険適応ではありません。自費診療としている場合が多いです。

検査結果の開示とその後のサポート、フォローアップ

検査によって診断をされたケースにおいては、遺伝カウンセリングを通して、できる限りの援助を行うことを話し、疾患をもつ子どものケア、サポート体制についても説明します。患者会などの情報、医療社会福祉の情報またはソーシャルワーカの紹介、療育などの本人への支援情報を提供します。遺伝カ

ウンセリングにおいてクライエントのニーズに、ある程度答えることができても、遺伝性疾患は治療不可能なものが多いです。診断的検査や治療に関する進歩の情報を当事者に提供できるように、もし彼らがそれを望むなら、定期的なフォローアップを受けること、連絡をとることを促します。

遺伝カウンセリングにおいては、プライバシーの問題も大きく、医療サイドから当事者へ連絡を取ることには慎重になるべきであり、連絡方法を予め確認しておくことも大切です。

遺伝カウンセリング実施の資格

遺伝カウンセリングにおいて、遺伝子医学、臨床遺伝学の専門的知識を持ち、本人及び家族等の心理社会的支援を行うことができる者が専任として対応することが必要です。また、遺伝医学情報の提供だけではなく、クライエントが問題解決を行えるような援助や心理的な対応が必要とされます。遺伝カウンセリングが扱う内容には高度に倫理的な内容が含まれ、その人材育成がなされてきています。日本人類遺伝学会、日本遺伝カウンセリング学会は医師に対しては2002年に「臨床遺伝専門医」制度を、非医師に対しては2005年に「認定遺伝カウンセラー」制度を制定しています。さらに、遺伝専門の看護師、臨床心理専門職、ソーシャルワーカーなどと協力をして、チーム医療として実施することが望ましいと考えられます。

認定遺伝カウンセラー制度が制定され、遺伝カウンセラー養成過程を設置した大学院を修了することにより、認定遺伝カウンセラー認定試験の受験資格を得ることが出来るようになりました。認定試験合格者は、日本遺伝カウンセリング学会及び日本人類遺伝学会の両理事長が認定遺伝カウンセラーとして認定します。認定遺伝カウンセラー制度については、下記の日本遺伝カウンセリング学会

http://www.jsgc.jp/及び日本人類遺伝学会のホームページhttp://jshg.jp/を参照してください。

〔斎藤 加代子〕

20　MLPA法によるジストロフィン遺伝子診断

　最近、デュシェンヌ型筋ジストロフィー（DMD）やベッカー型筋ジストロフィー（BMD）の遺伝子検査にMLPA法（Multiplex ligation-dependent probe amplification）という目新しい方法が使われるようになってきました。この方法を一言で片付けてしまうなら、「ジストロフィン遺伝子の79個あるエクソンすべてについて欠失と重複を検索する方法」ということになります。患者さんの7割くらいの方から遺伝子異常を見つけられます。

　優れているところが多いので、従来使われてきたマルチプレックスPCR法にあっという間に取って代わりました。PCR法についてはいろいろな検査で使われていますから、何となく聞いたことがあるかもしれません。しかし、MLPA法についてはほとんどの方が「何？」という感じではないでしょうか。そこで、どのような方法なのか、本稿で説明したいと思います。

　DMDで近い将来の実現が期待されている治療法にエクソンスキッピング治療があります。この治療法が使えるかどうかを知るためには、患者さん一人一人の欠失変異の範囲が正確に分からなければなりません。MLPA法ならそれが可能になるのです。

DMDとBMD

　小児期の最も代表的な筋ジストロフィーがDMDとBMDです。X染色体劣性遺伝の病気であり、だいたい男の子の出生3,500人に1人の割合でDMD児が生まれてくると言われています。その3分の2は遺伝ですが、残り3分の1は突然変異です。これらの病気はDMDが重症でBMDが軽症という違いがありますが、どちらも同じ遺伝子の異常によるものです。

　それはジストロフィンというタンパク質をつくる設計図になっています。ジストロフィンタンパク質は筋肉をつくっている細胞の細胞膜にあって、働きは本当のところはよく分かっていませんが、筋肉が伸縮を繰り返すうちに細胞膜が簡単に破れてしまわないように支えているという説があります。このジストロフィンがまったく無くなってしまうと症状の重いDMDになり、形が少し変わってしまっても少し残って本来のジストロフィンの働きを残していると症状の軽いBMDになるのです。

ジストロフィン遺伝子の異常

　ちょっと難しいですが、少しおつきあい下さい。遺伝子はデオキシリボ核酸（DNA）と呼ばれる材料でできていて、アデニン（A）、シトシン（C）、グアニン（G）、チミン（T）という4種類の塩基の並び方で遺伝情報を蓄えています。ジストロフィン遺伝子はとても大きく、240万個もの塩基が並んでいます。そのなかには、タンパク質のアミノ酸配列の情報を蓄えているエクソンと呼ばれる大切な部分がとびとびに79個あります。ちなみに、エクソンとエクソンの間の部分はイントロンと呼びます。

　ジストロフィン遺伝子の異常で最も多いのが「欠失」という種類のものです。遺伝子の塩基配列の一部分が大きく欠けてしまう異常のことを言います。患者全体のおよそ60％はこのような欠失変異によっています。次に「重複」という変異があります。これは、遺伝子の一部分が余分になっているものです。患者全体の10％くらいと言われています。「欠失」と「重複」は遺伝子のかなり広い範囲の構造変化ですが、その他に1〜数塩基くらいの小さな変化もあって、それらは「点変異」や「微小変異」と呼ばれます。患者全体の30％くらいはこのような変異によります（図1）。

MLPA法の原理

　では、MLPA法の原理をご説明しましょう。この方法は非常に簡略化すると以下のような手順になっています（図2）。

(1) 患者さんの血液からDNAを取り出します。
(2) ジストロフィン遺伝子のエクソン一箇所につき2つずつ、プローブと呼ばれる短いDNAを加えて結合（ハイブリダイズ）させます。
(3) エクソン毎の2つのプローブは前後に隣り合ってい

て、リガーゼという酵素を作用させると一本に連結（ライゲーション）します。
(4) 一本につながったDNAプローブだけをPCR法で複製・増幅します。
(5) 結果として各エクソンからできあがったMLPA産物の量を測定します。

検査後のデータは、そのままでは分かりにくいので、図3のような棒グラフに変換してあることが多いです。

MLPA法を開発したのは、MRC-Hollandという会社で、ジストロフィン遺伝子解析用のキットも販売していて、それが世界中で使われています[1-2]。

MLPA法で調べられること

1) 欠失変異

ジストロフィン遺伝子に欠失があれば、その部分のプローブは結合できないので、最終的なMLPA産物がその部分からは得られません。男性はX染色体を1つしか持っていませんから、ジストロフィン遺伝子も1つです。したがって、欠失範囲のMLPA産物量は0(ゼロ)になります（図3の1段目）。

2) 重複変異

次に、重複している部分があると、その範囲に含まれるプローブ由来のMLPA産物量が約2倍になります（図3の2段目）。このように、量的な違いを測定できることを定量性があると言います。これはMLPA法の優れた性能の一つです。

3) 保因者診断

女性は、X染色体を2つ持っていますから、1つのジストロフィン遺伝子に異常があってジストロフィンをつくらなくても、もう1つの正常な遺伝子がジストロフィンをつくるので、原則として発病しません。このような状態を保因者と言います。ご家族に患者さんがおられる場合、母親や姉妹は保因者である可能性があります。

MLPA法では、欠失変異と重複変異についてなら、保因者診断もおこなえます。欠失変異の保因者ではMLPA産物量は約半分(0.5倍)になり（図3の3段目）、重複変異の保因者ではMLPA産物量は約1.5倍になります（図3の4段目）。これも、MLPA法に優れた定量性があるからこそ可能なことです。

【補足】保因者診断を受けるかどうかは、医師によく相談してください。結果を受け止める際に心理的負担を強いられる場合がありますし、十分な遺伝カウンセリングをうける

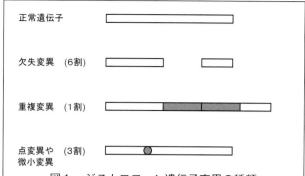

図1．ジストロフィン遺伝子変異の種類

遺伝子のかなり広い一部分が無くなっているものを欠失変異、逆に余分になっているものを重複変異と言います。一方、塩基配列の1文字だけが変化しているものを点変異、数文字程度の小さな変化を微小変異と言います。ジストロフィン遺伝子異常全体のなかで、それぞれ、6割、1割、3割を占めています。

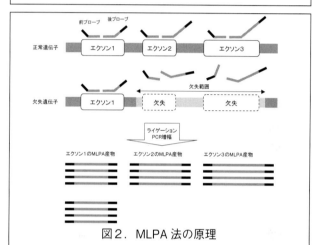

図2．MLPA法の原理

各エクソンに、隣り合う前プローブと後プローブを結合（ハイブリダイズ）させ、両者を1本に連結（ライゲーション）させた後、この1本になったプローブをPCR増幅します。すると、各エクソンに対応するMLPA産物がつくられるので、その量を測定します。欠失している箇所からはMLPA産物が得られません。定量性があり、欠失だけでなく重複も分かりますし、欠失や重複の保因者診断も可能です。（この図では、欠失変異の保因者の場合を例示しています。）

中で、本人が決断することが大切です。

結果解釈の注意点

ここで、MLPA法の結果を読む上での注意点を2つあげておきます。

第一に、MLPA法で変異が見つからなかった場合です。DMDやBMDではないと結論してはいけません。なぜなら、点変異や微小変異が原因になっている患者さんもいるからです。そういった方々については、筋生検をおこなうと、筋細胞膜のジストロフィンを染めて顕微鏡で調べる方法で診断することができます[3-4]。

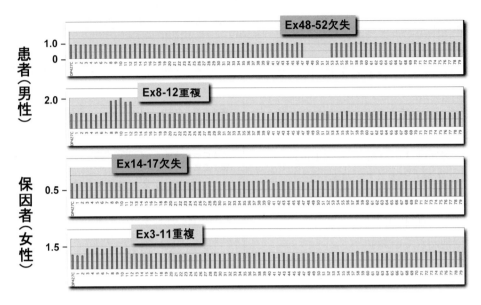

図3．欠失・重複の患者と保因者の MLPA 解析結果

MLPA 解析の結果は、このようなグラフで示されることが多いです。エクソン 1 から 79 までの MLPA 産物量が正常なら 1 付近に表示されるように計算で調整してあります。男性患者で欠失は 0、重複は 2、保因者の欠失は 0.5、重複は 1.5 に近い値になります。欠失や重複であれば、一回の検査で欠失や重複しているエクソンの範囲まで分かります。

第二に、1 カ所だけのエクソンの欠失という結果が出た場合です。必ず、PCR 法などの他の方法で確認しなければなりません。というのは、たまたまプローブが結合するところに点変異や微小変異あるいは DNA 多型があると、エクソンが欠失しているのと同じくらい MLPA 産物量が減少する場合があるからです。もしも PCR 法でそのエクソンが増幅されたら、欠失ではないので、その PCR 産物の塩基配列を調べます。たいていは、DMD や BMD の原因になる点変異や微小変異であるようですが、病気とは無関係な DNA 多型であることもあるから要注意です。

MLPA 法の利点

MLPA 法によって、ジストロフィン遺伝子検査のどういう点が良くなったのでしょうか。

第一に、より多くの患者さんについて、より簡単に診断がつくようになりました。従来普及していたマルチプレックス PCR 法では欠失変異の 95% くらいを見つけることができました。でも、MLPA 法では欠失変異および重複変異について 100% 近く検索できます。そして、その優れた定量性によって、保因者診断の確実性も増しました。

第二に、欠失・重複の範囲が一回の検査で決められるようになった点です。マルチプレックス PCR 法では 18 カ所くらいのエクソンしか調べていなかったので正確な範囲はなかなか分かりませんでした。では、欠失や重複の範囲が分かると何が良いのでしょうか。まず、第一に、DMD か BMD かの病型予測ができます。第二に、近い将来の実現が有望視されているエクソンスキッピング治療の適応を知ることができます。それをこれから説明していきましょう。

DMD か BMD かの病型予測

欠失変異によって DMD になるか BMD になるかはおおむね「読み枠説」で説明されます（図4）。遺伝子の情報は DNA から RNA に写し取られ、エクソンの部分だけが繋ぎ合わされてメッセンジャー RNA（mRNA）になり、3 塩基ずつ 1 つのアミノ酸に翻訳されてタンパク質がつくられます。このときの 3 塩基の読み枠がずれると DMD になり、読み枠が保持されると BMD になります。読み枠がずれるかどうかは、欠失エクソンの塩基数が 3 の倍数かどうかを計算するとだいたい予想できます。このような病型予測は、DMD か BMD かをまだ区別できない病初期には有益な情報になります。ただし、的中率は 90〜95% くらいなので、症状の経過を見ながら、DMD か BMD か慎重に判断することが大切です。

エクソンスキッピング治療

DMD の治療研究は、遺伝子治療、幹細胞移植治療、薬物治療、と様々な方面からされていますが、最も実現に近いとされているのがエクソンスキッピング治

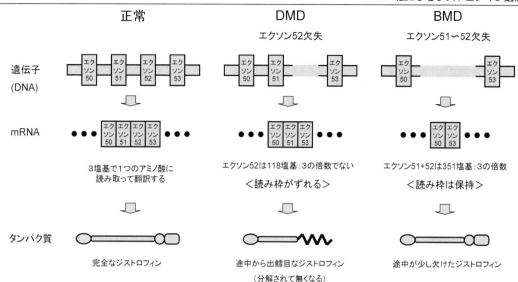

図4．欠失によりDMDまたはBMDになる仕組み

療と呼ばれるもので、欠失変異のDMD患者さんを、より症状の軽いBMDに転換しようという試みです[5,6]。そのアイデアを先ほどの図4を例に説明しましょう。DMD患者さんはエクソン52だけが欠失していますが、mRNAがつくられるときに人為的にエクソン51をとばして（スキップさせて）、エクソン51〜52欠失のmRNAをつくらせるのです。すると、BMD型のジストロフィンがつくられ、症状が軽減するのではないでしょうか。現在、アンチセンス・オリゴヌクレオチド（アンチセンス・モルフォリーノなどもその一種）というものを使って、ねらったエクソンにスキッピングを起こさせ、BMD型のジストロフィンをつくらせる研究が盛んにおこなわれています。筋ジストロフィー犬では症状の進行が遅くなることも観察され、臨床的有効性に期待が持たれています。

人の治療に用いるため、これから改良と臨床試験が積み重ねられていくでしょう。この治療法の対象になるかどうかを知るためには、患者さん一人一人の欠失変異の範囲が正確に分からなければなりません。今はまだ、スキップさせることのできるエクソンは限られていますが、将来はいろいろなエクソンでできるように研究者たちががんばっています。ですから、MLPA法で欠失・重複の範囲を確定しておくことは、とても意味のあることです。

遺伝子検査は、DMD・BMDの診断のための強力な手段になりましたが、これからは治療法の選択まで見据えたものになっていきます。かつて遺伝子検査をうけたことのある方でも、異常が見つかっていない方、欠失・重複が見つかったけれど範囲までは確定していない方は、医師に相談のうえ、MLPA法での検査をうけられるとよいと思います。

さて、遺伝子検査の実施にあたっては、「遺伝カウンセリング」が車の両輪のような存在です。遺伝カウンセリングとは、疾患の医学的、心理的、家族的影響について理解し、対応できるように支援するプロセスのことです[7]。そのようなプロセスを経ることなく、安易に遺伝子検査だけがおこなわれることは厳に慎まなければなりません。

【附記】DMD・BMDの遺伝子検査は保険適用があります。その実施にあたっては、厚生労働省「医療・介護関係事業者における個人情報の適切な取扱いのためのガイドライン」（平成16年12月）、及び関係学会による「遺伝学的検査に関するガイドライン」（平成15年8月）の遵守が求められています。

文　献

1) Schouten JP, McElgunn CJ, Waaijer R, et al.: Relative quantification of 40 nucleic acid sequences by multiplex ligation-dependent probe amplification. Nucleic Acids Res. 30:e57, 2002.
2) Lalic T, Vossen RH, Coffa J, et al.: Deletion and duplication screening in the DMD gene using MLPA. Eur J Hum Genet. 13: 1231-1234, 2005.
3) 埜中征哉：臨床のための筋病理（第3版），日本医事新報社，1999.
4) 林由起子：筋生検－免疫組織化学，臨床検査，46: 515-522, 2002.
5) 武田伸一（聞き手　埜中征哉）：エキスパートに聞く　その2「デュシェンヌ型筋ジストロフィーの治療」，JFNMH NEWS Letter, No.3, 2008.
(http://www.jfnm.or.jp/jigyojiseki/nl/news3_3-8.pdf)
6) 竹島泰弘，松尾雅文：Duchenne型筋ジストロフィーに対するエクソン・スキッピング誘導治療，医学のあゆみ，226: 384-388, 2008
7) 斎藤加代子：神経難病の遺伝カウンセリング，筋ジストロフィー，難病と在宅ケア，13: 11-15, 2008.

（南　成祐）

21 アデノ随伴ウイルス（AAV）ベクターを用いた遺伝子導入法

筋疾患の根本的な治療法として遺伝子治療に期待が寄せられています。遺伝子治療を実現するためには遺伝子の運び手となるベクターが重要ですが、AAVベクターは安全性が高く、効果が長期間にわたって続くなど骨格筋への遺伝子導入に有利と考えられています。最近では数多くの血清型が知られるようになり、これらをベクターとして使うことでより高い効果が得られています。

本稿ではこれまでに知られていることと、今後期待される成果について簡単にまとめてみました。

遺伝子治療と遺伝子導入法

遺伝子治療の基本的なスタイルは必要な遺伝子を目的とする組織に送り込むことで治療効果を目指すものです。筋ジストロフィー症の骨格筋を例に取ると、骨格筋の異常の原因となっているサルコグリカン遺伝子などについて、正常な遺伝子を運び込むことで骨格筋が正常に働くようになることが期待されます。このように遺伝子を運び込むための道具をベクターと呼んでいます。一度正常な遺伝子が運び込まれ、細胞の中で働き始めると、その効果は非常に長い時間にわたって続く可能性があります。このような技術に基づいて治療を行うことが筋疾患に画期的な効果をもたらす可能性があることから、新しい治療法の候補の一つとして注目を集めています。

骨格筋への遺伝子導入法

骨格筋は遺伝子治療を行うのに適した組織であり、これまで数多くの研究が行われています。その理由としては充分な大きさを持った骨格筋は身体の表面にあることが多く、ベクター溶液などを注入するのに都合が良いことなどがあげられます。

骨格筋への遺伝子導入に用いられるベクターとしては、ウイルス性のものと非ウイルス性のものとに分類できます。非ウイルス性のベクターとしては、プラスミドをそのまま注入する方法やプラスミドをリポソームと呼ばれる脂質の膜で包む方法などが良く用いられています。様々な新しい方法が報告されていますが、このような非ウイルス性のベクターを用いる場合、一般に効率が低く、長期間にわたる効果が得られにくいのが現状です。一方ウイルス性のベクターとしては、これまで様々なウイルスが試されており、おおよその結論が出ています。主なベクターの特徴を表1に示します。これらのうち効果と安全性の点からみて、AAVベクターは最も優れたものの一つと考えられます。したがって以下このベクターシステムに関して紹介させて頂きます。

AAVベクターの性質

AAVは最初アデノウイルスの電子顕微鏡写真から発見され、その後実際に人体からも分離されました。乳幼児期に感染が広がっているらしく、成人の半分以上に感染した経験があるようです。しかしながらこのウイルスはヒトへの病原性はないものと考えられ、このことはベクターとして用いる際に非常に有利な点であるといえます。

また、ベクターを注入した際に免疫反応を起こしにくく、骨格筋や神経組織に使用した場合には効果が何年にもわたって続くことが知られています。一方弱点としては、元のウイルスが小さいために、大きな遺伝子をベクターに組込むことが難しいこと、抗体を持っているヒトでは治療効果が弱まってしまう可能性があることなどが考えられます。

AAVベクターの作製法

ベクターの作製法は色々と報告されていますが、現在実際に一番広く使われているのは必要な遺伝子を持ったプラスミドを細胞に取り込ませる方法です（トランスフェクション法）。2〜3日すると作製が終了するため、細胞を壊してベクターを回収します。この溶液を塩化セシウムを用いた超遠心法などで精製し、ベクター溶液を得ます。この流れを図1に示しました。この方法は手仕事に頼る部分が大きく、大量に調整するのは

表1　代表的なウイルスベクターの特徴

	レトロウイルスベクター	アデノウイルスベクター	AAVベクター	レンチウイルスベクター
野生株の病原性	あり	あり	なし	あり
ウイルスゲノム	RNA	二本鎖DNA	一本鎖DNA	RNA
ウイルス粒子	不安定	安定	極めて安定	不安定
分裂細胞への導入	◎	△	△	○
非分裂細胞への導入	×	○〜◎	○〜◎	○〜◎
遺伝子発現期間	長期	一過性	長期	長期
染色体への組込み	ランダム	低頻度	低頻度	ランダム

なかなか困難であるため、実際に治療として使用される時に備えて様々な作製法・精製法が考案されています。

AAVベクターを用いた臨床研究の状況

このように遺伝子治療のベクターとして理想的ともいえる性質を備えていることから、治療が困難である病気に対してAAVベクターを使用することが以前より期待されており、効果を証明するために様々な動物実験が行われています。小動物で期待通りの治療効果が認められた場合には更に大型の動物を対象として検討が続けられる事が多く、大型動物でもやはり有効であった場合にはヒトを対象とした臨床研究が行われるようになりました。

筋疾患の骨格筋を対象としたものとしては、肢帯型及びデュシェンヌ型筋ジストロフィー症の治療を目指した取り組みが始まっています (OBA-#317, #679)[1]。それぞれ必要な遺伝子を乗せたAAVベクターを骨格筋に注入することで、筋疾患の治療を行うことを目指しています。また、心臓の筋肉の病気である心筋症に関しても、心筋にAAVベクターを注入することで治療を行う臨床研究が行われています。以上の臨床研究の結果につきましてはこれまでのところまだ報告されていませんが、少なくともベクターを注入することの安全性には問題はないようです。

新規血清型のAAVベクター

「血清型」とはウイルス学の言葉で、生体に感染した際の免疫反応の違いによりウイルスを細かく分類したものです。ウイルスとしての性質は似ていても、生体からは違ったものとしてとらえられているということになります。多くのウイルスでこのような分類がなされており、例えばアデノウイルスには50以上の血清型があることが知られています。

AAVの場合、発見当初には1型から4型まで4つの血清型があることが知られていました。1型はサルに

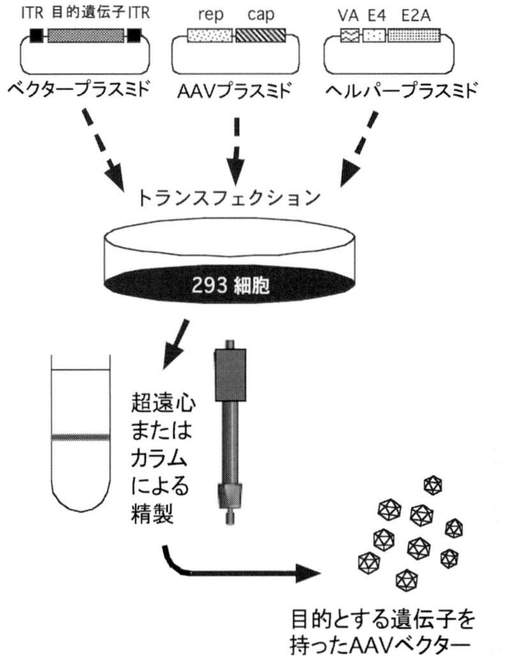

図1　AAVベクターの作製法

由来するウイルスであると考えられたため、ヒト由来のものである2型が主な研究対象として取り上げられてきています。その後1980年代に5型が、1990年代に6型が見出されました。ここまでは実際にウイルス粒子が見つかっています。

さらに、2000年代になると新しい血清型のベクターを求めてサルやヒトの組織が調べられるようになりました。その結果、多くの新しいAAVが見出されました。このようにして新しく見つかった配列をベクターにしてマウスなどに注射した結果から実際に効果が高いものを選び出すことで、7型から9型が得られています。その後他の研究グループからも新しい血清型の報告が行われており、このようなものがいったいどの位見出されているのかはわかりにくくなっています。このような各血清型のベクターの特徴を表2にまとめました。

このように新しい血清型に由来するベクターが増えたため、どれがどのような目的に適しているのかという問題が複雑になってきました。そこで様々な血清型の

表2 各血清型のベクターの特徴

	発見	ベクター化	2型との相同性	由来	レセプター	主な標的組織
1型	1965	1999	中等度	サル	Sialic Acid	骨格筋
2型	1966	1982		ヒト	HSPG, Integrin avb5, FGFr, c-Met	神経
3型	1966	1996	高い	ヒト	不明	神経
4型	1966	1997	低い	サル	Sialic Acid	脳室上衣
5型	1984	1999	低い	ヒト	PDGF Receptor	気道上皮・網膜・神経
6型	1998	1999	中等度	1型+2型	Sialic Acid	1型とほぼ同じ
7型	2002	2002	中等度	サル	不明	骨格筋
8型	2002	2002	中等度	サル	Laminin Receptor	肝臓
9型	2004	2004	中等度	ヒト	不明	気道・肝臓・骨格筋・心筋

ベクターを用いてマウス骨格筋に遺伝子導入を行うことで、その効果を比較しました。私共が行った結果の一部を図2、3に示します[2]。マーカーとなる遺伝子が導入された骨格筋は青色に染まり、色が濃いほど効果が強いことを示しています。この結果からは、それまで標準と考えられていた2型に比べて、他の血清型由来のベクター、特に1型に由来するものは高い効果を持っているということが分かります。図3ではエリスロポエチン遺伝子を持ったベクターを用いて行った結果を示します。

この図では縦軸は対数で表示されており、1型を用いた場合には他に比べて圧倒的に高い効果が認められています。その他の実験でも同じような傾向が見られていることから、骨格筋を対象としてベクターを注入する場合には1型を用いることが最良と考えられています。このような違いがなぜ起こるのかはまだ良く分かっていませんが、血清型による違いはキャプシドの構造だけですので、1型のキャプシドに骨格筋への遺伝子導入を効率よく行わせるための仕組みが備わっているものと考えられています。これまでAAVベクターを用いた臨床研究はすべて2型を用いて行われてきましたが、このような基礎研究の成果から1型のベクターを用いることが有望視され、ついには実際に使用されるようになりました (OBA-#638)[1]。その結果が大いに期待されるところです。

今後の動向

骨格筋に遺伝子導入を行うために直接ベクターを注入するのは当たり前のことのようにも見えますが、筋ジストロフィー症のように全身の筋肉を治療対象とする場合にはこの方法を実際に行うのは大変ですし、横隔膜や心筋など身体の奥の方にある筋肉への注入は困難です。このため代わりになる方法に関する研究が進められています。中でもAAVベクター (6型) を静脈内に投与することで全身の骨格筋に遺伝子導入が可能で

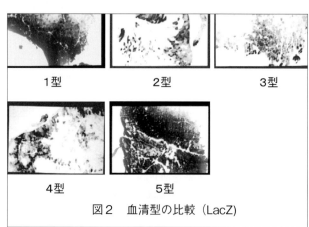

図2 血清型の比較 (LacZ)

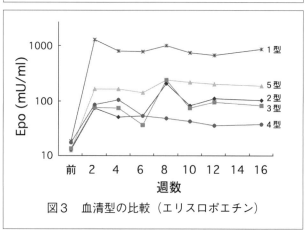

図3 血清型の比較 (エリスロポエチン)

あることがマウスで証明されており、大いに期待が持たれています[3]。さらにはジストロフィン遺伝子をモデル動物に投与することで、筋力と生命予後が改善することも確かめられました[4]。

この方法は今のところ普通に用いられる量よりかなり多く (数十倍から百倍程度) のベクターを必要とするため、このままでは実際にヒトに用いることは難しいのですが、もっと少ない量で同じような効果を得るべく、血管内から組織へのベクターの移動を促進する作用のある薬剤を同時に使用することなどが試されています。

また、こういった投与法に関する検討の他に、全く別なアプローチとしてAAVベクターを改造する研究がなされており、より骨格筋に取り込まれやすくするための工夫も重ねられています。このような研究の成果とし

て、静脈内にベクターを投与することで骨格筋一つ一つに遺伝子導入が可能となることが近い将来の目標とされており、このことを実現するために世界中の研究者がしのぎを削っている状況です。

文 献

1) The NIH/FDA Genetic Modification Clinical Research Information System
http://www4.od.nih.gov/oba/RAC/GeMCRIS/GeMCRIS.htm
2) Mochizuki S, et al.: Adeno-Associated Virus (AAV) vector-mediated liver- and muscle-directed transgene expression using various kinds of promoters and serotypes. Gene Ther and Mol Biol 8: 9-18, 2004.
3) Gregorevic P, et al.: Systemic delivery of genes to striated muscles using adeno-associated viral vectors. Nat Med. 10: 828-34, 2004.
4) Gregorevic P, et al.: rAAV6-microdystrophin preserves muscle function and extends lifespan in severely dystrophic mice. Nat Med. 12: 787-89, 2006.

（水上　浩明）

第Ⅲ部

人工呼吸療法篇

22 NIV呼吸ケアのガイドラインと世界情報

筋ジストロフィーのNIVについては、デュシェンヌ型を中心に、世界中でガイドラインが示されています。それらを踏まえて、日本でも、NIVガイドラインが示され、活用が適切に行われるように期待されています。2014年6月には、NIVを快適に継続するための神経筋疾患・脊椎損傷の呼吸リハビリテーションのガイドラインも、日本リハビリテーション医学会で刊行されました[1]。今後、各地域で、終日NIV患者さんの安全な活動を支える呼吸ケアの環境づくりをすすめることが大切です。

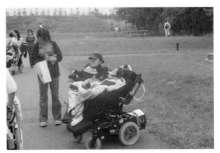

図1 電動車いすで鼻プラグによるNIVをしながら外出

世界の筋ジスの呼吸ケアガイドライン

2004年のAmerican thoracic society(ATS)によるDuchenne型筋ジストロフィー(DMD)の呼吸ケアのコンセンサス・ステートメントは、他の筋ジストロフィーや神経筋疾患(neuromuscular disorders)にも応用可能とされます[2]。呼吸ケアの主な流れは、
(1) 気道クリアランス：咳の最大流量(cough peak flow = CPF)の評価と徒手や機械による咳介助(Mechanical Insufflation-Exsufflation = MI-E)、(2) 呼吸筋トレーニング、(3) 睡眠時の非侵襲的換気療法(noninvasive ventilation = NIV)、(4) 終日NPPV％気管切開人工呼吸、となっています[2]。

気道クリアランス(徒手や機械による咳介助)、睡眠時から終日までのNIVをできるだけ活用し(図1)、気管切開人工呼吸の適応は慎重にするようにと言われています。

ヨーロッパでも、小児期発症の神経筋疾患に対して呼吸ケア勧告がいくつか公表されています。そこでも、ATSと同じく、窒息と気管切開を回避するために、非侵襲的な気道クリアランステクニックとNIVの活用が推奨されています。本邦でも2006年に日本呼吸器学会からNPPVガイドライン(ここでNPPVは、NIVと同様の意味)が公表されています[3]。

呼吸リハビリテーションとNIV導入

NIV導入前から、そして、活用しながら、呼吸リハビリテーション(表1)を行います[1]。

ところで、NIV使用の有無に関わらず、筋ジストロフィー患者さんは咳が弱いことがあります。普段から、食べ物や唾液や痰によるムセや窒息に気をつけなければなりません。気道クリアランスの評価と対策(徒手による咳介助やカフアシストによる咳介助)が、AEDのように、活動する場(自宅、保育園や幼稚園、学校、職場、施設、近くの医院や病院、よく訪れるコミュニティー)や周囲の人々によって展開されることが望まれます。

NIVの開始

NIVの適応は、主治医が総合判断します。慢性肺胞低換気症状、これまでの肺炎や急に呼吸が苦しくなるエピソード(急性呼吸不全)の有無、検査結果、本人と家族の希望や生活状況、医療体制やケア環境により、最も適した方法をアドバイスします。患者さんが会話と食事ができるようでしたら、希望により、NIVを導入することが可能と考えられます(図2)。

筋ジストロフィーでは、普段は、運動機能低下のため、息苦しさを感じにくい傾向があります。また、深呼吸やあくびも弱くなり、肺や胸郭の可動性が低下して、手足の関節のように硬くなってしまい、呼吸にかかる仕事

表1. 神経筋疾患の呼吸リハビリテーションにおける NIV 導入

1. 肺活量，咳の最大流量（cough peak flow：CPF），酸素飽和度（SpO_2），経皮炭酸ガス分圧（$TcCO_2$）または呼気終末炭酸ガス分圧（$EtCO_2$）を定期的に（年1～数回程度）測定する。進行性疾患や肺活量低下例では定期的に（年1回程度）睡眠時呼吸モニター（SpO_2，可能なら $PtcCO_2$ や $PetCO_2$ も）を行う。
2. 肺活量が 2000 mL 以下（または％肺活量＜50％）になったら，救急蘇生用バッグとマウスピースや鼻マスク・口マスクを用いて強制吸気による息溜め（エア・スタック）を行い，最大強制吸気量（maximum insufflation capacity：MIC）を測定する。
3. CPF が 270 L/min 以下（12歳以上の指標）に低下したら，または排痰困難や肺炎や急性呼吸不全のエピソードがあれば，徒手または機械による咳介助を習得する。
4. 風邪をひいたときには，SpO_2＞95％ を維持するように終日までの NIV と咳介助を行う。SpO_2＞95％ を維持できない時は，病院を受診する。
5. 気管内挿管を要した場合は，酸素を付加しなくても SpO_2 が 95％ 以上を維持し，高二酸化炭素血症を認めなくなってから，抜管する。抜管の際に一時的に NIV へ移行する必要が生じることがある。抜管後に睡眠時 NPPV を中止してしばらくすると症状や高二酸化炭素血症が増悪する例や，肺炎や急性呼吸不全増悪を繰り返す例では，長期 NPPV の適応を考慮する。
6. 慢性肺胞低換気症状（＊）を認める場合や，定期的な昼間や睡眠時の呼吸モニターにより，$TcCO_2$ または $EtCO_2 \geq 45$ mmHg，あるいは SpO_2＜90％ が5分以上続くか全モニター時間の10％以上があれば，夜間の NIV を行う。必要に応じて昼間にも NIV を徐々に追加する。
7. 介助による CPF＜160 L/min（12歳以上の指標）になったり，気道確保が困難（咳が不十分，嚥下機能低下や慢性的な誤嚥，分泌物過多）である場合は，風邪のときや気管切開を考慮するときにインフォームドコンセントを行って気管内挿管する。

＊慢性肺胞低換気症状：疲れ、息苦しさ、特に朝方に多い頭痛、昼間にうとうとしたり、頻回の眠気、夜にあまり眠れない、眠っている時に息苦しさや胸がドキドキして目が覚める、食べ物を飲み込みにくい、集中力低下、悪夢を良く見る、呼吸が苦しくなる悪夢を見る、呼吸機能を代償しようとして心臓に負担がかかっている症状や徴候（脈が速い、顔色が白っぽい、足のむくみ）、イライラ感、不安、眠っている時に尿意による頻回の目覚め、学習障害、学業成績低下、性欲の減退、過度の体重減少、筋肉痛、記憶障害、鼻や口や喉の分泌物が気になる、肥満、腹部不快や便秘、など

量が多くなり、呼吸することで疲労しやすくなっています。そして、わずかな負荷がかかると、突然、呼吸困難を起こします。風邪をひいた時の痰がらみや痰づまり、飲食物の誤嚥や窒息、急性胃拡張による呼吸苦、手術後の肺炎、無気肺などです[1]。

手術や鎮静における NIV 活用

デュシェンヌ型筋ジストロフィーにおいて、呼吸循環管理が進歩し、延命に伴い起こってくる合併症のため、手術や鎮静を必要とする機会が増えています。そのような場合に役立つステートメントが出ました[4]。ICU でも、手術や鎮静に伴う呼吸の問題を予防治療するために、NIV やカフアシスト®（米国エマーソン社が製作。2007年米国レスピロニクス社が買収。さらにフィリップス社に買収。現在、カフアシスト E-70，フィリップス・レスピロニクス社は高い性能と携帯性に優れている。）の活用が示唆されています[4]。

心不全と呼吸器感染予防と QOL の効果

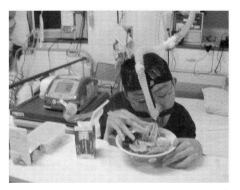

図2　小さな鼻マスクによる NIV をしながら食事

DMD では、心筋症による心不全に対して、ACEIとβブロッカーに加えて、NIV が効果があるかもしれないと言われています（イギリス）[5]。心肺のマネジメントの進歩により延命すると、やせ、唾液の誤嚥、脊柱側彎が問題になることがあります[5]。

筋ジストロフィーなどの小児神経筋疾患では NIV が呼吸器感染（年間外来診療回数、抗生剤使用、入院回数）を有意に減らします（ドイツ）[6]。

DMD の QOL は、NIV や電動車いすなどの活用により、高く維持されることがわかりました[7]。医療従事

者は、そのことをふまえて、NIVなどの治療適応を考えるべきであるとしています[7]。

クリーブランドのニューチャレンジ

米国オハイオ州クリーブランドの筋ジストロフィークリニックで、神経筋疾患のケアに深く関わってきた小児呼吸器科医が、延命に伴う医学的、社会的、倫理的関わりを検討しています[8]。小児神経筋疾患のうち最も一般的なデュシェンヌ型筋ジストロフィーを中心に、明らかにしています[8]。

そこでは、「心肺不全の合併症のマネジメントの進歩により、小児神経筋疾患の患者の多くは延命することができるようになりました。呼吸器系の合併症が主な死因であったため、小児呼吸器科医は独自な立場で、これまでほとんど予想できなかった医学的、社会的、倫理的問題に直面しています。たとえば、まれで未知の医学的合併症(表2)や、経験したことが無い疾患の重症度に悩まされ、QOLの低下が長期化する可能性があります。加齢に伴い、家族はケアの負担の増大に対処しなければなりません。クリティカルケアの資源を利用するのに適格であるという社会の受け入れと、延命した患者の医療の提供者が小児科から内科に移行することが、実用面や倫理面の問題を複雑にしています」[8]。それを踏まえて、今後のケアシステム作り、次世代へのフィードバックなどの取り組みが望まれます。

電動車いす上でNIV

デュシェンヌ型筋ジストロフィーにおいて、昼間のマウスピースによるNIVと夜間の鼻マスクによるNIVを使用することで、安全に生命予後の改善と肺活量の安定をはかることができます[9]。夕方になると高炭酸ガス血症を認める患者には、マウスピースを自分で使いたいときにいつでも使えるように口元にセットしておくことが奨められます[9]。これは、バック教授の方法の活用といえます。この文献に関連して、バック教授らは、「DMDでは、気管切開は不要であるという見解も示しました（米国、イタリア、カナダ、スペイン、ポルトガル、日本からの合同）[10]。当院では、マウスピース、鼻プラグ(図3)、小さめの鼻マスクを選んで、NIVで電動車いすに乗って、走行しています[11]。

表2 クリーブランドの筋ジストロフィー協会によるクリニックで延命がはかられている19人のデュシェンヌ型筋ジストロフィーにおける心肺不全以外の合併症

合併症	患者数	治療介入
低栄養／嚥下障害	15	胃瘻
腎結石	6	砕石術, 膀胱鏡, 尿管ステント
糖尿病	2	インスリン
深部静脈血栓	2	抗凝固療法
胆石	1	手術の可能性
炎症性腸疾患	1	対症療法

鼻プラグによるNIVの問題点

現在、日本で輸入できる市販の鼻プラグは、いくつかあります。鼻カニュラに似ているのがナーザルエアー、スナップマスク、スウィフトマスクなどです。鼻ピロータイプはブリーズスリープギアや、コンフォートライトの鼻プラグタイプ、オプティライフネーザルマスクです。もともと、CPAP装置用に開発されたため、呼気弁の無い1本回路の人工呼吸器につないで使う場合は、このまま使えます。

しかし、呼吸器回路に呼気弁のある人工呼吸器を使う場合は、鼻プラグの呼気孔を塞がなければ、空気漏れが大きくて換気が有効にできません。

そこで、現在、当院では、本当は製品の改造は不可なのですが、苦肉の策で、呼気孔を塞いで使うことにいます。塞いだ時のリスクは、人工呼吸条件などによって炭酸ガスを再呼吸してしまうこと、塞いだものがとれた時に換気が不十分になることや、とれたものが鼻や口に入り込むことです。経皮炭酸ガスモニターでのCO_2値測定で、高炭酸ガス血症が無いか確認します。また、塞いだものがとれた時に、ある程度の自発呼吸や舌咽頭呼吸、救急蘇生用バッグによる換気補助で代償できることを確認します。また、塞いだ部分がはずれて、鼻や口に入っても、気道に落ちないように排出できるよう注意を促します。もちろん、だからといって、危険はゼロにはなりませんが、患者さんと医療機関が責任を持って、自分達の選択を継続していける努力をしています。

呼気孔の無い鼻プラグがあれば

本当は、呼気孔の無い鼻マスク(色がブルーの透明)が出てきたように、呼気孔の無い鼻プラグ(色が無色透明で区別)も市販されるといいのですが。もともと、

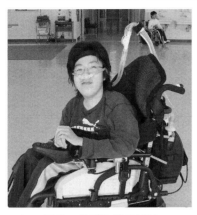
図3　鼻プラグでNIV

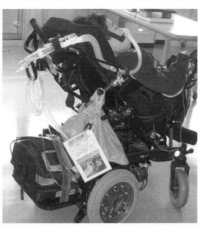
図4　終日NIV患者さんが、電動車いすに救急蘇生用バッグ（袋に入れて）と指示カードを携帯

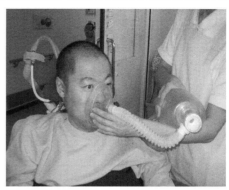
図5　人工呼吸器やバッテリーのトラブル時に、救急蘇生用バッグに標準装備されているフェイスマスクで手動換気補助

日本人やアジア人や小児に合うマスクは少ないので、空気漏れや褥瘡を改善し、終日NIVでの活動し易さを追及するのが困難なことがあります。快適に過ごすには、インターフェイスの選択肢が多い方がいいのですが、なかなか、いいものが見つからないことがあります。それでは、NIVから、気管切開への変更を考慮するのか、となると、やはり、そうはしたくないことがあるのです。

インターフェイスの供給体制

昨年、ナーザルエアーの輸入代行業者が輸入を中止してしまいました。個人輸入では、6ヶ月かかります。現在使用している人工呼吸器とセットで供給はされない物なことも多く、「いいと分かった上で本人負担が増えるので困惑」されることもあります。本当は、インターフェイスも保険点数がきちんとついてくれたらいいですね。そして、人工呼吸器とセットになった限定されたマスクでなく、病院で本人と選定した最適なインターフェイスが処方できるといいのですが。

神経筋疾患の呼吸リハビリテーションで有名なバック先生は、「夜だけNIVを使う人と、終日NIVの人の点数を分けなければならない。終日だと、アラームや内部バッテリー・外部バッテリーの性能の良い人工呼吸器を使って電動車いすで外出し、昼用や夜用のインターフェイスを使い分ける必要がある。だから、終日NIVの人の方が、高い人工呼吸器とインターフェイスを複数要する分、もう少し点数が高くならないと、業者さんは、終日NIVをできないし、やりたがらないだろう。それを、保険点数で区別していかなければならない」と示唆しています。

終日NIV患者さんに安全な呼吸ケア環境

八雲病院では、看護師の発案で終日NIV患者さんが電動車いすで移動中にも安全な呼吸ケア環境づくりがすすめられています。終日NIV患者さんは電動車いすに救急蘇生用バッグ（袋に入れて）と指示カードを常に携帯しています（図4）。電動車いすで外出時に、人工呼吸器や呼吸回路やバッに作動不良が起きたら、いつでもどこでも、救急蘇生用バッグで、バックアップ換気ができるように工夫しています。救急蘇生用バッグに標準装備されているフェイスマスクで換気補助する場合もありますし（図5）、呼気孔の無いNIV用インターフェイスを救急蘇生用バッグにつないで換気補助することもあります（注：呼気孔のあるNIV用インターフェイスでは、呼気孔からの空気もれがあると、効果的な換気補助が困難です）。いざという時に近くにいる人が、写真つきの指示カードを見て、救急蘇生用バッグで手動換気ができるように、多くの人々への周知をはかっていかなければなりません。そしてこれが、社会全体の暮らし易さにつながることが望まれます。

気管切開を回避できる熟練した非侵襲呼吸ケア

米国ニューアーク市のJ.R.バック教授のプロトコルには、気管内挿管を抜いてNPPVとカフアシストに変更したい神経筋疾患の患者さんが、全米から来ます。筋ジストロフィー、脊髄性筋萎縮症（SMA）、筋萎縮性側索硬化症（ALS）などです。熟練したNPPVと徒手や器械による咳介助により、気管切開を避けられるからです。ニューアーク市のバック教授の病院には、ニューヨーク近郊の有名な病院を初め、全米から患者さんが送られてきます。コロンビア大学病院や、Chestという米国胸部医師学会雑誌の編集者の医師からも、送られてくるそうです。在宅で40歳になるDMDのジェフ

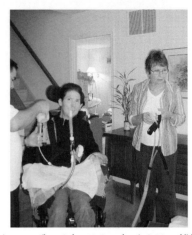

図6　ジェフ・グレイ（Jeff Gray）さんは、離婚して働いているお母さんと、週35時間の介護者でやっています。自身のホームページ「NIVinf」(http://homepage.mac.com/jmgray/noninvasiveventuser/Main/MissionQT.html)で、終日NPPVやカフアシストや舌咽頭呼吸やベッドなど療養のコツを紹介しています。

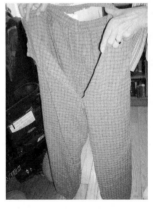

図7　このズボンは、お母さんが、本人の要請で作ったものです。後ろが開いていて、脱ぎ着が簡単だそうです。お母さんが見せてくれました。

そういえば、中国には子ども用の"股割れズボン"がありますね。排泄に簡便なようにとの趣旨ですね。

さんも、お母さんと介助者と元気にされていました（図6、7）。

NPPVやカフアシスト、呼吸リハビリテーションの普及の遅れが、深刻な医療被害をもたらしているかもしれないのです。

大事な情報として、本邦では、気管切開を塞いだ筋ジストロフィーの在宅患者さんが、「NPPV支援ネットワーク機構／在宅人工呼吸検討委員会」のHPを立ち上げました(http://www.nppv.org/)。また、欧米では、次のような動きが起こりました。

欧米の患者会の新戦略

TREAT-NMD(Translational Research in Europe for the Assessment and Treatment of Neuromuscular Disease：トリート・エヌ・エム・ディー。NMDは神経筋疾患のこと。神経筋疾患の評価と治療を推進するための、ヨーロッパ11カ国の患者会）のホームページに、12月4日付で、「DMDのベスト・プラクティス・ケアの国際コンセンサス・ガイドライン」が出ました。今後、各国語に訳されて（日本語はいつ？）世界中に流布されるそうです。

この患者会が推奨する文献は、医学界の一流誌、The Lancet Neurologyのレビューです。The Lancet＝ランセットは、臨床医学の分野のサイエンスやネイチャーのような雑誌です。

この文献は、TREAT-NMDのホームページから入れば、誰でも見れます(TREAT-NMD website: http://www.treat-nmd.eu/diagnosis-and-management-of-dmd)。

このThe Lancet Neurologyの著者は、米国の疾病予防管理センター(CDC)が選出した84人の臨床医と理学療法士です。彼らは、DMD Care Consideration Working Group(＝DMDのケアを考えるグループ＝DMD-CCWG)と呼ばれています。呼吸のエキスパート委員会には、バック教授も入っています。彼らは、世界中のDMDのケアに関する1,981件の論文をスクリーニングし、そのうち489件の論文（英語か英文抄録のあるもの）を参考にしたそうです。実際に文献に引用されたのは、253件の論文でした。

日本人の論文は、旧国立療養所筋ジス病棟時代の研究成果を中心に10編程度ありました。呼吸だけでなく、心臓や栄養、消化管の問題、社会的・心理学的問題、ステロイドやデフラザコートなど薬物療法も書かれています。遺伝学、小児呼吸器科、神経内科、小児消化器科、循環器科、整形外科、リハビリテーション科、小児病院の理学療法学、栄養学など、多くの科と学問と多職種による集学的ケアが提唱されています。

国際交流

ブラジル筋ジス協会の患者さんは、デュシェンヌ型筋ジストロフィーが多いそうです。経済的・社会的事情などにより、2003年にようやく人工呼吸器が公的負担になったそうです。ただし、NIVの中でも、バイレベルパップ型のタイプのみです。バイレベルパップの器械では、昼間の会話や食事の際にNIVをするのは簡単ではありません。電動車いすも、自己負担が高額で、必要な方の三分の一しか買うことができていません。そこで、NIVを終日までしながら、四肢・体幹の進行性の機能低下や心筋症、発達障害や心理的問題を本人周囲が理解しながら、どのようなことができるのかを模索しています。筋ジストロフィーの教育のためのアニメーションも製作予定だそうです（図8、9）。

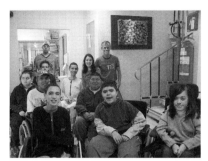

図8 ブラジル筋ジス協会の専門クリニックには、約150人の患者さんが、移送サービスで毎週通院している。

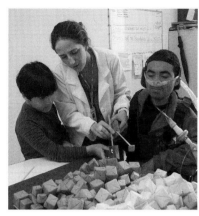

図9 米国ジョン・バック教授のところで短期研修した作業療法士と患者さんが折り紙で壁飾り作り。

米国

2010年、京都在住の先天性ミオパチーの兄弟が米国に移住することになり、当院三浦理学療法士と私が同行しました(図10)。母がコーディネートしたいくつかの医療機関(京都第二日赤病院小児科、国立精神・神経センター、当院など)のネットワークでフォローしていました。数年前に来日したジョン・バック教授にも呼吸リハビリテーションの指導を受けたことがあります。また、米国に一時帰国した父が、カフアシストを購入するにあたり、ジョン・バック教授に処方を書いていただいたこともあります。

兄弟は、睡眠時のNIVをしていますが、カンザス州で在宅人工呼吸を開始するには、まず、家から車で3時間以上かかる大学病院ICUに入院し、米国筋ジス協会(MDA)が認める医師から処方を受ける必要があるということでした。大学病院小児ICUの医師は、お母さんに、「この子達が、米国のこの地域で育っていたら 窒息していたか、気管切開と胃瘻だったのではないかと思います、しかし、日本では NIVと経口食ができていたとは、驚きです。」と言ったそうです。

一家は、2011年秋には、フィラデルフィアに移住希望です。移住を決めた経緯は、カンザスの小児病院での一連のでき事からでした。例えば、家から病院まで250kmあり、それ以外は、一般のクリニックしかありません。RSウィルスによる急性気管支炎で入院した時、呼吸療法士(RT)が1日4回定時にカフアシストを実施しに来るのを待つ間、痰が溜まって、眼を白黒させながら待たなければなりませんでした。医師に尋ねると、「RTの数が足りなくて、頻回にカフアシストをかけてあげられなくて、すみません」ということだったそうです。母が病室のカフアシストを操作することや、家から自身のカフアシストを持ち込んで母が使うことを希望しましたが、許可されませんでした。日本の病院では容認していただいていました(米国ニュージャージー医科歯科大学のジョン・バック教授のところでも、在宅指導を兼ねて、家族に使用を指導していました)。

また、RSウィルス感染で入院時に、NPPV条件で、呼気の気道陽圧(PEEP)を増加し、軽快してからも、元に戻してくれませんでした。しかし、本人は、「PEEPがかかっていると息が吐きにくくて苦しいし、胸が痛い」と言うので、家に帰ってきてから、母がPEEPを解除しました。

MDAの認定した医師は何人かいましたが、神経筋専門医は一人もいませんでした。神経筋疾患の診療経験がほとんどない医療チームのもとで、胃ろうの適応のために、リスクの高いいろいろな検査を奨められたりしました。これらを振り返り、「兄弟はこの町では心身ともに救われない」と感じ、そうなれば、「一日も早くこの町を脱出しなければならない」と一家の意志が固まりました。

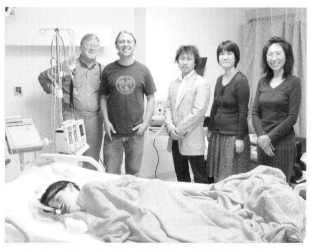

図10 米国カンザス大学病院小児ICUで。日本からカンザス州へ移住した先天性ミオパチーの兄と。当院三浦PTと私とが、父母の要請に基づき、同行させていただきました。

イタリア

イタリアの小児ICUで働くニコリニ・アントネロ先生は、脊髄性筋萎縮症(SMA)の最重症型であるI型(小児のALSとも言われる)を数十人、NIVでマネジメントし、論文報告しています。バック先生いわく、SMA I型のNIV例の気管挿管・抜管を含めた長期マネジメントに世界で一番熟練している若手医師だそうです。2010年、バック先生が別のイタリア医師に渡した英訳版『非侵襲的人工呼吸療法(NIV)ケアマニュアル－神経筋疾患のための－』[11]を見かけて、「どうやったら買えるのですか？」とメールで問い合わせが来ました。非売品なので、30冊お送りしました。とても喜んでくれて、「大事な同僚達に渡します」とのことでした。そして、「2012年に、神経筋疾患の非侵襲呼吸ケアのカンファレンスをするので、バック先生と一緒に講演を」とメールが来ました。NIVが最も豊かに行われているイタリアで、2014年に当院多職種が書いたマニュアルがイタリア語訳で出版されます。

米国疾病間慮棒センター(CDC)が推奨する「デュシェンヌ型筋ジストロフィーのケアのガイドライン」(欧州患者会TREAT－NMDのホームページから見れます)、スタンフォード大学医師がリーダーの欧米専門医らによる「先天性筋ジストロフィーのケアのガイドライン」(ブラジルも入っています)、2009年の米国小児科学会誌の「小児神経筋疾患の呼吸ケア」特集号(全国有志による日本語訳あり)などを、今後、日本でも、より良く適合していけるように願っています。

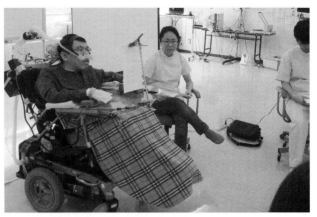

八雲病院作業療室で、デュシェンヌ型筋ジストロフィーで終日NIV患者さん(38歳)が週1回昼休みに英会話サークル。
シルビアも加わり、堪能な英語で、ブラジルとの同じ点や違う点など、わいわい盛り上がっています。

文献

1) 日本リハビリテーション医学会診療ガイドライン委員会および神経筋疾患・脊椎損傷の呼吸リハビリテーションガイドライン策定委員会：神経筋疾患・脊椎損傷の呼吸リハビリテーションガイドライン, 金原出版. 東京. 2014.
2) ATS Consensus Statement: Am J Respir Crit Care med, 170: 456-65, 2004.
3) 日本呼吸器学会NPPVガイドライン作成委員会：NPPV(非侵襲的陽圧換気療法)ガイドライン, 南江堂, 東京, 2006.
4) Birnkrant DJ, Panitch HB, et al: Chest 2007; 132: 1977-1986.
5) Simonds AK: Chest 2006; 130: 1879-1886.
6) C. Dohna-Schwake, P. Podlewski, et al: Pediatr Pulmonol, 2008; 43: 67-71.
7) Kohler M, Clarenbach CF, et al: Am J Respir Crit Care Med, 172: 1032-1036, 2005.
8) Birnkrant DJ: Pediatric Pulmonology, 2006; 41: 1113-1117.
9) Toussaint M, Steens M, et al: Eur Respir J, 2006; 28: 549-555.
10) Bach JR, Bianchi C, et al: Eur Resp J, 2007; 30: 1465-6(letter).
11) 石川悠加編著：非侵襲的人工呼吸療法ケアマニュアル～神経筋疾患のための～. 日本プランニングセンター, 2004.

(石川　悠加)

23　筋疾患診断にまつわる誤解と落とし穴

愛知県コロニーでは、約25年前から神経筋疾患の診断を開始し、その後、患者さんの年齢が長じるに従って、呼吸管理を中心とした全身健康管理を行っています[1]。稀少疾患である神経筋疾患は、医療の全般からすれば特殊な分野であり、多数を占める一般感染症・成人呼吸器疾患・心筋梗塞などとは救急医療の現場でも異なる治療法を必要とします。しかし、人工呼吸管理について書かれた教科書を見ても、筋疾患治療の特殊性についての記述はほとんどなく、多くの医療者は失敗を含む経験の積み重ねによってそれを習得するか、経験者からのいわゆる口コミによって知識を得る以外ないのが実情ではないかと思われます。

本稿は、呼吸管理を中心とする筋疾患治療にまつわる誤解と落とし穴について個人的な見解を述べ、またそれ以外の診断と治療全般にわたる分野でも盲点と思われる事項について付記したいと思います。現在、医学界ではEBM（根拠に基づく医学）が強調されています。これから述べる見解は、必ずしも十分な科学的なデータに基づきすべて確立した事項ではないかもしれません。しかし、筋疾患の専門的治療に直接たずさわる多くの医療者が体験し感じている事項ばかりだと思っています。

呼吸管理に関する落とし穴

呼吸障害には閉塞性と拘束性があります。閉塞性は気道の狭窄や痰などの貯留によるものであり、拘束性は呼吸筋（肋間筋・横隔膜筋）の動きが低下するために起こります。神経筋疾患の呼吸障害の基本は拘束性のものですが、痰の排出ができず貯留すれば閉塞性を合併します。基本が拘束性であるため、挿管や気管切開は必要なく、非侵襲的人工呼吸療法（NPPV）が基本です[2]。しかし、これだけでは痰の排出ができないため必要に応じてカフマシーン（カフアシスト）（器械による咳介助）を要します。非侵襲的人工呼吸により換気が改善すれば酸素療法の必要はなく、不要な酸素療法は患者さんの換気努力を抑制し、CO_2ナルコーシスを引き起こします。どうしても酸素が必要な場合は、人工呼吸との併用が必要です。非侵襲的治療だけでは改善しない場合は気管切開人工呼吸（TPPV）へと進みますが、カフマシーンにより排痰して、極力、TPPVは避けるか、先に引き延ばすべきだとされています。

1）酸素の大量投与の危険性

呼吸管理の一般的な治療法には、酸素療法と人工呼吸療法があります。もっとも、教科書的な記載では、急性の呼吸感染症、成人呼吸器疾患や心筋梗塞、新生児低酸素障害などが対象疾患として想定されています。これらの疾患では、必ずしも呼吸筋の筋力低下を伴わないため、酸素治療はむしろ必須の治療法であり、決して有害なものではありません。しかし、呼吸筋力の低下した神経筋疾患では、過剰な酸素療法は呼吸抑制を引き起こし、容易にCO_2ナルコーシス（炭酸ガスが貯留し意識障害を引き起こすこと）を発症します。同様な現象は、脳性まひでも時に見られますが、神経筋疾患で顕著です。救急車内や多くの医療機関では、SpO_2（酸素飽和度）は測定しても、血中CO_2濃度を測定することは少ないため、酸素療法によってSpO_2の上昇が認められると患者さんの状態は改善していると解釈されます。

しかし、その間にもCO_2は上昇し、意識低下がみられ、最後は呼吸停止に到ります。このような事例は、現実にしばしば見聞することがあります。救急隊員や救急医療機関で周知されることが必要ですが、神経筋疾患は稀少で特殊な疾患であるために、なかなか理解を得ることが困難な現実があります。圧倒的多数を占める成人疾患などでは、酸素投与は患者さんの救命率を高めることのできる治療法だからです。しかし、たとえ稀少疾患であっても、直接に生命に関わることであり、神経筋疾患での特殊性を強調することは、臨床上、非常に重要なことでは

ないかと考えます。

筋ジストロフィーの人工呼吸治療で名高いJohn R Bach教授は、その教科書の中で「筋疾患患者に対しては、肺炎の治療に人工呼吸器を使用している時以外は酸素を使用してはならない」[3]と言い切っています。

2）いわゆるウィーニングの問題

人工呼吸療法の教科書には、必ず「ウィーニング」の項目があります。呼吸器を離脱するためには、ウィーニング（乳離れの意の英語）の過程が必要であり、人工呼吸器の設定を徐々に下げていって（たとえば呼吸回数を下げていって）本人の自発呼吸を促し、最後は本人の呼吸だけですむように誘導する必要があると書かれています。多くの小児科医や内科医または外科医は、新生児医療やICU（集中治療室）での人工呼吸療法を学んだ後に神経筋疾患の治療に当たるため、呼吸器の離脱にあたっては必ずウィーニングを行う習慣があります。

しかし、神経筋疾患の患者さんでは、もともと呼吸筋力が極めて弱いため、呼吸回数の設定がたとえ10回、8回と減少されても、その回数に依存・同調してしまい自発呼吸は出ないことが多いのです。その結果、換気状態が低化してしまい、回復してきた肺炎がまた悪化することもよくみられます。神経筋疾患の患者さんでは、中途半端な人工換気はむしろ有害であり、肺炎等が改善すればただちに呼吸器の離脱を行い本人の努力呼吸を促すか、または挿管による人工呼吸なら非侵襲的人工呼吸（NPPV）へ移行していくことが望ましいと思われます。

また、同様の理由で、人工呼吸器の設定をSIMVモードなどにして、自発呼吸を期待して換気回数を減らしておくことも、患者さんは低い呼吸回数に同調してしまい低換気状態となるので好ましくありません。神経筋疾患の患者さんの人工呼吸モードは、コントロール（強制換気）でよい場合が多いようです。

3）鎮咳剤の使用を避け、去痰剤を内服する

神経筋疾患の末期の患者さんでは、最大呼気流速（CPF）が非常に低下しています。特に呼吸器感染症に罹患して痰の多い時は、患者さんは弱い排出力でも必死になって排痰を試みています。咳が続くことは苦しいことではありますが、必要があって排痰しているわけであり、その排痰活動を鎮咳剤で抑制することは気道内の痰や分泌液の貯留を温存させることになり、最悪の場合、窒息の原因になります。呼吸筋力低下が一定程度以上進んだ筋疾患の患者さんでは、必要な排痰活動を抑制することになるので、決して鎮咳剤は使うべきではありません。一方、適度の去痰剤は痰の粘稠度を低下させ排痰を容易にするため効果的です。鎮咳剤の使用を避け、適度の去痰剤の内服が好ましいと思われます。

診断・検査にまつわる誤解と落とし穴

呼吸管理以外にも、筋疾患に関する誤解と落とし穴はたくさんあります。以下は、筋疾患の診断や治療にあたるほとんどの医療者なら常識として知っていることも多いと思われます。しかし、専門外の医療者には案外知られていない事実かもしれませんので、ここで記載しておきたいと思います。

1）AST（GOT），ALT（GPT）の上昇は筋ジストロフィー患者さんでは肝障害を意味しない

最近では少なくなってきましたが、筋ジストロフィーの初期の子供さんで、たまたま発熱時などの血液検査でAST（GOT），ALT（GPT）の上昇を指摘され、肝炎ではないかということで地元の医療機関で経過追跡されていることがあります。そのため、運動制限が指示されて、筋ジストロフィーの患児にとって重要な適度な全身運動が禁止されたり、時には肝生検まで実施されてしまうことがあります。数ヶ月してようやくCK（CPK）がオーダーされ、肝障害でなく筋ジストロフィーと診断され、専門医療機関へ紹介されてきます。

CKもAST、ALTも細胞からの逸脱酵素であり、CKは主として筋肉から逸脱します。AST、ALTも肝臓だけでなく筋肉からも逸脱してきます。CKが数千単位以上に上昇する場合、AST、ALTも数百まで上昇するので、CKが測定されるまでは肝障害と誤って診断されることは珍しくありません。筋疾患と肝障害をまれに同時に罹患することもありますがこれは例外的です。ちなみに、γ-GTPは筋疾患では決して上昇しないので、鑑別に有効です。

2）神経芽細胞腫のマススクリーニングでの偽陽性

数年前に上記のスクリーニングは中止となったため現在では聞かなくなりましたが、年少の福山型先

天性筋ジストロフィーの患者さんで上記のマススクリーニングで高値を指摘され、再検査や入院検査を指示された患者さんが少なからずいました。神経芽細胞腫では尿中VMAが上昇するため、濾紙検査の結果が高ければ細胞腫の疑いがあります。ただ1回尿では尿の濃淡の差があるため、VMAのクレアチニン比を取って数値を出します。しかし、筋疾患児ではクレアチニン（CRN）を産生する筋肉の総量が少ないため分母が低くなり、VMA/CRNは上昇し、このスクリーニングで正常値を上回りやすくなります。そのため、何度も再検査や入院検査を繰り返した患児もありました。もちろん細胞腫は検出されませんでした。結果的には不必要な再検査・入院検査と言わざるをえません[5]。もうこのスクリーニングは復活しないと思われますが、今後、同様な尿のクレアチニン比を取る検査で筋疾患患者さんが不利益をこうむる可能性があります。注意が必要です。

3）ケトン体と血糖値の上昇（または低下）

筋肉組織は、成人男子では体重のほぼ半分を占め、全身の糖代謝に大きく関与しています。腸管で吸収された余剰な糖分は筋肉内でグリコーゲンとして貯蓄され、いざというときのエネルギー源とするため保存されます。しかし、神経筋疾患の患者さんでは、筋肉細胞そのものが少ないため、筋肉におけるエネルギーの預貯金ができず、感染時や疲労時に脂肪代謝によってエネルギーを捻出しようとします。そのため、脂肪の分解によりケトン体の産生が高まり、血中の総ケトン体濃度が上昇し、尿中にケトン体が検出されやすくなります。

したがって、福山型先天性筋ジストロフィーの患者さんなどでは自家中毒症状を来しやすく、また無症状の場合でも尿ケトンを検出することが時にあります。また、成人患者さんでは、筋肉内にエネルギーの預貯金ができないため、カロリー摂取直後には高血糖になりやすく、また空腹時には低血糖になりやすい傾向があります。経口糖負荷テストでは、容易に糖尿病の診断を受けることがあります。しかし、重症の糖尿病症状を呈することはまれであり、特発性の成人型糖尿病とは本質的に異なります。

また、同様のメカニズムで、福山型先天性筋ジストロフィーの患児では、感染などにより重症化した時に重度の低血糖を呈することがあります。挿入ホモ型でもみられますが、複合ヘテロ型で多く見られます。迅速なブドウ糖を含む補液やその他の治療を必要とします。

4）いわゆる「こむらがえり」

デュシャンヌ型やベッカー型の筋ジストロフィー男の子の母親から、こどもさんが急に下腿を痛がって泣くとか、歩けないと言って電話がかかってくることがあります。さわってみると両方のふくらはぎの筋肉（腓腹筋）がカチカチに張っています。いわゆる「こむらがえり」に近い状態ですが、数時間から半日続くことがあります。よくある症状ですが教科書にはほとんど記載がありません。原因としては、尖足のため運動時に腓腹筋に常に張力（負担）がかかっていることや、筋細胞膜がジストロフィン蛋白の欠失のため脆弱で透過性が高まり、カルシウムが流入して過収縮を起こしやすいことが考えられます。腓腹筋だけでなく、大腿筋や首の筋肉（胸鎖乳突筋）に起こることもあります。

筋ジストロフィーの初期段階で起こりやすく、進行が進むとむしろ起こらなくなります。膝を曲げながら足首を背屈させ（甲の方へ引っ張り）、ふくらはぎを軽くマッサージしてあげると楽になります。ダントリウム（筋弛緩剤の一種）の内服が有効なことがあります。

5）拡張型心筋症

デュシャンヌ型およびベッカー型筋ジストロフィー、一部の肢帯型筋ジストロフィーでは、程度に軽重の差はありますが拡張型心筋症を合併します。患者さんの一部では、呼吸障害より前に心筋症が悪化し重篤となります。もっとも、大半の患者さんでは、EF（心室駆出力）はある程度まで低下しても、激しい運動ができず結果的に安静が保たれるために、ＥＦ値が低下している割には、心不全の症状が容易には出現しないことがあります。筋ジストロフィーの患者さんに慣れていない循環器の専門医が指摘するほど予後は悪くないこともあるようです。もちろん、拡張型心筋症が重篤な患者さんでは早期からの治療が必要です。

また逆に、Becker型筋ジストロフィーの患者さんなどで、全身の骨格筋の筋力低下はほとんどみられず心筋の障害の方が重篤な場合があります。このような患者さんでは、たとえ運動能力がすぐれていても、過激な運動を続けていると心負荷がかかり

心不全がいつの間にか悪化することがあるので注意が必要です。

6) 褥　創

重症の神経筋疾患の患者さんの末期では、寝たきり状態となり、血管が圧迫され末梢循環障害をきたし、褥創発生の危険があります。しかし、デュシャンヌ型などの知能の良好または軽度の知的障害の患者さんでは、感覚神経は保たれているので、頻繁に体位の変換を母親や介助者に要求します。そのため、思いのほか褥創はできにくい傾向があります。頻回な体位交換は、介助者にとってはきわめて負担が大きいのですが、おかげで筋ジストロフィーの患者さんでは他の疾患の患者さんと比較して褥創ができにくい傾向があります。これは、感覚が鈍麻し皮膚組織の老化したお年寄りや、痛みや要求の表現のできない脳性まひの患者さんとは異なる現象です。

参考文献
1) 熊谷俊幸：筋ジストロフィー患者さんの在宅医療－愛知県コロニーでの具体的事例－, 難病とケア, 2004; 10:
2) American thoracic society board of directors: Respiratory care of the patients with Duchenne muscular dystrophy. ATS consensusu statement. Am J Respir Crit Care Med 170; 456-465, 2004
3) John R Bach著, 大澤真木子監訳：神経筋疾患の評価とマネジメントガイド, 診断と治療社, 1999
4) Birnkrant JB, Panitch HB, Benditt JO et al; American college of chest physicians consensus statement on the respiratory and related management of patients with Duchenne muscular dystrophy undergoing anesthesia or sedeation Chest 132: 1977-1986, 2007
5) 熊谷俊幸, 三浦清邦, 鈴木淑子他：神経筋疾患で誤って解釈されやすい検査値について－神経芽細胞腫マススクリーニングを中心に－, 第46回日本小児神経学会総会（2004）

（熊谷　俊幸）

24 在宅人工呼吸療法
(Home Mechanical Ventilation, HMV)

筋ジストロフィー、なかでもデュシェンヌ型筋ジストロフィーは手足や体幹の筋力に加え呼吸筋の筋力も弱化します。生きていくのに必要なエネルギーを産生するためには呼吸によって体内に酸素を取り入れることが必要です。十分な呼吸ができなくなった状態を呼吸不全といいます。この呼吸不全にしっかりと対応しないと、患者さんの生命は維持されなくなります。

患者さんが呼吸不全の状態になったときには、主治医は患者さんを細かく診察し、検査を行い、患者さんの呼吸機能を含めた全身状態を把握した上で、現状の説明と選択できる治療法について詳しく説明します。選択肢の中には人工呼吸療法が含まれます。

人工呼吸器を使って延命することは、一生の間入院生活を余儀なくされることを意味しません。近年、在宅で呼吸管理を受ける患者さんが増えてきました。現在、在宅人工呼吸療法（Home Mechanical Ventilation, HMV）は保険診療で認められた治療法になっています。これは従来の気管切開という手術を必要とした人工呼吸に加えて、手術が不要な鼻マスクを用いた間歇的陽圧換気療法（Nasal Intermittent Positive Pressure Ventilation、NIPPV）が普及したことが大きな要因です。HMVは、入院によって人工呼吸療法の導入に成功し呼吸状態が安定した患者さんが、在宅での療養を希望した場合に適応になります。

本稿では、NIPPVを用いたHMVについて概説します。

人工呼吸が必要になる時期

呼吸を行っている筋肉は主として横隔膜と肋間筋で、呼吸筋と呼ばれます。筋ジストロフィーではこれらの呼吸筋が障害されます。頸部や体幹の筋群もある程度は呼吸運動を補助しているので、呼吸不全が出現すると患者さんには頭部を含め上体を前後に動かす「舟漕ぎ運動」が現れます。

表1　呼吸不全初期の自覚症状

- 朝の起床後や日中に頭痛（頭の重さ）が続く。
- 熟睡の困難、すなわち寝付きにくくなり、いったん寝ても夜中に何度か目覚めるようになる。
- 肩で呼吸をする、あるいは上体を前後に振って呼吸するようになる。
- 会話の途中で息切れがしたり酸素不足で頭がボーっとする。
- 最近、急に痩せてきた。

呼吸筋力が正常ならば、胸郭を十分に拡張し、肺の袋である肺胞で、大気中の酸素を取り込み不要な炭酸ガス($PaCO_2$)を排出する肺胞換気が行われます。肺胞換気が正常ならば動脈血の酸素分圧(PaO_2)は85mmHg以上，炭酸ガス分圧は45mmHg以下に維持されます。筋ジストロフィーの患者さんでは肺胞での酸素と炭酸ガスの交換が不十分になり、これを肺胞低換気と呼びます。この時$PaCO_2$は上昇しPaO_2は下降するため、様々な自覚症状が出現します（表1）。

これが呼吸不全の出現です。「最近、朝の目覚めが悪い。」「日中に頭が重く身体がだるくなった。」「食欲が落ちてご飯がおいしくない。体重も急に減ってきた。」など呼吸不全が疑われる徴候が現れてきたら、速やかに病院に受診して動脈血ガス分析を受けてください。

呼吸不全では身体各所への酸素の供給が不足し、組織の代謝が障害され生命の危険が生じます。動脈血ガス分析ではPaO_2が低下し$PaCO_2$は上昇します。$PaCO_2$が60～65mmHgを超えたときに人工呼吸器による呼吸管理を開始しないと、半数のデュシェンヌ型筋ジストロフィーの患者さんが半年以内に亡くなることがわかっています。従って一般的には、呼吸不全の症状が出現し$PaCO_2$が60mmHgを超えた時点が人工呼吸の開始時点と考えられています。

鼻マスクを用いた間歇的陽圧換気療法
（Nasal Intermittent Positive Pressure Ventilation、NIPPV）

　NIPPVは、1990年頃からわが国で行われるようになった代表的な「非侵襲的」換気療法です。従来の、喉の部分にメスを入れて（気管切開）気管に管を通す人工呼吸ではなく、鼻マスクから空気を送る患者さんに負担の少ない人工呼吸法なので「非侵襲的」という言葉が使われています。現在、多くの筋ジストロフィー病棟をもつ国立病院機構の病院がNIPPVを人工呼吸法の第一選択としています。

　NIPPVは患者さんに空気を吹き込む鼻マスクと人工呼吸器から構成されます。鼻マスクは、現在さまざまな大きさのマスクを複数の会社の製品から選択することができます。従って、個々の患者さんに最もよく適合する鼻マスクを探し出す作業が大切です。鼻マスクが合わない場合、鼻マスクの合併症として鼻根部の皮膚に潰瘍などの皮膚障害を生じる事が問題となります。また、鼻マスクを顔に密着させることは大切ですが、必要以上の圧迫をしないように常に注意が必要です。

　さて、いきなり在宅でNIPPVを用いたHMVを開始することは困難です。まずはNIPPVを導入するための入院が必要です。この入院は筋ジストロフィーの治療を行っている各地の国立病院機構の病院で可能です。

　患者さんが入院すると、病院の主治医はHMVを希望する患者さんや家族の方の意思を確認し、患者さんの病状を詳細にチェックし、HMVの可否を検討します。続いて主治医は看護師などの病棟スタッフとともに、患者さんや家族の方を対象にしたHMVの教育プログラムを作成します。

　教育研修プログラムには「病気の知識」「介護の仕方」「人工呼吸器や吸引器、アンビューバッグなどの機器の取り扱い方法」「緊急時の対応法」などが含まれています。患者さんがNIPPVに慣れ家族の方の学習も一通り終了した頃に、院内におけるナイトトレーニングが行われます。

　これは近く在宅に移行するための予行練習の意味をもちます。すなわち、病室で家族の方が患者様と夜を過ごし在宅のシミュレーションをします。これによって夜間の状態を把握し、問題点を洗い出し、患者さんと家族の方がともに在宅への自信をつけることを目的とします。

　スタッフはナイトトレーニングでの家族の方の知識や技量を評価し適切な指導を行います。つづいて、できれば複数回の試験外泊を行います。その後、HMVに関する同意書を病院長とやり取りし、病院長が呼吸器供給業者とレンタル契約を締結し、患者さんは病院からレンタル人工呼吸器を貸与されるなど在宅への移行に必要な諸手続きが行われます。

　個人では直接に業者とレンタル契約ができないので、病院とディーラーの間で契約してもらい、病院が業者からベンチレーターをレンタルし、それを個人に在宅医療機器として貸し出すかたちがとられるわけです。業者によっては直接個人宅を訪れ、呼吸器のメンテナンスをしてくれます。ほとんどの業者は24時間対応なので安心です。

　これらが完了するといよいよHMVに移行します。退院後は毎月一度外来受診し、体調のチェックを行うことが必須です。以上はあくまで一般的な導入例であり、施設によって方法に違いがある場合がありますので、詳細はお住まいの地域の筋ジストロフィーを担当している国立病院機構の病院にお問い合わせください。

緊急時の対応

　人工呼吸器を使って家庭で生活する場合、緊急時の対応について準備しておくことが大切です。まずは緊急時について病院の主治医とよく話し合っておくべきです。緊急時に患者さんの体調の変化を知るためには、患者さんの普段の調子を知っておき、この状態と比較しなければなりません。

　そのためには、まずはご家族の方には、常日頃から患者さんの体調を把握していることが求められます。患者さんの「バイタルサイン」を観察してください。バイタルサインとは患者さんの健康状態の基本となる指標で、体温・呼吸・脈拍・血圧の4つを観察することです。

1） 体　温

　一般的には37℃未満が平熱とされますが、個人によって平熱は変わります。また、わきの下や口の中など計測部位によっても異なります。できれば毎日体温を計測して、その方の平熱を把握しておいてください。これを基準にしてその日の体温が高いかどうかの判断をします。風邪や肺炎などの感染症のと

きには体温は上がることが多いので、体温は感染症に罹患しているかどうかの大切な指標となります。

2）呼 吸

呼吸数・呼吸の深さ・呼吸音・患者さんの表情・顔面や口唇、爪の色（チアノーゼの有無）などを総合的に観察します。

3）脈 拍

手首の血管で脈拍を測定します。1分間の脈拍数を計測し、リズムの不整がないか注意します。

4）血 圧

脈拍とともに心臓の状態の把握に大切です。潜在性の心不全をもつ患者さんの場合、重要な項目です。

5）経皮的動脈血酸素飽和度測定(SpO$_2$)

SpO$_2$を計測するためにはパルスオキシメーターという機器が必要ですが、計測法は簡単で初心者の方でもすぐに操作でき、血中の酸素の量と脈拍が測定できます。まったく痛みを伴わないので患者さんの負担が少ない検査でもあります。一般にSpO$_2$の正常値は95％以上です。95％未満となった場合は要注意で、90％以下の場合はPaO$_2$では60mmHg以下に相当し、すみやかな医学的対応が必要といえます。

6）意識状態

脳の中の酸素が不足すると意識障害を起こします。すなわち傾眠傾向になり、うつらうつらすることが多くなります。いつもに比べなんとなく様子がおかしく感じたり、名前を呼んだときの反応が鈍くなったりもします。

さて、患者さんの緊急事態の際にはできるだけ冷静になってください。まず、すぐに救急隊に連絡し、患者さんの急変を伝えてください。そして患者さんの状態を観察してください。その際、常日頃からのバイタルサインの観察習慣が役に立ちます。意識の有無（呼びかけに答えることができるかなど）、呼吸状態、顔面・口唇、爪にチアノーゼがないか、脈はあるか、嘔吐はどうか等、バイタルサインを把握します。

救急隊が到着したら、観察した内容について説明し、緊急時の対応をお願いしている医療機関への搬送を依頼して下さい。

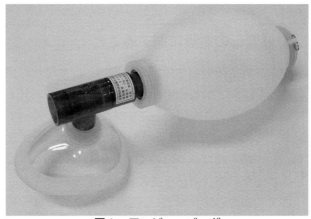

図1　アンビューバッグ
片手でフェイスマスクを、患者さんの口と鼻を覆い顔に密着するように当てて、もう一方の手でマスクをもむ。手元に1台は装備し、人工呼吸器のトラブルなどの緊急時に備えて操作法に習熟しておきたい。

NIPPVを装着しての外出時

人工呼吸器を使っていても、家の中に閉じこもりきりになる必要はありません。全身状態が安定していれば外出することが可能です。人工呼吸器を持ち出して外出します。人工呼吸器の電源は外部バッテリーを使います。

ほとんどの在宅用ポータブル・ベンチレーターには外部バッテリー用の接続端子がついています。外部バッテリーは40アンペアくらいのシールド式のものが良く用いられます。ただし、外出中のバッテリー不足を生じないためにも、外出先ではまめにコンセント（交流電源）から電源を取るようにします。そのための延長コードを車イスに積んでおきましょう。

介助者の方はアンビューバック（手動式の換気装置）の操作に慣れておき、アンビューバッグを持ち歩くようにするのがお勧めです（図1）。アンビューバッグはいざというとき役に立つ、いわば手動式の人工呼吸装置といえます。アンビューバックを人の手でもむように押すと、空気を肺に送り込むことができます。アンビューバッグを携帯すれば、もし人工呼吸器にトラブルがおきても短時間の対応が可能になります。

介助の方がアンビューバッグを押している間に、周りの人に救援を求めるわけです。アンビューバッグは手元に1台備えておけば在宅での万が一の人工呼吸器のトラブルのときにもたいへん役に立ち心強い

ものです。ぜひ操作法に習熟しておきたいものです。

脊柱変形の対策に関すること

現在、人工呼吸療法は広く普及し、ほとんどの患者さんが選択される治療法になりました。筋ジストロフィーの患者さんにとって、人工呼吸器を使って延命することはごく普通の治療になったといえます。延命が可能になったのですから、次になるべく苦痛が少ない療養生活を考える必要があります。

さて、多くのデュシェンヌ型筋ジストロフィーの患者さんは、歩行不能になる頃より脊柱の変形を発症します。特に問題となるのは、脊柱が左右のどちらかに曲がる「脊柱側弯」という状態です。これは患者さんにさまざまな種類の苦痛をもたらします。

脊柱側弯は発症すると座位のバランスが悪くなり、車椅子などで長時間の座位をとるのが困難になります。また、脊柱には心臓や肺を入れる骨でできた籠のような胸郭が付いています。脊柱が側弯すると、この胸郭の形もいびつになり、胸郭の中の肺や心臓の位置にも影響し、肺へ空気を送る気管の位置も移動したり、気管の変形を起こしたりします。そのため呼吸をするのに不利になったり、痰の喀出が難しくなったりします。

ですから、呼吸不全が発症する以前から、脊柱の変形を起こさないように注意しなければいけません。まだ歩ける時期から対策を始めるようにしてください。例えば、なるべく長く歩行能力を維持すること。このためには筋ジストロフィー専門の病院の指導をうけて、必要があればリハビリテーションを続けながら下肢の関節の拘縮をできるだけ予防することが大切です。

自力で立位をとれなくなった後も、起立台などを用いた起立訓練は脊柱変形予防の観点から有効です。また、座位の際は背筋を伸ばしてまっすぐ良い姿勢をとるくせをつけることも重要です。そして、いったん脊柱変形が始まれば、適切なリハビリテーションなどを行いできる限り進行を予防すること、必要に応じて「脊柱矯正術」といった手術も考慮されることがあります。

残念ながら脊柱変形が進行してしまったら、座位保持対策を工夫してできるだけ快適に座位をとれるようにしましょう。各種の「座位保持装置」の使用が可能です。その多くは患者さんの体の形に合わせて立体的な座面と背もたれをオーダーメイドで製作することによって少しでも快適な座位を目指すものです。脊柱変形は座圧の特定の部位への一極集中をまねき、殿部に褥瘡などの痛みを伴う皮膚障害を起こすことがあります。最近は車椅子用のクッションも、患者さんの症状にあわせてさまざまなタイプから選択できるようになりました。十分に利用したいものです。

文　献

1) 厚生労働省精神・神経疾患研究委託費「筋ジストロフィー患者のQOLの向上に関する総合的研究班」在宅ケア分科会・編：筋ジストロフィーの在宅人工呼吸療法（Home Mechanical Ventilation, HMV)支援マニュアル. 福岡, 1999
2) 川村　潤・他：Duchenne型筋ジストロフィーの末期に見られる異常呼吸運動. 運動障害2, 25-27, 1992
3) 大竹　進・他：筋ジストロフィーに対する鼻マスクによる人工呼吸（NIPPV）の試み. リハ医学29, 817-822, 1992
4) 安東範明・他：Duchenne型筋ジストロフィー症における脊柱側弯発生のメカニズム―傍脊柱筋X線CTによる検討―. 臨床神経, 32：956-961, 1992
5) 安東範明・他：障害者の動作分析―新しい歩行分析法による検討―. リハ医学, 31：483-489, 1994
6) 安東範明・他：筋ジストロフィー症の新しい靴型装具開発の試み. 神経治療, 11：355-358, 1994
7) 安東範明：脊柱変形の保存的治療について. 厚生労働省精神・神経疾患研究委託費「筋ジストロフィーの治療と医学的管理に関する臨床研究班」脊柱側弯治療プロジェクト・編, 筋ジストロフィーにおける脊柱変形の治療・ケアマニュアル, 新星社, 東京, 2004, p. 61-70
8) 安東範明・他：筋ジストロフィー症の車椅子用クッションの検討. 神経治療11：273-277, 1994
9) 安東範明：筋ジストロフィーのADLを測る. 神経内科65, 51-58, 2006

（安東　範明）

25　肺の成長も考えた呼吸ケア

　私は小児科医ですが、その中で小児神経を専門としています。小児神経科が担当する疾患のなかで、筋ジストロフィー、先天性ミオパチー、脊髄性筋萎縮症といった神経・筋疾患を持つ患者さんを比較的多く担当しています。もともと呼吸器疾患の専門家というわけではないのですが、神経・筋疾患は呼吸の問題を合併することがとても多いので、呼吸ケアを提供する場面が全体の診療の中で大きな比重を占めます。

　本稿は小児神経・筋疾患に対する呼吸ケアを提供しているなかで日常考え、意識していることを書いてみたいと思います。

神経・筋疾患と呼吸

　神経・筋疾患は全身の筋肉が弱くなる病気ですが、呼吸の問題は何故生じてくるのでしょうか？それには呼吸という日常意識することなく、でも常に行っている生理現象がどのように行われているのかを理解していただく必要があります。肺にはもともと自分では広がったり、縮んだりする力はありません。肺を包んでいる胸郭（きょうかく）にある様々な呼吸筋が協力して働くことで呼吸は行われます。その中でも重要な役割を担っている呼吸筋は、肋間筋という肋骨と肋骨の間にある筋肉（牛肉でいうとカルビ肉）と横隔膜というお腹と胸を分けている筋肉（牛肉でいうとハラミ肉）です。これらの筋がうまく働くことによって、胸郭に交互に陰圧や陽圧がかかることで肺は広がったり、縮んだりすることになります。従って私たちが呼吸をする時には、筋肉の力を使って胸郭を動かしているということになります。神経・筋疾患をもつ患者さんの多く（全員ではありません）では骨格筋だけではなく呼吸筋、特に横隔膜が障害される場合が多く、その結果として肺が広がったり、閉じたりする力が弱くなってしまい、深呼吸を行うことが徐々に難しくなってくる場合があります。

　この深呼吸を行えなくなるということは結構やっかいなことなのです。これを説明するのに、少々たとえ話をさせていただきます。例えば足の筋肉の力が弱くなる頃には、関節の動きや柔軟性が悪くなってくる場合がありますが、これを関節拘縮（こうしゅく）と呼びます。これは関節の周りにある筋肉の力が弱くなるだけでなく、筋肉の柔軟性が低下してくることに由来します。それをできるだけ予防するために早めに筋肉のマッサージやストレッチを開始したり、また補装具などを使用することで伸びにくくなった筋肉を伸ばすようなリハビリを行うと思います。

　これと同じようなことが呼吸筋でも生じてくることが知られています。呼吸機能が低下してくると深呼吸ができなくなります。そうすると関節拘縮と同じことが呼吸筋でも生じてきて呼吸筋の柔軟性が悪くなってきます。胸郭の動きが低下してきて、呼吸筋の柔軟性が悪くなってくることで、胸郭を動かすのに徐々に大きな力を必要とするようになってきます。それによってさらに胸郭が動きにくくなってしまい、同じ呼吸をするのにより大きな力を必要とするようになってしまいます。そういうふうに次第に悪循環を示すようになってきて、患者さんごとに時期は様々ですが、ある時期に呼吸機能が強く低下してしまうことがあります。急性呼吸不全といってそれまでに特に呼吸機能に問題のない人が肺炎などで呼吸機能の低下が起こってきた場合には息苦しくなったりして、症状が目に見えて現れやすいのですが、神経・筋疾患の場合には慢性呼吸不全といってとてもゆっくりと呼吸機能が低下してくる場合がほとんどで、その場合には、体が無意識のうちに目一杯その状態に慣れようとしてしまいますので、かなりの呼吸機能の低下があったとしても自覚症状に乏しいことが多く、また慢性呼吸不全による症状も息苦しいという訴えは少なく、朝なかなか起きることができない、昼間に眠たいなどの一見呼吸の問

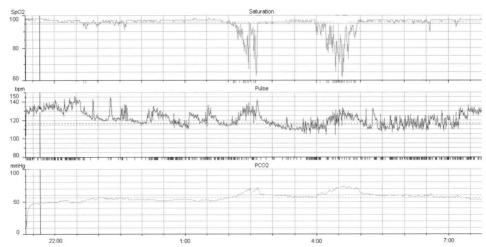

図1　夜間の呼吸モニタリング（上段：酸素飽和度、中段：心拍数、下段：二酸化炭素分圧）
酸素飽和度は正常では94％以上であるが周期的に著明な低下を示している。二酸化炭素分圧は正常では35～45mmHgであるが、常に50mmHg以上を示し、70mmHgを示すこともあった。このような明らかに問題がある状態でも自覚症状には乏しかった。

題とは認識されないような症状であることが多いのです。

神経・筋疾患の呼吸機能低下

ではどのようにして呼吸機能の低下を見つけていくのでしょうか。定期的な呼吸機能の検査はもちろん重要です。しかし小児、特に協力の得られにくい乳幼児の場合には外来で呼吸機能検査をすることはとても難しいのです。呼吸機能低下が心配な患者さんについては入院していただき、呼吸のモニタリングを特に夜間の状態を評価することで正確に呼吸の状態を評価することが可能です（**図1**）。

これは神経・筋疾患の呼吸機能低下はまず夜間から始まるということがほとんどであるからです。酸素飽和度モニターという血液中の酸素の量を簡単にみることのできる機器がありますが、これはたいていの病院でありますし在宅で使用されている場合もあると思いますが、私たちは酸素飽和度だけでなく、二酸化炭素分圧という血液中の二酸化炭素の濃度の指標となる値も同時にはかることのできる機器を使用して評価しています。この機器を用いることで、呼吸機能に問題がないかどうかを比較的簡単にかつ正確に評価することができ、呼吸リハビリテーションの開始や人工呼吸器の使用が必要かどうかを判断する目安とすることが可能です。

呼吸リハビリテーションについてはいくつかの方法がありますが、基本的な考え方としては深呼吸状態をうまく工夫して作るということになります。先ほど言いましたように普段の呼吸では浅い深呼吸しかできないわけですからそれを代用するために、たとえばアンビューバッグという蘇生用のバッグを購入していただき、それを使って介助者に手伝ってもらってマスクなどを利用して空気を人工的に入れてもらう、それを数回繰り返し、その間はのどの力で空気をはかないようにすることで人工的に自身の力以上に深呼吸状態を作り出すという方法です。アンビューバッグ以外にも人工呼吸器を利用する方法や、呼吸筋を利用せずにのどの筋肉の力を利用して何度も空気を飲み込むことで呼吸筋を利用せずに深呼吸状態を作り出す方法（舌咽呼吸とかカエル呼吸というふうに呼びます）があります。こういった方法をエアースタッキングとよび、神経・筋疾患の呼吸ケアの中でもとても重要な手技ですので、是非皆さんに取り組んでいただきたいと思います。ただしこの文を読んでいただくだけでは完全に理解して、実際に取り組んでいただくことは難しいので主治医や理学療法士に相談してみてください。

気管切開で人工呼吸器を着けた場合

気管切開で人工呼吸器を行っている患者さんの場合にはどうでしょうか？　神経・筋疾患の患者さんで気管切開をするということは、ほとんどの場合には気管切開による人工呼吸器を一生続けていくことを意味しています。その場合に人工呼吸器にはできるだけ頼りたくないので必要最小限の圧をかけるのにとどめてほしいという声を時々聞きます。また圧をかけすぎることで肺が破れてしまう（これを気胸といいます）のではないか、だから圧はあまりかけ

たくないという声も時々聞きます。このように圧を最低限にしかかけない人工呼吸器の条件は実は長い目で見ると大きな問題となる可能性があります。

深呼吸ができない状況で、かつ人工呼吸器も弱い力しかかけていないと、先ほど述べた深呼吸をしない状態を続けることになります。それによって胸郭を広げる機会がなくなってしまって胸郭が固くなり、胸郭を広げるのにより強い力が必要となってしまう恐れが生じてきます。そういう状態が乳幼児期から続いていると肺の成長が妨げられて、肺がとても小さいまま成長してしまい、非常に余力のない状態になってしまう恐れがあります。といいますのは深呼吸などの肺を広げようとする刺激が、肺の成長を促進するという考え方が認められるようになってきているのです。最初は弱い圧をかける条件でも最低限の呼吸はまかなえる場合も多いかと思います。

問題は特に思春期とそれ以降で、思春期を迎える頃には体の成長や二次性徴という成人への変化、またこの時期には側わん（脊柱の変形）も進むことが多く、この時期には呼吸の問題が表に出てくる場合も少なくありません。このような状態にできるだけならないようにするにはどのようにするといいのでしょうか。一概にはいえない面がありますし、私の考えがきちんとした根拠に基づくわけではありませんので、その辺は割り引いて読んでいただきたいと思います。

私は早い段階から気管切開の患者さんの場合には人工呼吸器の条件では強めの圧をかけるようにしています。もちろんいきなりではご本人が受け止めてくれるものではありませんので、ゆっくりと吸気圧、または一回換気量を上げるようにしていきます。普段の人工呼吸器の条件を整えることで肺の成長を促すという考えによります。また気管内吸引のあとにはアンビューバッグでしっかりと加圧するということも重要です。どうしても気管内吸引をすると肺には陰圧（肺が縮むような圧）が加わります。そうすると肺は肺胞というとても細かな袋のような場所で換気を行っているのですが、肺胞の一部が陰圧の刺激で虚脱（ぺしゃんこになる）してしまう恐れが出てきます。それを予防するために、気管吸引のあとにはアンビューバッグにてしっかりと加圧していただきたいと思います。ちなみに気管切開の患者さんでは呼吸に関してはのどが使えませんので、先ほど述べたエアースタッキングはできません。

痰詰まりや肺炎にかかった場合

このような呼吸ケアをしっかりと行っていても、感冒にかかったときなどには、どうしても痰をうまく出せずに、痰詰まりをおこしたり、肺炎にかかってしまう場合も少なからずあると思います。そこをどのようにしてうまくしのいでいくかはまさに生命に関わる重要な問題です。水分、栄養をしっかりとって、必要に応じて抗生物質を処方してもらうという一般的な対応ももちろん重要です。

問題はそれでも悪化するような徴候がみられた場合ですが、いかに排痰をうまくやっていくのかが重要になってきます。それにはこれまでに述べた呼吸リハビリテーションが非常に重要となってきます。深呼吸をしなやかに行える状態にしておくと、こういった時にも排痰が比較的楽に行うことが可能になります。たとえば浅い呼吸をしたときに行う咳と深呼吸をしたときに行う咳をご自分で実際に行ってみていただくと一目瞭然で、深呼吸をしてから行う咳のほうが圧倒的に強い咳を生み出すことが可能であることからも一目瞭然かと思います。つまり、普段の呼吸リハビリテーションの大きな目的が排痰をよりスムーズに行えるようにしておくことなのです。

咳介助マシーンのこと

カフアシストという器械がありこれをご紹介します（図2a）。カフとは英語で cough つまり咳を意味します、つまり咳介助マシーンという意味をもちます。マスクを利用して肺を膨らましたりしぼませたりする機器で以前はカフマシーンという名前でご存じの方もいらっしゃると思いますが、まだまだ一般的に使用されているとは言い難くここにご紹介し

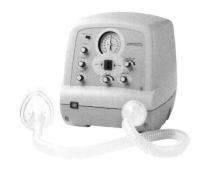

図2a：カフアシストの外観
（資料提供：フィリップス・レスピロニクス（同））

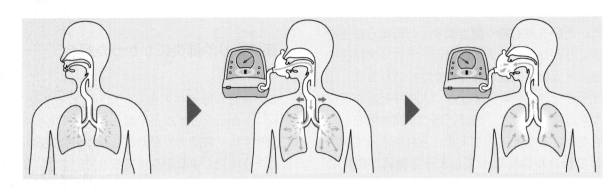

図2b：カフアシストの原理
気道に陽圧をかけた後に、急速に陰圧状態として、患者の気管支や肺胞に貯留した分泌物を除去するのを助ける。

ます。カフアシストの外観と原理を**図2b**に示しています。私たちの病院では各病棟に常に配置しており、非常に便利な器械です。人工呼吸器と併用して自宅で使用することが保険で認められています。

　われわれは現在数名においてカフアシストを自宅にて使用していただいており、大半は入院加療を行う頻度が減少しており、とても利点が大きいと実感しています。それ以外にも肺炎から気管内挿管に至った例で抜管する、気管切開に至り、どうしても気管切開を閉鎖したいと希望されたデュシェンヌ型の患者さんの気管切開の閉鎖にも重要な役割を担ってくれました。一般の病院にも是非広めていってもらいたいと思っています。

　その結果として入院に至る頻度の減少や、重症になることを防ぐ効果があるわけですので、この器械の普及は神経・筋疾患のケアにおいては今後の重要課題と認識しています。

（小牧　宏文）

26　気管腕頭動脈瘻と胸骨U字状切除術

　気管腕頭動脈瘻は気管切開に伴う合併症で、頻度は低いがひとたび起これば致死率が高い重篤なものである。胸郭の変形があると起こりやすくなる可能性が指摘されている。CT検査などで発症するリスクが高いと判断される場合には、症状が出現する前に予防的に、胸骨上部をU字状に切除する手術を行うことが勧められる。これにより圧迫の改善と瘻孔形成を未然に予防する効果が期待できるからである。

気管腕頭動脈瘻とは何か

　気管腕頭動脈瘻は気管切開の後に起きてくる合併症で、その頻度は1％を下回る稀なものである[1]。腕頭動脈という胸部の比較的太い動脈と気管との間に瘻孔ができて交通が生まれてしまうと、太い血管内であるため高い圧力を有する血液が、気管という圧力の低いところへ流れこむため、止血の極めて難しい大喀血を来し、致死的経過を辿ることが多い。稀ではあるがひとたび起これば極めて重篤な病態である。

　腕頭動脈と気管という二つの器官は、胸骨と脊椎に挟まれた空間に存在してお互いに近いところを走行しているが、通常よりもこの空間が狭くて二つの器官が密に接触しうる場合に（図1）、気管カニューレが挿入されることにより機械的な刺激がさらに気管内壁から加わると、このような病態が起こりやすいと考えられている。筋ジストロフィー患者など、胸郭の変形が起こりやすい疾患においては上述のような接触から瘻孔をきたす可能性があるので、気管切開を施行した場合にはその可能性を念頭におかなければならない。飯寄らは側弯を伴う重度身体障害児のヘリカルCT画像所見を詳細に検討することで、気管と腕頭動脈との解剖学的位置関係が発達に伴って変化していく様子を明らかにし、この病態の成因の一部に迫る仕事をしている[6]。すなわち、特に右側弯症例では椎体の回旋のために腕頭動脈起始部を含めた気管が左方変位をきたし、腕頭動脈が気管を左側から巻き込むように推移し気管が変形していく症例があることを報告している[6]。

　筋ジストロフィー症だけではなく、他の疾患においてもこの病態が起こりうることが報告されており[8],[11]、胸郭の変形が存在すれば基礎疾患を問わない可能性もある。また、気管切開後早期に起こることが多いが、早期を乗り切れば起こらないというわけではなく、気管切開後4年以上問題がない時期を経過した後に、本病態を発症した症例の報告[11]もなされていることから、いつ起こるかについての予測は現在では不可能と考えたほうがよいであろう。

気管腕頭動脈瘻の予防に重点をおいた治療

　どんな病気であっても予防出来るに越したことはないことは言うまでもないが、特にこの病態に関しては、一度起これば対処に難渋し救命率も非常に低い重篤な病態であり、いつ起こるか予測が不可能であるから、その治療としては予防を特に重視した方針をとるべきである。たとえ手術のようなリスクのある観血的なものであったとしても、その予防効果が十分に大きいとなれば考慮に値することになる。

1）一般的予防法

　気管カニューレの先端あるいはこれを超えて挿入された吸引チューブが、気管粘膜に頻回に触れることにより炎症が起き、この炎症が気管壁全体に波及して周辺組織に及ぶと、瘻孔を形成しやすくなることが容易に想像される。したがって、必要な吸引はいうまでもなく施行されなければならないが、吸引刺激が過剰に気管粘膜に加えられないように留意すべきである[7]。これは特に、既に瘻孔ができかけているときに炎症を助長しないために必要である。

　気管カニューレから、これまでにみられなかった出血が観察されるような場合には、近い将来に起こる瘻孔からの大出血を警告する出血である可能性もあるので、このような場合には、進んだ検査（気管

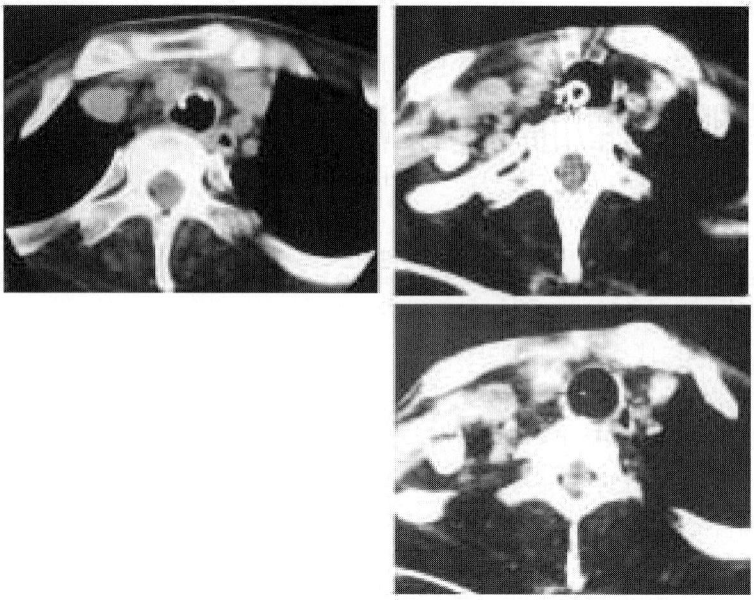

図1 U字状切開術前後でのCT検査の比較
胸骨と脊椎椎体に挟まれた狭い空間に、腕頭動脈と気管とが極めて接近して存在しており、気管腕頭動脈瘻が起こるリスクが高いと判定された症例における、手術前の胸部CT横断像（A）。術後には腕頭動脈によって圧迫され起きていた気管の変形が、解除されている（B,C）。

支鏡・胸部CTなど）が必要であるかどうかが検討されるべきである。また、炎症部位に感染が合併すると瘻孔形成が急激に助長されてしまう可能性が高くなるので、必要に応じて適切な抗生剤投与が検討されるべきである。

2）手術による予防

各種疾患に対して比較的積極的に気管切開を施行してきた当院では、この病態に複数回遭遇したため、外科の国吉により予防的手術が考案され[2]、1993年1月の緊急手術以来、合計26例に実施され改良が加えられてきており、その成果は種々の形で報告されてきている[2),3),4),5),8),9),10),12),13)]。術式の詳細は他論文[2),4),5),9),11),13)]に譲るが、重要なことは、胸骨を削ることで空間的余裕をもたらすことよりも、腕頭動脈周辺を確実に剥離して可動的にして、必要があれば筋肉や結合組織などを気管と腕頭動脈との間に挿入することにより、両者が直接に接触する可能性をなるべく減らすことである（図1）。

予防的手術に踏み切るかどうかを検討するためには、気管カニューレ先端付近において、気管と腕頭動脈との位置が将来的に瘻孔を作りやすいような相対的関係にあるかどうかを検討することが、大変重要である。このため当院では、気管切開術終了後に、気管切開孔からカニューレ先端付近のCTをなるべく薄いスライスで立体画像が再構築できるように撮影することを、ほぼルーチンとして行うようにしており、リスクが高いと判断される場合には、予防的手術を検討することにしている。基本的に気管切開術と同時に行うのではなく、ある程度の時間をおいて二期的に手術が施行されている。

胸部手術というと一般的に想像される胸骨正中切開アプローチによる皮膚切開が大きな手術に比較すると、この術式では皮膚切開が約6cm四方と小さくて済むことも、本術式のメリットのひとつと言えるであろう。

気管切開に伴う最大の問題である気管腕頭動脈瘻とその予防的手術としての胸骨U字状切除術について述べた。本病態があまりに重篤であることを見聞した患者さんは、気管切開自体が問題であると誤解なさってしまう方もおられるようであるが、必要に

応じて予防的手術を施行すれば、致死的病態は避けられると私どもは考えており、気管切開術そのものが危険なわけでは決してないことを改めて強調しておきたい。

参考文献

1) Silen W, Spieker D.: Fatal hemorrhage from the innominate artery after tracheostomy. Ann Surg 162: 1005-12, 1965.
2) 国吉真行: 気管腕頭動脈瘻に対する胸骨U字状切開, 沖縄病院医学雑誌, 34: 42, 1995
3) 松崎敏男, 堀切尚, 齊藤峰輝ほか: 筋ジストロフィー症における気管変形と気管出血の予防的治療に関する検討, 筋ジストロフィーの臨床・疫学及び遺伝相談に関する研究, 平成7年度研究報告書, pp255-258, 1996
4) 国吉真行: 気管腕頭動脈瘻に対する胸骨U字状切除術適応及び手術時期についての考察, 日胸外会誌, 44: 1470, 1996
5) 国吉真行: 気管腕頭動脈瘻に対する胸骨U字状切除術, 呼吸器外科手術の手技と手法, 金芳堂, pp235-239, 1996
6) 飯寄奈保, 宮坂恵子, 北原友輔ら: 気管腕頭動脈瘻発生因子についての画像診断的検討, 麻酔, 50(7): 766-769, 2001
7) 平林秀樹, 内藤文明, 深美悟ら: 過剰吸引による腕頭動脈気管ろうの1例, 日本気管食道科学会会報, 55(2): 208, 2004
8) 崎山佑介, 石原聡, 西平靖ら: 縦隔狭小化・気管狭窄に気管動脈瘻を伴ったDRPLAの1例, 臨床神経, 46: 622, 2006
9) 国吉真行, 輿那嶺尚男, 我部敦ら: 気管腕頭動脈ろうに対する胸骨U字状切除術の有用性, 国立病院総合医学会, 59: 161, 2005
10) 国吉真行: 未破裂気管腕頭動脈瘻に対する予防的胸骨U字状切除術, 難病と在宅ケア, 13: 49-52, 2007.
11) 加藤量広, 鈴木直輝, 青木正志ら: 長期人工呼吸管理下に気管腕頭動脈瘻からの急性出血で死亡した家族性ALSの1例, 臨床神経, 48: 60-62, 2008
12) 諏訪園秀吾, 国吉真行, 石川清司ら: 筋ジストロフィー治療のエビデンス構築に関する臨床研究, 長期TIPPVに合併した気管腕頭動脈瘻に対する胸骨U字状切除術の有用性—アプローチとして, 予防的手術として—, 筋ジストロフィー治療のエビデンス構築に関する臨床研究, 平成17-19年度総括研究報告書, p177, 2008
13) 国吉真行: 未破裂気管腕頭動脈瘻に対する予防的胸骨U字状切除術-簡便なアプローチ, 予防的手術としての有用性, 沖縄病院医学雑誌, 30: 49, 2010

(諏訪園 秀吾)

27 気管切開の管理

気管切開は気道の確保、痰の吸引、あるいは人工呼吸器装着上の処置として用いられている。一方で、さまざまな事故や合併症が発生する可能性があり、その原因や対策および管理方法について概説する。

気管切開の方法

厳密には、気管切開と気管開窓の2通りの方法がある（図1）。気管切開では、喉頭よりやや下の皮膚を切開し、その奥にある気管の前壁にも切開を加える。その後、切開孔が塞がらないようにカニューレを入れておく。一方、気管開窓は、気管切開と比べ自然閉鎖しにくいように、皮膚と気管粘膜を縫い合わせて切開孔を補強した方法である。

気管切開の事故や合併症

気管切開の管理上、遭遇しうる事故や合併症について説明する（表1）[1]。

1）気管カニューレの固定不良やずれ

固定不良による事故抜去では、直ちに窒息にいたる例から、ある程度長時間抜けたままの状態でよい例もある。カニューレのずれで、気管粘膜の損傷病変（糜爛や潰瘍）がおこる。また気管肉芽、気管狭窄、気管軟化症、気管腕頭動脈瘻の合併症がおこりうる（図2）[2]。発生要因として、斜頸、頸椎前彎、胸郭変形、体動や体位交換、吸引チューブによる刺激や唾液などの流れ込みなどがある。カフ付きカニューレの場合、カフによる圧迫過剰で粘膜の壊死や瘻孔を作ることもある。一方、圧不足の場合には唾液などの流れ込みや低換気を招く。

2）気管カニューレの閉塞

痰等でカニューレ内腔が塞がることがある（図3）。また、体動や体位交換によって、あるいは人工呼吸器回路の重みによって、カニューレが斜めに気管粘膜や気管内肉芽にあたり閉塞することもある。

3）気管切開孔の狭窄

組織修復機能により気管切開孔が徐々に狭くなったり、緊張によって急に狭くなることもある。入れ替えが困難となったり、サイドチューブによる皮膚潰瘍を作る例もある。

4）感染や炎症

不潔な操作や管理のためにおこる感染のほかに、口腔咽頭部の分泌物や胃食道逆流による胃酸や胃内容物の流れ込みなどで感染や炎症をきたす

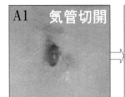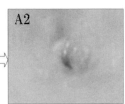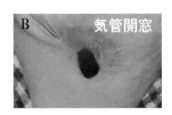

図1　気管切開（A1とA2）と気管開窓(B)
緊張によりA1からA2へ気管切開孔が狭窄している。

表1　気管切開に伴う事故や合併症（文献1から引用）

1. 気管カニューレの固定不良、ずれ
   カーニューレの事故抜去
   カーニューレによる気管粘膜損傷
2. 気管カニューレの閉塞
   痰や分泌物による閉塞
   気管内肉芽や気管壁に接触
3. 気管切開孔の狭窄
4. 感染や炎症
5. 声帯・喉頭の機能不全
   失声
   誤嚥の助長
   生理的PEEPの消失
6. 気管切開孔周囲や気管内の肉芽
7. 気管内出血
8. 気管狭窄
9. 気管軟化症　　など

ことがある。

5) 声帯・喉頭の機能不全

スピーチカニューレでない通常のカニューレでは発声できなくなる。声帯喉頭の閉鎖機能障害をきたし、口腔咽頭内の貯留物を誤嚥することもある。生理的終末呼気陽圧（PEEP）の消失により気管軟化症が発生しやすくなる。

6) 気管切開孔周囲や気管内の肉芽

分泌物やカニューレによる刺激や感染によって生じる。気管内肉芽の好発部位は図4の ①〜④ に示した箇所である。吸引チューブがカニューレ先端の障壁に当たり、先に進めにくいことで推測できることもある。カニューレ交換時に肉芽に当たる感触をとらえることもある。肉芽の大きさや位置によっては気道閉塞症状がおこることもある[3]。

7) 気管内出血

原因としては、気管粘膜の炎症性病変や、糜爛・潰瘍、肉芽といった病変からの出血が多く、吸引の刺激やカテーテルによる損傷が誘因となる。入れ替え時に、カニューレ先端で肉芽を傷つけて出血する場合もある。また、重篤な合併症として気管腕頭動脈瘻からの出血がある[4),5]。気管腕頭動脈瘻は、気管と腕頭動脈が接する部位に気管カニューレが当たり、気管と動脈に瘻孔を生じ大出血をきたし、生命の危険がおよぶ（図5）。

8) 気管狭窄

気管カニューレより先の気管や気管支が狭小化することがある。胸郭の変形や血管による圧迫で生じることがある。

9) 気管軟化症

気管軟化症は呼気時に気管が狭窄し虚脱状態となる病態で、後天的原因としては気管切開が最も多い（図6）。症状は咳や喘鳴で、重症の場合はdying spell（死に至る発作）と呼ばれる窒息状態をきたす。喘息と症状が類似するが、気管支拡張剤は有効でない。胸郭扁平化、側弯、そり返り、気道感染の反復、慢性咳などの影響による気管壁の脆弱化に加え、気管の外からの圧排も原因となる。呼吸努力、緊張、興奮などで症状が出現し悪化する。腹臥位で症状が出現する例もある。食事中に発症したり、また、チアノーゼや無呼吸などをきたすため、誤嚥やけいれん発作と紛らわしい例もある。喀痰の排出困難や反復性気道感染の原因ともなる[6]。

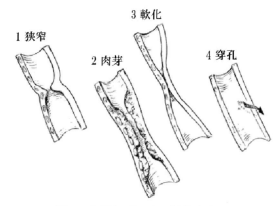

図2 気管切開による損傷病変
代表的なものに、狭窄、肉芽、軟化、穿孔の4種類がある。文献2)より引用。

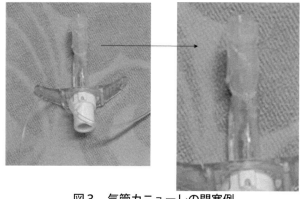

図3 気管カニューレの閉塞例
左はサイドチューブ付きカニューレの全体像、右は先端の拡大像でカニューレ内腔に付着した痰（逆流し流れ込んだ流動食？）を示す。

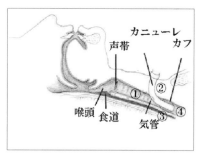 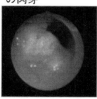

図4 気管内肉芽の好発部位（左）とカニューレ先端の肉芽（右）

気管切開の管理

1) 気管カニューレの留置または抜去

気管切開例では切開孔が閉鎖しないようにカニューレを留置する。事故抜去を防ぐために、カニューレ固定のヒモやホルダーが緩くなっていないか常に確認しておく。抜けた時どの程度緊急性があるかをあらかじめ検討し、対応を決めておくことが必要である。また、カニューレ先端が気管にあたら

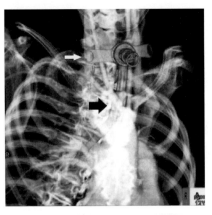

図5 気管切開例の3DCT画像
気管カニューレ（白矢印）のカフが腕頭動脈と接している（黒矢印）。気管腕頭動脈瘻のリスクがある。

カフなしカニューレ
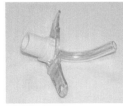 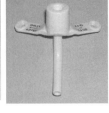

長さを変更できるタイプ
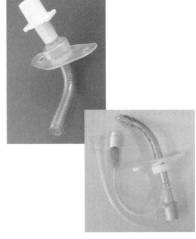

カフ付きカニューレ
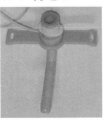 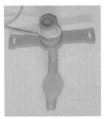

図7 種々の気管カニューレ
左上2種類はカフなしカニューレ、左下はカフ付きカニューレでカフを膨らまさない状態と膨らんだ状態を示す。右の2種類は長さを変更できるタイプのカニューレを示す。

ないように、首の位置やカニューレの向きを考慮しなければならない。カニューレの種類はいろいろあり、体格や気管切開孔の大きさ、気管の長さに応じて、適切な太さと長さのカニューレを用いる（図7）。カフ付きカニューレはカフ圧計で圧を確認しなければならない。狭窄や肉芽、軟化症のある例では、長さを調整できるタイプ（調節型カニューレ）が用いられる。調節型カニューレでは、ストッパーがゆるんでカニューレの長さが変わることがある。カニューレ先端の肉芽によってカニューレが押し上げられること

吸気　　　　　呼気
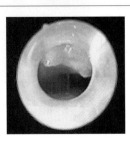 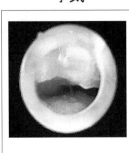
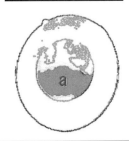 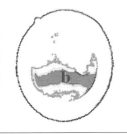

図6 気管軟化症の内視鏡画像
左は吸気時、右は呼気時の状態を示し、それぞれ上段は内視鏡画像で、下段はそれを画像処理して気管内腔を分かりやすくしたもの。吸気時の内腔aから呼気時の内腔bに著明に狭小化している。

もある。気管開窓術を施行されている例であれば、カニューレを抜去する選択肢もある。ただしその場合、気管軟化症や狭窄を助長したり、閉塞機転が働いた場合に窒息する危険性がある。

2）気管内吸引

吸引チューブを、気管カニューレ内か先端1cmまでに留める方法もあるが、咳反射が減弱消失した例ではカニューレの奥にある痰の吸引ができにくい。ただし、吸引チューブをカニューレ奥に進めた場合でも、右上葉枝や左主気管支内の痰除去は困難である。まず先に気管カニューレ内に直視できる痰を吸引し、次いで、カニューレ奥にたまっている痰を吸引する。慎重に吸引チューブをカニューレの先まで入れ、陰圧をかけながら痰が最もよく引ける所を入念にかつ短時間に吸引する。痰が引ける音を聞き分け、引けてくる痰を目視する。またそれでも引けない場合は、吸入、体位ドレナージ、パーカッションベンチレーターや気管支鏡を使った吸引という方法もある[7]。

3）人工鼻

異物の侵入や気管内の乾燥を防ぐために、人工鼻を使用する。痰の噴出しが多い例では、人工鼻が痰で塞がる危険性があるので、その都度取り替えるか、人工鼻をはじめからはずしておく。

4）気管肉芽

切開孔周囲の分泌物は微温湯できれいに拭き取り、ガーゼを使用している場合は汚れたらその都度交換する。気管内肉芽に対する対策としては様々な

表2　気管肉芽に対する対策（文献3から引用）

1. 局所処置
    抗生物質クリーム
    ステロイドクリーム
    硝酸銀
    吸入ステロイド
    抗生物質、抗真菌剤とステロイドパウダーの併用
    ポリウレタンフォームドレッシング

2. トラニラスト（リザベン）内服

3. カニューレの調節・変更
    ガーゼによる深さ調節
    カニューレの太さ・長さ・角度調節
    カニューレが動かぬ工夫
    シリコン製
    調節型カニューレ

4. ステント留置

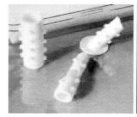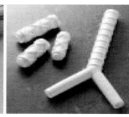

＊新たな肉芽の発生

5. 外科治療
    気管支鏡下レーザー切除
    ストーマからの気管支鏡下切除
    電気焼灼

6. マイトマイシン塗布

方法がある。保存的方法で改善しない場合は、調節型カニューレに変更するかもしくはレーザーで肉芽を焼灼する（**表2**）。

5）気管腕頭動脈瘻

頸部CT検査で腕頭動脈と気管の位置関係を検討し、気管切開の高さやカニューレの種類や長さなどを調整する。実際に出血した場合には、カフや手による圧迫止血、気管からの吸引、生食の輸液や輸血など出血性ショックに対処し、その後に腕頭動脈離断術を行う。

6）気管軟化症

筋緊張亢進や反復性気道感染などの気管軟化症の誘因を軽減する方法を試みる。人工呼吸管理下ではPEEPを高めに設定する方法もある。気管肉芽や狭窄を含む気管軟化症に対し、調節型気管カニューレは簡便で有効な方法であるが限界もある。気管を圧迫している動脈や胸骨などを切離する外科手術もある（**表3**）。

気管切開は救命のためやQOLの向上のために実施されているが、長期管理上さまざまな事故や合併症がおこりうる。特に脳障害や神経筋疾患のある例では、そのリスクが高まる傾向があるので注意が必要である。

表3　気管軟化症に対する対策（文献3から引用）

1. 保存的治療
    1) 筋緊張緩和剤、鎮静剤
       （気管支拡張剤は効果なし）
    2) リハビリテーション
       リラクゼーション
       ポジショニング
       呼吸器リハ

2. 積極的治療
    1) 気管の中からの補強
       調節型気管カニューレ
       人工呼吸器下の高PEEP療法
       内ステント
    2) 気管の外からの補強
       外ステント
       気管形成術
    3) 圧迫の除去
       大動脈胸骨固定術（先天性に有効）
       腕頭動脈離断術
       胸郭入口部形成術
       胸骨部分切除術

文献

1) 水野勇司: 気管切開の管理, 医療的ケア研修テキスト（日本小児神経学会社会活動委員会, 松石豊次郎, 北住映二, 杉本健郎編), p54-69, クリエイツかもがわ, 2007
2) Fraser RS, Colman N, Müller NL, et al: Upper airway obstruction. Fraser and Paré's diagnosis of diseases of the chest. Vol.Ⅰ. 4th ed, p2021-53, Saunders, 1999
3) 水野勇司, 笹月桃子, 相部美由紀, 他: 重症心身障害児（者）における気管内肉芽の病態と対策についての臨床的検討, 脳と発達, 40: 456-459, 2009
4) 水野勇司, 宇梶光大郎: 特異な気管病変を呈した重症心身障害者の1例, 脳と発達, 37: 517-21, 2005
5) 岡部陽三, 三輪高喜, 渋谷和郎, 他: 気管切開後の気管腕頭動脈瘻, 耳鼻咽喉科展望, 34: 461-6, 1991
6) 水野勇司, 宇梶光大郎: 重症心身障害児(者)における気管軟化症の臨床的検討, 脳と発達, 37: 505-11, 2005
7) 水野勇司, 高松美紀, 曳野晃子: 重症心身障害児(者)における無気肺の発生要因の検討と気管支鏡による治療の有効性, 脳と発達, 36:304-10, 2004
8) 水野勇司: 気管切開後の合併症とその管理法, 重症心身障害の療育, 4: 1-8, 2009

（水野　勇司）

28 小児人工呼吸療法と長期管理の注意

我が国で初めての小児在宅人工呼吸管理は1982年に国立小児病院の麻酔科医が中心となり在宅治療が可能となった筋ジストロフィー症の患者である。30年前には健康保険の適応がなく、自宅の改造費等も含めて800万円の費用がかかり、すべて家族の負担で在宅人工呼吸を開始した。その後、健康保険適応となり、我が国での小児患者数が徐々に増加した。また1995年に小児用ポータブル人工呼吸器Puppy2が登場し、それまで困難だった小児患者の外出や外泊が容易となった。Puppy2人工呼吸器を車椅子に装着し、バッテリー、酸素ボンベ吸引器を搭載し、泊りがけの旅行が可能となった。当施設の在宅人工呼吸患者数は徐々に増加し、国立小児病院時代の19年間にのべ患者数は23名、その後国立成育医療センター開設後の8年間にその3倍の70名に増加した。全国では在宅人工呼吸の患者総数は2万人を超え、その中で小児患者の総数は1,000人以上と推測される。この論文では我々が、在宅呼吸管理を通して経験した事例をもとに長期人工呼吸管理の注意点を解説する。

年齢、疾患にあった器具や人工呼吸器の選択

小児の人工呼吸管理の患者は成長発達する。1歳8kgで在宅始めた患者は3～4年で身長がのび肺容量は増加し、体重が2倍になることは稀ではない。したがって体格にあわせた、気管切開チューブの選択、また人工呼吸器の設定条件が必要である。長年同じサイズの気管切開チューブや人工呼吸条件では低換気などの弊害を起こす可能性もある。

在宅人工呼吸管理の数年間にこどもが成長し、気管切開チューブのサイズが同じで人工呼吸器の設定が数年間全く同じだったために、呼吸不全が悪化してしまったが、入院後にチューブサイズを大きくし、人工呼吸条件を調節して呼吸状態が著明に改善したという経験を何度かしている。

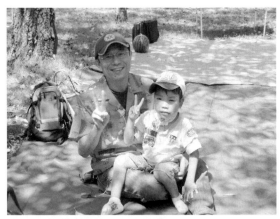

人工呼吸器をつけた子どもたちとキャンプ

患者が日中の外来診察で、比較的元気そうにみえても、夜間の呼吸状態は分かりにくいことにも注意しなければならない。小児の在宅人工呼吸管理では定期的に夜間の呼吸検査が必要であると考える。夜間の睡眠時の検査はパルスオキシメータによる overnight pulseoximetry や Sentec（東機貿）、TOSCA（IMI）といった経皮炭酸ガスとパルスオキシメータの複合モニター（図1）が便利で、血液ガスなどの侵襲的なワンポイントの検査よりも情報が多い。これらの睡眠時の酸素飽和度や炭酸ガスの解析データをもとに、呼吸器設定の調整を行い、患者が学校生活や日常生活を安定しておくれるように対応している。

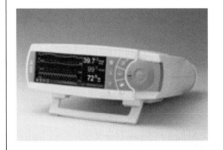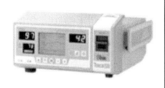

図1　経皮炭酸ガスモニター
左 Sentec（東機貿）、右 TOSCA（IMI）、両者ともパルスオキシメータを内蔵しており、解析ソフトで夜間の SPO_2 と $TcPCO_2$ のトレンドがわかる。

同軸回路と人工鼻による呼吸回路の工夫

長期に人工呼吸管理を行う上で、呼吸回路の工夫も重要である。同軸回路（F回路）に人工鼻と二重回転コネクターを接続すると、吸気側が内管、呼気側が外管の1本の管にまとまり、接続部分が少ない、患者が移動しやすい、体の向きを変えても気管切開部への負担が少ないなどの利点がある（図2）。吸気の加湿は人工鼻で行うため、リークの多い気管切開チューブを使用している患者では高いPEEP圧をかけると、呼気が人工鼻をとおらないため、加湿が不十分で、痰が粘稠になり、気管切開チューブの閉塞の原因となるため注意が必要である。通常はPEEP圧が2～5cmH₂Oであればカフ無のチューブを使用している長期人工呼吸管理患者でも加湿は可能である。

カフ付きのチューブを使用している患者であればPEEPをかけていても問題はないが、人工鼻の性能にも注意が必要である。体重が35kgの患者にPuppy 2に同軸回路とサーモベント600（スミスメディカルジャパン）で人工呼吸を行っていたら、気管切開チューブが粘稠痰で閉塞しやすかったが、人工鼻を大きなサーモベント1200に変更したとたん加湿が改善し、閉塞しなかった事例を経験した。つまり長期の人工呼吸管理では人工鼻の大きさや加湿性能も検討すべきである。

スピーチバルブの使用の落とし穴

気管切開で会話可能な患者では発声するときにスピーチバルブを使用することがある。このスピーチバルブの使用にあたっては注意が必要である（図3）。スピーチバルブの構造は一方向弁であり、バルブを気管切開チューブにつけると、吸気は気管切開チューブを通過し、呼気は気管切開チューブ装着したスピーチバルブが蓋をすることにより、気管切開のチューブの回りを通して声帯にむかって流れる。したがって気管切開チューブはカフ無しのリークが多いチューブか、カフ付きではカフを脱気し、窓付きの気管切開チューブを使用しないと呼気の排出ができない。病院内で気管切開患者にスピーチバルブを使用しての患者死亡医療事故が2006年に報告され、スピーチバルブの使用については医薬品医療機器総合機構（PMDA）より注意喚起がされるように

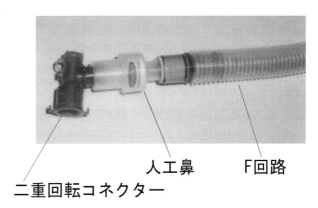

図2　人工呼吸回路の工夫
2重回転コネクター、人工鼻、F回路（同軸回路）の組み合わせ

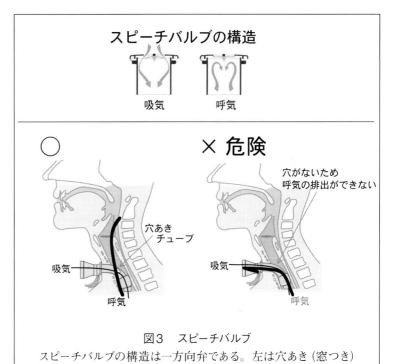

図3　スピーチバルブ
スピーチバルブの構造は一方向弁である。左は穴あき（窓つき）気管切開チューブで呼気は声帯へ向かって流れる。右は穴がないため呼気がでずに呼吸困難となる。

なった[1]。

小児ではカフ無の比較的細い気管切開チューブを使用している患者でスピーチバルブを使用すると、発声ができるという利点があるが、人工鼻が装着できず、吸気の加湿ができないため喀痰が粘稠になり、細い気管切開チューブがつまりやすいという欠点があるので、使用するときには患者の呼吸状態の観察など、十分な注意が必要なことと、介護する家族への加湿不良になることについての教育が重要である。

気管切開患者のDOPE

小児の気管切開に人工呼吸器を装着している患者では呼吸困難の兆候が見られた場合、DOPE（D; Displacement, O; Obstruction, P; Pneumothorax, E;

Equipment failure) にしたがって対応する。症状発現が突然の場合や気道分泌物の性状の様子が変化した場合は粘液による閉塞を考える。吸引の時に気管切開チューブ内で吸引カテーテルがひっかかる感覚のあるときも要注意である。閉塞の徴候と症状がみられた場合は分泌物による閉塞以外にチューブ先端が気管以外の場所に迷入したり、先端が気管壁に先あたりしていることもある。

まず、患者を仰向けに寝かせ、肩の下にタオルなどひいて頸部を伸展させ、気管切開チューブがよく見えるように頸部と上胸部を見えるようにする。ガーゼを使用している患者ではガーゼが覆って位置の異常がみえなくなっていることもあるので、ガーゼは取ってみる。気管切開チューブが正しい位置にあるか、チューブそのものの異常がないか破損がないか確認する。スピーチバルブを使用している患者では外して、チューブの異常がないか確認する。そして、バッグバルブで用手的に加圧を行い、両側の胸があがり、呼吸音が聴取できるか確認する。気管切開チューブが正しく挿入されているかの確認には呼気の炭酸ガスが測定できるカプノメータが有用である。もし、胸のあがりが悪く呼気の炭酸ガスの検出不良であれば、適切な吸引カテーテルを挿入し、十分な長さが挿入できるか確認する。そして、吸引カテーテルを挿入できなければ、チューブ閉塞を疑い気管切開チューブの交換を行う。

D：チューブの逸脱、事故抜管（Displacement）

気管切開チューブの事故抜管は小児においては容易に起こりうる。その理由は気管が細く短いため、気管切開チューブも小さいサイズのものが使用されているから、気管内に入っている長さが短い。したがって事故抜管を予防するために、普段から気管切開チューブの固定はゆるまない注意が必要である。紐で固定する場合はすぐにほどけないようにカタ結びで行う。気管切開チューブの固定のマジックテープや紐は頸まわりの隙間に小指が1本入る程度のきつさが適切である。強く締めすぎると静脈還流をさまたげてしまう。また、気管切開チューブの事故抜管が起こっても、衣類などにより、頸部が見えないため発見が遅れることがある。

したがって、異常時には患者を仰向けに寝かせ、肩の下に小さなタオルをいれて頸部を伸展し、頸部や上胸部を露出し、気管切開チューブの位置の異常がないか確認する必要がある。さらに人工呼吸器の低圧アラームは気管切開チューブが抜去されていても鳴らないことがある[2]。したがって、事故抜管の時のモニターとして確実なものは呼気炭酸ガスのモニターである。酸素飽和度モニターも重要であるが、低酸素になってからアラームが鳴るのでどうしても時間的に遅れがある。したがって、呼気炭酸ガスモニターをパルスオキシメータに併用していれば、呼吸管理の安全性はより高くなる。

O：閉塞（Obstruction）

小児の気管切開チューブは細いため、容易に閉塞してしまう。加湿が不十分だと、喀痰が粘稠となりチューブ閉塞の原因となるため人工鼻などによる加湿は重要である。また、気道出血を起こすと、軽微であっても出血塊により閉塞することがある。閉塞を予防するには適切な気管内吸引と加湿が重要である。適切な気管内吸引とは気管切開チューブの内径×2フレンチサイズの吸引カテールを使用し、吸引カテーテルは気管切開チューブの先端から少なくとも1～2cm出すように吸引を行う。チューブ内のみの吸引では図4のように先端が分泌物の塊で閉塞してしまうことがあるからである。また加湿については加温加湿器を使用し、37度の温度で相対湿度が100%になるような加湿器の設定を行い、呼吸回路の結露が見られること。また人工鼻を使用している患者では人工鼻に結露が見られることなどが指標となっている。

P：気胸（Pneumothorax）

人工呼吸管理を行っているにもかかわらず、片方の呼吸音が聞こえない、胸の動きが悪い、酸素飽和度が上がらないなどの症状があるときに疑う。成人でみられる頸静脈の怒張や気管の偏位は小児ではみられないこともある。緊張性気胸の場合はすぐに脱気を行う必要がある。脱気を行う場所は第2肋間で、鎖骨中線の位置を静脈留置針で脱気する。脱気に成功すると状態が改善する。

E：機器の不良（Equipment failure）

機器の異常は人工呼吸器の異常、呼吸回路の異常などである。例えば、酸素飽和度低下があって、人工呼吸器のアラームが鳴った場合は、機器の異常を考え、アンビュウバッグ（バッグバルブ）の用手換気にすぐに変更し、患者の状態が改善するか確認する。小児で使用されているバッグバルブは強く加圧すると、圧力開放

弁から逃げてしまい、換気ができないことがあり、コンプライアンスの悪い患者や気道閉塞の患者では使い方に注意が必要である。圧力開放弁を押しながら換気すると換気圧が30〜35cmH$_2$O以上で換気が可能となるため、換気が全くできないときに開放弁を閉じながらの換気を試みる。呼吸器の回路の異常は回路の接続部のはずれによる漏れが原因となることが多い。したがって、気管切開との接続部から順番に接続のはずれや漏れがないか点検していく。加湿器を使用している回路ではウォーターとラップの緩みや漏れが原因となることがある。

気管腕頭動脈瘻孔

気管腕頭動脈瘻は気管切開の重篤な合併症の1つで、出血による致死率が高く、救命治療として腕頭動脈の結紮やステントグラフトの挿入が報告されている。特に重症心身障害児や筋疾患患者では気管切開患者の4.4〜8.8%と高率に起こる合併症である[2]。この重篤な合併症の危険因子として、寝たきりの意識障害患者、痙攣などの多動、側弯症、気管扁平、放射線治療、ステロイド投与、長い気管切開チューブなどがあげられる。我々の施設で、出血後に腕頭動脈瘻を疑って検査の最中に再出血し、カフの過膨張による一時止血を試みたが、出血のコントロールができずに死亡した症例を経験した。その後2名救命できた症例を経験した。

1例は、前兆と思われる出血の直後に腕頭動脈を切離し、大出血を予防治療できた症例であり、もう1例は他院からヘリコプター搬送された患者で、出血後の蘇生時に救急医がカフ付きチューブで一時止血し、当院で緊急の腕頭動脈結紮により救命できた症例である。

気管腕頭動脈瘻は致死率の高い気管切開の合併症で治療が困難なため、予防が大切だと考えている。つまり気管切開後にかならず胸部造影CTで腕頭動脈と気管切開チューブの位置関係を把握し（図4）、気管切開チューブはなるべく短いものを使用し、腕頭動脈先端にチューブ先端が近付かないような管理を行っている。このような気管切開チューブの選択を行ってからわれわれの施設で気管切開管理中に気管腕頭動脈瘻からの出血を起こした症例は皆無である。

在宅人工呼吸管理のその他の事例

今までの在宅人工呼吸管理中に起こったトラブルは、患者の移動時に呼吸回路がひっぱられて、気管切開チューブを事故抜去した、バギーで移動後に人工呼吸器の電源をいれるのを忘れた、加温加湿器の電源を入れるのを忘れた、人工呼吸回路の接続を間違えた、接続部を間違えて呼気弁の排出口を閉塞したなどの事例を経験している。いずれも発見後に適切に対処できたため、幸い患者への大きな被害にはいたらなかった。これらの事故や合併症を未然に防ぐには、移動時に起こりやすいトラブルを介護者に伝え、人工呼吸器、加湿器、回路の点検のポイントや注意点などの介護者への教育が大切である。

小児では気管切開チューブが細いために、気管切開チューブが完全に事故抜去しても気道内圧低圧アラームがならない可能性がある[3]。また、気管切開孔から事故抜去したチューブが折れて屈曲すると気道内圧の低圧アラームは鳴らないため発見が遅れる可能性がある。したがって呼吸器のアラーム以外に患者モニターのアラームが大切で、パルスオキシメータによる低酸素のアラームもしくは呼気炭酸ガスのモニターのアラームがこのようなトラブル時の早期発見には重要である。

災害時への対策

落雷による停電などの天災時の対応は普段から考慮しておく。過去に2000年問題のときには1月1日の午前0時に各家庭への電力会社から電源供給が途絶えるという事故を想定して、在宅人工呼吸の各患者宅に停電しても大丈夫なように準備を行った。各家庭にバッテリーを設置し、電力供給が突然途絶えても6時間は人工呼吸器が作動できるように準備した。また、吸引器は手動の吸引器も使用できるように準備をした。

内蔵バッテリーのないBiPAP人工呼吸器

2006年8月14日の朝7時38分に東京地区の停電事故は起こった。旧江戸川を走行していたクレーン船が高圧電線を切断し、東京都、川崎、横浜、千葉の一部が広域に停電するという事故が起こった（図6）。著者は病院が停電にならなかったため、通常どおり手術室で麻酔業務中であったが、先天性ミオパチーで24時間マスクで在宅人工呼吸管理をしている患者宅から、緊急の電話があった。電話の内容は朝の停電により、バッテリー内蔵のないBiPAP Synchrony（フィリップス・レスピロニクス）が突然停止した。すぐに家族がアンビュウ（バッグバルブマスク）による人工呼吸を開始した。しかし、手動の人工呼吸への切

り替えが突然だったので、患者は精神的なショックをうけて、体調不良を訴え救急外来を受診したいという内容であった。幸い救急外来受診時には呼吸状態は安定していて、点滴等の処置のみで入院の必要がなかった。この事例があってから患者宅には停電時に、突然BiPAPが停止することがないように、無停電電源（UPS）装置に電源を接続し対応した（図7）。BiPAPにバッテリーが内蔵されていないという呼吸器の欠点のために起こった事象であり、長期人工呼吸管理を続けていく上で大変重要な事項である。

吸引器や人工呼吸器のトラブルへの対応

吸引器は気管切開を行っている患者にとっては非常に大切な周辺機器の一つである。ポータブル吸引器は、屋外でも頻回に使用されている患者が多い。したがって、軽量で、持ち運びしやすいものほど便利であるが、耐久性にすぐれたものを選択すべきである。また万が一故障に備えて、バックアップの吸引器を用意しておくのが良い。

人工呼吸器の予備器を各家庭で準備することは現状の在宅人工呼吸の保険点数でそれをカバーすることは不可能である。したがって、気管切開患者はもちろんNPPV(Noninvasive positive pressure ventilation)の患者においてもアンビュウ（バッグバルブ）の使用方法を介護する家族に教育することは大変重要である。病院から遠方の患者で、業者のサポートも時間がかかる地域の患者には人工呼吸器のバックアップを念のために設置している患者宅もあるが、これは特例であろう。

今後NICU、PICU出身の慢性呼吸管理の患者数の増加とともに、小児の在宅移行の患者数は益々増加すると推測される。小児患者が安全に安心して在宅人工呼吸管理が継続できるためにはまずは介護する家族への教育が大切である。人工呼吸管理のマニュアル作り、DOPEとその対応や緊急時の体制整備、また災害時の対応などが重要である。

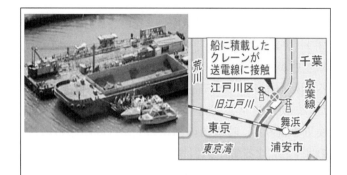

図6　2006年お盆東京大停電事故
停電で在宅のBiPAPが停止し、ネマリンミオパチーを担当している訪問看護師から「具合が悪いので受診させたい」との緊急コールがあった

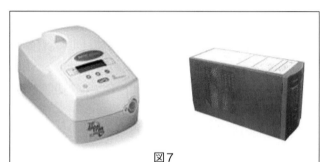

図7
BiPAP Synchron（左）には内蔵バッテリーがない。バッグバルブをベッドサイドに準備することは重要であるが、停電時に停止しないように無停電電源をとりつけた（右・UPS無停電電源）。

参考文献
1) 医薬品医療機器総合機構　医療安全情報　No3　2008
2) 三浦清邦、鈴木淑子、熊谷俊幸、他：重心障害児（者）の気管切開に関する臨床的検討、脳と発達　37：293-8, 2005
3) Kun S, Nakamura C, Ripka J, et al: Home ventilator low-pressure alarms fail to detect accidental decannulation with pediatric tracheostomy tubes, Chest 119 : 562-4, 2001

（鈴木　康之）

29 ヒヤリ・ハットを医療安全にどう活かすか

財団法人日本医療機能評価機構が調査している医療事故情報収集等事業の第3回～第14回報告書によると、病院内で人工呼吸器に関連した医療事故件数は、平成16年10月1日から平成20年6月30日まで59件発生しており、そのうちの11件は死亡事例の報告がある。事故の主な原因は呼吸器回路のはずれや接続不良・接続ミス、回路のリークといった初歩的な内容で、呼吸器回路に関する注意事項が徹底されず事故に至ったケースが多く見られている（表1、表2）。

このような不幸な事故は、以前は確認を怠る一部の不注意な人が起こすものだと考えられていたが、事故を起こした当事者を罰してもいっこうに事故は減らないため「人間はみな間違える:to error is human」という考え方が一般的となってきた。もちろん、医療安全の基本は個人が臨床の日常業務の中で注意確認することは当然であるが、病院もひとつの組織としてヒヤリ・ハット報告や医療事故事例の報告体制など事故対策を考えることが喫緊の課題となっている。

以上の様な背景から、本稿では病院内で医療安全管理を行う立場から医療従事者だけでなく在宅人工呼吸器に携わる関係者全てが注意すべき問題点や安全対策について、私見をまじえながら述べていく。

1．南九州病院のヒヤリ・ハットの現状と対策

まず、南九州病院で発生した人工呼吸器に関するヒヤリ・ハット事例を表3に示す。幸い当院では人工呼吸器関連の医療事故は0件で、ヒヤリ・ハット報告件数も年々減少している現状にあるが、実際の現場ではヒヤリ・ハットを見過ごしている不安全な状況も見られ、ヒヤリ・ハット報告数の減少だけで安全性が確立されているとは言えない。特に「ヒヤリ」「ハット」した体験は報告する当事者の危険に対する感性や心理的要因、その行為に対する全般的な予備知識によって左右されるため、人によっては人工呼吸器のアラームが鳴っている状況でも危険性を予見できない可能性がある。また、安全な状態が継続すると安心感が生まれてしまい、危険に対する感性の鈍化に繋がる可能性がある。よって、ミスの起こ

表1　人工呼吸器関連における事故事例の原因

回路	40(8)
電源	4(2)
加温加湿器	3
設定操作部	6
呼吸器本体	2
酸素供給	1
その他	3(1)

カッコの数字は死亡事例件数
（文献4より引用）

発生場所	事例概要
病室	回路交換時、加温加湿器に接続した回路の呼気側と吸気側を逆に接続した。
病室	痰吸引後、気管カニューレと人工呼吸器の接続部が外れていた。
病室	痰吸引後にアラームが鳴った。L字コネクターとカニューレが外れていた。
病室	人工呼吸器装着中の患者を右側臥位にした時、ホルダーとともに気管チューブが抜けた。
病室	ALSのためBiPAPを装着していた。アラームの鳴る回数が多いため患者の希望によりアラーム音を切っていた。深夜、患者に異常がないことを確認した3時間後に回路とマスクが外れているのが発見された。
病室	患者は気道内圧の上昇が続き、ファイティングを起こし気管カニューレが外れやすくなっていたため呼吸器設定変更や鎮静剤の使用、気管カニューレの固定の補強等で対応した。その後詰所のモニターが徐脈を示しアラームがなったため看護師が訪室すると、人工呼吸器の蛇管と気管切開部のボーカレートの接続チューブが外れていた。
病室	気管切開部より人工呼吸器のアラーム音消すため、人工呼吸器から気管チューブを外し、テストバックに繋ぎ看護師2人で処置を実施した。1時間半後、受け持ち看護師が部屋に入るとテストバックに繋いだままの状態であった。
不明	訪室時、気管カニューレと人工呼吸器の接続回路が外れているのを発見した。外れていた時間は1分20秒であった。リザーバーバッグで加圧換気を開始したが心肺停止となった。

（文献4より引用）

表3　当院の人工呼吸器に関するヒヤリハット事例

- 人工呼吸器を交換後低圧アラーム設定が5から10に変更されていた
- 呼吸器のアラームで訪室すると呼気側の回路が破れているのを発見
- 呼吸器のアラームが鳴り確認するも異常を確定できず
- 呼吸器の加湿器に精製水を補充した後接続不良アラームが消失しなかった
- 患者が養護学校から帰院時、呼吸器のコンセントを入れ忘れバッテリーで作動していることに準夜勤で気付いた
- 消灯時NPPV患者に呼吸器を装着しようとすると呼吸器が起動しなかった
- 呼吸器のアラームが鳴り分時換気量表示が消えていた
- 呼吸器回路の呼気弁に痰が付着してアラームが鳴った

りにくい環境整備を行いヒヤリ・ハット報告件数が減少する事も大切であるが、事例から得られた貴重な教訓を実体験に生かし、安全であっても安心感を持たせないような取り組みが必要となる。

そこで当院では、報告のあったヒヤリ・ハット情報を医療安全管理係長が中心となって分析し、院内全体で情報共有を図る取り組みを行っている。その取り組みの一つが「今週のリスク情報紙」の発行である（表4）。これは、ヒヤリ・ハット事例の再発防止目的だけでなく事例に対するスタッフ間の相互理解も意図しており、組織横断的な情報共有と安全に対する職員の意識向上という基本的なところから医療安全文化の醸成に地道に取り組んでいる。

そして、人工呼吸器の安全管理対策としては、機種別チェック表（表5）を用いた使用中確認と呼吸療法の教育、および使用する機器の定期点検を重点的に行っている。

冒頭で述べたように、人工呼吸器関連の事故事例の多くは呼吸器回路が原因のものが多いが、当院で起きているヒヤリ・ハット事例を見るとそればかりとは限らない。そのため、使用中点検では過去のヒヤリ・ハット事例を教訓に活かしたチェックリストを作成し、チェック項目に沿った確認を行っている。また、人工呼吸器に関する教育面では、呼吸療法の基礎的な事から人工呼吸器使用中に実際に起きた事故事例やヒヤリ・ハット事例まで幅広く教育を行い、人工呼吸療法が一歩間違えば取り返しのつかない事態になることを学習している。

次に人工呼吸器の定期点検については、平成19年3月の厚生労働省医政局指導課長通達「医療機器に関わる安全管理のための体制確保に係る運用上の留意点について」において、人工呼吸器の保守点検に関する計画の策定と適切な実施が義務付けられた背景から、臨床工学技士が中心となって確実な定期点検の実施を行っている。定期点検の内容は、機器の電気的安全性や換気量精度、酸素濃度実測値などの機能確認と消耗部品の交換等で、機種によっては100項目以上の点検箇所がある。これらの点検は、機器

表4　リスク情報紙の一例

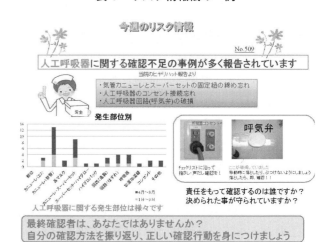

表5　人工呼吸器チェック表（サビーナ・エピタ）

確認事項	月／日	/	/	/	/	/
	時間					
設定確認						
呼吸モード						
一回換気量ml						
Tinsp秒（吸気時間）						
呼吸回数／分						
酸素濃度　％						
Pps（アシスト呼吸圧）						
PEEP						
vte						
トリガー						
気道内圧　アラーム設定上限						
アラーム設定下限						
Ppeak						
I：E比						
加湿器の温度設定						
カフエアー量は指示通りである						
コンセントが医療用電源（赤コンセント）に接続されている						
パイピングに緩みはない						
スーパーセットと気管カニューレの接続が確実にできている						
蛇管が確実に接続されている						
蛇管の中に水が貯まっていない						
蛇管に亀裂や破損がない						
蛇管による気管内チューブの圧迫はない						
加湿器が確実に接続されている						
加湿器の精製水の量は適切である						
加湿器の温度は適温である						
ウオータートラップが確実に接続されている						
ウオータートラップ内の廃液が廃棄されている						
機械の異常音はない						
アラーム設定されている						
ロックがされている						
確認者印						
確認者印						
師長印						

☆各勤務で、受け持ち開始時と装着時は安全使用のため必ずダブルチェックしましょう。

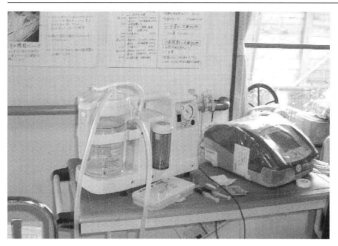
在宅患者さんの器機

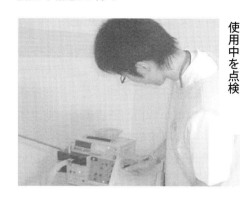
使用中点検の様子
使用中を点検

表6 当院で使用している人工呼吸器と定期点検間隔

取扱業者	フィリップス・レスピロニクス		日本コヴィディエン		アコマ医科工業
機種名	LTV1000	Trilogy100	Achieva Plus	Knight Star 330	ACOMA mobile1000
外観					
定期点検間隔	2年	1年	1年か6000時間経過	1年か6000時間経過	1年か5000時間経過

の不具合の有無にかかわらず一定の周期で必ず実施しなければならないため、呼吸器メーカーは機種に応じた点検周期をあらかじめ定めている(**表6**)。当院でもこの基準をもとに定期点検計画の策定と実施を行っているが、それだけでなく長期間呼吸器を使用する患者さんが感じる機器の不具合や異常音に対する不安の声も考慮しながら、常に安全な人工呼吸器が提供できるよう機器の運用を心がけている。

2．人工呼吸器のリスク

国際標準化機構(International Organization for Standardization :ISO)では安全の定義を「受容できないリスクがないこと」としている[1]。これは、リスクの内容が受容できる範囲内であれば安全であるとの解釈になるが、リスクの受容範囲はどこからが安全でどの程度が危険かという様な明確な分類はできない。つまり、安全と言われる機械やシステムであっても受容できるリスクが存在する限り事故が起きる可能性を完全否定できるわけではない。そのため、安全な人工呼吸器療法を目指すには、患者に対するリスクという概念を常に念頭に置きつつ、そのリスクを許容不可能な水準に顕在化させないための注意と努力が必要になってくる。

人工呼吸器のアラーム機能はそういった意味でも極めて重要な手段となる。ところが近年開発されている人工呼吸器は患者同調性と安全性を重視した機器が多く、換気条件やアラームの種類が充実している半面、操作方法や設定が複雑化しており機器に関する専門的知識がないとトラブル発生時等の対処方法が以前より難しくなっている。これは院内で使用する人工呼吸器だけでなく在宅向けの人工呼吸器に関しても同様で、実際にトリロジー100(PHILIP RESPIRONICS社製)という機種を例に挙げて説明する。

トリロジー100は、多彩な換気モードと長時間の内臓バッテリー機能を搭載したポータブル型の人工呼吸器で、病院内から在宅まで幅広い患者様を中心に導入が増加している機種の一つである。各種機能が充実している一方、設定項目やアラームの種類は多岐に渡り、とりわけアラームに関しては内容によって誤解を招くような状況も出てくる。例えば、従量式換気と従圧式換気で呼吸器回路がはずれた時のアラームメッセージが異なる点がそれにあたる。従量式換気時は、気道内圧下限設定値を基準に回路はずれを検知するが、従圧式換気では吸気一回換気量の上昇で回路はずれを検知するため、回路はずれのメッセージだけでも「低圧」と「Vti上限」という2種類の対極したメッセージ表示がされる。よって、本来重要視されるべきアラーム機能も機器が高性能化し複雑化するほど使用者側へ十分に操作方法が周知されない可能性があり、多機種の人工呼吸器が混在すれば

一層のリスク増大へと繋がる危険性がある。

3．安全な機器の選定

そこで、旧国立療養所型病院を中心とした国立病院機構では、平成16年8月に「人工呼吸器の標準化に関するワーキングチーム」を発足させ、医療安全対策の観点から長期療養患者へ使用する人工呼吸器について使用する機種の標準化に取り組んでいる。多数の機種の人工呼吸器の混在は安全管理上多くの問題があるという問題意識のもと、「長期連用において安全性が高く、シンプルで取扱いが簡便で移動にも対応可能な機種」への絞込みが必要である旨の提言が行われ、具体的な機種の絞込みに先立ち、筋ジストロフィー、重症心身障害、ALS等神経難病の長期療養患者が使用する人工呼吸器についての実態調査が行われた。結果は、国立病院機構全体で2291台74機種が使用されている事が判明し、施設によっては16機種使用している現状が明らかとなった。また、機種の中には急性期型の人工呼吸器や製造中止となった人工呼吸器も含まれており、必ずしも長期療養患者へ適した人工呼吸器が使用されている現状にはないことも分かった。

この調査結果を踏まえ、現在では長期療養患者の使用に適切と判断した6機種を標準化機種と選定し、使用する機種の多様性をなくした安全対策に取り組んでいる。しかしながら、患者様の機器への相性や呼吸器導入に至るそれぞれの背景があるなど、ひとくくりに6機種と割り切れない様々な問題点もある。そのため、今後は選定機種の使用を前提とした上で、実際に使用せざるを得ない選定機種以外の機器の特性や安全性を熟知しながら使用していく必要がある。

4．在宅人工呼吸器の問題点

在宅人工呼吸器症例数が増加している現状にありながらも安全管理体制に関しては十分対策が取れているとは言えず、一つ間違えば大事故へと繋がるリスクは常に残存している。具体的には、① ヒヤリ・ハット情報や人工呼吸器の不具合情報などが満足に提供されないこと、② 災害時の支援体制が十分でないことなどが挙げられ在宅人工呼吸器環境の見直しが必要である。

ヒヤリ・ハット情報に関しては、現在、医薬品医療機器機構（Pharmaceuticals and Medical Devices Agency：PMDA）や日本医療機能評価機構のホームページを通じ、機器の不具合情報やヒヤリ・ハット情報の入手が可能であるが、主に院内使用での情報が多く在宅で発生した事例はあまり見られない。また、掲載される情報も専門的な用語が多く、医療従事者が読まないと正確な情報を把握できない可能性もある。そのため、病院内で発生したヒヤリ・ハット情報や人工呼吸器の不具合情報と対処方法を医療従事者と患者家族が相互に理解し活用できるための時間をかけた取り組みが必要である。

大地震や台風などの災害発生時においては、行政、医療機関、福祉施設、医療機器取扱業者、電力会社など幅広い連携が必要となるが、それ以前に停電時にも電源が確保できるような体制の確保が望まれる。最近の人工呼吸器には、内蔵されているバッテリーで最長10時間稼動する機種もあるが、大規模災害の場合24時間以上の停電も想定される。よって、内臓バッテリーだけでなく外部バッテリーの確保は必要不可欠である。

しかし、バッテリー単価が高く医療機関側でも患者側でも完備できていない現状にあるため、今後は、在宅人工呼吸療法を受けられる患者家族に対しチーム医療として電源供給体制の確保も含めた具体的な支援を少しずつ推進していくことが大切となる。

事故はいつ発生するかわからない。ハインリッヒの法則にあるように、1件の重大事故の背景には300件のヒヤリ・ハット事例がある。ヒヤリ・ハット件数を少なくすれば事故件数は減少するかもしれないが、重大事故に繋がりかねないわずか1件のヒヤリ・ハット事例が残存する限り重大事故が減ることはない。

したがって、いつ起こるか分からない事故を未然に防止するためには、呼吸療法に携わる人や物の環境整備や意識改革だけでなく、「ヒヤリ」「ハット」した体験を教訓とし、うまく活用できるような具体的な取り組みが今後さらに必要になってくると考えられる。

参考文献
1）財団法人日本医療機能評価機構：医療事故情報収集等事業第3回～第14回報告書
2）ISO/IEC Guide51:1999(JISZ8051:2004) Safety aspects-Guidelines for their inclusion in standards（安全側面－規格への導入指針）

（田中　誠）

30 非侵襲的人工呼吸器の最新の機種比較

現在日本で入手可能な代表的な非侵襲的人工呼吸器について、その特徴を機能、操作性、バッテリーの対応などについてカタログ、インターネット上の情報など公開されている情報、直接問い合わせを行った際の各社からの情報、および使用経験をもとに比較した。また、各社から提供されているマスクについても、その特徴や適応につき提示し、比較した。

なお、本稿の大部分は厚生労働省難治性疾患克服研究事業「特定疾患患者の生活の質（QOL）の向上に関する研究」班（中島孝・主任研究者）ALSにおける呼吸管理ガイドライン作成小委員会（小森哲夫・委員長）にて作成した「筋萎縮性側索硬化症の包括的呼吸ケア指針―呼吸理学療法と非侵襲的陽圧換気療法（NPPV）」に記載したものである。他にも有益な情報が満載されているので、あわせて参考にされたい。

1. 非侵襲的人工呼吸器の種類

非侵襲的人工呼吸器は大きくわけて陽圧式人工呼吸器（non-invasive positive pressure ventilation: NPPV）と陽・陰圧体外式人工呼吸器にわかれる。後者で現在日本で使用可能なのはRTXレスピレーター（IMI：英国メディベント社製）のみとなっている。RTXレスピレーターはNPPVと比較して、装着が簡単で装着感がよく、より自分の呼吸に近い感覚で使用できることから、導入しやすい印象がある。しかし、病院内では保険適応があるためレンタル料を回収できるものの、在宅では3万円分の診療報酬の設定しかないため、月間13万円のレンタル料のほとんどは持ち出しとなり、現状（平成20年5月現在）では現実的に在宅レンタルできる症例は限られる。

2. NPPVの機種比較

1）今回比較したNPPVの機種

NPPVの機種にはNPPV専用器と、気管切開を伴う侵襲的人工呼吸療法（TV）も行える併用機種がある。在宅で使用可能で現在汎用されているものとして、前者には5社から10機種（BiPAPシリーズ、NIPネーザル、クリーンエアVSシリーズ、knight star、VIVOシリーズ）の提供があり、後者には2社、2機種（レジェンドエア、LTV）の提供がある（表1、図1）。

2）機種比較

(1) 基本的機能

表1に今回比較検討した機種の取り扱い業者、製造元、選択できるモード、設定可能なIPAP圧幅、EPAP圧幅を比較した。取り扱い業者は地方によっては営業所が近くにないなど、実際のレンタルにあたって迅速性にかける場合もある。レンタル後のトラブルなどに対してどの程度対応できるかも検討事項である。基本的にどの機種も外国製であり、国産品はないが、インターフェイスについては日本人向けに作成されたものもある。NPPV導入に当たって、抵抗感のある場合があるが、EPAP圧を低く設定することにより導入がスムーズになることがあり、その場合はEPAPを低く設定のできる機種を選定するとよい。

(2) 調整機能、重量、作動音等

表2に各機種の調整機能、酸素投与方法、重量、作動音などと比較した。吸気時間は調整の仕方が、時間で設定できるものとI:E比で設定するものとあるが、基本的にはどの機種も対応できている。ライズタイムやトリガーに関しては細かく調整できるものとできないものがあり、導入しやすさに差がでる。

重量はNPPV専用機種は軽量でサイズもコンパクトであるが、NPPV併用機種は比較するとやや重

表1 NPPV機種比較(1)

機器名	取り扱い業者	製造元	モード	IPAP (cmH₂O)	EPAP (cmH₂O)	RR (BPM)
BiPAP Synchrony2	フジ・レスピロニクス	米国レスピロニクス社	S,T,S/T,CPAP,PC	4～30	4～25	0～30
BiPAP Harmony			S,S/T,CPAP	4～30	4～25	0～30
BiPAP Focus			S/T,CPAP	4～30	4～25	1～30
NIP ネーザル III	TEIJIN	RESMED 豪	S,T,S/T,CPAP	2～30	2～25	5～30
SERENA	フクダ電子	RESMED 豪	CPAP/S/ST/T	4～30	4～20	5～50
INTEGRA			S/ST/(A)PC [PSV(A) PCV]/CPAP	4～50	0～20	5～50
ULTRA			S/ST/(A)PC [PSV(A) PCV/PS.TV/(A)CV]		0～20	5～60
Knightstar330	タイコ	Puritan Bennett 米	S,T,S/T,CPAP	3～30	3～20	3～30
VIVO40	CHEST	BREAS社 Sweden	PSV,PCV,	4～40	2～20	4～40
レジェンドエア	IMI	エアロックス 仏	PSV,SIMV,PCV, NIPPV	5～40	0～20	5～60
LTV1150	フジ・レスピロニクス	パルモネテックシステムズ 米		1～60	0～20	0～80

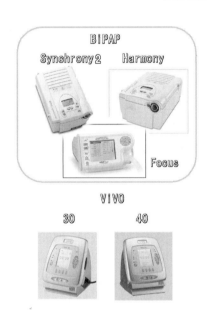
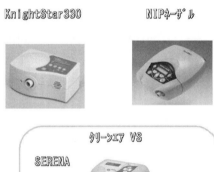
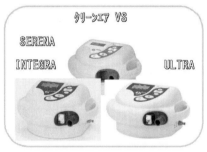
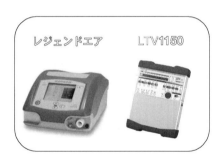

図1 対象機種

い（レジェンドエア 4.5kg）。しかし、最大でも6kg（LTV1150）といずれの機種も移動が苦になる重さではない。また、作動音もNPPV専用機種の方がもともと夜間使用に対して開発されており、非常に静かであるが、レジェンドエアも30dB以下と静かである。LTVはタービン音が大きく、業者から提示されているデータよりも実際に感じる音は大きいが、利用者の多くは慣れて気にならなくなるようである。

（3）機動性　その他

表3に各機種の電源の対応、その他を記載した。

多くのNPPV機種は睡眠時無呼吸のような夜間睡眠時のみ使用することを前提に開発されているが、神経筋疾患のように24時間連続使用を前提とする疾患にも適応が認められている。今回紹介した機種は経験的にも長時間連続使用可能だが、24時間使用するときにはメンテナンス期間に注意する必要がある。

表2 NPPV機種比較(2) 調整機能、重量、作動音等

機器名	吸気時間(sec)	ライズタイム(sec)	トリガー	酸素投与	重量	作動音(1m)
BiPAP Synchrony2	0.5〜3	6段可変	デジタルオート	マスク	1.8kg	50dB以下
BiPAP Harmony	0.5〜3	6段可変	デジタルオート	マスク	1.8kg	50dB以下
BiPAP Focus	0.5〜3	6段可変	デジタルオート	マスク	4.5kg	50dB以下
NIP ネーザル III	0.1〜4	0.15〜0.9	3段階	マスク	2.3kg	静音設計（データなし）
SERENA	0.3〜3.0	4段可変	オート	マスク	2.5kg	静音設計（データなし）
INTEGRA			オート/6段可変	インレットコネクタ	3.0kg	
ULTRA					3.5kg	
Knightstar330	I:E比 1:1〜1:4	5段可変	5段可変	マスク	1.2kg	30dB以下
VIVO40	0.3〜5.0	9段階	9段可変	マスク	4.0kg	30dB以下
レジェンドエア	I:E比 1:1〜1:3	調節可	可変	可	4.5kg	30dB
LTV1150	0.3〜9.9		可変	インレットコネクタ	6.5kg	大きい（50dB以下）

表3 NPPV機種比較(3) 機動性、その他

機器名	AC	DC(車の電源) 外部バッテリー	内部バッテリー	操作性	データ収集	対応
BiPAP Synchrony2	○	○（自費10万）	なし	○	○	
BiPAP Harmony	○		なし	○	○	
BiPAP Focus	○	なし	1時間	○	×	
NIP ネーザル III	○	なし	なし	○	○	
SERENA	○	×（DC） ○（外部バッテリー）	なし	○	○	
INTEGRA			最大4時間			
ULTRA						
Knightstar330	○	○（レンタル料にこみ）	なし	○	×	
VIVO40	○	○	3時間	◎	○	
レジェンドエア	○	○（DC24）	4〜11時間	△	○	
LTV1150	○	○（自費購入10万）	1時間	△	×	

症例によっては24時間使用が必要で、中断することが困難なため、外出時や災害時を考えると内部バッテリーおよび外部バッテリーの対応が必須となる。しかし、実際には上記のような開発の経緯から内部バッテリーのない機種（BiPAP Synchrony2、Harmony、NIPネーザル、セレナシリーズ、knight star）もあり、外部バッテリーについても対応のある機種（BiPAP、knight star、VIVO、レジェンドエア、LTV、セレナシリーズ）とない機種（NIPネーザル）がある。中断が困難になった症例ではバッテリー対応を考慮して機種を選択する必要がある。

また、レンタル料は保険でカバーされているが、外部バッテリーは購入となることが多く、バッテリー込みでレンタルできる機種（knight star）は経済的にメリットがある。フランス製機種のバッテリーはDC電圧が異なり、そのままでは日本で使用できないが、日本向けバッテリー開発を検討中とのことであった。

各機種とも専用ソフトの用意があり、互換性はないが、データ収集解析できるようになっている。在

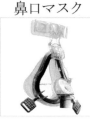
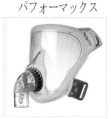

鼻マスク　　　鼻口マスク　　パフォーマックス

図2

宅での呼吸状態をモニターする上で役立つ。また、BiPAP Synchrony2 は分時換気量を概算して一定に保つ機能を持っており、換気量を確保しやすいという点で使用しやすい。

3. インターフェイスの種類

インターフェイスには大きくわけて覆う範囲により、鼻マスク（または鼻バルブ）、鼻口マスク（フルフェイスマスク）、顔マスク（パフォーマックス）がある（図2）。一般に覆う範囲が少ない方が違和感が少ないが、顔面筋力の低下により閉口できない症例には鼻マスクでは口からのもれが多くなり、換気効率を保てないため、鼻口マスクを選択することが多い。鼻口マスクは会話がしにくい、球麻痺症例など吸引を頻回に行う症例ではその都度はずして吸引を行う必要があるなどの欠点もある。呼吸機能によってはむしろパフォーマックスの方が装着感がよい場合がある。

図2で示した以外にも鼻に挿入するタイプ、鼻の穴のみふさぐタイプなど様々あり、マスクの支持のしかたにも種類がある。それぞれ、視界の確保や密着部位に差があり、どのようなタイプが装着しやすいか比較検討が必要である。

また、日本人用に開発されたマスクやシリコン部分のみ交換可能なもの、熱処理をすることにより形状記憶をするタイプ（耐久性に難有）などもある。

業者からは表4のように指定したマスクの中から用いるように推奨されており、表5のように機種により選択できる種類数に差がある。実際には装着感やもれの状態からも顔の骨格にあったマスクが望ましく、指定されたマスクでは合わないこともある。このような場合は指定以外のマスクを用いることもあるが、モニター計測値等に若干の影響がでる可能性はあるものの、経験上機能的には大きな問題はないと思われる。

長時間使用する場合には圧迫される部位に皮膚びらんを生じることもあり、実際には数種類のマスクを使い分けることもせざるを得ない場合もある。

NIPPV 対応患者を多く診療する病院では複数のマスクを用意しておき、実際に試用してフィット感を試してから用いるとよい。

結論

現在日本で一般的に利用可能な NPPV 用人工呼吸器の機能、特性などを提示した。

機種による基本的な機能に大きな差は認めなかったが、導入困難例に関しては、EPAP を最小にできる機種やトリガーの細かい設定ができる機種をためすことも有益である。特にバッテリーの対応が機種により異なるので、症例の状況に応じて検討する必要がある。

マスクの選択においては、業者よりマスクを指定されているが、指定外のマスクの使用も実質的には大きな問題はなく、個々の症例にあったものを選択してよいと考える。一部の機種で必要な呼気弁の有無については重大な過失になる可能性があるので、必ず確認する。

病院で扱う機種が増えると、操作方法や取り扱いも機種により異なり、安全管理上煩雑であったり、問題が起こる可能性もある。そのため、まずは一番使用しやすい機種を中心にして、通常は統一した機種で対応することが現実的である。しかし、導入困難例や 24 時間使用例など、症例によっては通常用いている機種では対応しきれない場合もあり、他の機種の特性を把握しておくことは有益と考える。

表4　業者指定インターフェイス

	BiPAP	NIPネーザルIII	KnightStar 330	クリーンエア VS シリーズ
RESPIRONICS 社	●			
RESMED 社		●		●
PURITAN BENNETT 社			●	
Fisher&Paykel 社			●	●

表5　業者指定インターフェイスの種類数

	BiPAP	NIPネーザルIII	KnightStar 330	クリーンエア VS シリーズ
ネーザルマスク	7	3	4	4
フルフェイスマスク	4	1	1	2

（荻野　美恵子）

31 人工呼吸器の機種と比較検討

在宅人工呼吸療法において気管切開下で使用する人工呼吸器は、現在、多種多様な機種が開発されています。最近は病院内でも十分に使用できる機能を備えている機種も認められますが、在宅で用いられる一般的な機能には大きな相違はありません。しかし、機種ごとにそれぞれの特徴があり、それらの特徴を十分に把握しながら使用することが必要です。

本稿では、在宅用人工呼吸器の特徴などについて述べます。

1．在宅用人工呼吸器の特徴

気管切開下で使用される在宅用人工呼吸器の代表的な機種を**表1**に示します。一般的な特徴は、従来、病院内で使用される人工呼吸器と異なり一般家庭内や移動中などで使用されるため、AC（交流）電源コンセントの他に内部バッテリーや外部バッテリーなど多電源で作動できること、小型軽量化、酸素や圧縮空気の医療ガス配管設備がなくても作動できること、操作方法が簡単であることなどが必要条件としてあげられました。しかし、最近では、気管切開下での陽圧換気（TPPV）以外にマスクによる非侵襲的陽圧換気（NPPV）が併用できる機種が増えていることも特徴としてあげられます。

1）AC（交流）電源、内部バッテリー、外部バッテリーで作動できること

(1) 3電源方式

在宅医療で使用される人工呼吸器は、一般家庭内という環境下で使用されるため、停電やブレーカの遮断による電気の供給停止などを考慮し、また、移動中などにおいても人工呼吸器に電気を供給し続けることと、どんな状況においても人工呼吸器を作動させることが必要です。そのため、ほとんどの機種においてAC（交流）電源コンセントの他に内部バッテリーや外部バッテリーで作動させることができる3電源方式がとられています。最近では、病院内で使用する人工呼吸器でもバッテリーを内蔵している機種も珍しくありませんが、外部バッテリーで作動できることが在宅用人工呼吸器ならではの特徴と考えられます。最近では、着脱式バッテリーを搭載する機種もあり、外部バッテリーの取り扱いがより簡便になってきています。また、各人工呼吸器専用のシガーライターケーブルを準備して自家用車のシガーライターに接続すれば、自家用車のバッテリーからも電気を供給することができます。

(2) バッテリーの種類および作動時間

バッテリーの種類に関しては、内部および外部と

表1　在宅用人工呼吸器の特徴

機能／機種	Trilogy	Vivo50	PB・560	Newport HT70	Monnal T50
換気モード	VCV/PCV/PS SIMV	VCV/PCV/PS SIMV	VCV/PCV/PS SIMV	VCV/PCV/PS SIMV	VCV/PCV/PS SIMV
トリガータイプ	Auto-Trak/Flow	Flow	Flow	Pressure	Flow
PEEP（EPAP）CmH2O	0～25（呼気弁）4～25（ポート）	0～30（呼気弁）2～30（ポート）	0～20（呼気弁）4～20（ポート）	0～30	0～20
呼気の排出	呼気弁 呼気ポート	呼気弁 呼気ポート	呼気弁 呼気ポート	呼気弁	呼気弁
換気モード記憶	2パターン	3パターン	×	3パターン	2パターン
自動気圧補正	×	○	○	×	○
防水	IPX1	×	IPX1	IPX4	IPX3
内部バッテリー	3時間	4時間	11時間	30分	5時間
外部バッテリー	3時間：着脱式	8時間：着脱式	11時間	10時間：着脱式	8時間
駆動方式	タービン	タービン	タービン	ツインピストン	タービン
重量（kg）	5.0	5.2（6.7）	4.5	7.0	5.3

もにリチウムイオン電池を用いている機種が多くなってきています。リチウムイオン電池の方が従来の鉛蓄電池に比べて軽量であるために人工呼吸器本体、外部バッテリーを移動する際の負担の軽減につながると考えられます。内部および外部ともに機種ごとに作動時間に差が認められますので、それぞれの機種の作動時間を把握しながら使用することが必要です。また、表示されているのは新品での状態の作動時間であり、時間の経過とともに使用時間は短縮されていくこと、充電時間は長くなっていくことを忘れないようにしなければなりません。

内部バッテリーに関しては、メーカー（製造販売会社）による人工呼吸器の定期点検を適切に実施していれば、内部バッテリーの点検も実施されるため、表記する作動時間に問題はないと考えられます。しかし、外部バッテリーに関しては、使用しても使用しなくても劣化して約2～3年が使用期間といわれていますので注意が必要です。

2）人工呼吸器本体が小型軽量であること

現在、在宅人工呼吸療法されている患者さんでも人工呼吸器を使用しながら外出や旅行される時代になってきました。その際、ストレッチャーや車椅子などと共に人工呼吸器を移動させることが必要になってきます。そのため、自宅で人工呼吸器を使用しながら生活されている患者さんおよびそのご家族にとっては、人工呼吸器の小型軽量化は最も望まれることであると思われます。人工呼吸器本体の大きさ、重さに関しては駆動方式と内部バッテリーに関係してきます。駆動方式としてピストン方式が一般的であった約10数年前までは、バッテリーに関しても鉛蓄電池が一般的であったため、病院内の人工呼吸器に比して約15kg前後と軽量であってもこれらを持ち運ぶには大変な労力を必要としました。従来から使用しているピストン方式は、ガスを送気する際にルームエアを一回換気量分だけ一度に人工呼吸器本体内に取り込む必要があるため、その分だけの大きさ、重さが必要になります。一方、最近用いられているタービン方式は、小型のモータの回転数を変えることにより一回換気量を変えることができるため、それほどの大きさ、重さが必要なく、その違いが人工呼吸器本体の大きさ、重さに反映しています。また、内部バッテリーに関しては、前述（1.1）(2)）のように鉛蓄電池を用いている機種とリチウムイオン電池を用いている機種の違いにより差がでてきます。リチウムイオン電池の方が小型軽量であるため、タービン方式の駆動方式とリチウムイオン電池との組み合わせによって4.5kgまで軽量化した人工呼吸器が開発され使用されています。

3）医療ガス配管なしでの作動できること

病院内の人工呼吸器は、酸素と圧縮空気の医療ガスを必要とするため、人工呼吸器にもそれぞれの耐圧管（ホースアセンブリ）が必要になります。しかし、在宅用人工呼吸器の基本的な構造は、人工呼吸器本体にルームエアを取り込んで送気するようになっていますので、病院内の人工呼吸器で必要とした酸素と圧縮空気の耐圧管が必要ありません。しかし、酸素を投与する必要が生じた場合に備えてオプションにより酸素を投与することが可能になっています。この場合には、ほとんどの機種では、正確に酸素濃度を測定することができないため、正確な酸素濃度を求める場合には、呼吸回路の途中に酸素濃度計を組み込んで測定することが必要になります。

4）操作方法が簡単であること

気管切開下での人工呼吸療法で在宅療養される患者さんは、小児から成人まで、また、疾患も呼吸器疾患や神経筋疾患など様々ですが、在宅療養中に人工呼吸器の設定条件などを変更させることは少なく、必要最低限の機能を備えていれば十分と考えられます。しかし、最近の機種は小児から成人まで使用でき、また、マスクによるNPPV（非侵襲的陽圧換気）からTPPV（気管切開下陽圧換気）まで併用できる機能を備えています。そのため、操作方法に関しては、従来から使用されている人工呼吸器に比して若干難しくなってきていると考えられます。

5）その他の特徴

（1）自動気圧補正機能

在宅で療養されている患者さんは、その期間中に旅行などで航空機を使用されることも考えられます。その場合、航空機内では気圧がコントロールされているとはいえ約0.8気圧であり、高度の上昇による気圧の低下により人工呼吸器に影響を及ぼすことも考えられます。そのため、自動気圧補正機能が搭載されているかどうかは非常に重要ですが、筆者らの実験[1]では、ほとんどの機種で搭載されている

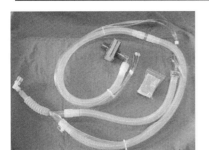

人工鼻仕様

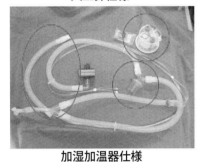

加湿加温器仕様

図1　呼吸回路

表2

保護等級		保護の程度
IPX0	−	無保護
IPX1	防滴形	鉛直に落下する水滴によって有害な影響をうけない
IPX2	防滴形	正常な取付位置より15度以内の範囲で傾斜したとき、鉛直に落下する水滴によって有害な影響をうけない
IPX3	防雨形	鉛直から60度以内の噴霧状に落下する水によって有害な影響をうけない
IPX4	防沫形	あらゆる方向からの水の飛沫によっても有害な影響をうけない
IPX5	防噴流形	あらゆる方向からの水の直接噴流によっても有害な影響をうけない
IPX6	耐水形	波浪またはあらゆる方向からの水の強い直接噴流によっても有害な影響をうけない
IPX7	防浸形	規定の圧力、時間(1M、30分)で水中浸漬しても有害な影響をうけない
IPX8	水中形	製造者によって規定される条件に従って、連続的に水中に置かれる場合に適する．原則として完全密閉構造

ことがわかりましたが、補正する方法に機種により相違が認められています。また、駆動方式（ピストン方式）によっては気圧補正機能が搭載されていなくても一回換気量などに影響が及ばない機種も存在することが認められています。

（2）換気モード記憶

慢性呼吸疾患などにおいては、日中と夜間などで呼吸状態が変化することも考えられます。そのような場合には、従来の人工呼吸器では換気条件などをその都度変える必要がありましたが、最近の在宅用人工呼吸器のなかには、異なる換気条件を記憶してパターン化し、日中と夜間にパターン化された条件で換気させることが可能になりました。

（3）防水機能

人工呼吸器を装着している患者さんに対しては、人工呼吸管理中においても入浴などが必要であり、様々な工夫のもとに実施していると考えられます。人工呼吸器を装着したままで入浴される場合には、従来、人工呼吸器に水滴などがかかる心配があり注意が必要でした。しかし、最近の機種のなかには、防水機能（**表2**）を搭載した機種も存在するため、人工呼吸器装着中の入浴時などには有効です。

2．機種を選択する際の注意点

機種を選択する際には、上記で述べた必要条件などが選択基準になると考えられますが、装着したときの患者さん自身の感覚も重要であると考えられます。現在、ガスを送気する駆動方式はタービン方式が主流ですが、ガスを送気する時の流速（流量）などは機種ごとに異なるため、その相違によって違和感、不快感につながることも考えられます。現在、タービン方式が主流になる中で、タービン方式が開発される以前から在宅療養されてきた患者さんの中には、現在もピストン方式の人工呼吸器を使用されている患者さんもいると思われますが、いずれの機種においても製造中止などによって長年使用してきた機種を変更せざるを得ない状況になることが考えられます。その際に注意しなければならないことは、機種を変更することで機種ごとの特性の相違によって違和感、不快感が生じることがあることです。患者さんによってはそれらを敏感に感じ取り変更が困難になることも考えられます。

筆者は、過去に関わってきた複数の患者さんで同様の理由から変更が困難になった経験をしてきました。しかし、いずれの症例からもどのような違和感、不快感があるのかをよく聞いたうえで、患者さんが納得する機種を選択するように心がけてきました。機種を変更することは、患者さんに対して大変な負担を与えることにもなるため、機種を変更することが必要になった場合には、機種ごとの特性をよく把握したうえで患者さんとのコミュニケーションを図りながら変更することが大切であると考えます。

3．呼吸回路（図1）

気管切開下で使用する人工呼吸器では、呼吸回路に関しても重要になります。呼吸回路は、加湿をどのようにするかによって構成が異なり、人工鼻仕様

アラーム機能付

規格／型式	LUKLA2800	N-560	オキシパル OLV-2700	N-65	Nissei BO-650	パームサット2500A	ミニア3402	パルゾックス300i	オキシントゥルーA
電源	AC100V 単4ｱﾙｶﾘ電池×2本	AC100V バッテリー内臓	AC100V バッテリー内臓	単3ｱﾙｶﾘ電池×4本	単4ｱﾙｶﾘ電池×2本	AC100V 単3ｱﾙｶﾘ電池×4本	AC100V 単3ｱﾙｶﾘ電池×6本	単4ｱﾙｶﾘ電池×1本	単3ｱﾙｶﾘ電池×3本
サイズ(mm) 幅×高×奥行	59×92×16.4	230×75×128	210×62×164	73×35×159	58×35×35	70×138×32	70×37×168	68×58×15	60×118×25
重量	105g	1.4Kg	1.0Kg	280g	35g	210g（電池含む）	595g（電池含む）	56g（電池含む）	160g（電池含む）
バッテリー駆動	連続測定120時間	連続測定8時間	連続測定2時間	連続測定15時間	連続測定40時間	単3ｱﾙｶﾘ4本60時間 単3ｱﾙｶﾘバッテリーパック40時間	連続測定24時間	連続測定30時間	連続測定48時間
センサ	指	指	指	指	指	指	指	指	指
デポセンサ有無	2010春	有	有	有	無	有	有	無	有
その他	ハンディタイプ	据置き型	据置き型	ハンディタイプ	ハンディタイプ	ハンディタイプ	ハンディタイプ	ハンディタイプ	ハンディタイプ

アラーム機能無

規格／型式	Ubi-x	G02 Mode19570	オニックス モデル9500	Nissei BO-600	Nissei BO-800	パルゾックス2	ビーパル2
電源	リチウムコイン電池 CR2032×1個	単4ｱﾙｶﾘ電池×1本	単4ｱﾙｶﾘ電池×2本	単4ｱﾙｶﾘ電池×2本	単4ｱﾙｶﾘ電池×2本	単4ｱﾙｶﾘ電池×2本	リチウムコイン電池 CR2430×1個
サイズ(mm) 幅×高×奥行	32×30×52	39×7×29	33×33×57	58×35×32	61.4×33.6×31.9	60×69×28	40×68×32
重量 (Kg)	35g（電池含む）	40g（電池含む）	60g（電池含む）	35g	37g	70g（電池含む）	43g（電池含む）
バッテリー駆動	連続測定30時間 スポット測定5400回	連続測定21時間 スポット測定2400回	連続測定18時間 スポット測定1600回	連続測定40時間 スポット測定4800回	連続測定40時間 スポット測定4800回	連続測定80時間	スポット測定900回
センサ	指	指	指	指	指	指	指
デポセンサ有無	無	無	無	無	無	無	無
その他	本体センサ一体型	本体センサ一体型	本体センサ一体型	本体センサ一体型	本体センサ一体型	本体センサ一体型	本体センサ一体型

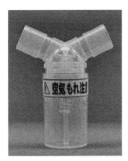

図2　ウォータートラップ取扱注意点

と加温加湿器仕様に分類することができます。呼吸回路の構成的には、人工鼻仕様のほうが接続部も少なく簡素に構成されており、痰の硬さなどに問題がなければ人工鼻仕様のほうがより安全に使用できると考えられます。また、加温加湿器仕様の呼吸回路を使用する際には、呼吸回路内へ貯留した水分を除去するためにウォータートラップが取り付けられていますが、水分を除去した後にウォータートラップ下部のカップを再接続する際に接続不良によるガスリーク（漏れ）のトラブルに注意しなければなりません。そのため、その対策として厚生労働省から「人工呼吸器回路内のウォータートラップの取扱いに関する医療事故防止対策について」[2]が通知され、ウォータートラップのカップ部分に注意喚起ラベル（図2参照）を貼付することが義務付けられていますので、取り扱いには十分な注意が必要です。

「パルスオキシメータの機種と比較検討」

人工呼吸器を使用する際には、パルスオキシメータなどの生体情報モニタを併用することが重要です。このことで、万が一、人工呼吸器に異常が発生して警報が作動しなかった場合にも生体情報モニタの警報が作動して知らせてくれますので、人工呼吸器と生体情報モニタを併用することが望ましいと考えられます。パルスオキシメータの中には、警報機能付きのものと警報機能が付いていないものがあります。一時的（スポット）に測定する場合には、警報機能が付いていない機種でもよいですが、人工呼吸器と併用する場合には必ず警報機能付きのものを使用します。表3に代表的なパルスオキシメータを示します。基本的な取り扱い方法や測定範囲、精度などに関しては若干の違いはあるものの大きな差はありませんが、なかには電池のみで作動させる機器もあるため、そのような機器の場合には、定期的な電池の交換が必要になってきます。また、AC（交流）電源で作動できる機器でもほとんどの機器でバッテリーを内蔵しているため、停電時や移動時などでも使用することができます。

まとめ

気管切開下で使用される人工呼吸器およびパルスオキシメータの特徴についてまとめました。

通常、人工呼吸器の機種を選択する際には、メーカから提供されるカタログなどでの資料または今までの経験などをもとに機種を選択していると思われますが、人工呼吸器は、その仕様はもちろんのこと、それぞれの特徴などが異なるため、それらの特徴を十分に把握しながら取り扱いを行わなければ、実際に使用する患者さんに対して様々な影響を及ぼすことも考えられます。

今後も人工呼吸器に関する開発技術が進み、優れた人工呼吸器が開発されることと思いますが、同時にそれらを使用する患者様およびご家族、介護者の意見などを取り入れることも必要と考えます。実際に使用される患者様のQOL向上およびご家族、介護者の負担軽減につながる人工呼吸器の開発が望まれます。

参考文献
1) 瓜生伸一：ポータブル人工呼吸器の自動気圧補正機能についての検討．第36回日本呼吸療法医学会抄録集．2014.7
2) 日本工業規格（JIS）C 0920：電気機械器具の外郭による保護等級
3) 厚生労働省医薬食品局安全対策課長：人工呼吸器回路内のウォータートラップの取扱いに関する医療事故防止対策について．2009.03.05

（瓜生　伸一）

32 各種機器の選び方

1．在宅用人工呼吸器

現在、気管切開式陽圧換気療法（TPPV：tracheostomy positive pressure ventilation）用として日本で使用されている主要の在宅用人工呼吸器の5機種について説明する。それぞれの人工呼吸器の特徴を理解して、患者に適した人工呼吸器を選定すべきである。また、人工呼吸器の選定では、どのような加温加湿器が使用できるのか（次項に解説する）、呼吸器回路の選定（ディスポ回路、リユーザブル回路、小児用回路など）、メーカー・ディーラーのアフターサービス体制（地域によって異なる）、メーカー・ディーラーの技術と知識、レンタル料金（ディスポ回路等を含め、人工呼吸器加算の診療報酬内でレンタルできるか）など、人工呼吸器の性能だけではなく、様々な面から選定をしていくことが重要である。医療従事者も、メーカーの説明通りに使用するのではなく、十分な理解と適正な設定が出来るよう、知識の向上を進めて頂きたい。

Puppy2

Puppy2（**写真1**）は、純国産製の人工呼吸器であり、小児の小さな自発呼吸でも自由にできるように開発された人工呼吸器である。呼気時に定常流が流れると言われるが実際には、気管内チューブからのリークや自発呼吸によってPEEPが低下する分のガスを補正するだけの送気が行われる。比較的安定したPEEPが得られ、PEEPの設定がない在宅用人工呼吸器が支流であった時代では画期的な人工呼吸器であった。また、換気モードはPCV（Pressure Control Ventilation、圧制御換気）のIMV（Intermittent Mandatory Ventilation、間欠的強制換気）のみであり、自発呼吸を感知するトリガー設定はなく、ファイティングを起こしやすい。

設定はダイヤル式でつまみの数も少なく、非常に扱いやすいため、患者・家族が理解しやすく指導も簡単である。

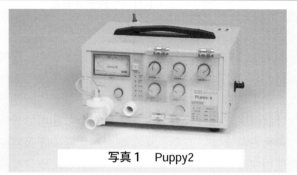

写真1 Puppy2

吸気流速は60LPMまで設定できるため、成人での使用も可能であるが、吸気圧の制御が本体の吸気出口側でリリーフするため、立ち上がりのパワーが低く、肺コンプライアンスの低い患者では低換気となるため使用しない。また、小児においても肺炎などを発症した症例では低換気となるため、入院時は病院用の人工呼吸器に切り替えて管理するのがよい。

本体内部で設定流量を作り酸素と一緒に溜めておく機構であるため、酸素濃度は高濃度にしやすく70％程度まで上げることが出来るが、設定条件やリークによって酸素流量に対する酸素濃度は変化するため、酸素濃度計で測定し、酸素濃度表を作成しておくと良い。

Puppy2の最大の欠点は、回路閉塞や気管内チューブの閉塞などが起こっても高気道内圧警報が作動しないことである（本体の吸気出口で圧力の調整をしているため、出口を塞いでも見かけ上、正常に動作しているように圧が制御される）。使用にあたっては、パルスオキシメーターなどのモニタリングが必須である。

温度設定が出来る加温加湿器、ディスポ回路も選定できる。内臓バッテリーの使用時間は30分であるため、外部バッテリーの準備は必須である。シガーライターの使用も可能である。

レジェンドエア

レジェンドエア（**写真2**）は、TPPVとNPPV（Noninvasive Positive Pressure Ventilation：非侵襲的陽圧換気療法）の両方が可能な人工呼吸器である。

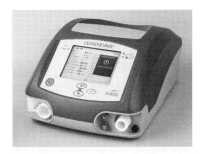

写真2　レジェンドエア

最大200LPMのガスを流せるパワーを持ち、リーク補正機能と呼気弁を使用しているためNPPVが可能で、TPPVでは人工鼻も使用できる。NPPV専用器と比較し、吸気の立ち上がりが早い。立ち上がりが早い利点は、気管軟化症などの気道がつぶれやすい症例において、PEEPの維持が早いために有用である。立ち上がりのスピードは調節できるが、NPPVにおいて立ち上がりを早くすると呼吸困難感があるため、遅めに設定した方が良い。

自発呼吸に合わせた換気モードでの吸気トリガーは、フロートリガーと圧トリガーの組み合わせで行われ、比較的感度も良い。

SIMV＋PSV、CPAP、CPAP＋PSVの換気モードが設定出来ないことを考えると、NPPVを主とした人工呼吸器と言える。

VCV（Volume Control Ventilation、量制御換気）では、CV（Control Ventilation、調節呼吸）と吸気トリガーを設定することで自発呼吸に合わせたACV（Assist Control Ventilation、補助／調節換気）、SIMV（Synchronized IMV、同期式間欠的強制換気）が行える。

PCVは、調節呼吸で換気される。PACVでは、設定された換気回数を一定間隔（調節呼吸）で換気するのに合わせ、呼気相で吸気トリガーされた時に、吸気に同期した換気が行われる。

PSV（Pressure Support Ventilation、圧支持換気）では、最低5cmH$_2$Oの補助換気が設定される。自発呼吸にのみ補助する場合はSモード（Spontaneous、自発呼吸）、無呼吸時にバックアップ換気をする場合は、STモード(Spontaneous／Timed、自発/時限)に設定する。

吸気時間は、IE比で設定される。1：1〜1：3の設定であり、吸気時間を短くするためには、換気回数を多く設定しなければならない（吸気時間を0.5秒にするには換気回数を30回/分）。小児でPCVを行う場合では、少ない換気回数の設定は出来ず、過換気になる可能性があるため（PaCO$_2$の低下を招く）、換気圧を低くして対処しなければならない。

酸素投与は本体の裏面から行うが、換気制御によって酸素濃度は変化し、NPPVでリークが多いほど高濃度の酸素濃度を供給しにくくなる。

呼吸器回路は、ディスポ回路で人工鼻仕様と加温加湿器仕様の4種類がある。温度設定出来る加温加湿器も使用できる。小児では、呼気回路の無い1本仕様の呼吸器回路を使用すると、デッドスペースの増加によりPaCO$_2$の上昇を来す可能性があるため、呼気回路のある2本仕様の回路と専用回路の呼気弁を組み合わせで使用する。

内蔵バッテリー使用時間はカタログ上、4〜11時間で、比較的長い。シガーライターでの使用は出来ない。外部バッテリーは専用で高価である。

ニューポートHT50

HT50（写真3）は、一般的な換気モードを有するシンプルな人工呼吸器である。

A／CMV(補助／調節換気)、SIMV、SPONT（CPAP： Continuous Positive Airway Pressure、持続的気道内陽圧）の換気モードを選択したのち、VCVもしくはPCVを選択する。自発呼吸のトリガー方式は圧トリガー方式であり、トリガーをOFFにすると、A／CMV ではCMVで、SIMVではIMVで動作する。SIMVとSPONTでは、PSVを併用することが出来る。

PEEPを1cmH$_2$O以上にすると呼気時に10LPMの定常流が流れるために、気管内チューブからのリークによるPEEPの低下を防ぐことが出来き、また、トリガーエラーを起こした場合にも、この定常流を自由に吸うことが出来る。

酸素投与は、O$_2$ブレンディングキットを用いることで、VCVモードでは、吸気の分時換気量と酸素投

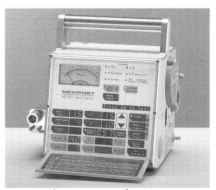

写真3　ニューポートHT50

与の関係のグラフから、送気ガスの酸素濃度を設定することが出来る。PCVでは、吸気流量が患者によって変化するため、正確な酸素濃度は設定できない。

呼吸器回路は、ディスポ回路が準備され、人工鼻、温度設定出来る加温加湿器にも対応できる。

内蔵バッテリー使用時間は、新品で10時間とされている。シガーライターも使用でき、外部バッテリーも準備されている。

LTV1150

LTVとはラップ・トップ・ベンチレーターの略で、その名の通りノートパソコンのように薄い本体である。機能は、ICUでも使用できるシンプルな人工呼吸器であり、在宅用の酸素が使用できるタイプがLTV1150（**写真4**）である。

VCVもしくはPCVを選択したのち、A/C（補助／調節換気）、SIMV/CPAPの換気モードを選択する。口元のYコネクターが専用であり、口元の上流側と下流側の圧力を測定し、その差圧からフローを測定している。このフローから一回換気量も測定できる。このフローを利用して自発呼吸のトリガーを行うフロートリガー方式である。トリガーをOFFにすると、A/CではCMVで、SIMVではIMVで動作する。SIMVでは、換気回数を0回/分にするとCPAPになる。SIMVとCPAPではPSVを併用することが出来る。

呼気時に10LPMの定常流が流れるために、気管内チューブからのリークによるPEEPの低下を防ぐことが出来き、また、トリガーエラーを起こした場合にも、この定常流を自由に吸うことが出来る。

酸素投与は、在宅用酸素供給装置からの酸素を本体に直接接続し、低圧酸素ボタンを3秒押して動作させる。リークがない状態であれば、呼気の分時換気量と酸素流量の関係のグラフから、送気ガスの酸素濃度を設定することが出来る。

気管内チューブからのリークが多く、呼気換気量が測定出来ないと警報が鳴り続けると言う欠点がある。呼吸器回路は、ディスポ回路も準備されているが、温度設定出来る加温加湿器には対応しておらず、分泌物の管理に難渋する症例には不適である。内蔵バッテリー使用時間は、新品で1時間とされている。2.5時間作動する外部バッテリーが2本装着できるスプリントパックが準備されている。

クリーンエアVS　Ultra

クリーンエアVSシリーズは3機種で構成され、「Serena」はNPPV専用器、「Integra」はNPPVとTPPVのPCV仕様、最高機種の「Ultra」（**写真5**）はNPPVとTPPV（VCVとPCV）が使用できる。

NPPVは呼気ポートによるリークを利用した制御、TPPVは呼気弁を利用した制御であり、それぞれを選択することで制御が変更される。呼気弁も、ディスポ回路のものを使用する方法と本体に専用の呼気弁を取り付けて制御する方法の2種があり、それぞれに制御が異なる。専用の呼気弁を取りつけることで、設定条件により呼気時の定常流が変化することや、フロートリガーの感度が可変出来るなどの機能が備わる。高機能な人工呼吸器であるが、制御が複雑で理解しにくい。

SIMV、SIMV＋PSV、CPAP、CPAP＋PSVの換気モードが設定出来ないことを考えると、NPPVを主とした人工呼吸器と言える。

VCVでは、CVとACVモードが設定出来る。PCVでは、CV（PCV）とAPCV（レジェンドエアのPACVと同様）が設定出来る。PSVは、最低5cmH$_2$Oの補助換気が設定される。

酸素投与は、酸素インレットコネクターから投与

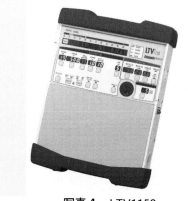

写真4　LTV1150

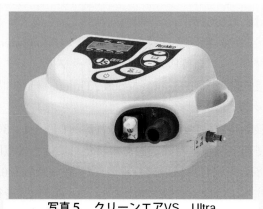

写真5　クリーンエアVS　Ultra

できるが、換気モードや設定条件により濃度が変化する。

呼吸器回路は、呼気弁の仕様により、それぞれディスポ回路が用意されており、温度設定出来る加温加湿器の仕様も可能である。内蔵バッテリーでは4時間作動することができる。

本稿は、TPPVで使用される在宅用人工呼吸器、5機種について説明した。それぞれに特徴があることから、良くこの特徴を理解し、患者の病態にあった機種を選択するべきである。分泌物の管理が在宅を継続するためには重要な要素であり、加温加湿器の選択が鍵となるため、加温加湿器の重要性については次稿で説明する。

本稿の換気モードについては、文字数の制限から省略させて頂いた。換気モードについては、メディカ出版から発売されている「赤ちゃんにやさしい使い方がわかる新生児ME機器サポートブック」を参照されたい。在宅で使用される加温加湿器やパルスオキシメーター、酸素装置、吸引器、蘇生器具についても取り上げている。新人の看護師向けに優しく解説しているので、在宅を行われているご家族や、成人の呼吸管理を行っている医療従事者の基礎知識として十分お役に立てると思う。

2．加温加湿器

在宅人工呼吸療法を良好にかつ継続的に行うためには、分泌物の管理が重要である。分泌物の管理が出来なければ、いくら人工呼吸器の設定を適切に行ったとしても、入退院を繰り返す結果を招くこともある。

病院の配管から供給される酸素や空気は全く水分を含んでいないため、加温加湿器は必須である。しかし、在宅用人工呼吸器は、室内の水分を含む空気を吸い込んでいるため、病院ほどの加温加湿機能を必要としないと考えられることもある。だが人工呼吸器には空気を吸い込むためのポンプが内蔵され、このポンプが高温となり吸い込んだ空気を加温し相対湿度を低下させる。従って、在宅用人工呼吸器でも加温加湿器の選択が重要となる。

在宅人工呼吸療法における加温・加湿の重要性について説明する。適切な加温・加湿を行うことで、適切な分泌物管理と安心して継続できる在宅人工呼吸療法を目指して頂きたい。

加温・加湿の関係

加温加湿器の理解を難しくしている理由として、加温・加湿には、「温度」「相対湿度」「絶対湿度」の3つが関係していることである。絶対湿度は1リットル中の空気に溶け込んでいる水分量で mg/Lで表される。温度が高いほど空気に溶け込むことのできる水分は増加し、飽和水蒸気量は20℃では17.4mg/L、37℃では44mg/Lである。相対湿度は「絶対湿度／飽和水蒸気量×100」の式で表される。よって、相対湿度が同じ100%であっても温度が高値であるほど絶対湿度が高いことになる。

加温・加湿の目的

自然呼吸における吸気ガスの変化は、温度：20℃・相対湿度：50%・絶対湿度：8.7 mg/Lの空気を吸入した場合、咽頭ではそれぞれ30℃・95%・29mg/Lとなり、気管分岐部では34℃・100%・38 mg/L、肺胞では37℃・100%・44 mg/Lとなる（図1）。従って、人工呼吸管理中の理想的な加温・加湿は、肺胞と同等レベルにすることが良いとされている。不適切な加温・加湿は、感染防止メカニズムの機能低下や不感蒸泄量の増大、熱喪失の増大を来たし、繊毛上皮組織の損傷を招くこととなる。

自然呼吸の呼気は、32℃・100%・34 mg/Lであり、呼吸によって体温と水分が奪われる。人工呼吸中も同様であり、体温維持、水分コントロールに影響することを念頭に入れておかなければならない。

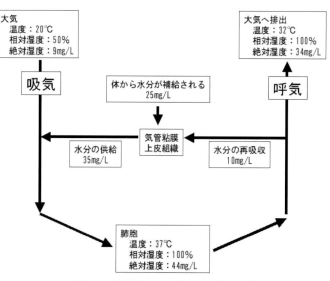

図1　生理的な呼吸時の水分の変化

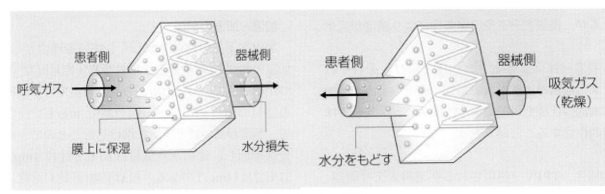

図2　人工鼻の原理

そして、いかにストレスなく水分を奪うように加温加湿器の設定をする必要がある。宮尾らは、高い温度で低い相対湿度のガスは、水分を奪う能力が大きいことから、絶対湿度の維持より相対湿度を100％に維持することが重要であると述べている。

加温加湿器の原理

基本的な設定は、口元温度を38℃～40℃程度とし、口元コネクターに結露が付くようにチャンバーコントロールを－2℃～＋2℃範囲で調節する。口元コネクターに結露があっても、この水滴は患者から奪われた水分の可能性もある。結露しているからと言って吸気ガスの相対湿度が100％になっているとは限らないため、吸気回路が曇る程度に設定するのが望ましい。吸気回路の目視的な確認と共に、分泌物の量や硬さなどを確認し、調節する必要がある。

加温加湿器の問題点

吸気回路の水滴が相対湿度の指標になるが、口元に貯留した水滴が患者に垂れ込みを起こすと、SpO_2の低下や咳嗽反射の誘発、分泌物の増加などを起こすため、口元の結露は定期的に除去する。温度低下を起こさないように、吸気回路にタオルをかぶせるなどで保温をすること必要である。また、患者の自発呼吸に同期させて換気を行なうSIMV、PSV、A/Cの換気モードを使用する場合は、呼吸器回路内に貯留した水の動きによって、自発呼吸を誤認識し、自発呼吸に同期せず、ファイティングを起こすことがあるので注意が必要である。

人工鼻（図2）

人工鼻は加温加湿器の一つとして分類されているが、強制的に加温・加湿する機構ではないため、私は保湿器と表現している。正式には受動的保湿装置と言う。

呼気ガスには多くの水分が含まれているため、この水分を人工鼻にトラップし、吸気ガスが送気される際に、人工鼻に含んだ水分を再度含ませると言う単純な機構である。

人工鼻の性能は、おおよそ絶対湿度が30mg/L程度であり、メーカーによる差は少ない。大きさが大きいほどトラップ出来る水分が多いため、メーカー表示の性能が維持できる。しかし、大きいものはデッドスペースが大きく、再呼吸されるガスが多くなるため、$PaCO_2$の上昇を来すため、患者の換気量にあった大きさを選定する。PMH1000などのヒーターワイヤーの無い加温加湿器より加湿効果が高いこともあり、加温加湿器という電気を使用する制御でないために、アラームが作動することもなく、給水の必要もなく、呼吸器回路に結露が溜まることもないため安全で簡便であり、在宅では有用な選択の理由になる。

しかし、理想的な吸気ガスは供給できないため、分泌物の管理には十分注意して選択すべきである。また、小児での人工鼻の使用は禁忌とされる。これは、カフ無しの気管カニューレを使用する小児では、呼気が呼吸器回路に戻らず、鼻や口に漏れてしまうため、人工鼻に呼気の水分をトラップすることが出来ず、効果的な加湿効果が得られないからである。

人工鼻は、24時間毎もしくは分泌物によって汚れたら交換する必要がある。

在宅人工呼吸療法における加温加湿器の選択は、継続的な管理に重要なファクターであるため、分泌物の評価を適切に行いながら選定すべきである。

ウイルス感染症を発症しても、肺炎を併発するようなことのないような加温加湿器を選択して頂きたい。

3．パルスオキシメーター

在宅人工呼吸療法を安全に継続するためには、分泌物の貯留による吸引のタイミングや感染症の有無などの体調の変化を把握するとともに、人工呼吸器に関連するトラブルに対する安全管理としての連続モニタリングが必要であり、このモニタリングとして一番適しているのがパルスオキシメーターである。

パルスオキシメーターの原理

パルスオキシメーターは、動脈血の酸素飽和度を測定する装置である。以前は、この数値を知るためには動脈血を採血してCOオキシメーターと言う装置で測定する必要があった（SaO_2と呼ぶ）が、パルスオキシメーターでは、プローブを装着するだけで簡単に動脈血の酸素飽和度が連続的に測定でき、この値をSpO_2と呼ぶ。

SaO_2とPaO_2（動脈血酸素分圧）はどちらも、動脈血にどのくらいの酸素を含んでいるかを表すものであるが、SaO_2はヘモグロビンと酸素が結合している割合を表し、PaO_2は血漿に酸素が溶け込んでいる量を表しており、この関係は酸素解離曲線で表される。

ヘモグロビンは4つの酸素と結合して酸化ヘモグロビン（これが真っ赤な血液です）になり、各部の臓器に送られる。100個のヘモグロビンのうち98個が酸素と結合したとすると、この割合は98％となり、これがSaO_2であり100％より大きい値にはならない。

1dl（デシリットル）の血液に含む酸素含有量は、ヘモグロビンに結合した酸素量と血漿に溶け込んだ酸素量を足したもので計算できる。1gのヘモグロビンは1.34mlの酸素と結合できるため、血液中のヘモグロビン量を15g/dl、98％のヘモグロビンが酸素と結合（$SaO_2=98\%$）しているとすると、この時の酸素含有量は、$1.34×15×98÷100=19.7ml$となる。血漿中の酸素含有量は、$0.0031ml×PaO_2$で計算でき、PaO_2を100mmHgとすると$0.003×100=0.3ml$になり、ヘモグロビンが運ぶ酸素の量は、血漿が運ぶ酸素の量と比べはるかに大きい。しかし、たとえSaO_2が100％であっても、貧血でヘモグロビンが半分になった場合には、酸素含有量も半分になり、組織の酸素が足りない低酸素症になってしまうことも忘れてはならず、パルスオキシメーターは、血液酸素モニタリング装置の万能器ではないことを覚えておいて頂きたい。

パルスオキシメーターの電源を入れると、プローブの先から赤色光が発射されているのが分かる。この光、実は赤色光だけでなく、目に見えない赤外光も発射されており、1秒間に数百回も点滅している。酸素と結合していないヘモグロビン（還元ヘモグロビン）をたくさん含んでいる静脈血を目で見ると黒ずんで見える。これは、赤色光を還元ヘモグロビンが吸収してしまうために黒く見えるのである。しかし、赤外光を当てると、明るく見える性質がある。また、酸素と結合しているヘモグロビン（酸素化ヘモグロビン）を含む動脈血は真っ赤に見える。これは、赤色光を透過させる性質があるからであり、逆に赤外光では暗く見える性質がある。この光の透過・吸収の性質を用いて、酸素化ヘモグロビンと還元ヘモグロビンの割合からSpO_2を計算するのでる。

パルスオキシメーターとは、二つの言葉をつなぎ合わせた呼び名である。心拍数を測る時、橈骨動脈を指先で触れて測ることがありますが、これは血流によって血管の太さが変化する（容積変化）のを指先で感じ取れるからである。SpO_2を測定するために、プローブを指に装着することが多いですが、この指先にも同じように動脈血による容積の変化が生じている。この容積変化は、赤色光と赤外光で捕らえることができ、脈波として表される。この脈波の数を数えたのが心拍数（Pulse）で、"パルス"の呼び名の一つとなる。指先には動脈血以外の邪魔な組織（骨、脂肪、筋肉、静脈血など）があるため、その中から動脈血の成分だけを抽出する必要がある。光によって得られた脈波＝動脈成分であるため、この脈波の血液の色（赤色光と赤外光の透過・吸収率）からSpO_2が測定できることになる。したがって、動脈成分を抽出する脈波が正確に測定できなければ、SpO_2は正確では無い。心拍数や画面に表示される脈波に異常がある時のSpO_2は正確ではない。

酸素飽和度を測定する方法をオキシメトリーと呼び、酸素飽和度を測定する器械を"オキシメーター"と呼ぶ事から、二つの呼び名を合わせて"パルスオキシメーター"と言う名称になったわけである。

パルスオキシメーターは誰が負担すべきか？

在宅人工呼吸療法を安全に安心して継続的管理を行うためにはパルスオキシメーターが必須のモニタリング装置である。在宅人工呼吸療法では、介護者

がこの数値を離れた場所からも見えることが必要であり、最低限の機能として、警報が作動し、可変出来ることが重要な選択条件となる。この様な装置を選定すると、本体価格が10万円以上であり、装置によっては定価で70万円もするものもある。合わせて、消耗品となるプローブの維持費も経済的な負担となる。

人工呼吸管理中の安全管理として、厚生労働省はパルスオキシメーターや呼気炭酸ガス分圧測定装置の装着を義務付ける通達を出している。この様な状況から、患者・家族は、パルスオキシメーターは病院が負担すべきと主張する場合がある。しかしながら、診療報酬の在宅人工呼吸療法の説明文にパルスオキシメーターを貸し出さなければならないと言う文面はない。また、人工呼吸器を装着した特定疾患の患者に対しては、17万円程度の公費負担の制度もある。先にも述べたように、最近は小型で安価なパルスオキシメーターが多く発売され、多くの家庭で購入され日常生活用具の一つに挙げられる現状がある。さらに、在宅人工呼吸療法の診療報酬では、在宅人工呼吸療法指導管理料と装置加算を請求できるが、指導管理料からは診療材料を払いださなければならず、装置加算からは、人工呼吸器メーカーや業者へレンタル料を支払わなければならず、病院が儲けを出せる診療報酬にはなっていない。また、在宅人工呼吸療法に関わる医師や看護師をはじめとする多くの医療従事者の人件費を考えれば赤字と考えても良いであろう。この様な環境で、パルスオキシメーターを病院が負担することは厳しい状況にある。筆者も、10年以上も前から、パルスオキシメーターは誰が負担すべきかについて疑問を持ち、学会発表で患者・家族負担の無いようなシステム作りの訴えをしてきた。また、筆者は、全国に先駆け当時のマリンクロット社（現コビディエン社）とパルスオキシメーターの個人レンタルシステムを構築した人間である。ぜひ、厚生労働省にはパルスオキシメーターの装置加算を導入していただくよう要望したいところである。

当センターでは、本体は病院負担で貸し出し、プローブについては患者・家族に御負担して頂いている。病院によってはディスポプローブも病院が負担している場合もあるが、いかにしても、厳しい経営状況の中での患者サービスであることを患者・家族にはご理解いただきたい。

パルスオキシメーターの選び方

パルスオキシメーターは多数のメーカーから発売されており、本稿で全ての機種を紹介することは難しいため、選定の基準を示すことを基本とし、紹介する機種はごく一部に絞らせて頂いたことを御了解されたい。

(1) 据え置き型パルスオキシメーター

一般的に高性能・高機能であるのが据え置き型のパルスオキシメーターである（写真6：コヴィディエン社（ネルコア）製N-600x、写真7：マシモ社製Radical-7）。警報は任意に設定が出来るので、在宅では有効に使用できる。パルスオキシメーターの性能はカタログの仕様からは判断できず、実際に使用してみなければわからないのが現状である。いかに正確な動脈成分だけを抽出するかにあり、特に還元ヘモグロビンを含む静脈成分をいかに除去できるかが重要な性能である。体動によって静脈が変化し、この静脈成分を動脈血と判断してしまうと正常より低い値を示し、誤警報の原因となる。最近の高級機種は低灌流（循環不全で低血圧などの状態で、末梢循環が悪く、末梢低体温の状態）でも、正確な測定が出来る装置の開発に力を入れている。在宅人工呼吸療法を行う患者は、体温制御が難しく末梢低体温、末梢循環不全の状態であることが多く、この様な患者では高性能なパルスオキシメーターの選択が必要である。また、筋緊張が強い患者や痙攣などを起こす患者でも同様である。さらに、血圧の低く

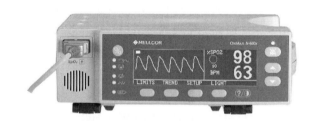

写真6　コヴィディエン社（ネルコア）製　N-600x

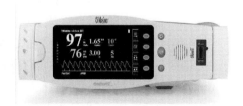

写真7　マシモ社製　Radical-7

（脈派の小さい）、体動の多い小児の患者では同様に高性能なパルスオキシメーターを選択することが望ましい。**写真8**のネルコア社製N-560はN-600を低価格化したパルスオキシメーターであり、比較的多くの患者さんが使用しているが（病院から貸し出されていることが多い）、体動に弱く、静脈成分を測定しやすいために警報が作動しやすいと言う欠点があるので筆者は使用していない。**写真9**のマシモ社製Rad8は20万円以下で購入できる装置のなかではお勧めの装置である。その他、画面表示も選択の一つであり、昼夜を通して介護する家族にとっては表示が視認性に優れていることも重要である。特に夜間にデジタル値が見やすいのはLEDを使用したものである。LEDタイプは、正常時と警報作動時で色が切り替わるものもあるので選択基準の一つにしてほしい。液晶のタイプはバックライトの性能も上がり比較的視認性が改善されてきたが、劣化により暗くなることもあるので注意が必要である。他社製として、スター・プロダクト社製（**写真10**）や、日本光電社製（**写真11**）などもある。日本光電社製はチアノーゼ性心疾患（SpO_2：80％以下）で低い値を示すと言う経験を筆者はしているので、注意が必要である。

(2) ハンディー型パルスオキシメーター

ハンディー型は移動時にも携帯しやすいために、在宅での応用価値が高い。しかし、据え置き型より小型であるために機能が制限されていることもあるので、選定には注意が必要である。

測定精度も、小型化のために簡略化され性能が低い場合もある。また、視認性としてはデジタル値が据え置き型より小さく、見やすいように設置する方法も工夫が必要である。充電式で電源コンセントを併用できる装置もあるが、電池でしか使用できないものもあるので選定には注意していただきたい。警報はほとんどの物で設定できるが、警報が作動しな

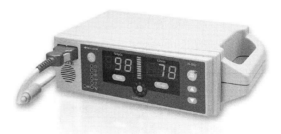

写真8　コヴィディエン社（ネルコア）製　N-560

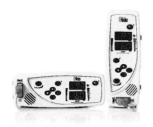

写真9　マシモ社製　Rad8

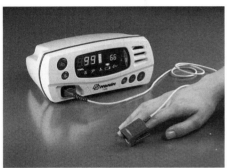

写真10　スター・プロダクト社製　7500

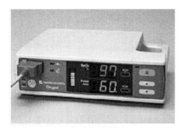

写真11　日本光電社製　OLV-2700

いものは選ばないようにして頂きたい。また、警報値が任意で出来るものが良いが、自動で決められた範囲で設定されてしまう物もあるので注意が必要である。**写真12～15**に主なハンディー型のパルスオキシメーターを示す。

(3) 小型フィンガータイプ

近年、インターネットでも爆発的に購入されている安価な小型フィンガータイプであるが、ほとんどのパルスオキシメーターが精度に不安があると報告されている。日常生活用具と言う表現をしたが、家庭で使用する体温計や自動血圧計と同じような意味合いでの使用法として使用するのであれば利用価値はあるのかもしれない。あくまでも、連続使用ではなく、スポットチェックとして使用していただきたい。毎日決められた時間で測定し記録し、この数値に大きな変化がないかを健康管理として使用するのが好ましいであろう。また、調子が悪いな？と感じた時に健康状態の確認の意味で、スポットチェックをするのも良いであろう。その数値は、絶対値とし

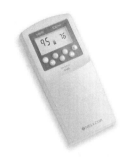

写真12　コヴィディエン社（ネルコア）製　N-65

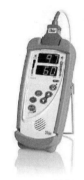

写真13　マシモ社製　Rad5

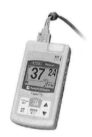

写真14　日本光電社製　WEC-7201

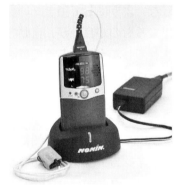

写真15　スター・プロダクト社製　2500A

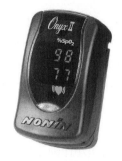

写真16　スター・プロダクト社製　オニックスⅡ 9550

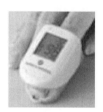

写真17　コニカミノルタ社製　パルソックスⅠ

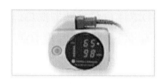

写真18　コニカミノルタ社製　パルソックス-300

(4) センサーからみたパルスオキシメーターの選び方

　パルスオキシメーターを使用するにはセンサーが不可欠であるが、どのような種類のセンサーを有しているかも選定の基準となる。

　特に、在宅人工呼吸療法を行う患者は毎日の装着であるため、センサーによる測定部のトラブルを防がなければならない。

　指に洗濯バサミのように挟み込むセンサーのタイプは、バネが強いために、指を圧迫し血流を妨げ、褥瘡を起こす可能性があるため、長時間の測定には不適である。バネを緩めて使用する患者もいるようである。センサーからは赤色光や赤外光を出力しているため、光エネルギーによりセンサー部分の温度上昇を起こす。室内の環境下であれば、37℃程度に上昇するが、環境温度が高くなれば温度上昇も大きい。通常、低温火傷は42℃以上で起こるとされているが、末梢循環不全を起こしている場合には、脈波を探すために光を強くして測定をする機種もあり、37℃以上の温度に上昇することや、42℃以下であっても循環不全で皮膚温度が低下し、センサーとの温

ての評価ではなく、「昨日より低めだな。」「いつもより調子が悪そうだから病院に行ってみよう。」と言うような評価をするために使用するのが好ましいであろう。

　小型フィンガータイプで絶対値として正確な評価をしようとするのであれば、やはり5万円以上する高価なもの（**写真16〜18**）を使用した方が良いであろう。

度差が大きくなることで、低温火傷を起こす可能性があると考えられる。長期に在宅人工呼吸療法を行っている患者で、センサーの装着部が黒ずんでいることもみられ、継続使用による低温火傷は現実的な問題である。また、センサーを強く固定すると血管を圧迫し血流が阻害される。特に太い動脈血管の血流が阻害されるとその末梢側の組織が壊死を起こすことも報告されている。更に、体動によりセンサーがずれることで起こる外傷も報告がある。

　従って、センサーはリユーザブル・ディスポーザブルのどちらでも良いが、センサーの装着面が平らなものを選択するのが良い。また、発光部と受光部が平行になる様に装着できる形状・サイズを有するパルスオキシメーターを選択すべきである。

センサーの装着の仕方

　パルスオキシメーターは光を用いて測定する装置であるため、外界光（蛍光筒や太陽光）を受けると測定値に影響を及ぼし、通常は低い数値を示す。従って、センサーの装着は光が入らないように受光部が平らな面になるようするのが良いとされる。通常、指先に装着する場合は、爪側が発光部、腹側が受光部になる。小児で指先に装着できない場合は、掌側や足底側が受光部になるようにする。そして、コードが身体に沿うように装着し、コードを身体にテープ固定する。体動による発光部と受光部のズレを生じにくくすることができ、血管を圧迫しないようにゆったりと装着することも可能になる。また、センサーの保護にもなり、故障しにくくなる。

　センサーの固定は、伸び縮みする弾性テープは血管を圧迫するため用いず、テープを使用して固定する。脈波を大きく感知するために、装着はゆったりと装着するが、これは静脈の血管を圧迫して静脈拍動を起こさないためである。静脈拍動を起こすと低い数値を測定することになる。

データ管理システム

　パルスオキシメーターには、メモリ機能を有するものもあり、データを記憶しておくことが出来る。このデータを専用のソフトウエアを使用して解析が行える。外来時にパルスオキシメーターを持参し、パーソナルコンピューターでデータを解析し、自宅での状態を把握することで、人工呼吸器や酸素療法の設定を変更する一つの指標となる。また、この記憶されたデータを、電話回線などを利用して、病院に送ることもできるシステムもある。外来にくることなく、医師からの指示を受けることもできるので、この様なシステムも含めた機種選定もご検討いただきたい。

　以上、パルスオキシメーターの歴史、原理、選定基準、使用上の注意点を説明した。

　在宅人工呼吸療法を継続的に安全で安心した管理を行うために、パルスオキシメーターは非常に有効なものであるが、使用方法や機種の選択によって有益なデータを得られないこともあり、時にセンサー装着部に害を与えることもある。

　パルスオキシメーターのアラームに悩まされることなく、有用な安全装置として力が発揮できるような機種選定を行い、幸せな家族生活を過ごしていただきたいと願うばかりである。

（松井　晃）

33 スピーキング・バルブによる人工呼吸療法

筆者の勤務する国立病院機構鈴鹿病院は、主に神経難病、進行性筋ジストロフィー、重度心身障害児（者）の診療を行っている。260名前後の入院患者のうち3分の1強の90名が人工呼吸療法を施行しており、このうち約半数が気管切開による侵襲的人工呼吸療法（TIPPV）である。人工呼吸器の稼働台数は年々増加傾向であるが、この状況は全国の旧国立療養所全体でも同様であり、慢性療養患者の人工呼吸療法は普及していると言うことができる。

筆者の専門である進行性筋ジストロフィーの分野では、人工呼吸療法の普及が患者様の生命予後に及ぼした影響についての検討がなされている。デュシェンヌ型筋ジストロフィー（DMD）では、陽圧式人工換気の導入により生命予後が約10年延長し、死因の1番目が呼吸不全から心不全へと変わっている[1]。すなわち、それまで20歳前後までしか生きることができなかったのが、30歳まで生きられるようになったのである。当院では30代後半のDMD患者も珍しくなく、最高齢は42歳である。

気管切開患者の発声

上記のように、人工呼吸療法は筋ジストロフィーをはじめとする慢性呼吸不全患者様に対する極めて有効な治療方法であるが、当然治療に伴う不都合や合併症の問題を避けて通る訳にはいかない。特に気管切開患者の場合に様々な問題が生じる。手術自体のリスクに加え、感染、肉芽形成、出血などに対し十分な予防や対策を必要とする。また患者の生活の質（QOL）を考えた場合、発声ができるかどうかは重要な問題となる。呼気により声帯が振動することが発声のメカニズムである。気管切開口は、声帯よりも近位（肺に近い方）に作成する。

ここに気管カニューレを挿入し、人工換気を施行

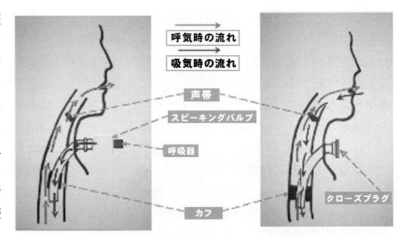

図1　スピーキングバルブの発声原理

する場合には通常カフを膨らませる。こうなると呼気も吸気も当然声帯を通過することが無いため声を出すことはできない。しかし、中にはカフと気管とのわずかな隙間から漏れる呼気を利用して器用に声が出せる者もいる。

より確実に声が出せる方法としては、(1) 人工呼吸器を一時的に離脱して、クローズプラグやスピーキングバルブ（SV）を用いる方法、(2) 人工呼吸器を装着したままSVを用いる方法（図1）、(3) 気管カニューレカフ上吸引用側管へ逆に酸素を送気する方法（送気法）、が現在よく臨床の場で使用されている。この3つの方法には一長一短があるので、それを熟知したうえで使い分けることが必要である。

(1) は十分な時間人工呼吸器からの離脱が可能な患者でなければ使えない方法である。気管カニューレは窓付きの二重管を用いる。呼吸器離脱時に声を出したいときに、カニューレの内筒を外すか、あるいは窓付きの内筒を挿入し、カニューレの入口部をSVで閉じる。こうすることで呼気は外筒の窓（穴）を通過し声を出すことができる。(2)、(3) の方法は(1) と異なり、人工呼吸器を装着したままでの発声が可能である。(3) は3つの中で最も簡便な方法であり患者への負担は最も少なくて済む。ただ酸素を

必要とするため主にベッドサイドで行われている。また呼気による生理的な発声と異なり、同じ量の酸素の送気（流れ）を利用しての発声であるため、声の明瞭度は他の二つの方法に比べ落ちる。

スピーキングバルブとは

スピーキングバルブは、1984年に自らも筋ジストロフィー患者であるデビッド・A・ミューア氏（1961-1990）によって考案されたものである[2]。アメリカでは広く使用されているようである。本邦では1990年代後半から臨床の現場で使われ始めている。SVには、呼吸器からの送気（吸気）は通すが、呼気は通さない一方向性の弁が付いている。上述したように呼吸器をはずして装着するタイプ（**図2**）と、呼吸器を装着したまま使用できるタイプ（**図3**）の二種類がある。後者の場合、SVを呼吸器の蛇管と気管カニューレの接続部に装着するが、この時必ずカフエアーを抜くことおよび一回換気量を平常時より少し高めに設定することを忘れてはならない。吸気と呼気の流れは**図1**のようになることで発声が可能となる。

ベッカー型筋ジストロフィーへの使用経験

次に自験例を紹介する。

症例1　48歳。男性。6歳頃より動揺性歩行、10歳頃より易転倒性が出現。A病院にて進行性筋ジストロフィーと診断される。以降緩徐に四肢・体幹の筋萎縮・筋力低下が進行した。当院へは15歳から入院し長期療養を行っていた。17歳で歩行不能となり車椅子生活になっている。心筋障害を併発し、呼吸機能も定期的にチェックしていたが低下傾向であった。知能は保たれていた。45歳時に肺炎に罹患し、去痰困難から呼吸不全が悪化したため、気管切開を施行し人工呼吸管理となった。肺炎治癒後の安定した状態で約1時間呼吸器の離脱が可能であった。

本人の声を出してしゃべりたいという意欲が強くSVの導入を行った。導入手順としては、まず患者に対してSVについて簡単な説明を行った。次いで10分間を目安に装着を行った。慣れるとともに装着の時間を伸ばしていった。導入の結果患者は非常に満足が得られたようであった。今まで呼吸器装着時には、主に口パクで意思疎通を図っていたため、うまく言いたいことが伝わらず患者、病棟スタッフともにストレスであったのが、まず解決された。さら

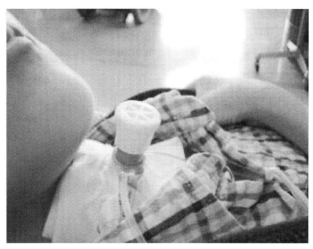

図2

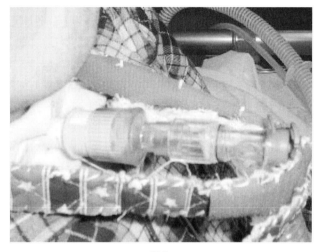

図3

に他患者ともコミュニケーションを図ることができ、誘い合って散歩にも行くようになった。導入前に比べ明らかに離床時間、活動範囲ともに拡大しQOLの向上につながった。

筋強直性ジストロフィーへの応用

しかしこのような成功例がある一方で、うまく導入できない例や、導入できても今ひとつ患者の満足が得られない例もあった。特に筋強直性ジストロフィー（MyD）の場合にはうまくいかなかった。MyDは知能障害をともなうため、導入時点の説明に難渋した。もともと気管切開前から構音障害があるためか、スピーキングバルブを装着しても上手な発声がなかなかできなかった。さらにカニューレのカフを抜いてあることで唾液の垂れ込みが増え、喀痰量が増加ししばしば続行が困難となった。

SVの安全な使用

残念なことに、SVが普及するにつれ不適切な使用方法による医療事故が報告されるようになっている。より安全に使用するために注意すべきことを以下に述べる。第一にSVの適応を考え、不適当な症例（気管や喉頭の狭窄、分泌物過剰、意識障害、重篤疾患）には使用しないことである。第二に使用手順を遵守することである。使用前には十分な吸引を行い、気管カニューレのカフのエアを完全に抜いて、必要であれば呼吸器の設定変更（一回換気量を10％増）を行った上でSVの装着を開始する。

一つ一つは簡単な手順であるが、うっかりして忘れると大きな事故につながり得ることを肝に銘じておくべきである。手順を貼り紙にしておいて、毎回確認しながら行うのも一つの方法である。導入当初は言うまでもないが、慣れてきた頃にミスが起きやすいのは他の医療行為と同様である。三番目に、SV導入に際してはまず短時間から開始し、徐々に使用時間を増やしていく。

最初のうちは自覚症状や酸素飽和度、心拍数などをモニターしながら、決して無理はせずに、声を出すことよりも患者に余分な負担がかからないことを優先して焦らずに導入を進めていくことが肝要である。また、順調に導入が進んでいても、その日の体調や原疾患の進行により使用が困難になるとなることもあるが、このような場合は迷わず中止すべきである。SVの目的は、飽くまでQOLの向上であり、導入することによって病状の悪化を招くとしたら本末転倒である。

内科領域のほかに小児科領域でもSVが使用されその使用方法についての検討がなされている[3]。また、SVの使用は基本的には入院で行っているが、将来的には在宅患者においても適用できる可能性はある。最大限事故を防止する努力をしつつQOLを向上させるようにしたいものである。

謝辞：稿を終えるにあたり、貴重な資料を提供いただいた当院上野看護士および村田臨床工学技師に深謝する。

文献

1）小長谷正明, 酒井素子, 若山忠士ほか: Duchenne型筋ジストロフィーに対する間歇的陽圧人工呼吸療法の延命効果と死因の変遷. 臨床神経, 45: 643-646, 2005
2）Passy V: Passy-Muir tracheostomy speaking valve. Otolaryngol Head Neck Surg, 95: 247-248, 1986
3）神原孝子: 気管切開児のスピーキングバルブ使用を困難にする因子の検討. 埼玉理学療法, 12: 15-19, 2005

（久留　聡）

34 在宅用人工呼吸器の外部バッテリーが抱える問題点

　人工呼吸器装着患者の活動範囲が広がり、人工呼吸器の外部バッテリーには、非常電源としての役割だけではなく、日常的に電動車椅子上で使用できることが要求されるようになりました。しかし、メーカー純正の外部バッテリーは、大きさが様々で、機種変更をするたびに、車椅子への外部バッテリーの搭載方法を考え直さなければならなくなります。また、接続するコネクターの形状も機種によって異なっているため、以前、使用していた外部バッテリーを継続使用することは不可能です。外部バッテリーを買い換えるだけではなく、車椅子の改造が必要になるケースもあり、このことが、機種変更をする上で、大きな障害になりかねません。

　そこで、当院では、外部バッテリーを全ての機種で共通に使えるようにはならないだろうかと思い、PLV-100、LTV-950、レジェンドエア、Vivo40、トリロジー100で、同じバッテリーが使用できるように改造して使用しています。メーカーの保証はなく、自己責任で行わなければならない行為ですが、スムーズな機種変更や電動車椅子上での活動を維持するためには、やむを得ない行為であると認識しています。本稿では、このような外部バッテリーの抱える問題点について考えていきたいと思います。

バッテリーの種類

　現在、人工呼吸器の外部バッテリーには、鉛蓄電池、ニッケル水素電池、リチウムイオン二次電池の3種類が使用されています。それぞれのバッテリーの特徴を、きちんと理解して使用する事が、安全管理上も重要となります。

1）鉛蓄電池

　最も古くから使われている2次電池です。鉛蓄電池にも多くの種類があります。補水が必要な開放式のものと、補水が不要な密閉式のものがあります。後者は、シールドバッテリーやドライバッテリーなどと呼ばれることもあります。また、電極の構造による分類として、自動車のエンジン始動用など一時的に大きな電流を取り出す目的に使われるスターターバッテリーと、電動車椅子などで使用される、繰り返しの充放電に適したサイクルバッテリーの2種類があります。人工呼吸器の内部バッテリーや外部バッテリーには、密閉式のサイクルバッテリーが使われています。

　鉛蓄電池に使われている電極は、充放電時に体積変化をします。充電時に電極が膨張し、放電時に電極が収縮します。したがって、急速充電や急速放電の実施は、電極を急激に変形させ、電池の寿命を大幅に縮めてしまいます。また、深い放電により、電極を過度に変形させる事も避けるべきです。スターターバッテリーの場合、放電深度が50％を超える使い方をすると、充電をしても、電極が元の形状に戻れなくなり、極端に寿命が短くなると言われています。サイクルバッテリーの場合でも、放電深度が70〜80％を超える使い方をすると、充電をしても、電極が元の形状に戻れなくなり、寿命が短くなってしまうようです。また、放電した状態で、長期間放置すると、電極が不活性化して、化学反応が起こりにくくなり、電池の容量が低下してしまいます。

　したがって、使用したバッテリーはすみやかに充電する必要があります。なるべく、満充電の状態を保ちながら使用するのが、鉛蓄電池を長く使用するためのコツになります。

2）ニッケル水素電池

　前述の鉛蓄電池に比べて、小型軽量であることが特徴です。ただし、コストは高くなります。欠点は、浅い充放電を繰り返すと、メモリー効果と呼ばれる現象により、バッテリーの見かけ上の容量が低下してしまう事です。メモリー効果が起こらないようにするためには、なるべく、バッテリーを使い切ってから充電する必要があります。充電器によっては、

完全に放電してから充電されるリフレッシュ機能を搭載しているものもあります。万一、メモリー効果が発生した場合は、リフレッシュ充電を2～3回繰り返すと、バッテリーの容量が元に戻る事があります。また、自然放電が大きいので、満充電の状態にしてから保存しても、保存期間が長い場合には、放電してしまいます。きちんと充電しておいたはずなのに、ほとんど使えないというトラブルが生じる危険性があるので、ニッケル水素電池を使用する場合は、なるべく使用する直前に充電をする必要があります。

3）リチウムイオン2次電池

ニッケル水素電池に比べて、小型軽量で、エネルギー密度が高く、メモリー効果も起こらないため、理想的な2次電池と考えられています。しかし、コストが非常に高く、安全性にも課題を抱えています。過充電にも過放電にも弱いため、バッテリーには、安全対策のための保護回路が備わっていますが、この保護回路が問題を引き起こす事もあります。保護回路が静電気による誤作動を起こす事例が頻発したために、内部バッテリーがリコールに至った人工呼吸器の機種も存在します。また、リチウムイオン2次電池は、満充電状態で保存すると、電池の劣化が早まるという特徴を持っているため、メーカーが予想しているサイクル寿命まで、バッテリーが使えないことが多いようです。

バッテリーの持ち時間

取扱説明書に、内部バッテリーや外部バッテリーによる作動時間が掲載されています。機種によって、標準的な作動時間が示されているものや、最大の作動時間が示されているものがあるため、発表されている作動時間だけを単純に比較はできません。また、換気条件の設定値により、作動時間が大きく異なってくるので注意が必要です。気温にも、バッテリーの作動時間は大きく影響を受けます。バッテリーは化学反応を利用しているため、気温が高いほうが、化学反応が起こりやすく、取り出せる電気エネルギーの量も多くなります。逆に、気温が低い場合は、化学反応が起こりにくいため、取り出せる電気エネルギーの量は少なくなります。

外部バッテリーが抱える問題点

1）電動車椅子への搭載方法

人工呼吸器の機種変更をするたびに、本体だけでなく、外部バッテリーを電動車椅子へ搭載する方法を考え直さなければなりません。しかし、メーカー推奨の外部バッテリーは、非常電源用に開発されたものが多く、電動車椅子に搭載することを考慮した設計がなされているものは、ほとんどありません。場合によっては、車椅子を大幅に改造する必要が生じてしまい、機種変更を断念しなければならないことがあります。全ての機種で、同じバッテリーが使えることが理想的であり、技術的には、十分に可能な事であるため、今後のメーカー側の対応に期待したいところです。人工呼吸器の外部バッテリーにも、バリアフリー化が必要と思います。

2）コストや耐久性の問題

人工呼吸器の外部バッテリーに、補助金制度が実施されている自治体は限られています。外部バッテリーは、高いものでは20万円以上するものもあり、大きな自己負担になってしまいます。また、バッテリーは消耗品であり、1度購入したら、ずっと使えるわけではなく、いずれは買い換える必要が生じてきます。機種変更をしたら、せっかく購入したバッテリーも使えなくなってしまうため、非常に不経済です。また、価格が高い割には、バッテリーケーブルやコネクターが丈夫に作られていない事も多いのです。少し捻れただけで、すぐに断線してしまうものもあります。また、オーディオ用の精密なコネクターが使用されているケースが多く、頻繁な抜き差しに対する耐久性も不十分なものが多いです。使用者が取り扱いに注意する事も大切ですが、少々、乱暴に扱われても、壊れにくいものを製造する事も、それ以上に大切な事だと思います。

3）使用中の残量確認

外部バッテリーを使用している時、あと、どのくらいバッテリーが使用できるのか、残量の確認を実施する事が重要です。しかし、残量確認のために操作を必要とするものや、表示が小さくて見づらいものがあるなど、容易に残量確認ができない事が多いのが現状です。そこで、当院では、マッチ箱程度の大きさのLED電圧計をバッテリーに取り付けて、一目で残量が確認できるように改造して使用していま

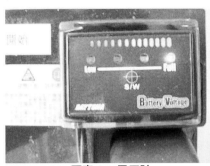

写真1　電圧計

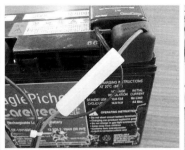

写真2　ヒューズホルダー

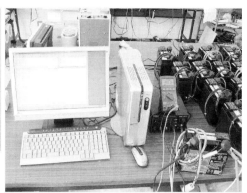

写真3　放電試験

す(**写真1**)。

3) バッテリーの寿命診断

現在、バッテリーの劣化状態を短時間で正確に診断する方法は存在しません。電圧や内部抵抗の測定だけでは、バッテリーの容量を正確に推定する事は不可能です。両者が正常な値を示していても、容量が大幅に低下しているケースがあるのです。したがって、容量を正確に診断するためには、実際に、放電試験を行って、バッテリーの容量を測定する必要があります。当院では、電子負荷装置、デジタルテスター、パソコンを用いて、外部バッテリーの定期的な放電試験を実施しています（**写真3**）。

4) 安全対策にヒューズは重要！

一部の機種では、メーカー純正ではなく、国内の取り扱い業者が推奨しているバッテリーが使用されていることがあります。この場合、バッテリーに、シガーソケットを接続して使用されるケースが多いのですが、安全対策が不十分であるものを見かけることがあります。バッテリーにシガーソケットを接続して使用する場合、必ず、バッテリーのプラス端子とシガーソケットの間に、ヒューズボックスを挿入する必要があります（**写真2**）。シガーソケットの取扱説明書にも、注意事項として、このことがきちんと記載されています。しかし、いまだに、バッテリーにシガーソケットが直接接続されたものが供給されてしまっているケースがあるようです。

当院でも、約10年前に、シガーソケットの根元部分の経年劣化による絶縁不良が原因で、バッテリーがショートしてしまい、発火した事例を経験しています。このような危険な製品を使用している人たちは、シガーソケットに差し込むプラグ側に、ヒューズが内蔵されているから、大丈夫だと考えているようです。その位置にヒューズが存在しても、ソケットの根元側で絶縁不良が生じた場合には、何の役にも立ちません。単に、ヒューズを使用すれば良いというわけではなく、適切な場所に設置する必要があります。

ポータブル電源

全ての機種で同じ外部電源を使用する方法として、医療機器向けのリチウムイオン電池内蔵のポータブル電源を使用する方法があります。しかし、このポータブル電源は、バッテリーの直流電源を交流電源に変換して供給するため、変換ロスにより、作動時間が短くなってしまいます。当院では、1日に6〜8時間程度、バッテリーを使用することもあるため、作動時間が不足してしまい、実用には至っていません。しかし、バッテリーの使用時間が短い場合には、1つの選択肢として考えられる方法だと思います。消費電力の小さな機器に限られますが、人工呼吸器以外の機器にも使用できるというメリットもあります。欠点は、リチウムイオン電池を使用していることから、コストがかかってしまうことです。

本稿は、外部バッテリーの自作や改良を推奨する事が目的ではありません。ゆえに、改造のための細かい方法については記載しませんでした。メーカー推奨の外部バッテリーが、多くの問題点を抱えていること、そして、それを管理する立場の医療スタッフが、責任問題という大きな重荷を背負いながら、試行錯誤をしている様子を伝える事ができればと思っています。そして、同じ分野に関わっている人たちと問題点を共有し、一緒に解決策を考えていくきっかけになればと思います。

（笠井　学）

35 呼吸理学療法器具を用いた小児ケア

神経筋疾患や脳性麻痺による重症心身障害は呼吸障害を合併しやすく、小児期から一貫した呼吸ケアを行っていくことが大切である。呼吸ケアのなかでも呼吸理学療法は重要な位置を占め、小児期から積極的に行われることが多い。従来、小児の呼吸理学療法は徒手的に施行されることが多かった。成人では呼吸理学療法に器具を用いることがあり、近年、小児においても器具を用いる機会が増えてきた。小児でも急性期、慢性期、在宅療養それぞれに利用できる器具が揃い、それらを活用することで呼吸障害の予防や軽減を図ることが期待できる。本編では、小児における呼吸理学療法器具を用いたケアの実際と手順について述べる。

呼吸理学療法の目的

呼吸理学療法の目的は、(1) 肺胞の虚脱の予防または改善（肺の隅々まで空気を入れる）、(2) 肺内の分泌物貯留の予防または改善（排痰を促す）ことである。それにより、児の体内の酸素化を維持または改善し、快適な呼吸が保障される。また在宅における効果的な呼吸理学療法は無気肺や肺炎の発症を予防し、入退院を繰り返すことなく、児や家族への負担軽減、QOLの向上に寄与できる。

呼吸理学療法の方法

呼吸理学療法には、呼吸コントロール、呼吸練習、気道クリアランス法、呼吸筋トレーニング、胸郭可動域練習、運動療法などがある。小児においては、気道クリアランス法という肺胞や気道をきれいにし空気の通りを良くする方法が主に行われる。通常は排痰体位（排痰しやすい体位）（**図1**）[1]を保持しながら、徒手的な手技や器具を用いる体位排痰法を

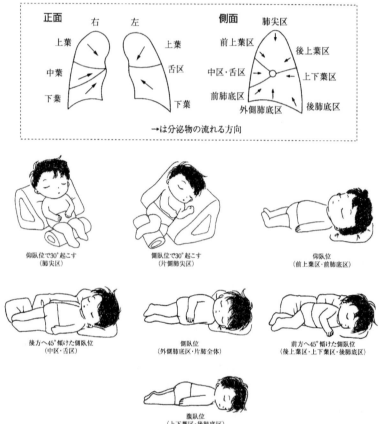

図1 排痰体位（排痰しやすい体位の各種）[1]

行い、分泌物を気管吸引できる位置まで、咳で咽頭より口腔内外に出せる位置まで移動させる。そうすることで何度も吸引や咳を繰り返すことなく、1～2回の吸引や咳で安楽に排痰ができる。

呼吸理学療法器具の種類

呼吸理学療法における徒手的な手技として、胸郭を介助する呼吸介助法が行われるが、病院や施設内で理学療法士以外が行うことや、在宅で家族が行うことが困難な場合が多い。その点、リスク管理や評価を適正に行うことができれば、呼吸理学療法器具を用いることで日常のケアの中に呼吸理学療法を取り込みやすくなる。小児に使用できる呼吸理学療法器具の一覧を**表1**す。

表1　小児に使用できる呼吸理学療法器具

器具名	扱い業者	療法名
カフアシスト	フィリップス・レスピロニクス エア・ウォーター	器械的陽圧陰圧療法 (Mechanically Asssisted coughing:MAC)
肺内パーカッションベンチレーター	パーカショネア・ジャパン	肺内パーカッション療法 (Intrapulmonary Percussive Ventilation:IPV)
EzPAP	スミスメディカル・ジャパン	気道陽圧療法 (Positive Airway Pressure Therapy)
RTXレスピレータ	アイ・エム・アイ	陽・陰圧体外式人工呼吸療法 (Biphasic Cuirass Ventilation:BCV)
SmartVest	東機貿	気道クリアランスシステム (Airway Clearance System)

※在宅使用保険適応可：カフアシスト・肺内パーカッションベンチレーター

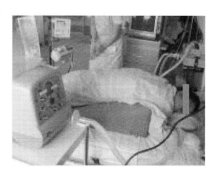

図2　排痰体位（腹臥位）と
カフアシストによる排痰

呼吸理学療法器具の使用方法と注意点

1）カフアシスト（図2）

　気道に陽圧を加えた後、急速に（0.1秒位）陰圧にシフトすることにより咳の代用となり、児（者）の気管支で閉塞した分泌物を除去するのを援助する。

【適　応】術後や病態の進行により咳嗽が低下し、気管支・葉気管支・区域気管支レベルで分泌物が閉塞している場合の排痰や肺胞の再拡張に用いる。また拘束性呼吸障害のような胸郭運動制限の改善にも効果が期待できる。神経筋疾患に対する保険適応になり在宅使用が可能である。

【方　法】30cmH₂Oの陽・陰圧を目標に、10～15cmH₂Oから徐々に圧を上げる。児（者）の協力が得られる場合は咳の前後に合わせて陽・陰圧をかける。児（者）の協力が得られない場合はオートマチックモードで行う。当院では、幼児・学童児には陽・陰圧 20cmH₂O、陽圧（吸気）1秒間、陰圧（呼気）0.5秒間、休止0.5秒間、吸気流量最大の設定、1日2～3回で行うことが多い。気管切開の児（者）には直接カニューレに回路を接続する。

【禁　忌】肺気腫、気胸、縦郭気腫、肺損傷、施行中SpO₂低下、不整脈、嘔吐

【注　意】マスクから空気が漏れないようにする。設定圧が高いと肺損傷を起こす可能性がある。酸素接続不可のため常時酸素が必要な児（者）はSpO₂が低下しやすい。肺・胸郭コンプライアンスが低い児（者）に使用すると、陰圧時に気道閉塞や肺胞虚脱を起こす可能性がある。

コツ　カフアシストに呼吸介助を併用すると咳嗽力が高まる。Squeezing、健側胸郭固定法（無気肺部以外の胸郭を圧迫する）を併用すると無気肺の改善により有効である。

2）肺内パーカッションベンチレーター（図3）

　エアロゾル吸入を60～300サイクル／分の波動（パーカッション性小換気団）で肺内に送り込み、肺内を直接パーカッションして分泌物を流動化し、末梢気道を開通させ排痰を促す。

【適　応】気道に分泌物が閉塞している場合の排痰や肺胞の再拡張に用いる。特に区域気管支レベルより末梢気道での閉塞に有効である。側弯や胸郭の変形が高度な児（者）、常時酸素が必要な児（者）にも導入しやすい。人工呼吸器の扱いであるため保険適応での在宅使用が可能である。

【方　法】標準条件として、パーカッション頻度12:00ポジションで操作圧35～40psiを15～20分間行う。1日4～8回、2日以上行い、患者の様子や治療効果を確認する。当院では、パーカッション頻度12:00ポジションで操作圧25～30psiを1～5分間（状態に変化なければ×2回）、1日2～3回行うことが多い。気管切開の児（者）には直接カニューレに回路を接続する。パー

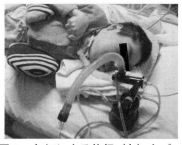 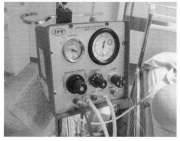

図3　気切による施行（左）とパーカッションベンチレーター（右）

カッション頻度EASYポジションは分泌物の流動化・酸素化を促す。HARDポジションは分泌物排出・CO_2排出を促す。EASYポジションとHARDポジションを１分間ずつ交互に行い、最終的にパーカッション頻度を12:00ポジションに戻すと効果的である。操作圧25psiで、気道では肺胞に向かう中心流と壁に沿って気管に向かう外向流が生じ始める。推奨は30psi以上、最適条件は35～40psiだが、20psiでも充分に効果があるとメーカーは報告しており、初めて使用する場合や乳幼児の場合20～25psiで行う。

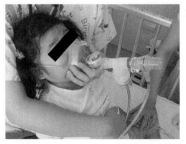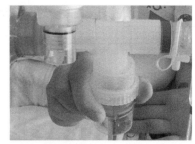

図4　マスクによる施行（左）と吸入療法を併用したEzPAP（右）

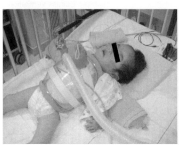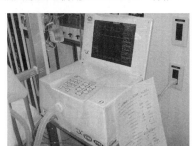

図5　キュイラスを装着した様子（左）とRTXレスピレータ（右）

【禁　忌】肺気腫、気胸、縦郭気腫、肺損傷、施行中SpO2低下、不整脈、嘔吐

【注　意】マスクから空気が漏れないようにする。肺内パーカッションの振動による過緊張や啼泣で気道狭窄を呈する場合がある。長時間の連続使用後に中枢性の無呼吸や低換気を呈する場合がある。気道から剥がれた分泌物が気道で詰まり、分泌物を末梢へ押し込む合併症も報告されている。中枢気道に分泌物や肉芽がある場合、末梢気道へ波動が伝わりにくい。

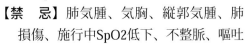排痰体位に併用して用いるとより効果的である。慢性化した荷重側肺障害は、毎日の頻回な施行により数日～数週間で改善しやすい。

3）EzPAP（図4）

簡便なCPAPシステム。50～60psiのガス源に接続し、流量計で０～15LPM（L/分）の空気または酸素を流し、持続気道内陽圧をかける。自発呼吸時の呼気終末陽圧による気道拡張と側副換気の増加で、肺胞を再拡張させ排痰を促す。器具に流入した流速に対して、出口では４倍の吸気流速が得られる（コアンダ効果）。

【適　応】気道に分泌物が閉塞している場合の排痰や肺胞の再拡張に用いる。どの気管支レベルの閉塞にも有効である。どの器具よりも低刺激であり、緊張しやすい児や乳幼児に用いることが多い。常時酸素が必要な児（者）にも使用できる。

【方　法】圧メーターを接続し、肺胞の再拡張に有効といわれている呼気時圧15cmH2Oを目標に、５LPMの流量から開始し、適切なCPAPになるよう流量を調節する。小児の場合１LPMの流量につき１cmH2Oの圧上昇が目安である。吸入療法の併用が可能である。当院では、呼気時圧13～15cmH2Oを目標に10～15LPMの流量で１分間を３回（状態に変化なければ３分間連続）、１日２～３回行うことが多い。吸入療法が処方されている場合は併用する。気管切開の児（者）には直接カニューレに回路を接続する。

【禁　忌】肺気腫、気胸、縦郭気腫、肺損傷、施行中SpO2低下、不整脈、嘔吐、耳疾患、血行動態不安定、重度副鼻腔炎、鼻血・溶血反応のある者、呼吸仕事量の増加に耐えられない、頭蓋内圧（ICP）>20mmHg、最近で顔・口唇・肌の手術施行

【注　意】マスクから空気が漏れないようにする。中枢気道に分泌物がある場合、末梢へ押し込む可能性がある。自発呼吸が弱い児（者）は充分なCPAPが得られない。50～60psiのガス源がない在宅では使用が困難である。

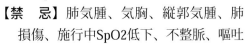排痰体位に併用して用いるとより効果的である。Squeezing、健側胸郭固定法を併用すると、無気肺の改善により有効である。

4）RTXレスピレータ（図5）

キュイラス（胸当て）を胸腹部に装着し、キュイラス内に陰圧をかけ、胸郭を拡張させることで吸気を促す。生理的な呼吸に近い原理。クリアランスモード（喀痰モード）により喀痰を促す。

【適　応】気管支・葉気管支・区域気管支レベルで分泌物が閉塞している場合の排痰や肺胞の再拡張に用いる。生理的な換気様式のため、陰圧時に胸郭が広がり、循環動態へ好影響を及ぼしやすく、心臓手術後の児（者）に適応となりやすい。

【方　法】陰圧、換気回数、吸気・呼気比、吸気圧、呼気圧などを設定し、換気を行いながらクリアランスモードによりバイブレーション（最大1200回／分）をかける。バイブレーションとコフモード（擬似咳）のモードを交互にかけ、排痰を促すことも可能である。

【禁　忌】皮膚損傷、肺気腫、気胸、縦郭気腫、肺損傷、施行中SpO₂低下、不整脈

【注　意】キュイラスが胸部に密着しないと陰圧が充分かからない。基本的に仰臥位での使用。

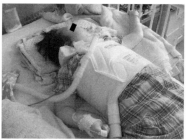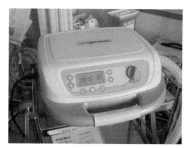

図6　ラップを装着した様子（左）とスマートベスト（右）

コツ　患者の体格に合ったキュイラスを選択する。キュイラスが合えば排痰体位で行う。

5）スマートベスト（図6）

胸部に装着したベスト・ラップ内のエアーパルスによる高頻度胸壁振動（HFCWO）で、気道内の分泌物を移動させ喀痰を促す。また急速かつ反復的な空気の流れを生じさせ、咳のような作用で気道壁から分泌物をはぎとり、粘性を薄くして分泌物を中枢へ移動させる。

【適　応】嚢胞性線維症や気管支拡張症のように気道内分泌物が多量に貯留しやすい患者に有効である。

【方　法】標準条件として、振動数を10→12→14Hzの順に10分間ずつ行いあげていく。振動数を変更する前にその都度、咳や吸引を行う。ベスト・ラップの圧設定は10からはじめ、慣れてきたら患者の呼吸音が途切れる（音を立てるようになる）まで圧力を高める。通常は30〜40の圧設定。当院では、圧10〜20、振動数10〜12Hz、1日2〜3回行うことが多い。振動数を高くする場合、圧力は下げ、圧力を高くする場合振動数は低くする。

【禁　忌】皮膚損傷、肺気腫、気胸、縦郭気腫、肺損傷、施行中SpO₂低下、不整脈

【注　意】ベスト・ラップの締め付けが強すぎると呼吸が苦しくなりやすい、締め付けが弱いと振動が肺に伝わりにくい。

コツ　排痰体位に併用して用いるとより効果的である。患者が快適な圧と振動数で使用する。

在宅での呼吸理学療法器具の導入

在宅での呼吸理学療法は訪問看護・リハビリテーション時以外にも行うことが、呼吸機能を維持・改善するには大切である。いままでは徒手的な手技を家族が行い、定期的な体位変換も充分な排痰体位をとる必要があり、介護する家族にとっても、介護を受ける児（者）にとっても大変であった。在宅で利用できる呼吸理学療法器具が増えてきており、排痰や呼吸ケアが行いやすくなった。現在在宅で保険診療扱いとして使用できる呼吸理学療法器具は肺内パーカッションベンチレーターとカフアシストのみである。今回取り上げた呼吸理学療法器具が全て在宅で使用できるようになることを期待する。

小児において呼吸理学療法器具を導入する場合は、何の目的で、どのようなときに使用するのか、児が器具を受け入れられるか、効果はあるのかなどを評価することが重要である。児が苦しいだけの呼吸は過剰な筋緊張や啼泣を引き起こし、かえって気道狭窄や分泌物貯留を招く可能性がある。児が快適にケアを受けられ、施行者が児の状態や変化を評価できることが呼吸理学療法を継続していくためには大切である。

引用文献
1）木原秀樹：理学療法MOOK4, 呼吸理学療法, 第2版. 三輪書店, 東京, 349-359, 2009

（木原　秀樹）

36 痰の自動吸引が在宅でも可能

　私たちは、1999年から、神経難病などで長期人工呼吸管理を受けている気切患者の気管内喀痰自動吸引システムの開発研究を行ってきました。その最終的な成果として、カニューレ内吸引孔から低量持続吸引を行うことによる自動吸引システムを完成させました（図1）。これは、気管壁を障害する恐れが皆無で、人工呼吸にも影響のない終日持続的喀痰吸引が可能なシステムです。もちろん、通常のカテーテル吸引も行えます。この自動吸引システムのために開発してきた気管カニューレ、高研ネオブレスW-SUCTION（図2）が、薬事承認をへて、入院、在宅を問わず、皆様にお使いいただけることになりました。

W-SUCTIONを用いた自動吸引

　W-SUCTIONは、通常のカフ上吸引ライン（外付け、側方）の他に、カニューレ内に吸引孔が開口しています（図3）。カニューレ内に侵入してきた痰は、このカニューレ内にある吸引孔に触れたとたんに吸引排除されるのが、自動吸引の仕組みです。ただし、吸引量が大きいと、人工呼吸管理の場合、患者さんに送る空気が抜き取られてしまうので、患者さんは換気不足に陥ることになり、極めて危険です。そのため自動吸引を行う場合は、ごく低量で吸引ができるポンプを使う必要があります。

　市販のいわゆる低圧持続吸引ポンプというものは、人工呼吸器の陽圧で換気が逃げるため、お使いいただけません。現時点で、このような低量持続吸引ができる医療用のポンプは、自動吸引装置の共同開発を行ってきた徳永装器研究所のアモレSU1（図4）だけです。これを用いて10ml/秒の低量吸引が可能です。人工呼吸器を使わず、気管カニューレのみお使いの方は、30ml/秒以下での使用をお薦めします。先の徳永装器のポンプでは、ダイアル2以下に相当する流量となります。

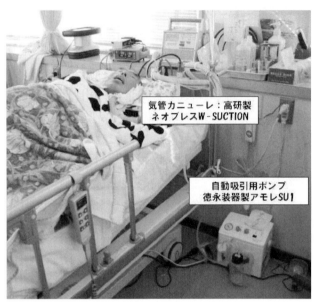

図1　低量持続カニューレ内吸引により完成した自動吸引システム
対象者はALS，男性．人工呼吸器使用．

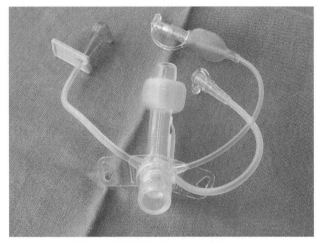

図2　高研ネオブレスW-SUCTION
はじめてのカニューレ内吸引機能を有する気管カニューレ

なぜ自動吸引が可能なのでしょうか

　自動吸引の研究を10年間続けてきて分ったことがあります。それは、神経難病や脳血管障害患者で気切カニューレを用いている患者さんの痰の起源は、

その大半が上気道（口や鼻腔）に由来していると考えられることです。つまり、唾液や鼻汁の垂れ込みです。そして痰が多い患者ほどこのような上部からの垂れ込みの量が多い患者であることも判明しました。

これらの疾患では、神経障害によって、嚥下機能や、喉頭機能が喪失していることが多く（脳血管障害で、誤嚥による肺炎が多発することなども同じ原因です）、唾液、鼻腔や副鼻腔分泌液など（これらはかなりの大量になります）が、声帯を越して気管内に流れ込みやすくなっています。そしてその一部は気管カニューレのカフを越して気管内に流れ込んでしまいます。しかしそれらの気管内に入った分泌液は、すぐに肺の末梢に流れこむわけではなく、今度は呼気の気流に押されて、カニューレ内に押し込まれます。

ここでカニューレ内に入り込んだ痰は、気流抵抗物として異音を発し、またカニューレより外に吹き上げたり、あるいは吸気によって再度気管内に戻されたりと呼吸のたびに動きます。自動吸引は、このようにしてカニューレに押し戻された痰をすばやく捕捉することで痰の吸引を可能としているのです。このシステムを終日運転させることによって、多くの患者さんで、夜間の吸引が必要なくなったとか、一日20回以上吸引していたのが、ほとんど吸引する必要がなくなったなどの効果がでています。

大型注射器を用いての喀痰吸引

しかし実際に効果があるかどうかわからない段階で、高価な特殊なポンプの購入が前提というのは敷居の高い話だと思います。そこで、今回は、この新しいカニューレ、W-SUCTIONを用いて、用手的に痰の吸引を行う法もご紹介したいと思います。必要物品はディスポの大型シリンジのみです。これを使うことによって通常の吸引カテーテルを用いる吸引手技に比べて簡便かつ安全な吸引手技が実行可能となります

まず、できれば100mlタイプのディスポーザブルシリンジをご用意ください。（なお50mlタイプでも可能ですが、30ml以下のタイプはすぐに引ききってしまうのでお薦めできません）。さて、皆さんが患者さんの痰を吸引するときは、何か異常があるときではないでしょうか。例えば、カニューレあたりから異音が聞こえるときや、人工呼吸器が高圧ア

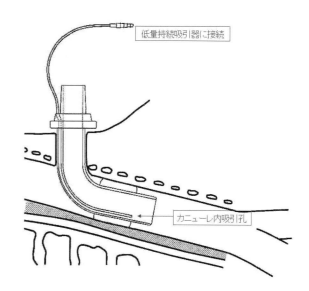

図3　ネオブレスW-SUCTION断面図（模式図）

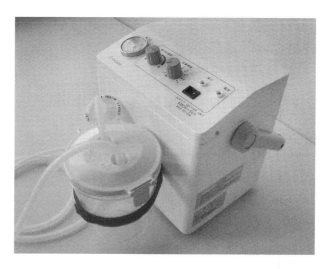

図4　徳永装器研究所製アモレSU1
10ml/秒以下の低量持続吸引が可能な医療用ポンプ

ラームを鳴らすときではないでしょうか。そのようなときに、気管カニューレの蓋を開けると、痰が吹き出してくるのを見た方も多いと思います。

異音が聞こえたり、高圧警報が鳴るときは、痰はカニューレ内で気流を阻害している状態であることがほとんどです。こういう状態であれば、W-SUCTIONの内方吸引ラインに大型吸引器を接続し、ゆっくりピストンを引くと痰の吸引が有効に行えます（図5）。ただ、その吸引には若干の「こつ」があります。

シリンジ吸引のコツ

痰で異音がしたり、高圧警報が鳴ったりしたときに、内方吸引ラインに大型シリンジを接続して、ピストンをゆっくり引きます。かなりの抵抗感があり

痰が吸引ラインを上ってくるのが見えます。次にすっと抵抗感がなくなりますが、シリンジはそれ以上引かず一旦止め、数秒待ってから再度少し引きます。抵抗感があったらそのままゆっくり抵抗感が消えるまで引きます。抵抗感がなかったらまたしばらく待ちます。2〜3回それを繰り返し、異音が出なくなったら、吸引は完了です。シリンジに入った痰は、ティッシュに押し出して廃棄してください。この方法は人工呼吸器の回路を開きませんから、患者さんが呼吸困難になることはありません。

また気管壁にさわりませんから、絶対に吸引によって出血させることはありません。特別な医学的知識がなくても安全に行えるきわめて簡単な手技です。また、患者さんの気管内に異物を入れる行為がないため患者さんを刺激しません。吸引カテーテルを用いた吸引が苦手という方や、不安という方も、すぐにマスターできるはずです。

W-SUCTION使用における注意事項

W-SUCTIONに、通常の電動吸引器を接続することは絶対にしてはいけません。通常の電動吸引器は、吸引流量が極めて大きいため（10L/分以上が多い）、W-SUCTIONの筒内吸引ラインに接続すると、換気不足になり患者さんの生命の危険があります。また、シリンジを接続していないときは、必ず吸引ラインに蓋をするか、付属のクリップで閉塞させるようにしてください。吸引ラインが開いたままだと、換気がリークすることになります。以上の注意事項を守っていただければ、誰でも安全・簡便に吸引を行うことが可能になります。

一度試してみてください

W-SUCTIONは、患者さん、介護者の負担軽減のため、10年間にわたり私たちが行ってきた自動吸引の開発研究の結果生み出された、これまでにない気管カニューレです。ポンプを用いての自動吸引を行いたい方も、一度シリンジ吸引で有効に痰が引けるかどうか確認してください。それで有効性が確認できたら、ポンプの購入をお考えください。自動吸引までは必要ないとお考えの方も、シリンジ吸引の有効性を一度は体験していただきたいと思います。その場合は、主治医にカニューレを交換するときに、W-SUCTIONを依頼してください。主治医は、他のカニューレと同様、W-SUCTIONを用意することが

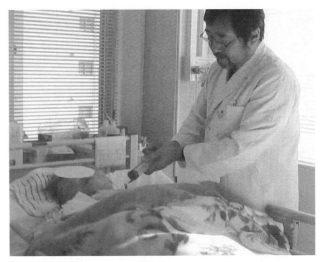

図5　筆者がW-SUCTIONから手動でシリンジ吸引をしているところ

可能です。

私たちの研究成果が、どのような形であれ、皆様に役立つのなら、開発者としてこれ以上の幸せはありません。

（山本　真）

37 在宅呼吸リハビリテーションの仕方

入院中にリハビリテーションを受けた後、在宅でリハビリテーションを継続するためには、介護で中心的な役割を果たす家族と十分協議して取り組むことが必要です。筋神経系疾患の患者さんだけでなく、多くの在宅患者さんは必要最小限の生活活動で、指導された在宅リハビリテーションを継続していない方が数多く見受けられます。「在宅でも頑張って続けて下さい」と声掛けだけでなく、特に筋神経系疾患の患者さんの場合は家族や介護を支援してくれる方々とチームワークを図りながら、患者さんの自覚を促し目標を持ってリハビリテーションを継続することが大切です。在宅でのリハビリテーションで大切なポイントは、1）簡単、2）安全、3）誰でも、4）どんな姿勢でも、5）いつでも、6）楽しくできることです。

本稿では、筋神経系疾患の患者さんやその介護に携わる人に実施していただきたい在宅呼吸リハビリテーションやその留意点について記載します。

筋神経系疾患の呼吸障害とリハビリテーションの考え方

筋神経系疾患の呼吸障害の原因は、1）呼吸筋の弱化、2）喉咽頭機能障害、3）弱い咳、4）食道胃逆流、5）脊柱側弯などがあります[1]。これらの原因により、筋神経系疾患の患者さんは肺胞換気障害を呈し、低酸素血症より高炭酸ガス血症が顕著となります。最初は睡眠時に、進行すれば覚醒時にも認められるようになり、二次的な心肺機能低下を招くため注意が必要です。加えて、上気道感染による喀痰困難や誤嚥による気道閉塞から呼吸困難を生じ、急性増悪を招きやすくなります。肺活量が低下した患者さんは、呼吸筋力の弱化から咳の力も低下し、慢性的に気道分泌物の除去が困難となり二次感染による肺炎、無気肺、成人呼吸促迫症候群などに急速に進行し重篤な状態に陥ることも稀ではありません。

このように、呼吸障害を起こしやすい筋神経系疾患の患者さんの在宅生活の維持には、呼吸リハビリテーションが重要です。呼吸リハビリテーションの目的は、1）急性増悪の予防・早期発見、2）機能維持、3）残存能力の活用、4）生き甲斐を保つことです。そのためには、定期的に評価を受け、疾患の進行状況に応じ、「急性増悪しない」、万が一急性増悪した場合にも早急に対応できるように本人の自己管理能力はもちろんのこと、家族を含めた患者さんを取り巻くスタッフのケアの質を高めることが重要です。

呼吸障害の評価のポイントは？

日々慢性肺胞低換気の症状（表1）[2]に注意し、定期的もしくは必要時に評価することが重要です。必要時に補助呼吸の導入が遅れないためにも、少なくとも3ヶ月に1回の呼吸機能評価が必要であると言われています[3]。呼吸機能評価としては、1）肺活量、2）覚醒時・睡眠時の動脈血酸素飽和度（SpO_2）、可能であれば呼気終末炭酸ガス濃度（$EtCO_2$）や経皮的動脈血炭酸ガス分圧（$TcPCO_2$）、3）最大強制吸気量、4）自力での咳嗽または介助による咳嗽の最大呼気流速（PCF）が簡便です（図1）。

呼吸リハビリテーションのポイントは？

2003年に発行された呼吸リハビリテーションマニュアルの中で、筋神経系疾患に対する運動療法やADLトレーニングの適応については、運動療法の中に含まれるコンディショニングが推奨されています。そして、プログラムの構成としては重症例に用いるコンディショニング、ADLトレーニングを行いながら、低負荷の全身持久力・筋力トレーニングを実施して、入院中のリハビリテーションで得られた機能を維持していくことが重要です[4]。

1）全身持久力・筋力トレーニング

表1 慢性肺胞低換気の症状

- 疲労
- 息苦しさ
- 朝または持続性疼痛
- 日中のうとうと状態と頻回の眠気
- 息苦しさや同期で睡眠時に覚醒
- 嚥下困難
- 集中力低下
- 頻回の悪夢
- 呼吸困難の悪夢
- 呼吸障害による心不全徴候や症状
- 下腿浮腫
- イライラ感
- 不安
- 尿意による睡眠時に頻回のarousal
- 学習障害
- 学業成績低下
- 性欲低下
- 過度の体重減少
- 筋肉痛
- 記憶障害
- 上気道分泌物の制御困難
- 肥満

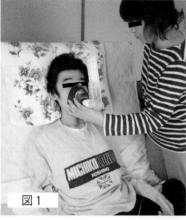
図1

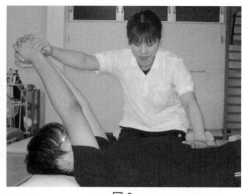
図2

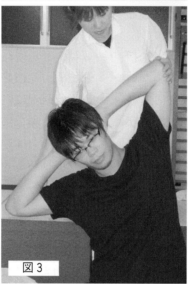
図3

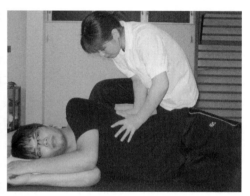
図4

　過負荷に注意することが重要です。活動性がある程度保たれている時期には、de-conditioningや二次的な心肺機能の低下に陥らないよう、目標心拍数を目安に散歩程度の軽い運動が推奨されます。また、遂行できている日常生活動作や仕事、趣味を継続するのも一手段です。補助呼吸が必要な時期では、補助呼吸下で座位や立位、歩行トレーニングなどベッドから少しでも離れるような時間を作り、全身持久力・筋力トレーニングとして代替とします。いずれの時期にせよ過負荷にならないことが原則です。運動の過負荷の徴候として、運動終了後に30分以上経過しても激しい疲労が残る、1～2日経過しても筋肉痛が軽減しない、重症な有痛性の筋攣縮、手足のだるさや息切れが長く続くなどがあげられ、これらの症状を周知・把握しておくことは必須です。

2）コンディショニング
a）胸郭可動域トレーニング：
　自力運動が可能な時期であれば、ラジオ体操などのような感覚で呼吸筋ストレッチなどの体操もお勧めです。四肢・体幹の骨格筋の筋力低下によって自力運動が困難な時期で、かつ関わる時間・労力と効果が見合う場合は胸郭可動域トレーニングとして他動的に手技を実施することが望まれます。胸郭可動域トレーニングとして、様々な手技がありますが、簡単なものとしてシルベスター法（図2）、胸郭の側屈（図3）、徒手的な呼吸介助法（図4）などがあります。加えて、これらと併行しながら、最大強制吸気量（MIC）トレーニングも1日に2～3回行うことも必要です。

b）呼吸トレーニング：
　呼吸障害が小さい時期は、呼吸筋維持・強化を目的として砂嚢や器具を用いた負荷トレーニングや腹式呼吸、深呼吸などを呼吸筋疲労に注意しながら行います。また、喉頭機能がある程度維持されていれば、呼吸筋に麻痺があっても舌咽頭呼吸が可能であり、通常、最大吸気を得られるように意識しながら15～20回程度の回数を実施します[5]。

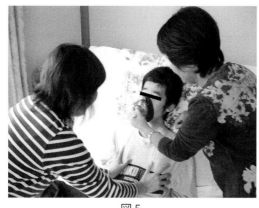

図5

表2 高炭酸ガス血症の憎悪
〜 本人の基礎値からの上乗せ幅による症状 〜

炭酸ガス分圧の上乗せ幅	症 状
5torr	手指の暖かさ（hot hand）
10torr	血圧上昇、頻脈、集中力の低下
15torr	手指のふるえ、傾眠、異常言動、幻覚
30torr	腱反射低下、昏睡
40torr	乳頭浮腫、頭痛（意識がある場合）

c）気道クリーニング：

一般的な体位排痰法や徒手的な呼吸介助法、軽打法などは中枢気道までの分泌物移動が目的です。呼吸障害の症状が少ない時期は咳嗽や強制呼出手技の練習を行い、呼吸障害の症状が認められる時期においては、呼気時に徒手的に胸郭を圧迫する咳嗽介助を家族に実施していただくことが重要です（図5）。また、排痰補助の1つとしてMechanical In-Exsuffla-tion(MI-E)という器械を用いることもあります。これは、球麻痺がないデュシャンヌ型筋ジストロフィー症や脊髄性筋萎縮症などの疾患は有効性が認められていますが、筋萎縮性側索硬化症の場合は球麻痺の影響があり、圧が加わった際に違和感を訴える方も存在し在宅での継続的使用が重要であるため、適応にあたっては検討する必要性があると思われます。

3）急性増悪の予防および早期発見

急性増悪時のサインとして、1）高炭酸ガス血症、2）呼吸器感染、3）低酸素血症、4）心不全の早期発見が重要です。高炭酸ガス血症の増悪の症状については表2を参照ください。呼吸器感染として痰の増加、痰の色やにおいの異常、発熱などの症状がみられます。低酸素血症としては、呼吸困難感の増強、集中力低下、感情が不安定、チアノーゼを認めます。心不全の兆候としては、頸動脈怒張、頻脈、下肢・顔面の浮腫、体重増加、呼吸困難感の増強などがあります。これらの兆候や症状が認められた場合は早急に対処・受診することが重要です。感染予防としては、一般的な手洗い、うがい、予防接種、加温・加湿、口腔ケア、気管切開している患者さんであればカフ圧の管理を本人のみならず、介護に関わるすべての方がケアできることが必要です。

筋神経系疾患の患者さんに対して在宅呼吸リハビリテーションを適切に継続していくためには、患者さんのみならず家族をはじめ介護をされる全ての方が理解し、協力することが不可欠です。密に連絡をとりながら、状態を把握し、今現在できること・すべきことを徹底し、たとえ原疾患が進行し、補助呼吸が必要になっても急性増悪予防に努め、気管切開よりマスクによる補助呼吸で有意義な時間・生活を営むことができるよう継続して支援していくことが重要です。

参考文献
1) Manzur AY, Muntoni F, Simonds A. Muscular dystrophy campaign sponsoredworkshop: recommendation for respiratory care of children with spinal muscular atrophy type II and III.13th February 2002, London, UK. Neuromuscular disorders 2003; 13: 184-189
2) Bech, JR. 大澤真木子監訳：神経筋疾患の評価とマネジメント．東京．診断と治療社，1999.
3) 笠原良雄・他：当院でのALS患者さんの呼吸理学療法（①②）．難病と在宅ケア8（9）：54−57, 8（10）：35-39.
4) 日本呼吸管理学会・日本呼吸器学会・日本理学療法士協会編集：呼吸リハビリテーションマニュアル─運動療法─. 照林社．2003.
5) 千住秀明他監修：呼吸理学療法標準手技．医学書院．2008. 38-39.

（田中　貴子、千住　秀明）

38 在宅での呼吸リハビリテーション

　筋ジストロフィーなどの神経筋疾患における呼吸リハビリテーションの目的は、気管切開や窒息を回避して、QOLを維持しやすい非侵襲的陽圧換気療法（NPPV）を有効に使用できるように、肺と胸郭の可動性を維持して、肺の病的状態を予防することです。深呼吸や徒手と器械による咳の介助を導入し、在宅でも日常的に良い姿勢で活動性を保つような負担の少ない継続可能な呼吸リハビリテーションが大切です。

　Kさんは34歳のデュシェンヌ型筋ジストロフィー（DMD）患者さんです。
　自宅では終日NPPVと、器械による咳介助（MI-E）を使用しています（**写真1**）。

カエル呼吸の効果

　Kさんは私に舌咽頭呼吸（別名カエル呼吸）や呼吸リハビリの効果を教えてくれた患者の1人でした。それは12年前、ある二人のDMD患者を担当した時でした。二人は同じ22歳で、1人はKさんでした。二人の肺活量は共に500ml程度で、背格好も似ている、在宅でNPPVを使用している患者さんでした。しかし、もう1人の患者Nさんは、年に何度も肺炎で入退院を繰り返していましたが、Kさんは風邪を引いてもこじらせる事はなく、ここ数年、定期検査以外の入院をすることはまったく無いと話していました。とても似ている在宅患者さんで、特別受けている医療サービスの差はないのに、なぜこれだけ違うのか…。

　呼吸の検査をしてみると、肺活量は同じでも、Kさんの最大強制吸気量（MIC）が肺活量の約4倍の1,900mlも保たれていることがわかりました。MICとは、救急蘇生バッグやNPPVなどで吸気介助をした際に、肺に溜めることができる空気の量です。MICが保たれていると、咳の最大流量（CPF）も増強され、痰や誤嚥による異物を気道から排出するた

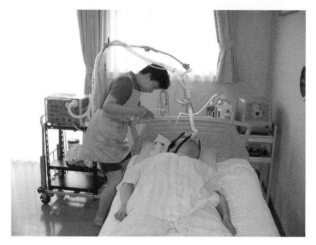

写真1　自宅のベッドサイド：終日NPPVとカフアシストによるMI-E

めの有効な咳になります（**表1**）。では、なぜKさんはMICが高かったのでしょう？

　それは、数年前から「カエル呼吸」をマスターしていたからでした。Nさんの以前のお家は、ベッドの部屋とキッチンが離れていて、肺活量の少ないKさんは大きな声が出ないので、キッチンで洗いものをしているお母さんには声が聞こえなかったそうです。大きな声を出すために、いつもKさんはカエル呼吸でたくさん息を吸ってから、「お母さん!!」と叫ぶと、お母さんはすぐに来てくれたそうです。毎日のようにカエル呼吸を利用する事で、知らず知らずに深呼吸を行い、肺と胸郭のコンプライアンスを保ち、喉咽頭機能を活用する呼吸リハビリテーションになっていたのでMICが保たれていたのでした。

終日NPPV使用者の安全管理や日常ケアにも

　Kさんは34歳になった現在でも在宅生活を続けられ、肺活量は200ml以下と半減したものの、MICは1,700mlと保たれています。カエル呼吸は現在も生活のいろいろな場面で活用され、それが継続的な肺と胸郭の可動性を維持するリハビリの一つにもなっ

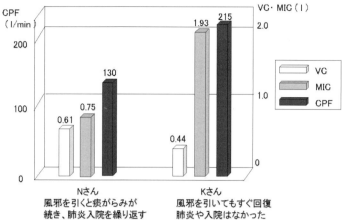

表1 臨床経過に相違が見られた同年齢（22歳）のDMD 2症例：左のNさんは肺活量610mlに対し、MICが750mlと差が少ない。しかし右のKさんは肺活量440mlに対してMICは215mlと保たれている。そのため、吸気介助のみの咳介助をしたときのCPFは、Nさんは130L/minと弱いが、Kさんは215L/minまで上昇する。肺と胸郭の可動性や喉咽頭機能を保つことでMICを維持、もしくは向上させることが、神経筋疾患の呼吸リハビリテーションの目的と効果判定になる。

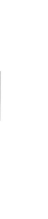

写真2 救急蘇生バッグで換気をしながらの入浴

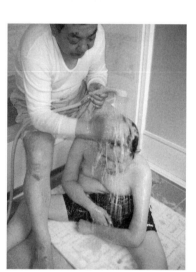

写真3 舌咽頭呼吸（カエル呼吸）での洗髪：洗髪や洗顔の時にはカエル呼吸で数分間自力での換気を行える。自力での座位保持は困難であるため、介助者の支え（写真では介助者の左下肢で支えている）も必要だが、一人介助での入浴が可能になっている。

ています。Kさんはご両親との3人暮らしです。入浴時には救急蘇生バッグで換気補助を行いながら入浴しますが、洗髪や移動の時にはカエル呼吸を利用します。カエル呼吸を行うと数分間は自力での換気が可能で、呼吸器から離脱することができます（**写真2、3**）。

数分間でも自力での換気が可能になるということは、毎日のように車いす乗車を続け、継続的に活動性を保つためには、少ない介助者でもベッドと車いすの移動を可能にするなど、日常ケアを行ううえで重要な要素になります。また、終日NPPV使用者では、器械の故障や停電など、短時間でも予期せぬ呼吸器トラブルに対応するリスク管理の手段にもなります。夏にはハロウィック水泳（英国で開発された障害者向けの水泳法）を行い、温水プールに呼吸器から離脱し、15分間も背泳ぎで入水していました。入水中はもちろんカエル呼吸にて換気をしましたが、ここでもう一つ、呼吸リハビリに大切なことをKさんが教えてくれました。

良い姿勢を保つことが大切

カエル呼吸をしながらプールに入っていましたが、水から出たとたんに呼吸が苦しくなったとKさんが言いました。水の中のほうが水圧で苦しいのではと思っていた私にとって、それは意外な現象でした。そしてKさんは、水中のほうが胸や身体がしっかり支えられ、肺が圧迫されず軽くなったようで空気が入りやすかったと教えてくれました。Kさんはこれまで介助用の車いすを使用していましたが、昨年、当院の近くに引越してバリアフリー住宅を新築したことをきっかけに、初めて自走可能な電動車いすを作成しました。

自由にティルトリクライニングもでき、姿勢保持や車いす操作に必要なスイッチはアシスティブテクノロジーを利用。医師、理学療法士、作業療法士、工房業者、患者本人と家族が参加するシーティングクリニックで作成しました（**写真4、5**）。完成後は自宅で毎日8時間くらい車いすに乗車しています。

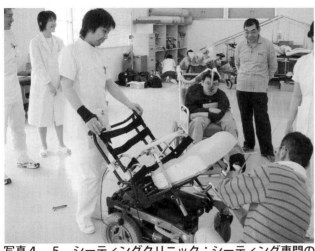
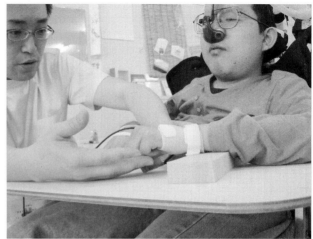

写真4、5　シーティングクリニック：シーティング専門の整形医師と工房業者や電動車いすメーカーが集まり、当院の医師、理学療法士、作業療法士に患者家族も加わり、生活のスタイルや使用用途、身体的条件などを総合的に考慮し、最適な車いす条件の決定、処方から適合作業までを行う〔写真4の電動車いすに手を添えているのが筆者〕。

天気の良い日は外出をしたり、得意の英語を生かし、自宅で子供向けの英会話教室やインターネットを使った講義、自身も英会話スクールや町のお祭りにも参加が可能になりました（**写真6、7**）。

在宅での呼吸リハビリテーション

Kさんは数年前に1度だけ肺炎で入院となりましたが、徒手やMI-Eによる気道確保を行いながら、NPPVで気管挿管を回避することができ、在宅療養に戻られました。神経筋疾患の呼吸リハビリテーションの目的は、気管切開や窒息を回避して、QOLを維持しやすいNPPVを有効に使用できるように、肺と胸郭の可動性を維持して、肺の病的状態を予防することです。

そのためには日常から、深呼吸をして肺の微小無気肺を予防すること、車いす乗車やスポーツで胸郭の柔軟性を保つこと、会話や食事などで咳に必要な喉の機能を保つことが重要になります。これらは全て、良い姿勢で活動的な生活を行いながら、日常の中でリハビリテーションを継続していくことが大切あり、患者本人や家族が継続して行えるような環境や条件を整えていく必要があります。

参考文献
1）石川悠加編著：JJNスペシャル,83.NPPVのすべて.医学書院,2008.
2）Bach JR, 大澤真木子監訳: 神経筋疾患の評価とマネジメント, 診断と治療社, 1999.

（三浦　利彦）

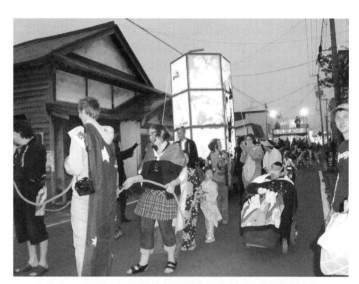

写真6　英会話スクールの外国人チームと町内のあんどん山車行列に電動車いす自走で参加。

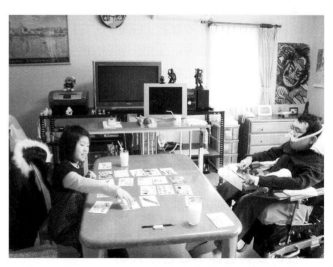

写真7　自宅で行っている子供向け英会話スクール：絵カードやアニメ映画の歌やセリフを英訳したものなどを使って30分ほどの授業を行っている。絵カードなど教材の全ては本人がパソコンを使って作成している。

39 人工呼吸器管理中における肩関節可動域障害のリハビリテーション

筋ジストロフィーやALSをはじめとする神経筋疾患では、原疾患の進行に伴って、咳嗽力の低下による気道分泌物の喀出困難、呼吸筋の麻痺や重度の筋力低下を併発し、人工呼吸器管理を余儀なくされることが少なくない。長期にわたる人工呼吸器の装着は、原疾患の進行による機能・能力障害に加えて、身体活動量の低下、日常生活動作の制限、運動機能の低下などを招来しやすく、呼吸器回路の存在によって、肩関節の関節可動域障害を生じる場合が多い[1]（図1）。

そこで本稿では、在宅や施設、病院等において人工呼吸器管理中にある患者の肩関節可動域障害に対するリハビリテーションを円滑に行う目的で、基礎的な肩関節の解剖や関節可動域の測定方法、ストレッチ方法について論述する。

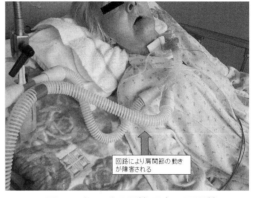

図1　人工呼吸器管理中の肩関節

肩関節の基礎解剖（図2, 3）

肩関節は肩甲－上腕機構と、肩甲－胸郭機構で構成されている。細くは、肩甲上腕関節、肩鎖関節、胸鎖関節、肩甲胸郭関節、第2肩関節などの関節が合わさった複合関節である（図4）。主な肩関節の動きは、肩甲骨と上腕骨で構成される肩甲上腕関節であるが、この関節の運動と供に他の関節も運動することを念頭においておく。

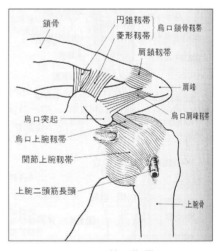

図2　肩関節の靱帯[2]

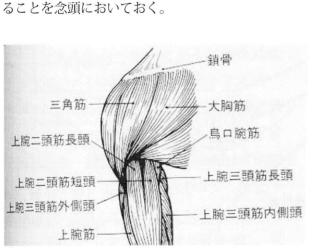
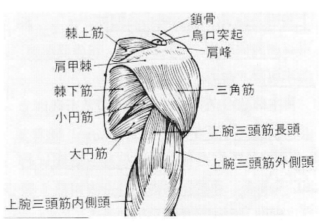

図3　肩関節周囲の筋肉[2]

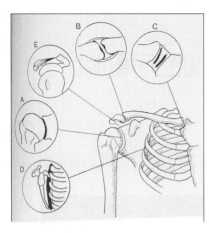

図4 肩関節複合体[3]

A 肩甲上腕関節
B 肩鎖関節
C 胸鎖関節
D 肩甲胸郭関節
E 第2肩関節

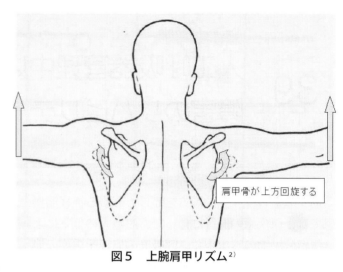

図5 上腕肩甲リズム[2]

また、肩関節と同時に肩甲骨の運動も加わることが多く、たとえば外転運動では、上肢を基本肢位から外転180°まで動かすと、肩関節自体で約120°、肩甲骨が約60°上方回旋する。外転30〜45°までは肩甲骨の運動なしに肩関節固有の運動でなされ、それ以上では肩関節2度ごとに肩甲骨は1°上方回旋する（比率2：1）。これを肩甲上腕リズムという（図5）。

肩甲上腕関節は骨性の連結が乏しく浅い不安定な関節であり、脱臼しやすい。そのため、肩甲下筋・小円筋・棘上筋・棘下筋の4筋で回旋筋腱板（rotator cuff）というひとつの腱板を形成し、安定を図っている。

肩関節の関節可動域測定

肩関節の関節可動域は、角度計（ゴニオメータ図6）を用いて測定することが一般的である。その方法は、日本整形外科学会、日本リハビリテーション医学会によって定められた方法に準じて実施する。

表1には、肩関節の各関節可動域の基準値について示した。関節可動域についても他の筋力等の運動機能と同様、加齢による変化を生じることが知られている（表2）。

人工呼吸器管理中における肩関節可動域障害

人工呼吸器管理中の患者では、過度の安静や異常な筋緊張等によって生じる疾患特有の関節可動域障害に加えて、人工呼吸器の装着のみでも肩関節の可動域障害を生じる。図7には、人工呼吸器回路側・非回路側における肩関節の関節可動域障害と人工呼吸器装着期間との関連性を示したものである。

回路側にある肩関節か否かによって、関節可動域障害の有無、障害の程度が異なることが分かる[1]。

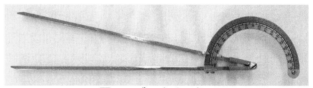

図6 ゴニオメーター

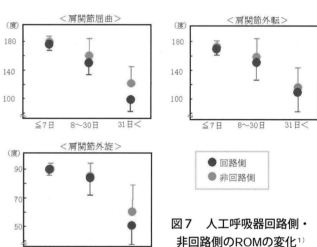

図7 人工呼吸器回路側・非回路側のROMの変化[1]

ここで示した検討は、急性期病院における人工呼吸器装着例におけるデータである。当然のことながら、さらに長期の人工呼吸器装着が余儀なくされる在宅、施設入所の症例ではより重度な肩関節の関節可動域障害が存在することが示唆される。

実際のトレーニング方法

1）ストレッチ

可動域制限がある場合はエンドフィール（最終域感）を確認する（表3）。エンドフィールが無抵抗性でまだまだ動かせそうなのに、痛みの訴えによりそれ以上動かせない場合は、その痛みがどの動きの時に、どの部位に、どの位起こるのかを観察することが大切である。

表1　肩関節運動の種類と参考可動域

部位名	運動方向	参考可動域角度	基本軸	移動軸	測定肢位および注意点	参考図
肩甲帯 shoulder girdle	屈曲 flexion	20	両側の肩峰を結ぶ線	頭頂と肩峰を結ぶ線		
	伸展 extension	20				
	挙上 elevation	20	両側の肩峰を結ぶ線	肩峰と胸骨上縁を結ぶ線	背面から測定する。	
	引き下げ（下制）depression	10				
肩 shoulder （肩甲帯の動きを含む）	屈曲（前方挙上）forward flexion	180	肩峰を通る床への垂直線（立位または坐位）	上腕骨	前腕は中間位とする。体幹が動かないように固定する。脊柱が前後屈しないように注意する。	
	伸展（後方挙上）backward extension	50				
	外転（側方挙上）abduction	180	肩峰を通る床への垂直線（立位または坐位）	上腕骨	体幹の側屈が起こらないように90°以上になったら前腕を回外することを原則とする。	
	内転 adduction	0				
	外旋 external rotation	60	肘を通る前額面への垂直線	尺骨	上腕を体幹に接して、肘関節を前方90°に屈曲した肢位で行う。前腕は中間位とする。	
	内旋 internal rotation	80				
	水平屈曲 horizontal flexion (horizontal adduction)	135	肩峰を通る矢状面への垂直線	上腕骨	肩関節を90°外転位とする。	
	水平伸展 horizonal extension (horizontal abduction)	30				

表2　60〜70歳代の関節可動域[4] より一部改変

		年代	男性	女性
肩関節	屈曲	60歳代	166±3.4°	163±4.5°
		70	159±3.6	161±3.5
	伸展	60	66±3.9	71±3.9
		70	64±3.4	74±3.9
	外転	60	173±5.5	176±6.2
		70	169±4.7	173±3.9
	内転	60	0±0	0±0
		70	0±0	0±0
	外旋	60	88±3.9	97±5.5
		70	85±5.3	97±3.5
	内旋	60	82±5.4	71±7.0
		70	62±4.7	69±7.2
	水平屈曲	60	128±3.0	129±4.8
		70	128±3.0	133±3.1
	水平伸展	60	49±12.5	57±10.8
		70	45±7.8	70±6.8

平均値±標準偏差

表3　エンドフィール（最終域感）[5]

1) 骨性（bone to bone）
　硬く、弾力のない最終域感．痛みはない
2) 軟部組織接触性（soft tissue approximation）
　弾力性のある軟部組織（特に筋）が圧迫されて運動が止まる最終域感（柔軟な（筋感触）衝突感）
3) 軟部組織伸張性（tissue stretch）
　少し弾力のある硬いバネ様の最終域感
4) 筋スパズム性（muscle spasm）
　他動運動中に突然運動が遮られるような急な硬い最終域感であり、痛みを伴うことが多い
5) 無抵抗性（empty）
　他動運動中に痛みや恐怖心のため突然患者の訴えにより他動運動ができなくなることにより起こり、構造的な抵抗感はなく、何も感じない最終域感
6) 弾性制止性（springy block）
　跳ね返るような最終域感．伸張するような感じはない

　この場合は物理療法を併用するのも望ましく、ホットパック等で温めリラクゼーションをはかるのも良い。エンドフィールが骨性の場合（コツンという感じ）はそれ以上無理に動かさないようにし、ストレッチは禁忌である。廃用による筋や腱、関節包の癒着や短縮、廃用による可動域制限はエンドフィールが軟部組織性のことが多い。この場合はストレッチが有効である。
　ストレッチは筋や腱の伸張を目的として行う。起始部の固定をし、痛みを見ながらゆっくりと反動をつけないように、20〜60秒×1〜3セットを基本として行う。肩関節で特に障害されやすいのは屈曲、外転、外旋である。図8にそれぞれのストレッチ法を示す。
　肩関節外転のストレッチでは、外転90度で上腕骨の大結節と肩峰がぶつかるため、90度以上は外旋位で行うよう注意する。外旋のストレッチは外転位で行うことが望ましいが、外転制限がある場合は基本肢位でも良い。また、安静時はなるべく外転・外旋位をとることが望ましい。

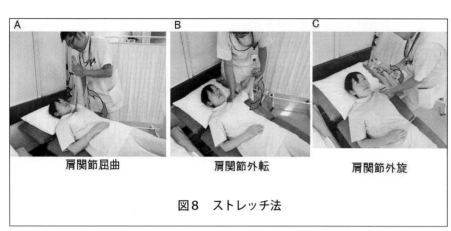

図8 ストレッチ法

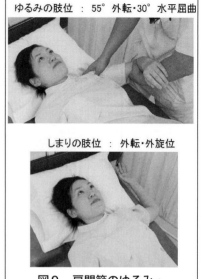

図9 肩関節のゆるみ・しまりの肢位

2）関節モビライゼーション（関節包内運動）

関節包内運動とは、関節角度を変えないで外力を加えたときの関節内の動き（遊び）であり、正常な可動域を得るためにはこの遊び運動が必要である。関節にはそれぞれゆるみの肢位としまりの肢位があり（図9）、ゆるみの肢位に固定し関節面を離解する、滑らせる、等の外力を加えて遊びを誘発する。このときの関節内の動きはわずかであるので痛みに注意しながら動かしすぎないよう慎重に行う。

3）その他の留意点

肩関節は関節面が浅く、傷めやすい関節でもあるので、肩の保護をしながら、また、代償動作がおきないように肩を固定して行う。筋緊張が極度に低下している場合は、正常可動域を超えることがあり、その場合は脱臼に注意する。人工呼吸器回路がある場合は、腕の下に回路を通しストレッチを行う。また、前述したように回路側の肩関節に障害が起こりやすいため、機器の位置を定期的に変えるなどの工夫も良い。

4）禁　忌

肩関節は前述したように傷め易い関節である。そのため他の関節より痛みに注意して愛護的に行うほうがよい。トレーニング後に痛みが次の日まで残る場合や、炎症所見（熱感・発赤）がある場合はそれらの症状が治まるまで中止とする。

肩関節障害に対するリハビリテーションについて、ストレッチ法を中心に紹介した。

他の訓練同様、定期的な客観的評価と訓練の継続が必要とされる。また、理学療法士などの専門職による訓練だけでなく、これらの訓練を基本として、看護師や家族など患者に携わる多くのスタッフの協力があることが望ましい。

参考文献

1) 横山仁志, 他：人工呼吸器装着患者における肩関節可動域障害に関する検討. 理学療法学, 36(supple)：pp62, 2009.
2) 中村隆一, 他（著）：基礎運動学, 第4版, 医歯薬出版, 1997.
3) 松本治之, 他：肩関節の機能と構築. 関節外科, 14（増刊）：5-12, 1995.
4) 笠原とし子, 他：関節可動域. 総合リハ, 19：297-300, 1991.
5) 市橋則明(編)：運動療法学, 障害別アプローチの理論と実際, 第1版, 文光堂, 2008.

（横山　有理，横山　仁志）

40 人工呼吸器装着中の福山型患者に対して有効な体位

　福山型先天性筋ジストロフィー（以下、FCMD）患者さんは、生後数ヶ月以内に発症し、骨格筋の萎縮や中枢神経の病変がみられるため、運動機能障害・知的障害・言語障害が出現します。病態の進行に伴い呼吸機能が低下し、人工呼吸器管理が必要となってきます。また、FCMD患者さんは変形と拘縮があり骨密度が低いため骨折のリスクは高くなります。

　前年度の研究では24時間ベッド臥床で自力での体動が出来ず肺炎を繰り返す人工呼吸器装着中のデュシャンヌ型筋ジストロフィー（以下、DMD）患者さんに対して、有効な呼吸器ケアとしての体位の検討をしました。痰の喀出が困難なDMD患者さんに対して、四肢・体幹の変形・拘縮を考慮した、分泌物移動の促進や肺胞の再拡張を促す排痰体位を検討しました。この結果より前傾側臥位から腹臥位が望ましい為、右側臥位では臀部を浮かして体幹を前傾にしてより腹臥位に近い体位をとることでその有効性が認められました。

　当病院には、人工呼吸器装着中のFCMD患者さんがいらっしゃいます。24時間ベッド臥床であり自力での体動が出来ない為、痰の喀出が困難です。痰と流涎が多く呼吸器の気道内圧上昇と共にSpO₂がしばしば80％前半まで低下する為、その際は胸部圧迫法を行なっています。しかし、四肢体幹の変形・拘縮を認め骨密度も低く、骨折のリスクは高くなります。今回、昨年度の研究を踏まえ、呼吸器ケアが必要なFCMD患者に対して、有効な呼吸器ケアとしての体位を検討し同様の効果が得られることができるかを検証しました。

研究方法

1）対　象

　30代女性Aさん。呼吸不全をきたし、6年前に気管切開を施行。人工呼吸器装着中で24時間ベッド臥床。自力での体動不可の為、痰の喀出が困難。痰と流涎が多く呼吸内圧上昇と共にSpO₂値がしばしば80％前半まで低下する。2時間ごとに左右 30～40度の体位ドレナージと適宜、胸部圧迫法をしている。胸部CTにて右気管支上葉枝内に誤嚥物や痰と思われる残渣が認められる。

　体型：頸部左への回旋制限強く、常に右を向いている状態。腰椎前彎なし。股関節・膝関節の拘縮あり。骨密度58％。胸郭の可動制限あり。

2）方　法

(1) 胸部CTにて、変形による肺（気管、気管支）の解剖的形態や構造を確認。
(2) 理学療法士、呼吸療法士、看護師とカンファレンスを行い、対象患者に対する有効な体位を検討。
(3) 検討した体位の手順と写真を用いた資料を作成。
(4) 作成した資料を用いてチーム看護師に指導。実施中はナースステーションに置いてあるセントラルモニターと、それと連動して鳴る医療用PHSを受け持ち看護師が携帯してSpO₂の低下時など急変時は即座に対応できるようにした。
(5) 実施前後はチェックリストに記入。

3）評価方法

　研究前後のバイタルサイン、胸部CT、胸部単純レントゲン、SpO₂、胸部圧迫法の回数、痰の色・性状・量、呼吸音の変化、血液検査、呼吸器の気道内圧の変化を比較し単純分析した。

　実施期間：平成21年8月3日～平成21年9月10日

結果・考察

1）体位の検討

　研究開始前、胸部CTにて、変形による肺（気管、気管支）の解剖的形態や構造を確認し、理学療法士・呼吸療法士・看護師とカンファレンスを行いました。その結果、右気管支上葉枝内に誤嚥物や痰と思われる残渣があり右肺に無気肺や容量減少が認められた為、重力を利用して分泌物移動の促進や肺胞

の再拡張を促すこととなしました。

普段、患者さんは2時間ごとに左右30〜40度の体位ドレナージをしていらっしゃいます。これまでの体位ドレナージのポジションよりさらに腹臥位に近くするため、左前傾側臥位とすることにしました。体幹を前傾にして胸部と腹部の間にクッションを抱いてもらい、腹臥位に近い体位をとることにより排痰を促しました（図1）。

クッションはご家族の希望により、ご家族が持参された以前から利用しているクッションを使用し、四肢体幹の変形・拘縮に注意して実施しました。これらの方法について手順と写真を用いた資料を作成することにより、気管カニューレの抜去や人工呼吸器の蛇管外れに注意し、統一した方法で行えるようにしました。また、30分/日から開始し、平均55分/日実施しました。

その結果、呼吸器ケア開始前に見られた気管支内残渣や喀痰が貯留する所見は認められず、以前より軽度となりました（図2）。SpO_2 95%以下に低下した回数で比較すると、呼吸器ケアの導入前は平均2.11回/日、呼吸器ケア開始後は平均1.47回/日と減少しました（図3）。

また、左前傾側臥位実施中に SpO_2 値が低下することがありましたが即座に吸引し、胸部圧迫法をすることなく気管内吸引のみで SpO_2 値の改善を認めました。そのため、胸部圧迫法の回数についても呼吸器ケア導入前は平均2.35回/日、呼吸器ケア導入後は平均0.65回/日となり、呼吸器ケア導入後は呼吸器ケア導入前よりも減少しました（図4）。左前傾側臥位前後の SpO_2 値は、左前傾側臥位後の SpO_2 値が高値となることが61％、低値となることが12％、変化なしが27％でした（図5）。

また、一日を通してみると呼吸器ケア導入後は SpO_2 値が90％後半〜100％と安定して見られるようになりました。呼吸器ケア実施中・実施後のHRは60〜90台で経過し、時折100台となりましたが継続してみられることはなく120回以上と明らかな上昇はなかったことから、大きな苦痛や緊張は伴っていないと考えます。

よって、同様の拘縮の強い患者に呼吸器ケアを導

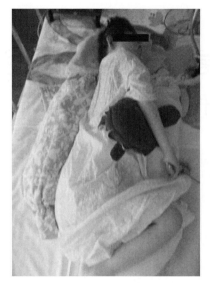
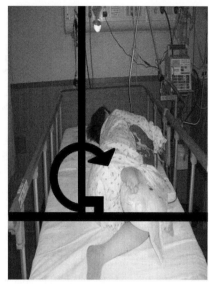

図1　体位ドレナージ中の写真

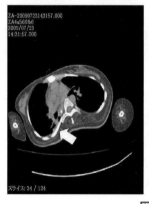
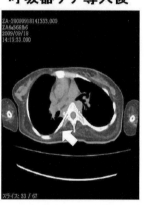

図2

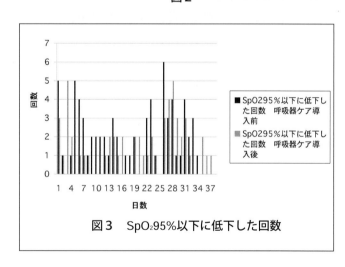

図3　SpO_2 95%以下に低下した回数

入し短時間でも行うことで SpO_2 値を保持しながら気管支内残渣や喀痰の貯留を軽減することができるのではないかと考えます。大竹（2002）は「筋ジストロフィーでは四肢、体幹の変形拘縮や疲労により理想的な体位をとることがむずかしい。頭低位や腹臥

位をとることが困難な場合は胸腹部に枕を抱きかかえるようにした前傾側臥位（シムスの体位）をとらせることで、肺の下葉や後肺底区の排痰が可能である」[1]と述べています。

2）呼吸状態の変化

　胸部CTにて、変形による肺（気管、気管支）の解剖的形態や構造を確認し、理学療法士・呼吸療法士・看護師とカンファレンスを持つことで安全で効果的な体位をとることができたと考えます。また、呼吸器ケア導入前の患者は痰と流涎が多いため頻回に気管内吸引を行っていましたが呼吸器ケア導入後は吸引回数が減り、気管内吸引による1回量が同時刻（16時）での一回の吸引量を比較すると、呼吸器ケア導入前は平均3.13ml、呼吸ケア導入後は2.68mlでした。気道内圧値についても左前傾側臥位前の内圧平均は20.40cm H_2O、左前傾側臥位後は平均17.02cm H_2Oと下がりました。また、左前傾側臥位後に気道内圧が下降することは77％、上昇することは14％、変化なしは9％でした（図6）。

　これは、左前傾側臥位になることにより分泌物移動が促進され吸引で確実に痰を吸引することができたと考えます。千住(1989)は「頻回の吸引は気道の線毛を障害し、ますます線毛の機能を低下させる。これを効果的に行うためには体位排痰法が良い。この方法は、気管支の解剖を理解し、患者に区域気管支の位置が垂直になるよう排痰肢位をとらせることが重要である。」[2]と述べています。

　また、骨折の危険を少なくする為とスタッフ全員で看護するという意識を持ってもらうために、手順と写真を用いた資料を作成しチーム内の看護師に指導して教え合ってもらいました。その結果、実施者の手技によって効果に差が出ず骨折の危険が少ない排痰援助を実施することができ、患者にかかる負担を軽減しSpO_2値を上昇することができました。

結　論

1. 人工呼吸器装着中のFCMD患者に対して、体幹を前傾にして胸部と腹部の間にクッションを抱いてもらい腹臥位に近い体位としたことにより気管支内残渣や喀痰の貯留を認めなくなった。
2. 腹臥位に近い体位にして、骨折の危険が少ない排痰援助を実施することにより、患者にかかる負担を軽減しSpO_2値を上昇することができた。

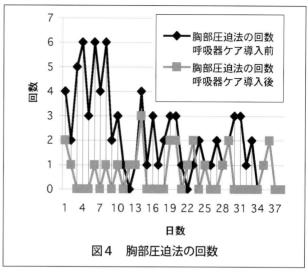

図4　胸部圧迫法の回数

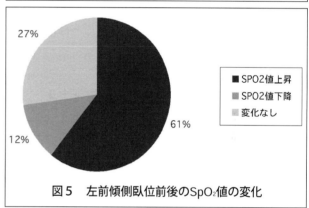

図5　左前傾側臥位前後のSpO_2値の変化

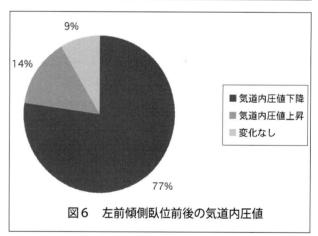

図6　左前傾側臥位前後の気道内圧値

引用文献
1) 大竹進: 筋ジストロフィーのリハビリテーション(第1版), 医歯薬出版, 2002
2) 千住英明: 呼吸リハビリテーションのすすめ-理学療法士の立場から-(第2版), 1989

（仁井名 美和）

41　痰の吸引等ヘルパーへの技術指導方法

　平成15年に、在宅人工呼吸療養を行っているALS患者の在宅療養環境の整備の目的で、医療行為である「痰の吸引」が、一定の条件の下で家族以外の者おもにヘルパーに対して認められ、その2年後には疾患を問わず「痰の吸引」を必要とするすべての在宅療養者に対象が広げられたことは、介護者にかかる大きな医療的看護負荷の軽減に繋がっています。

　また、平成24年4月から「社会福祉士及び介護福祉士法」の一部改正により、介護福祉士及び一定の研修を受けた介護職員等において、医療や看護との連携による安全確保が図られていること等、一定の条件で痰の吸引や経管栄養を実施できる見込みとなっています。

　多くの神経・筋難病の在宅訪問診療患者をかかえる当院では、上記認可に先立つ平成14年度から「痰の吸引」のみならず、アンビューバックの使用方法や胃瘻を介する流動食の注入をおもにヘルパーに対して指導することが、介護者の負荷を軽減するためにぜひ必要と判断し、患者・家族とヘルパーの間で同意書を作成した上で系統的な教育を実践してきました。本稿では、これまで我々が実践してきた指導方法を振り返り、より多くの人へ確実に指導する方法と、今後の問題点について考察しました。

痰の吸引の指導について

a) 指導方法について：

　都立神経病院では、当院の「ヘルパーの吸引等の技術指導マニュアル」に基づき、ある在宅呼吸器療養患者の吸引に同意した少数のヘルパーに、あらかじめ当院で作成した「吸引技術指導ビデオないしDVD」を見てもらい（現在は当院ホームページで吸引の指導マニュアルのダウンロードと動画の閲覧が可能）、法的事項、患者の病態と吸引の必要性、吸引人形を使った講習をまず行った後、病院または在宅で患者に対する吸引を複数回にわたって行いました。指導チェック項目は、ホームページ（http://www.byouin.metro.tokyo-jp/tmnh/）を参照して下さい。また対象者は、在宅人工呼吸療養患者が大多数であるため、人工呼吸器の基本的事項、アンビューバックの指導、緊急時の対応方法等についても指導しました。

b) 結　果：

　平成14年7月から平成21年12月まで、ヘルパー延べ353名に吸引指導を行い、1回の平均指導時間は約40分、平均指導回数は6回でした。最終的には、医師が在宅で実際の吸引手技を最終チェックして合格の判断を下しました（最終合格者347名）。対象疾患は、ALS 119名、デュシャン型筋ジストロフィー 6名、強直性脊椎症候群4名、多系統萎縮症3名、パーキンソン病1名、進行性核上性麻痺1名でした。これまでヘルパーによる痰の吸引で、医療事故につながるような問題事例は認めていません。この約7年間に、マニュアルでの指導内容の標準化、吸引ビデオ・DVDの活用、クリニカルパスの活用を行うとともに、入院中のみでなく地域訪問看護ステーションと連携して在宅でも指導出来るようにしていきました。

c) 考　察：

　この指導方法では、口腔・鼻腔内吸引のみでなく、個別性の高い人工呼吸器使用者の気管カニューレ内吸引にも対応できました。吸引人形の使用は、初めて吸引指導を受ける講習者に、目に見えない解剖部位の知識を伝えることができ、実践の上での自信に繋がると思われました。さらに気管切開を介する陽圧人工呼吸器（TPPV）患者の気管カニューレ内吸引を指導する場合には、患者が使用している人工呼吸器の簡単な説明（メインスイッチの位置、器械が家庭用電源に確実に繋がれ交流電源が使用されていることの確認、気道内圧の表示部位とその数値の意

味、患者の通常の気道内圧値、低圧・高圧アラームといった代表的なアラームの表示方法、警告音の消音方法など)、エルボー着脱時の回路内水滴の気管カニューレ内滴下の防止、アンビューバックの使用方法（次項記載)、緊急連絡先の表示場所と方法の確認等は、必須の指導内容でした。NPPVを施行している患者では、器械の説明とともに、必要に応じてマスクの着脱についての指導も必要でした。

なおこの指導方式では、1回の指導人数は2〜3人と少数で、複数回の指導には、指導側もヘルパー側も日程調整が困難であり、次の業務への支障や延長した訪問時間の診療報酬の補償がないことが問題でした。また技術を獲得したヘルパーの退職や異動で、ある患者の吸引に習熟した複数人のヘルパーを確保するためには、さらに新しい人の指導が必要でした。その点で、多くの講習者に吸引に必要な最小限の知識と実技を効率的に伝えるには、筆者が研究分担者として参加した平成18年から20年の日本女医会主催の「たんの吸引を安全に行うための教育講習事業」の方式が適していると考えられました[1]。

すなわち、① 教育DVDによる講習20分、(吸引に関する法的な説明、吸引を必要とする疾患・病態、口腔・咽頭・喉頭・気管の解剖学的な説明、口腔・鼻腔・気管カニューレ内吸引の手技の説明、感染防止、手洗いの手技の説明、家族が行っている吸引の実写) に続き、② 講師によるポイント指導70分 (法的解釈、介護・用語施設での課題、在宅介護の現状とたんの吸引の必要性、感染予防の知識[清潔・不潔の判断と清潔に保つべき部位と機器、手洗い方法]、人体モデルを使った吸引部位の局所解剖と吸引時の注意点)、③ 実技指導90分 (約6人ずつのグループに別れ、各グループのテーブルには、吸引器、吸引カテーテル、紙コップ、ペットボトル水、速乾式手指消毒用アルコール、アルコール綿、吸引指導用人形を準備。各グループに指導者1人がつき、指導者が吸引人形を使って方法を示し、次に2人ずつペアーとなり互いに口腔、鼻腔の順で吸引訓練を行い、後に人形を用いて気管カニューレ内吸引を行う)、④ 質疑応答を、計3時間＋休憩30分で施行しました。この指導方法では、1度に多くの講習者に吸引方法の基礎を伝えることができますが、あらかじめ広い施設や吸引指導用人形、吸引器、各種機材の準備が必要であり、多くの方の支援が必要でした。またグループに分かれての実技指導では、各グ

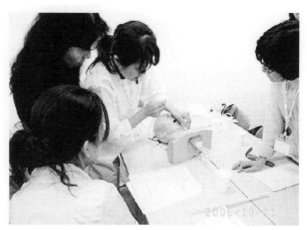

吸引の講習会光景

ループに指導者を配しましたが、各指導者毎に日常行う吸引方法が異なるため、実習に入る前に、指導者を集めて指導方法について説明する必要がありました。

アンビューバックの指導について

a) 必要性について：

人工呼吸器を使用している在宅患者においては、日常生活上、回路の交換、車椅子やベッド等への移動時や、入浴や外出等の際、また起こりえる呼吸器のトラブルや災害に備えて、アンビューバックの指導は家族、ヘルパーに対して必須です。また、ヘルパーからも、患者さんや呼吸器トラブルなどの緊急時、家人が緊急連絡先に連絡をとる間、何もしないで見ていることは出来ないので、指導は必要との声がありました。

b) 指導方法について：

平成15年5月に指導マニュアルを完成し、全部で5〜7回に分け、毎回実技をチェックしながら行いました。まず人工呼吸（TPPV）を使用している患者の介護をしている時、平時や緊急時にアンビューバックを必要とする場面があるかもしれないため、アンビューバックの使用方法を修得する必要性について説明しました。またアンビューバックを押す力・速さによって患者に送られる空気の圧力が変化することを十分に伝え、まず患者の換気量と呼吸回数にあわせて、アンビューバックに換気量計とテストラングをつないで、換気補助の練習を行いました。

実際のチェック項目は、① アンビューバックの使用目的がわかる、② 気管カニューレにアンビュー

バックを接続する、③ 必要な換気量や回数がわかる（○ ml、1分間に○回）、④ アンビューバックを片手で押しながら患者の顔色を観察する、⑤ アンビュー加圧終了後、気管カニューレに呼吸器のエルボを接続するといった内容です。

c) 結　果：

平成14年から21年11月まで220名のヘルパー（対象はALS 82名、その他：強直性脊椎症候群、進行性筋ジストロフィー等）にアンビューバックの指導を行いました。この指導マニュアルでの指導で、これまで実施上問題になった事例はありませんでした。

d) 考　察：

日常生活において、入浴や外出等の際は、少なくとも3名の人員が必要であり、散歩には訪問看護師、ヘルパーの滞在時間を重複させ、ヘルパーにアンビューを一時的に行っていただく必要時もありました。TPPV患者の場合、突然の呼吸器回路トラブルの対応時には、家人が回路交換をし、ヘルパーがアンビュー加圧を行うことが良いと考えられました。また緊急時や災害時の役割分担として、家人が連絡係で、家人の指示でヘルパーがアンビューバックを使用する方が、迅速な対応がとれました。なお、ある程度の経験がないと、突然の対応は危険であることから、定期的な研修が必要と考えられました。

胃瘻からの流動食の注入の指導

a) 必要性について：

ALS・TPPV在宅人工呼吸療養患者のほぼ全例、その他の嚥下障害をきたす神経筋難病患者のほとんどにおいて、流動食の注入が必要です。訪問看護師の滞在時間帯には、排泄ケアやその他の専門的医療ケアが行われ、定時の流動食注入は家人にまかされている実状があります。しかし家人の都合で、定時の注入時間が不規則になったりするため、1日1回でもヘルパーによる注入が行われることは、患者・家族にとっても望ましいと考えられます。

b) 指導方法について：

平成15年5月に指導マニュアルを完成し、全部で5～7回に分け、毎回実技をチェックしながら行いました。チェック項目は、流水と石けんによる手洗い後、① 必要物品を準備する、② 経管食は、指示量を準備する、③ 体位を整える（上半身20度から60度に上げる）、④ 経管ボトルのストッパー（クレンメ）を止め、経管食を入れる、⑤ ストッパーをゆるめ栄養セット中の空気を抜く、⑥ 胃瘻チューブの挿入位置を確かめ、栄養セットと接続する、⑦ 「注入します。」と声をかけ、注入する、終了後は20 ml 程度の白湯をシリンジに吸い、チューブ内を流す、胃瘻チューブの栓をして、後片付けが出来る、といった内容です。

c) 結　果：

平成14年から21年11月現在まで、137名のヘルパー（対象はALS 58名、その他：MSA、強直性脊椎症候群、進行性筋ジストロフィー等）に注入の指導を行いました。この指導マニュアルに沿った指導・実践で、流動食の注入に伴うトラブルの発生は認めていません。

d) 考　察：

当院（都立神経病院）の実践では、平成14年頃「全身性障害者介護人派遣事業」で胃瘻を介する流動食の注入を修得した事例では、その後も支援体制が安定し、患者・家族との関係も良好でした。一方平成15～16年に、厚労省から一定の条件下でヘルパーへ痰の吸引が許可されて以来、「胃瘻からの注入の通知はない」との理由で、今まで実施してきた行為の見直しや新たな依頼に対して受け入れないヘルパー事業所が出てきています。

このことは、家族の時間的な拘束を強める結果となっています。また、手の不自由な介護者が経管セットと胃瘻ボタンを接続出来ない場合、苦肉の策として、介護者の手にヘルパーが手を添えて接続するという事例もあり、かえって煩雑な行為となっている事例もありました。ヘルパーによる胃瘻からの注入は、家族の医療的看護負荷の軽減のみでなく、患者の日内リズムに沿った生理的な栄養水分摂取の上でも有用な場合が多いと考えられました。

今後の課題

厚労省の通達では、吸引部位を口腔内、鼻腔内、気管カニューレ内と限定していますが、視認できる咽頭部、気管カニューレのサイドチューブからの吸引は、必要かつ比較的安全に行える部位として容認

すべきと考えられました。とくに、サイドチューブがついた気管カニューレを使用しているTPPV患者においては、誤嚥性肺炎や人工呼吸器関連肺炎（VAP）の予防の目的で、気管カニューレ内吸引の前後においてサイドチューブの吸引を習慣化するよう、指導することが好ましいと考えられました。

今後吸引可能な人の裾野を広げる意味では、自治体等が主体となって本稿で紹介した日本女医会方式で講習会を行った後、受講者に基礎知識・技術を習得したことを証明する認定書を発行するなどしてモチベーションを高め、その上で個々の患者や高齢者に対して、都立神経病院方式の実地訓練を用いて個別性に対応していくことが良いと考えられました。また、前述した如く、ある患者の吸引操作に習熟したヘルパーを育成しても、ヘルパーの退職や異動で、個別性に対応できる複数人のヘルパーを確保するためには、さらに新しい人の指導が必要です。

その意味でも、痰の吸引基礎を修得した多くの人を育てていくために、全国の誰でも使用できるようなエビデンスに基づいた標準的なヘルパーへの指導法のマニュアルやDVD等の教材が必要と考えられ、平成23年に厚労省の難病疾患克服事業「特定疾患患者の自立支援体制の確立に関する研究（今井班）」で、著者が中心となってたんの吸引の手引きと指導用DVDを完成しました[2]。

なお現在の法体制では、吸引指導を受けたヘルパーは、在宅療養の場でのみ吸引は行えるが、施設介護の場では、行えない状況にあります。このことは、看護職員自体が少ない身体障害者療養施設等で、ALS等の人工呼吸器使用神経患者を受け入れる際の大きな阻害要因の1つにもなっており、今後吸引指導を受けたヘルパー等が各種施設でも吸引を実施できるように制度の見直しを図っていく必要があると考えられました。

ところで、当院で胃瘻注入方法の指導を受けたヘルパー137名に対し、アンビューバックの指導を受けたヘルパー数が220名と多いのは、前者が家族の要請で初めて研修を行っているのに対し、後者は在宅人工呼吸器使用者（TPPV）の介護を行い、痰の吸引を行っているヘルパーにとっては、必須の技術と考えられ、ヘルパーが協力者になっていただかなくてはならない必要性が強く求められているからです。緊急時や災害時だけでなく日常生活上でも、家族のみでは在宅TPPV患者の継続的栄養管理や呼吸管理は不可能であり、ヘルパーの協力体制が必要であると考えられます。

以上のような指導を実施するには、指導する医療者やヘルパーの時間的、経済的な負担が非常に大きく、手技の法的な裏付けと経済的支援の整備がぜひ必要です。現在厚生労働省では平成24年4月の法改正に向けて、介護職員等への指導用マニュアルやDVDを作成中であり、我々が行ってきた指導内容が反映される予定です。

十分な医療職を確保出来ない現状下で神経筋難病患者の在宅呼吸療養を継続的に可能にするには、家族以外のヘルパー等へのたんの吸引、アンビューバックの使用方法、胃瘻からの流動食の注入方法の指導がぜひ必要です。これにより、介護者の医療的看護負荷の軽減、患者の安全の担保、QOLの拡大が得られます。またリスクの面でも従来の痰の吸引以上のリスクはないと考えられます。しかし、医療者によるマニュアル等を活用した確実な実技指導は必須です。今後これらの従来医療処置と位置づけられてきた技術を身につけたヘルパーの裾野を広げていくには、指導する医療者やヘルパーの時間的、経済的な負担を軽減する上で、手技の法的な裏付けと経済的支援（診療報酬の改訂等）がぜひ早急に必要と考えられます。

文　献
1) 大坪公子，角田由美子他：長寿社会福祉基金，たんの吸引を安全に実施するための教育講習事業，日本女医会，平成20年3月最終報告書．
2) 厚生労働科学研究費補助金難治性疾患克服研究事業「特定疾患患者の自立支援体制の確立に関する研究」たんの吸引ビデオ作成ワーキンググループ編：たんの吸引の手引き．気管切開患者の気管カニューレ内吸引の方法，平成23年

（川田　明弘）

第Ⅳ部

感染症対策篇

42 呼吸器感染症の抗菌薬の選び方

呼吸器感染症は、健常人においても重要な問題であり、特に呼吸機能が低下している神経難病患者においては予後を大きく左右する疾患である。神経難病患者は呼吸器感染症を繰り返すことが多く、その際に適切な抗菌薬の選択を行わないと、抗菌薬の効きにくい耐性菌が出現してしまうこともよく経験される。したがって抗菌薬の適切な選択は健常人よりも遥かに重要な課題である。

本稿は神経難病患者における呼吸器感染症の抗菌薬の選び方について述べる。

神経難病患者の呼吸器感染症の特徴

呼吸器感染症、特に肺炎は神経難病をもつ患者では判断が難しい事が多い。典型的な肺炎の症状は発熱、咳、痰、呼吸数の増加、さらに聴診上ラ音の聴取、胸部レントゲン写真上の浸潤影などが挙げられる。しかしながら神経難病をもつ患者はもともと喀痰の排出が認められる場合がある。また誤嚥することがしばしばあり、その場合は胃酸などの化学物質による炎症により一過性に発熱を起こすが、細菌性肺炎までは至らない事も多い。寝たきりの場合は無気肺で軽度の発熱を認めることもある。あるいは発熱はないのに胸部レントゲン写真で広範囲の肺炎を認めることもある。

神経難病患者ではどうしても臥位で胸部レントゲン写真を撮らざるをえず、その場合胸部レントゲン写真では判断が難しい場合があり、胸部CTを施行して初めて肺炎像が確認できることも多い。そのような判断の難しい状況で、さらに在宅において肺炎と診断するためには、まず通常の呼吸状態からの変化が起こっているかをどうかが最も重要と考える。発熱は肺炎の一つの症状であるが、発熱は様々な原因で起こり、尿路感染の場合もあれば胆道系の感染かもしれない、あるいは蜂巣炎かもしれないという、非特異的な症状でしかなく熱源がどこかを常に探す努力をしなければならない。それは熱源により想定される抗菌薬が異なるからである。したがって発熱があり、その原因が肺炎かどうかは、普段の状態と比較し、呼吸回数が増えているか、喀痰の量や性状が変化しているか、動脈血液ガス分析、あるいはSpO_2が低下しているか等、肺の状態の変化を直接示す指標をもとに判断する必要がある。そして肺炎と診断した際は次に在宅で加療を継続するのか、入院とするのか判断しなければならない。その際の基準として有用なものの一つとして英国胸部疾患学会による基準CURB-65を挙げる。これは表1にしめす要素から構成される。

表1のように、該当する項目が0〜1の場合は外来、2であれば一般病棟入院、3以上であればICU入院となる。BUN以外はベッドサイドで判断できる項目であり在宅診療を行っている際に有用であろう。

表1 英国胸部疾患学会による基準CURB-65

- C(confusion):人・場所・時間のオリエンテーションの有無
- U(uremia):BUN>20mg/dl
- R(respiration):呼吸数>30/分
- B(blood pressure):収縮期血圧<90mmHg、拡張期血圧≦60mmHg
- 65歳以上

該当する項目が0〜1の場合は外来、2であれば一般病棟入院、3以上であればICU入院

抗菌薬を選ぶために

抗菌薬を選択する上でもっとも重要なのは、どの病原体を対象に抗菌薬を選択するのかを抗菌薬の投与前に、可能な限り明確にすることである。細菌感染症の基本的な特徴は、特定の細菌が感染している臓器において大量に増殖していることにある。呼吸器細菌感染症であれば喀痰中に多くの原因菌がみとめられることが予想される。そのため呼吸器細菌感染症を診断・治療する際のもっとも重要な手段は喀

痰中の細菌を確定する事であり、その方法として喀痰のグラム染色と培養の2つがある。

喀痰のグラム染色は細菌をグラム陽性菌と陰性菌に分けるための染色方法であり、これにより顕微鏡下で細菌をグラム陽性菌と陰性菌に分類する事ができる。また細菌の形状により球菌と桿菌に分類可能である。グラム陽性菌か陰性菌か桿菌か球菌かを直接喀痰を顕微鏡で評価することにより原因菌をある程度予想する事が可能であり、また原因菌として多いグラム陽性球菌と陰性桿菌では選択する抗菌薬が異なるため、グラム染色を行うことは抗菌薬の選択に大きな助けとなり、近年その重要性が注目されている。

しかしながら喀痰をグラム染色で評価する際は喀痰の品質に注意を払わなければならない。口腔内等の常在菌で汚染された喀痰を培養しても適切な抗菌薬の選択は困難である。また長期間にわたる発熱、咳などがある場合は結核を疑い、喀痰のチールニルセン染色や蛍光染色を施行することを忘れてはいけない。結核は決して過去の病気ではない。

喀痰の品質管理

喀痰の品質管理はMiller&JonesやGecklerによる分類で行われる。Miller&Jones分類（表2）は喀痰の肉眼による分類であり喀痰の膿性部分がどの程度含まれているかを判断している。膿性部分が少ない痰は下気道の炎症を反映していない可能性が高い。またGecklerによる分類（表3）では喀痰を100倍の顕微鏡により観察し、一視野当たりの上皮細胞数と白血球数により1群から6群に分類される。上皮細胞数が少なく白血球数が多い喀痰が良質な喀痰である。良質な喀痰であるかどうかの判定を行わずにグラム染色や喀痰培養から原因菌を判断しようとしても臨床上の意義はなく、かえって判断を誤らせるもととなる。

グラム染色や喀痰培養を行う上で喀痰の品質管理が行われていることは必須であり、これが報告書に記載されていない培養結果は信頼価値が低く、外注、院内検査室を問わずそのような報告書を返す検査部門はレベルが低いと言わざるを得ない。

喀痰培養

喀痰培養は呼吸器感染症の原因菌を確定する上で重要な検査であるが、判断を誤らせるもととなることも多い。喀痰培養を行うには前項でのべたようにMiller&JonesやGecklerによる分類を行い、喀痰の品質管理を行うことが大前提となる。

Miller&JonesやGecklerによる分類で良質でないとされた喀痰は呼吸器感染症の原因菌を反映しておらず、この喀痰を培養しても口腔内や咽頭の常在菌を培養したことになる。難病を基礎疾患に持つ場合これまでも呼吸器感染症を繰り返し、抗菌薬を投与されていることが多い。抗菌薬を投与された場合口腔内の常在細菌叢が乱され、抗菌薬が効きにくい多剤耐性菌が常在していることがしばしばある。

その際Miller&JonesやGecklerによる分類で良質でないとされた喀痰培養しても口腔内に常在している細菌を培養する結果となり、検出された菌は呼吸器感染症の原因菌ではない細菌が培養結果として示される。喀痰の品質評価を行わずに培養結果だけを見ていると本来治療する細菌ではなく口腔内に常在している細菌を標的として抗菌薬を選択する結果となり、不適切な治療となるばかりでなく、往々にして広域抗菌薬を使用する結果となり、常在細菌叢を破壊し、耐性菌の出現を誘導してしまうこととなる。

喀痰培養はその結果を鵜呑みにするのではなく、Miller&JonesやGecklerによる分類で評価されている喀痰の品質とともに臨床上の常識、例えばメチシ

表2 喀痰（肉眼的評価：Miller & Jones分類）

分類	肉眼的性状
M1	膿性成分を含まない粘液性痰
M2	膿性成分がわずかに認められる粘液性痰
P1	膿性成分が1/3以下
P2	膿性成分が1/3〜2/3
P3	膿性成分が2/3以上

表3 喀痰（顕微鏡的評価：Geckler分類）

群	白血球（細胞数/1視野(×100)）	扁平上皮
1	<10	>25
2	10〜25	>25
3	>25	>25
4	>25	10〜25
5	>25	<10
6	<25	<25

表4 呼吸器感染症に使用する抗菌薬の処方例

在宅で加療を行う場合
- クラビット®　　　　500mg分1
- ジズロマック®　　　500mg1日1回
  その後250mg分1で経口投与
- ●誤嚥の要素がある場合
  - オーグメンチン®　　1錠1日3回
  - ダラシン®　　　　　150〜300mg6時間毎
  - ロセフィン®　　　　1g24時間毎に静注

入院で加療を行う場合
- ジズロマック®　　　500mg1日1回
  その後250mg分1で経口投与、あるいは
- クラリス®　　　　　200mg1日2回に加え、
- ロセフィン®　　　　1〜2g12時間毎に静注
- ●誤嚥の要素がある場合
  - ユナシンS®・スルバシリン®
    　　　　　　　　　1.5g6時間毎
- ●緑膿菌の問題がある場合
  - モダシン®　　　　　2g8時間毎静注に加え
  - ゲンタマイシン　　　7mg/kg1日1回静注
  - チエナム®　　　　　1g 8時間毎静注

リン耐性黄色ブドウ球菌（MRSA）は呼吸器感染症を起こしにくい等もふまえて、呼吸器感染症の原因菌かどうか判断する必要がある。

呼吸器感染症における抗菌薬の選択

呼吸器感染症、特に細菌性肺炎と診断した場合抗菌薬を使用することになるが、まずグラム染色等の情報をもとにempiric theraryを開始し、原因菌が確定できた場合に狭域抗菌薬に変更するのが通常の方法である。Empiric therapyの段階では原因菌が確定できないため、広域の抗菌薬を使用する事が多いが、その際自らが担当している地域の細菌の感受性情報とグラム染色の結果をもとに抗菌薬を選択する。

原因菌は通常の市中肺炎であれば肺炎球菌、インフルエンザ菌、モラクセラ・カタラーリスなどが原因菌であることが多く、これらの細菌が原因菌の場合はグラム染色を行う事によりある程度の原因菌を予想することは可能となる。しかし神経難病をもつ患者の場合嚥下機能に問題があることがあり、その際は誤嚥の要素も考慮する必要がある。嫌気性菌が関与している場合、通常の培養では検出できないため嫌気性菌もカバーした抗菌薬の選択をする必要がある。

さらにレスパイト入院も含めた最近の病院への入院歴がある場合は通常の市中と異なる耐性菌やグラム陰性桿菌が関与している場合があり、慎重な抗菌薬の選択が必要となる。神経難病をもつ患者は肺炎を繰り返すことがあり、適切な抗菌薬の選択を行わないと耐性菌を誘導し、最終的には選択できる抗菌薬がほとんどなくなり、治療に苦慮することとなる。

抗菌薬を選択するためには原因菌を確定する努力が必要であり、そのために適切な検体を採取することが重要である。

呼吸器感染症に使用する抗菌薬の処方例を **表4** にしめす。

細菌性肺炎は神経難病をもつ患者にとり大きな問題である。抗菌薬の選択は患者の常在細菌叢をできるだけ乱さない事を念頭に、適切なできるだけ狭域の抗菌薬を選択することを意識する必要がある。

そのためにはグラム染色の意義、喀痰の品質管理、喀痰培養結果の意味等を十分理解し、地域における抗菌薬に対する細菌の耐性の状況をふまえ抗菌薬のスペクトラムを考慮し、抗菌薬を選択しなければならない。その努力が耐性菌の出現を防ぎ、患者の長期的な予後に影響を与えることを忘れてはいけない。

（山之上 弘樹）

43 呼吸器領域における耐性菌対策

呼吸器感染症難治化の要因には、原因微生物側の要因として強毒性・薬剤耐性、患者さん側の要因として免疫能低下・局所防御能の低下が考えられる。強毒微生物として肺炎球菌・レジオネラ・結核菌が、薬剤耐性としてはペニシリン耐性肺炎球菌、BLNARインフルエンザ菌、緑膿菌、MRSA、耐性結核菌、非結核性抗酸菌、アスペルギルスが臨床的に重要である。患者さん側の要因の気道・肺局所の防御能低下としては、気管支拡張症・DPB・陳旧性肺結核などでみられる気道・肺の高度な器質的変化がある。以上のうち、肺炎球菌、インフルエンザ菌、緑膿菌の薬剤耐性化状況と呼吸器基礎疾患を踏まえた治療戦略を含めた対策を概説する。

薬剤耐性菌の現状

1) 肺炎球菌

肺炎炎球菌は従来ペニシリン系抗菌薬に感受性が高く、有効であった。1967年に初めてペニシリン耐性肺炎球菌（ペニシリンGのMICが2 mg/ml以上：以下、PRSP）が出現し、わが国でも1981年に報告された。PRSPとペニシリン低感受性肺炎球菌（ペニシリンGのMICが0.12～1 μg/ml：以下、PISP）を合わせたペニシリン非感受性株の比率は、1980年代は20％程度であったのが90年代に急増し、2000～2002は60～70％を超えていた。表1に2000年当時の国別肺炎球菌薬剤耐性率を示す[1]。

抗菌薬の使用状況が反映されるためか地域差が大きく、日本・韓国などの東アジアでは高率となっている。これらのペニシリン非感受性株の大部分はセフェム系薬やマクロライド系薬にも耐性である。わが国では、従来感冒などのウイルス感染症や小児の副鼻腔炎・中耳炎に経口セフェム系薬が汎用されていたことと関係があると考えられる。2000年以降はレスピラトリーキノロン薬の普及・経口セフェム乱用改善とともに耐性率は減少傾向にある。

マクロライド耐性の肺炎球菌も欧米に比べ高値で、80年代は20～30％程度であったが最近では70％を超えている。ケトライド系抗菌薬には今のところ耐性化はほとんど認められていない。

ニューキノロン耐性率は現在わが国では1％台で、欧米と差はないが、高齢者ではキノロン耐性肺炎球菌は15％程度と高率である。香港では耐性率は13％と高く、わが国でも今後のキノロン薬の使用法の問題（低用量、不規則治療など）が危惧されている。

表1 肺炎球菌・インフルエンザ菌の薬剤耐性率

	肺炎球菌			インフルエンザ菌		
	Pc	Mc	NQ	BLP	BLNAR	
(MIC μg/ml)	≧0.12	≧1	≧4	≧4	≧4	≧2
アメリカ	43.0	30.9	1.8	25.7	0.4	
カナダ	21.2	16.0	1.4	19.6	0	
フランス	62.0	57.6	0	31.1	0	5.5
スペイン	53.4	28.6	0	10.9	0	11.1
イタリア	15.1	42.9	0	1.8	0	3.3
ドイツ	8.3	15.7	0.3	3.2	0	2.0
香港	58.6	71.4	14.3	17.1	0	
韓国	81.0	87.6	2.9	64.7	0	
日本	64.3	77.9	1.3	8.5	0.4	29.5

Pc: penicillin resistant, Mc: erythromycin resistant, NQ: levofloxacin resistant
BLP: β-lactamase positive, BLNAR: β-lactamase negative ampicillin resistant

2）インフルエンザ菌

インフルエンザ菌のβラクタム系薬耐性は1974年に初めて報告された。その耐性機構は薬剤を加水分解するβラクタマーゼ産生でアンピシリン（ABPC）のMICは8mg/ml以上の高度耐性を示し、1990年代は20%台と高率であったが近年は5〜10%と減少傾向にある。これに対して、1984年に初めて報告されたBLNARはβラクタマーゼ非産生でアンピシリン耐性の株で、ABPCに対するMICが2μg/ml以上のBLNARは1995年頃までは5%以下であったが、その後急速に増加し2000年には20%を超え、ここ数年は40%以上になってきている。　この傾向はわが国特有で、欧米ではβラクタマーゼ産生株は15〜30%とやや高率で[2]、BLNARはスペイン、フランスで5〜10%台となっている以外はアメリカで0.9%など低率である（表1）。

3）マイコプラズマ

マイコプラズマは市中肺炎の重要な起炎微生物で近年増加傾向にある。本来マクロライド系抗菌薬に感受性であるが、分離培養が困難で薬剤感受性の報告は不十分で、2001年岡崎らが初めて23SrRNA変異に伴うマクロライド耐性マイコプラズマを分離した[3]。その後生方らが243株のマイコプラズマに対する薬剤感受性を検討した結果、各種マクロライド系、及びケトライド系抗菌薬に対しする耐性株は6%程度に達していると報告した[4]。最近では、マクロライド耐性マイコプラズマは小児で40%、成人で0〜14%と報告されている。

4）緑膿菌

緑膿菌は慢性難治性気道感染症や院内肺炎の主要原因菌で、多くの抗菌薬に対し自然耐性を示し、抗菌薬の反復投与でさらに耐性化が進んでいる。耐性機構として、外膜透過性低下（キノロン・消毒薬耐性）、薬剤排出ポンプ機能亢進、抗菌薬分解酵素の過剰産生（広域セフェム耐性）、抗菌薬標的蛋白の変異（キノロン耐性）の他、バイオフィルム産生（多剤耐性）、メタロβラクタマーゼ産生（広域セフェム・カルバペネム耐性）が重要である。薬剤耐性率は表2に示した通り[5]、抗緑膿菌作用の強い薬剤に対してもアミノグリコシドを除くと10%以上で、多剤耐性緑膿菌も1〜数%と報告されている。

表2　緑膿菌の薬剤耐性率

	MIC90（μg/ml）		耐性率（%）	
	アメリカ	日本	アメリカ	日本
TAZ/PIPC	>64	64	13.0	9.5
CAZ	32	32	12.9	12.1
CFPM	16	32	8.6	10.7
IPM	>8	16	16.0	19.0
MEPM	8	8	9.8	8.3
GM	>8	8	13.9	7.5
CPFX	32	16	25.3	14.4
LVFX	32	32	27.3	17.4

薬剤耐性菌に対する対策

薬剤耐性菌の制御には、確実な治療（除菌）、伝播拡散防止が重要である。

薬剤耐性化のリスクファクターとして、65歳以上の高齢者、慢性呼吸器疾患・腎疾患・糖尿病などの基礎疾患、感染反復例、1ヶ月以内の抗菌薬前治療、集団保育児との同居などがあげられる。特に、経口セフェムなどのβラクタム系薬汎用下に集団保育児間で伝播し、鼻咽腔に定着したβラクタム系薬耐性肺炎球菌・インフルエンザ菌の成人への感染が重要視されている。さらに慢性・反復性気道感染症例や院内発症症例では緑膿菌が関与していることも多い。

高齢者は臓器の潜在性機能障害が存在しているため、薬物に対する反応性が低下し、疾患は難治化することがしばしばある。高齢者肺炎の発症には不顕性誤嚥が関与していることが多く、抗菌薬治療だけでなく総合的な治療・予防が重要である。

1）抗菌薬治療

抗菌薬治療は、原因微生物を推定して抗菌薬を選択するのが基本である。高齢者では、口腔内常在菌・病原菌の不顕性誤嚥が重要で、原因微生物は若年者と同様に肺炎球菌・インフルエンザ菌、次いで肺炎クラミジアの頻度が高い反面、マイコプラズマは少ない。また口腔内常在菌であるαストレプトコッカスや嫌気性菌の頻度も高い。重症・難治例では黄色ブドウ球菌・緑膿菌・クレブシエラが原因となっていることも多い。これらの菌に有用な抗菌薬として、βラクタマーゼ阻害薬配合ペニシリン系抗菌薬（SBT/ABPC）やカルバペネム系抗菌薬、第3世代セフェム系抗菌薬（CTRXなど）が使用される。

前2者は嫌気性菌にも抗菌活性が高く単独での使用で問題ないが、第3世代セフェム使用時にはクリ

ンダマイシンを併用することが多い。軽症では経口あるいは注射用βラクタマーゼ阻害薬配合ペニシリン系抗菌薬を、中等症以上は注射薬が基本でβラクタマーゼ阻害薬配合ペニシリン系抗菌薬や第3世代セフェム系抗菌薬を、難治例にはカルバペネム系抗菌薬、抗緑膿菌性第3世代セフェム系抗菌薬を使用する。

高齢者では生理的な腎機能低下、低体重、薬物吸収の個人差が大きいことを考慮して抗菌薬を投与する必要がある。ペニシリン系抗菌薬は比較的安全性が高いが、セフェム系抗菌薬やキノロン系抗菌薬は用量を成人の50〜70％に減量する。投与回数も半減期の長い抗菌薬（CTRX）は24時間毎、半減期の短いβラクタム系注射薬も12時間毎でよい場合が多い。レスピラトリーキノロン注射薬が上市されていないわが国では、キノロン系抗菌薬は嫌気性菌に対する抗菌活性が不十分で、腎機能低下の影響も強く受けるため、高齢者では投与間隔を延長して非定型病原体が疑われる場合に使用する。

投与期間に関しては、市中発症、中等症以下、原因菌が肺炎球菌・インフルエンザ菌、基礎疾患がない場合には解熱後3日間程度の投与でよいが、それ以外の場合は10日から2週間投与が勧められている。また、長期の臥床はQOL低下・不顕性誤嚥の悪化を招くため、解熱後全身状態が良い場合には注射薬から経口抗菌薬へのスイッチも考慮する。

(1) 薬剤耐性肺炎球菌・インフルエンザ菌への対策

肺炎球菌、インフルエンザ菌は市中呼吸器感染症の最主要原因微生物であり、その耐性化防止にはPK（薬物動態）・PD（薬力学）理論を踏まえた、外来での経口抗菌薬治療戦略が重要である（図1）。

βラクタム系薬の抗菌効果は時間依存性であり、効果発現に血中濃度がMIC（最小発育阻止濃度）を上回っている時間（time above MIC）が30〜40％以上必要とされている。経口βラクタム系薬のなかで最も抗菌活性の強いCDTR-PIであっても、300mg分3の標準用量ではtime above MICが40％となる血中濃度（40％ライン）は0.4μg/mlでPSSPやBLNARには効果は期待できるがPRSPには不十分で、倍量投与（600mg分3）で初めて40％ラインはPRSPのMICを上回る。しかし呼吸器系臓器への移行性不良（血中の1/10以下）を考えるとこれら耐性菌に対する除菌効果には疑問が残る。

ニューキノロン系抗菌薬の抗菌効果は濃度依存性で、AUC/MIC(AUIC)がグラム陽性菌で30以上、グラム陰性菌で100以上の場合確実な臨床効果が期待できる。表3に示すようにレスピラトリーキノロンであるMFLX,GRNX、高用量LVFXでは肺炎球菌、インフルエンザ菌に対する除菌効果は優れているが、緑膿菌には効果不十分である。

(2) 緑膿菌への対策

緑膿菌の多剤耐性は抗緑膿菌薬使用歴の関与が指摘されており[1]、入院下での抗菌薬治療戦略が重要である。

外来治療では、緑膿菌に対し経口薬で唯一有効なニューキノロン系薬でも表3に示したとおり除菌効果は期待できない。外来下の慢性気道感染例にはマクロライド系薬を投与しバイオフィルム形成抑制に期待し、急性増悪時には漫然としたニューキノロン薬投与は耐性化を招くため使用は短期間に留め、効果不十分な場合は注射用抗緑膿菌薬の併用を行う。

入院下では、各施設での緑膿菌薬剤感受性を参考にして抗緑膿菌活性を有するβラクタム系薬（PAPM以外のカルバペネム系薬、抗緑膿菌セフェ

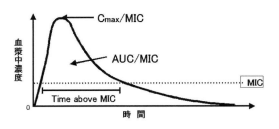

図1　薬効に相関するPK-PDパラメータ

表3　臨床試験におけるニューキノロン系薬の各種細菌に対するAUC/MIC90

薬剤	投与量(mg/day)	AUC(μgh/ml)	S pn	Hinf	M.cata	P.aer
CPFX	200×3	13.7	8.8	551	275	8.8
LVFX	100×3	31.3	20	1250	625	10.0
	200×2	66.3	43			
	500×1	53.7	54			
GRNX	400×1	100.7	1007	2014	4028	16.1
MFLX	400×1	46.67	257	1030	1030	0.8-13

表4 抗菌薬一覧表 一般名（商品名）

薬剤	経口薬	注射薬
ペニシリン系	アモキシシリン（サワシリン） スルタミシリン（ユナシン） アモキシシリン/クラブラン酸（オーグメンチン）	アンピシリン（ビクシリン） スルバクタム/アンピシリン（ユナシンS） タゾバクタム/ピペラシリン（ゾシン）
セフェム系	セフジトレン（メイアクト） セフカペン（フロモックス）	セフトリアキソン（ロセフィン） セフェピム（マキシピーム）
カルバペネム系		メロペネム（メロペン） ドリペネム（フィニバックス） ビアペネム（オメガシン）
キノロン系	レボフロキサシン（クラビット） モキシフロキサシン（アベロックス） ガレノキサシン（ジェニナック）	シプロフロキサシン（シプロキサン） パズフロキサシン（パシル）
アミノグリコシド		トブラマイシン（トブラシン） アミカシン（アミカシン）
グリコペプチド系		バンコマイシン（バンコマイシン）
オキサゾリジノン系	リネゾリド（ザイボックス）	リネゾリド（ザイボックス）

ム・ペニシリン系薬）にアミノグリコシドやニューキノロン系薬を加えた2剤以上の併用療法を短期間強力に行うことが重要である。

2）抗菌薬以外の薬物療法

高齢者では、脱水・高熱などによる循環障害・栄養障害で容易に不顕性誤嚥が増悪するため補液や栄養補給が重要である。嚥下障害に対する治療・予防としては、頭位挙上、口腔ケア、嚥下リハなどに加えて、薬物療法も補助療法として試みられている。アンジオテンシン変換酵素阻害薬（ACE阻害薬）は、咽頭や気管支粘膜の嚥下反射物質であるサブスタンスP濃度を上昇させて嚥下反射を改善させる。赤トウガラシに多く含まれているカプサイシンにも同様の作用がある。抗血小板薬であるシロスタゾールは脳血管拡張作用があり、脳血管障害患者の嚥下反射改善効果が期待されている。さらに、嚥下障害を助長させる鎮静薬・睡眠薬の中止・減量も検討する必要がある。

3）耐性菌感染予防

緑膿菌などの耐性菌は病院内外の湿潤環境に常在する。人工呼吸管理など感染防御力が著明に低下した患者では、広域抗菌薬使用時に常在細菌叢から菌交代の結果内因性に増殖し感染症が発症する場合と医療従事者の手指や医療器具を介して外因性に感染する場合がある。これらの予防のため、抗菌薬・消毒薬適正使用と共に、感染標準予防策の徹底と医療器具の衛生管理が重要である。

高齢者では、インフルエンザなどのウイルス感染時でも発熱などの自覚症状が乏しい反面、咳・痰などの下気道症状が続発することが多く、食欲低下・脱水、ADL・嚥下反射の低下から容易に細菌性肺炎を併発する。ワクチンによる予防では、インフルエンザワクチンと高齢者肺炎の最重要原因微生物である肺炎球菌をターゲットとした肺炎球菌ワクチンが中心となる。

(1) インフルエンザワクチン

インフルエンザワクチンは、A/H1N1ソ連型・A/H2N3香港型・B型の混合であり、毎年の流行株予想をもとに株が選定される。2009/10シーズンは、従来の季節性インフルエンザに対するワクチンに加えて、今秋から流行が始まった新型インフルエンザに対するワクチンの接種が必要である。インフルエンザワクチン接種は、65歳以上の高齢者、60〜64歳は心臓・腎臓・呼吸器などに基礎疾患を有する場合に強く勧められている。高齢者での接種率は50-60%で推移している。

また、高齢者に接する人もワクチン接種の対象となる。基本的には季節性は毎年1回接種でよいが、今シーズンの新型インフルエンザワクチンは2回接種する必要がある。ワクチン効果は接種後の血清HI抗体価が感染防御水準である40倍以上になると発揮されるとされている。高齢者でも接種後の抗体

価の上昇は成人と差がないものの、インフルエンザ発症予防効果は、成人（60～80％）に比べ高齢者（40～60％）では劣る。しかし、入院や死亡に対する効果は70-90％と報告され有用である。

(2) 肺炎球菌ワクチン

　肺炎球菌23価ワクチンは肺炎球菌の病原性を担う莢膜抗原90種類中23種類を含み、特異抗体の産生をうながすことによって肺炎球菌による感染症発症を予防する。23種類の血清型はわが国の肺炎の原因となった肺炎球菌の82％を、さらに耐性肺炎球菌の95％をワクチンはカバーしている。高齢者ワクチン接種率を上げることは肺炎球菌性呼吸器感染症発症予防6とともに薬剤耐性肺炎球菌の蔓延防止に有用と考えられ、65歳以上の高齢者、2歳～64歳の慢性心疾患・呼吸器疾患・肝疾患、糖尿病、脾臓摘出者に接種が推奨されている。

　アメリカでは65歳以上の高齢者に対して本ワクチン接種が保険補助されているため、高齢者の接種率は70％と高率である反面、わが国では助成を行っている自治体はわずかで接種率は4－5％に留まっている。血清抗体価は接種後4週以内に最大となり5－8年間上昇してワクチン効果を発揮するが、慢性肺疾患合併の高齢者では3－5年で抗体価が低下するとの報告もある。

　臨床効果に関しては、慢性呼吸器疾患で施設入所中の高齢者1898人を対象としたコホートスタデイで、同ワクチンは肺炎による入院・死亡をそれぞれ27％、34％減少させ、さらにインフルエンザワクチンと併用すると63％、81％減少させたと報告されている。また、65歳以上の高齢者259,629人を対象としたコホートスタデイでは肺炎球菌ワクチン・インフルエンザワクチン両方を接種した群では入院数で肺炎は29％、肺炎球菌性肺炎は36％、侵襲性の肺炎球菌感染症は52％減少させ、死亡数も57％減少させたと報告されている。

　我々の1378人の慢性肺疾患高齢者を対象とした検討でも、肺炎球菌ワクチン単独およびインフルエンザワクチンとの併用で細菌性呼吸器感染症発症頻度を2年間でそれぞれ38％、49％減少させたと報告しているが、3年目以降のワクチン効果は低下傾向にあった。再接種に関しては、アメリカでは65歳未満に接種した場合は5年後の再接種を推奨しているものの、わが国では再接種不可であった。新型インフルエンザの大流行が危惧される今冬に向けて、インフルエンザ罹患後の細菌性肺炎予防のため、肺炎球菌ワクチンの接種普及と再接種承認が望まれ、2009年10月に再接種可能となった。

文　献

1) Felmingham D. et al. A Increasing prevalence of antimicrobial resistance among isolates of streptococcus pneumoniae from the PROTEKT surveillance study, and compatative in vitro activity of the ketolide, telithromycin. J. Antimicrob.Chemother. 50(S1): 25-37, 2002.
2) Hoban D, Felmingham D. The PROTEKT surveillance study: antimicrobial susceptibility of Haemophilus influenzae and Moraxella catarrhalis from community-acquired respiratory tract infections. J Antimicrob Chmother. 50: S49-59, 2002.
3) Okazaki N, et al. Characteristics of macrolide-resistant Mycoplasma pneumoniae strains isolated from patients and induced with erythromycin in vivo. Microbial Immunol. 45: 617-620, 2001.
4) 生方公子：呼吸器感染症原因微生物の質的変化による薬剤耐性化．日化療会誌, 54: 69-92, 2006.
5) Tsuji A, Kobayashi I, Oguri T, et al. An epidemiological study of the susceptibility and frequency of multiple-drug-resistant strains of Pseudomonas aeruginosa isolated at medical institutes national wide in Japan. J Infect Chemother 11: 64-70, 2005.
6) 綿貫祐司, 高橋宏, 小倉高志ほか：慢性呼吸器疾患患者における肺炎球菌ワクチンの短期効果．日呼吸会誌, 44: 305-311, 2006.

（綿貫　祐司）

44 胃ろう（PEG）の感染症対策

近年の人口の高齢化に伴って、脳血管障害や痴呆性疾患の患者さんが増加傾向にあります。そのような方に加え、パーキンソン病を始めとする各種神経・筋疾患の患者さんにおいては嚥下機能の低下を認め、経口摂取が困難となることも多く、状況により経皮内視鏡的胃瘻造設術（Percutaneous Endoscopic Gastrostomy：以下PEG）が行われることがあります。

PEGを造設される患者さんの数は1990年代半ばより増加の一途をたどっており、1997年に約5万件(交換を含む)に達し、10年後の2007年には新規造設のみで約13万件、交換を含めると年間約50万件以上のPEG造設術が施行されています。現在約30万人以上の患者さんにPEGが造設されている状況です。

一方で、PEGに関する知識についても様々な変化を認めております。その背景にはPEGを造設された患者さんの増加とともに、PEG患者さんの療養の場が病院だけでなく、介護施設や自宅へも広がってきたことがあると思います。

当院に入院した高齢者肺炎の検討においても、老人施設あるいは長期療養施設で発症した肺炎患者のべ147例のうち、施設で経腸栄養チューブを使用していた患者さんは28例（19%）で、そのうち23例がPEGを造設された方でした。また65歳以上の高齢者の市中肺炎患者のべ545例においても、在宅にて経腸栄養チューブを使用していた方は35例(6.4%)、そのうち29例がPEGという結果でした。

現時点ではPEGによる栄養剤の注入は医療行為とされているため、在宅では家族による注入が認められているにも関わらず、施設では医療者(医師、看護師)のみにその注入行為が限定されている状況です。しかし、今年4月からは特別養護老人ホームにおけるPEG栄養について、介護職員(介護福祉士、ヘルパー)による注入後のフラッシュや姿勢介助が容認されたように、今後各施設においてもPEG患者さんの受け入れが広がることが予測されます。

上述のように今後日本においてはPEG患者さんのさらなる増加が見込まれる一方で、高齢の方がさらに増加することもあり、病院のみでPEG患者さんを診ていくことに限界が生じてくることは容易に想像できます。したがって、PEG患者さんの日常の管理や留意点等を熟知しておくとことは、近い将来ますます重要なことになるものと考えられます。

本稿は、PEG患者さんの日常の管理の中でも、感染症に焦点を当て、その対策について述べてみたいと思います。なお、皮膚感染症を始めとして、PEG造設直後の感染症についての報告(Introduver法やPull/Push法等の手技の違いにより感染症の発症率が異なること等)もみられますが、ここでは在宅や施設における慢性期の感染症についての対策を取り上げることとします。

PEGの感染症対策

PEGを造設された患者さんにおいて起こり得る感染症の大半は、皮膚感染症と誤嚥に起因する呼吸器感染症です。もちろん、PEG患者さんはADLが低下されていることが多く、また栄養状態が不良であったり、高齢で、他の疾患を合併されていたりすることもあるため、それらの理由によって尿路感染症等、他の感染症を発症されるケースも多いと思います。

しかし尿路感染症等はPEGの造設により感染症が起こるものではなく、またPEGの管理を中心としてその対策を講じられるものではないため、本稿では論じません。なお、これまでにPEGを造設された患者さんに対する感染症対策について検討された論文・報告についても、そのほとんどは皮膚感染症と呼吸器感染症について検討されたものです。

1）皮膚感染症

PEG患者さんに発症する皮膚感染症は当然のことながらPEGカテーテルの瘻孔周囲に起こるものがほとんどです。したがってその起炎菌として考えられ

るものは、その周囲の皮膚常在菌が中心となります。また皮膚の常在菌以外にもPEGカテーテルを通じて消化管内の細菌が起炎菌となることもあるかもしれません。

PEGカテーテルの先端は胃内に留置されており、胃の中は胃酸によりpHが低めに維持されているため、一般的には細菌の繁殖は起こりにくいのですが、消化管内の逆流や高齢者では胃粘膜の委縮やH2 blockerの投与によりやや状況が異なることも考えられます。（なお、不必要に胃酸分泌抑制薬を投与することは、空腹時の胃内pHが酸性に保たれることを阻害し、胃内での細菌繁殖を促す可能性があるために避けるべきです。）

(1)皮膚の常在菌とスキントラブル

皮膚の常在菌の主なものを 表1 に挙げました。なお、余談かもしれませんが皮膚には非常に多数の種類の常在菌が存在しており、昨年 Science に報告された論文では、19門205種の細菌が同定されたと報告されています(その報告で最も多く認めた菌種は*Actinobacteria*の51.8%でした)。

健常な皮膚は、*Propionibacterium*等の常在菌が皮膚の皮脂を分解し、遊離脂肪酸やプロピオン酸を産生することにより弱酸性（PH4.5〜6.0）に保たれています。*Staphylococcus aureus*は弱酸性の皮膚には繁殖しにくいため、健常な皮膚の状態では常在菌とはなりにくいのですが、PEG患者さんの皮膚にはカテーテル等の異物の存在や、それらによって皮膚にびらん・潰瘍が形成されること等から、S.aureus(場合によってはMRSAが)常在することもあります。一方でPEG患者さんにおけるスキントラブルには、様々なものが考えられます。

Rolstaらによると、PEGのスキントラブルには、(1) 機械的損傷、(2) 化学的損傷、(3)感染による損傷、(4)免疫学的反応、(5) 原疾患による皮膚病変があると言われています。

この中で、ここでは本誌の趣旨上、(3) 感染による損傷でのるスキントラブルとその対策を考えてみたいと思います。

(2) スキントラブルと皮膚感染症への対策

① PEG周囲からの漏出の有無の確認と皮膚の洗浄

皮膚のpHは本来弱酸性ですが、消化管の粘液はアルカリ性です。この粘液がPEGより漏出してきた場合、皮膚表面がアルカリ性に傾くことがあり、結果として皮膚の常在菌が起炎菌となり感染を招くこ

表1

【グラム陽性球菌】
Staphylococcus epidermidis
(*Staphylococcus aureus*)
Micrococcus
Propionibacterium
Streptococcus spp
【グラム陽性桿菌】
Corynebacterium spp.
【グラム陰性桿菌】
Acinetobacter spp.
【真菌】
Candida spp
Pityrosporum spp

とがあります。それを防ぐためにも皮膚の洗浄が重要と考えられます。またPEGから消化管内の胃液や胆汁等の消化液が漏出することもあります。

これらの消化液の漏出により周囲の皮膚のびらん等の皮膚障害が発生することもありますので、胃瘻周囲の漏出の確認の際にはそれらの点も念頭に置かれた方がよいかもしれません。なお、消化液による皮膚障害に対して、白色ワセリンの塗布が効果的との意見もあります。

PEGからの漏出を認め、洗浄や清拭を行う際に洗浄剤を使用されることもありますが、洗浄剤を使用する場合には上記の理由により弱酸性のものを使用した方が望ましいと考えられます。なお、洗浄剤を用いての過度の洗浄・清拭は必要以上に皮脂を除去してしまう可能性もあるため、洗浄剤を用いての洗浄は1日1回で十分と考えられます。

滲出液が多い場合にも洗浄を十分に行い、洗浄後に水分を拭き取り、皮膚を乾燥させることが重要です。この場合、ガーゼ等で保護することは、返って皮膚の乾燥を妨げ、皮膚炎等の発症につながることもありますので不必要なガーゼの被覆は避けた方がよいと考えられます。

さらにPEG周囲からの漏出については、粘液だけでなく注入する経腸栄養剤の漏出の有無を確認することも感染の防止につながります。

また皮膚に発赤や膿を認める場合には十分に洗浄を行い、さらに壊死組織を認める場合には除去を行い、必要に応じ、切開・排膿も検討すべきです。発

熱を認める等、全身性の感染症を疑う状況であれば抗生剤の投与も行う必要があります。

抗生剤の選択としては、初期治療としてはグラム陽性球菌をターゲットとしてペニシリン系や第1世代セフェム系の抗生剤が選択されることが多いと思います。しかし前述の通り皮膚には多種の細菌がおり、患者さんの全身状態やこれまでの感染症の治療歴等によっては、起炎菌がMRSA等、上記の抗生剤でカバーされないものになることもあり得ます。

そのような場合に備えて抗生剤の投与前には可能な限り培養検体を採取しておき、その結果と治療効果により抗生剤の選択を行うことが重要と考えられます。

PEG瘻孔周囲には細菌感染の他に、場合によっては真菌感染の発症も認められます。皮膚における真菌感染症の代表的な疾患である皮膚カンジダ症の主要な起炎菌は*Candida albicans*であり、これは粘膜等の常在菌です。通常は弱病原性の菌ですが、高齢者や基礎疾患により免疫機能が低下している場合やステロイド外用剤使用中等に発症を認めます。

真菌感染の発症例では死亡に至った事例も報告されており、稀な事例とは考えられますが注意が必要なのかもしれませんので、胃瘻の周辺皮膚に小膿疱や小水疱、びらんが多発する紅斑性病変を認めた場合には、同疾患の可能性も検討してみて下さい。

② 皮膚の局所圧迫の解除

PEGの局所圧迫により、感染が悪化することがあります。外部ストッパーによる同一部位への圧迫を避けるために、1日1回はPEGカテーテルを回転させ、位置を変更することで局所圧迫の解除を図ることが可能です。

③ PEGへの注入後のチューブ型カテーテルの管理

チューブ型のPEGカテーテルを使用している場合、カテーテルの汚染を防止する目的で、経腸栄養剤の注入後に微温湯でフラッシュし、酢酸（約10倍に薄めた食用酢、5〜20ml程度）でロックすることにより細菌の繁殖を抑制することができると言われています。これはpH4以下の状態では静菌効果により細菌の繁殖が抑制されるためと考えられています。

2）呼吸器感染症
(1) 呼吸器感染症の起炎菌

PEG患者さんにおける呼吸器感染症の大部分を占める誤嚥性肺炎の原因は唾液等を介した口腔内常在菌の誤嚥やPEG注入物や消化管内容物の逆流が関与するケースが多いと考えられます。

したがってその起炎菌は口腔内の常在菌や腸内細菌等を念頭に置く必要があります。すなわち肺炎球菌等の連鎖球菌属（*Streptococcus spp*）、ブドウ球菌属（*Staphylococcus spp*）や、各種嫌気性菌等の口腔内常在菌、あるいはクレブシエラ（*Kllebsiella spp*）、大腸菌（*E. coloi*）等の腸内細菌等が起炎菌となり得る可能性があります。またこれらのうちの複数が起炎菌となっている場合もあります。

さらに度々、抗生剤の投与歴のある患者さんの場合、緑膿菌やMRSAによる感染症の可能性を念頭に置く必要もあります。実際、長期に経管栄養をされている患者さんでは、口腔内より緑膿菌やMRSA、クレブシエラが有意に多く検出されたとの報告もあります。

(2) 呼吸器感染症対策
① 胃食道逆流の防止

(a) 半固形化補助食品とミキサー食

PEGへ栄養剤を注入する時、経腸栄養剤のみの場合、胃食道逆流や下痢をきたすことがあるため、専用の補助食品を用いて経腸栄養剤の粘度を高めることにより半固形化することができます。これまでは半固形化するために寒天が使用されることが多かったのですが、最近、イーシーゲル®、ソフティアENS®、リフラノン®等の半固形化補助食品が市販され、利用されることが増えています。またあらかじめ半固形化されたチアーパック入りの栄養剤も市販されるようになってきています。

一方、経口摂取するような食事をミキサーで攪拌することにより、流動態としてPEGより投与可能としたものがミキサー食です。ミキサー食は手間がかかることが難点ですが、やはり逆流や下痢を防止する効果が期待できます。

半固形化補助食品やミキサー食の利用は、本来の胃の生理的な機能（胃内容物の貯留、蠕動による食物の混和、十二指腸への排出等）の促進にもつながりますが、PEGへの注入時間も短縮されるため、リハビリの施行や長時間臥床による褥創の予防等に対しても利点があると言えます。

また施設内で調整された流動食等は調製後より常温で8時間以上経過すると細菌繁殖(大腸菌、セラチア等)が確認されると言われており、その点から

もPEGの注入時間が短縮されることのメリットはあると考えられます。

ただし、上記の栄養方法は通常の経腸栄養剤よりも水分含有量が少ないことが多く、水分バランスに注意する必要があります。

また半固形化栄養剤等は下痢を減少させる利点がある半面、便秘をきたしやすいことがあります。その場合、下記の理由により胃食道逆流が起こることもあるので注意が必要と言えます。なお、腸瘻患者さんの場合には、半固形化栄養剤よりも液状の栄養剤の方が生理的であり、半固形化剤は適応とはなりません。

(b) 胃内圧上昇の防止(誤嚥の予防)

胃食道逆流の防止のためには、胃内圧が上昇している時に栄養剤を注入しないことが重要です。そのためにカテーテルチップ等で胃内の脱気、減圧を行うことも重要です。特に栄養剤が多量にカテーテルから引ける時や便秘を認めている際には逆流が起こりやすい状況にあると考えられますので注意が必要です。

(c) 薬剤による消化管蠕動の促進

クエン酸モサプリド(ガスモチン®)やドンペリドン(ナウゼリン®)の投与により消化管の蠕動を促し、PEG注入後の逆流による肺炎発症を減少させる可能性も示唆されております。

口腔ケア

口腔内には約300〜400種、数千億以上の常在菌が存在すると言われており、口腔内が不衛生である場合にはその数はさらに数倍になると言われており、状況によってはバイオフィルムの温床となることもあります。

PEG患者さんの肺炎の多くは口腔内等の常在菌が起炎菌となっていますので、口腔ケアの重要性は言うまでもありません。また口腔ケアは歯の有無に関わらず、すべての要介護高齢者の肺炎予防に効果的と言われています。

実際に口腔ケアを行う際には、歯垢（プラーク）内や歯肉ポケットに存在する嫌気性菌の存在が注目されています。歯ブラシによるブラッシングはバイオフィルムを破壊除去する上でも重要であり、ブラッシングは歯垢の付着しやすい歯頸部や歯間部を中心に行うことが大切です。

特に口腔ケアは寝る前に行うことが有効であり、状況によりポビドンヨード（イソジンガーグル®等）の使用や（殺菌作用を有するため）お茶での口腔内洗浄（可能ならうがい）も効果的です。また義歯を使用している患者さんの場合には定期的な義歯の手入れを行うことも重要です。

体位について

PEGへの注入時の患者さんの体位については、自力で寝返りがうてない患者さんの場合には30度程度のギャッジアップを行い、坐位をとることが可能な患者さんの場合には坐位の姿勢を保持し、可能であれば注入後1時間程度はこの体位を保つことが望ましいと思います。また片麻痺のある患者さんの場合には麻痺側を上にすると誤嚥リスクが減少すると言われています。

冒頭で述べましたように、PEGに関する知識はPEGカテーテルの改良や、PEGに対する注入行為等の行政面の改変等により変化を認めております。一方で近年、MDRPに加え、多剤耐性アシネトバクターの出現等、感染症の世界も年々変化を認めております。これらの点を考慮すると、上述した感染対策も見直される点が出てくるものと思います。

PEG患者さんと患者さんの介助に携わる方々のために、今後ますます意義のある感染対策が講じられることを願います。

（金田　俊彦, 冨岡　洋海）

45 褥瘡感染症の特徴

以前は褥瘡から骨髄炎を起こしたり、敗血症を起こした症例が頻発していたが、日本褥瘡学会が発足（1999年）してからは、褥瘡の感染症での死亡例はあまり発生していない。

事実それまでは闇の中にあった褥瘡であったが、学会が発足してからは褥瘡にも医学の光が当てられるようになり、治療・予防の進歩と普及がすすみ、褥瘡での死亡例は激減している。

一般に褥瘡における感染症は壊死組織が融解する時期に発生することが多く、壊死組織がなくなってしまった後にはあまり発症していない。そこで今回は壊死組織が融解する時期に焦点を合わせて、その際の問題点と注意点を述べたい。

褥瘡の初期の炎症は感染性炎症ではない（非感染性炎症期）（図1）[1]

褥瘡発症初期には壊死組織の周辺に発赤が生じて腫脹、発熱もあるが、これは感染性炎症ではない。圧とずれなどの物理的刺激のための単純な炎症症状である。

一般的に褥瘡の原因は圧とずれの物理的外力による血流の停止であるため、通常の外傷と異なり、損傷の変化（壊死・出血、感染など）が表層に波及するのが遅くなる。

すなわち、「血流の停止→損傷部位の炎症→その周辺に炎症→損傷部とその周辺組織の壊死→表面の変化」という経過をたどるがその速度が遅い。そのため、一見、褥瘡が悪化し、下部組織にまで及んでいくように見える。しかし、これは間違いである。多くの場合、悪化・進行したのではなく、壊死組織の融解が表層から始まり、深部の壊死組織が少し遅れて融解することによる。つまり、外力を受け褥瘡が発生するときに、表層の損傷と同時に深部にも損傷を受けており、組織内全層で変化が始まっているのが実情である。これはエコーやCTの異常像として確認できる。

この壊死組織の融解の頃に壊死組織周辺に新たに起きてきた発赤か局所の発熱などあれば、この時は感染性炎症を疑ってよい。

時間の経過とともに変化する初期症状
－褥瘡初期に確定診断は難しい－

褥瘡をよく観察していると図1でみるように表層の症状は日時の経過と共に変化して行くのが分かる。褥瘡発症の原因は前述のように、まず初期の炎症期があり、その後、炎症組織の一部は壊死におちいるが、表面からみると最初は褐色黒色の境界が不明瞭な壊死組織にみえる。この壊死組織を断面でみると砂時計状か、長方形となっている。その壊死組織周辺に肉芽組織層と充血層が出来て、遂に壊死組織が生きている組織と分離し、限局してくる。

これらの損傷の程度や速度は外力を受けた個体側の部位、解剖学的構造と外力に対する耐性などの違いによって、同じ外力であるにもかかわらず反応に違いが出てくる。更に環境の条件にも左右され、例えば壊死組織を湿潤に保つか、乾燥させるかなどによっても創傷治癒の経過が全く異なってくる。

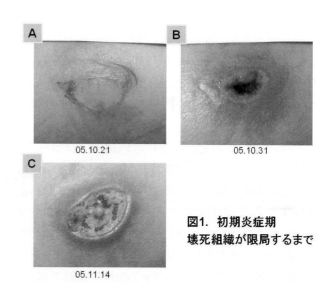

図1. 初期炎症期 壊死組織が限局するまで

褥瘡における感染創（図2）[2],[3]

1）緊急事態である融解壊死期（感染創）

褥瘡が発生し炎症期を経て壊死組織が融解するときが褥瘡治癒経過の中で最も危険なときであり、緊急事態がおきる可能性がある時期でもある。局所感染がある場合や全身的発熱がある場合、対応は一刻を争うことが多く、直ちに積極的なデブリードメントが必要である。特に創面に厚い壊死組織があり、これが創面に栓をしたようになったままの症例が危険である。もし積極的デブリードメントが出来ない場合でも、少なくとも切開してドレナージをするべきである。

2）感染創と限界保菌状態（Critical colonization）（図3,4）

創傷の感染は、宿主と細菌因子を集学的に考慮し、通常、以下の方程式で表現される。

$$感染による創傷治癒遅延 = \frac{細菌負荷 \times 細菌毒性}{宿主の抵抗力}$$

(1) 創の組織を採取し10^5/gの菌が検出されたとき、感染性炎症が周辺の皮膚に及んだとき、あるいはこの創が原因で全身性発熱がおきたときに感染創と診断する。
(2) Critical colonizationは臨床的に確定診断することがなかなかできないので、臨床的には膿様な滲出液、多量の滲出液、臭いがあるときには限界保菌状態として治療する。

3）治 療

褥瘡における感染創に対しての処置は、積極的ドレナージを行うことが最も重要で緊急を要する。

デブリードメントを行い、融解壊死組織を排出させ、洗浄した後、カデックス®軟膏、ユーパスタ®、ゲーベン®クリームのいずれかを塗布する。ブロメライン®軟膏＋ゲーベン®クリームは壊死組織除去にも効果がある使い方であるが、滲出液が多くなるので周辺の皮膚を保護するためワセリンを塗布しておく必要がある。この場合のドレッシング材は尿取りパッドを直接当てるか、メロリン®、デルマエイド®など吸収力のある比較的安価なドレッシング材を用いてよい。ただし、このようなときには1日に2〜

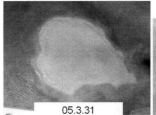
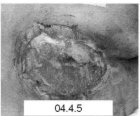

05.3.31
7日前より40℃発熱、各種抗生物質に抵抗、解熱せず。切開したところ、融解壊死が大量に排出された。

04.4.5
壊死組織除去、初期型ポケット出現、下熱（解熱？？）

図2 感染性褥瘡（仙骨）

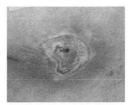

壊死組織があり、波動を触れる感染性炎症あり

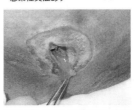
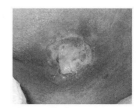

切開すると下部から融解壊死組織が流れてくる

ゲーベン＋ブロメライン、オムツで処置（周辺ワセリン）

図3 緊急事態である壊死組織融解期

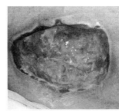

褥瘡治療で唯一緊急事態は融解壊死の時期である
積極的にデブリードメントしなければならない

図4 発熱、排膿が著名である感染創

3回ドレッシング交換をする必要がある。近代ドレッシングは創面に優しく、滲出液の吸収力もあり、また垂直方向に吸収されるなど理想的ではあるが、1日に2回以上取り換えなければならいときにはコストが高くなる。

滲出液が多く、サイズが大きい褥瘡（約25cm³以上）では上記のような限界保菌状態の創に準じた処置を行う。

壊死組織と感染（図4）[2],[4]

褥瘡が感染を引き起こすときは必ず壊死組織が関

与している。壊死組織があると汚染・感染を引き起こし、重症な場合には敗血症となる。

壊死組織や慢性潰瘍から出てくる滲出液には酵素やサイトカインが含まれ、創傷治癒を妨げるので、褥瘡の壊死組織はできるだけ速く除去すべきであり、最も効果的な方法はデブリードメントである。滲出液もなるべく排除する。

創傷に異物が存在すれば感染しやすい。傷ついた・血行のない組織や壊死組織（軟部組織、筋膜、筋、腱）を取り除くことは同様に有効である。

感染性褥瘡の治療

－デブリードメント－

感染性褥瘡では最初に、しかも即刻行わなければならないのはデブリードメントである。外科的デブリードメントは創傷部から壊死組織や異物を除去し、宿主の局所の防御機構を改善させ、活動性の細菌を減少させる効果がある。

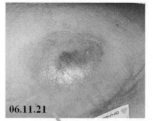
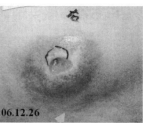

図5　消極的デブリードメント
壊死組織が徐々に融解・排出

デブリードメントに2方法がある
1）積極的デブリードメント

麻酔を行い、電気メスで壊死組織を切除し出血を止める。治癒は早い！

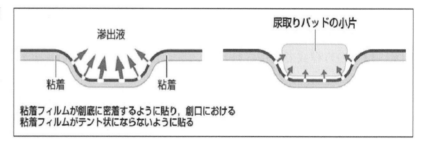

2）消極的（継続的）デブリードメント（図5）

麻酔を使わず、あまり出血しないように愛護的に頻回の壊死組織除去を行う。病棟、在宅などで器具や状況が整わない時に行う。このデブリードメントでは行う頻度によって治療経過速度が異なる。デブリードメントの間の処置は範囲が狭い場合には、ブロメライン＋針・パンチ穴あきフィルムで滲出液を完全に排出させ、且つ死腔をなくすよう工夫することが大切である（図6）。

創面が広い場合や便・尿汚染がおきやすい壊死組織のある創面には、ブロメライン®軟膏＋ゲーベン®クリームの混合剤を塗布し、尿取りパッドの小片かおむつを直接当てるか、メロリンかデルマエイドなどを当て、1日2回以上取り換える。

ドレナージが効果を発揮すれば解熱するので全身

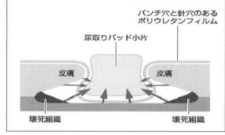

図6　深い褥瘡にたいしては、針穴＋パンチ穴のフィルムの外側に小さなパッドをつめて死腔をなくす。

的な抗生物質の投与は2～3日で十分である。一般的にはデブリードメントをせずに抗生物質を長期間投与することが多いがこれはデメリットの方が大である。すなわち、壊死組織のある局面に抗生物質を投与した場合、急速にMIC値が上昇、細菌が投与抗生物質に対する耐性を獲得してしまう。したがって、壊死組織を完全に除去して、抗生物質の全身投与は大量に且つ短期間とすべきである。

〔注〕抗生物質と抗菌剤は異なることに注意する。

滲出液の管理 （図6, 7）

慢性創傷の滲出液は、急性期の滲出液と異なり、細胞増殖を障害する物質を含んでいる。創傷治癒を

遷延させ，細胞外マトリックスタンパクと増殖因子を破綻し，細胞増殖を抑制することが知られている。創面の洗浄は生食、水道水で行い、通常消毒薬は使用しない[6)-8)]。ただ、限界保菌状態の際には意見はまとまっていない。

また，生理食塩液，滅菌水，シャワー浴などで，滲出液や細胞代謝産物を洗い流し，細菌負荷を減少させるのも方法も有効である。但し、洗浄による効果は6時間までは細菌数は減少しているが、24時間後には元の細菌数に戻る。

閉鎖ドレッシングは，痂皮形成の予防，炎症細胞の創傷部への遊走などに一定の効果が期待される。壊死組織がない肉芽創面では針・パンチ穴あきフィルムは安価であり、排出液を完全に排除でき、且つ周辺皮膚も保護するので使いやすい[9)]。このとき滲出液の排出を十分に行い、死腔をなくすことが大切である。近代的ドレッシング材は滲出液を除去し、理想的で効果的であるが、1日に数回取り換えなければならない場合にはコストが高いのが問題である。

長期療養型施設における感染対策 [10),11)]

急性期病院（大学病院／総合病院）では積極的な抗腫瘍療法、大手術、移植手術など侵襲的医療行為が行われる頻度も高いため、耐性菌が広まりやすく、感染症発症の実害も多い。易感染患者を守るための厳重な対応が求められる。

しかし、長期療養型病院・施設では異なる。すなわち、これらの場所は要介護高齢者の生活の場であり、抗菌薬使用頻度は低く、侵襲的処置も稀であり、厳重な耐性菌対策は不要である。無症候性保菌者に対する過剰な対応による入所制限などの人権侵害が問題となっている。保菌状態を施設利用制限の理由にしてはならない。急性期病院と比較して、介護・医療従事者が、利用者の血液などの体液に接触する機会が少ないので院内感染がおきることもあまりないが、頻回の手洗いは必要である。

稲松らは特別養護老人ホームや長期療養型施設では、MRSAのみを目標とした特別の対策を行わなくても、施設内での交差感染は稀であり、感染症発症の実害もほとんどみられなかったと報告している。

1．褥瘡感染症についての特徴を述べた。
　褥瘡感染症について、初期の炎症は感染性炎症でなく、初期の皮膚症状は日時の経過と共に変

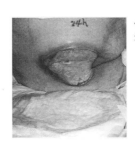
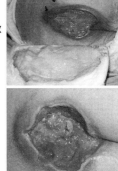

図7　壊死組織の融解期には直接オムツや尿取りパッドを当てる（フィルムは使わない）。但し、1日に2～3回取り換えること！

化する。しかし、この変化は深部の壊死組織の変化が表面に表れたもので、壊死組織融解の症状が時間差で出現したものである。
2．褥瘡感染創とcritical colonizationの定義と緊急処置と治療について言及した。デブリードメントは2方法があること、滲出液の管理について述べた。
3．長期療養型施設における感染対策について述べた。

文　献
1）大浦武彦: 見て・考える褥瘡ケア 創面をみればすべてがわかる. 中山書店, 東京, 2010.
2）大浦武彦: 感染・汚染褥瘡の現状と対策. インフェクションコントロール, 10(5)：16-25, 2001.
3）大浦武彦: 深い褥瘡に対するアクティブ・ドレッシング治療. 臨牀看護, 25(10)：1563-1570, 1999.
4）秋田定伯: 創傷治癒過程における感染コントロール: 大浦武彦, 田中マキ子編集, TIMEの視点による褥瘡ケア―創床環境調整理論に基づくアプローチ. pp51-62, 学習研究社, 東京, 2004.
5）大浦武彦: 私の褥瘡に対する薬物療法の考え方. 難病と在宅ケア, p.39-43, 2008.
6）大浦武彦, 岩沢篤郎, 桐生眞由美, 芳賀理己, 利悌子, 広中伸治, 中藤誉子: 生理食塩水洗浄が褥瘡創面細菌数に及ぼす影響（第一報）. 日本褥瘡学会誌9, 183-191, 2007
7）岩沢篤郎, 中村良子: 生体消毒薬の細胞毒性：in vitro, in vivoにおける強酸性電解水, ポビドンヨード製剤, グルコン酸クロルヘキシジン製剤, 塩化ベンザルコニウム製剤の比較検討. 感染症学雑誌, 77(5): 315-322, 2003.
8）岩沢篤郎, 中村良子: ポビドンヨード製剤の細胞毒性とモルモット創傷部に対する影響. 感染症学雑誌, 77(11): 948-956, 2003.
9）大浦武彦: Dr.大浦の褥瘡治療の極意―ポリウレタンフィルム療法のすべて―, 学習研究社, 東京, 2009.
10）炭山嘉伸, 有馬陽一: 外科と感染. 感染と消毒, 8(1): 2-8, 2001.
11）稲松孝思: 高齢者施設と感染対策. 改訂4版院内感染対策テキスト. 日本感染症学会編集, 176-183, へるす出版, 東京, 2000.

（大浦　武彦）

46 基本的な感染予防対策
～在宅における吸引カテーテル管理を含めて～

　医療機関においては感染予防対策マニュアルがエビデンスに基づいて作成されており、使用物品や手順が統一されているのに対し、在宅医療では在宅マニュアルがあり各家庭において手順等が統一されているわけではない。自宅で準備されている物品や環境を考慮しながら個々に合ったケアを実践しているため、訪問者（医師・看護師・介護職・ボランティア等）の戸惑いも多いのではないかと考えます。

　在宅で人工呼吸器を装着する家族の存在は、ケアを受ける側としては必要な存在であり、また正しい知識・技術をもって対応しなければ、患者の生命に影響を与え、重篤な状況に陥る可能性もあります。

　全て、医療機関と同様な感染予防対策を在宅において実践することは困難な面が多々ありますが、基本的な感染予防対策を理解されていれば、その家庭でその患者・家族に合った物品・方法・場所を選択されても応用することができるため、参考にしていただければ幸いです。

【基本的な感染対策の知識】

●感染が成立する3要素

　感染を成立するための要因として、以下の3つがあげられます。
①感染源（病原体の量と病原性）
②感受性宿主（進入門戸の存在および免疫状態）
③感染経路

　これらの要因が重なり、チェーンのように繋がると感染症が発生します。これを感染の連鎖と呼び、この連鎖を遮断するためには、
①感染源除去（消毒や洗浄など）、
②感受性宿主への対応、
③感染経路の遮断（感染経路別予防対策）
が求められます。

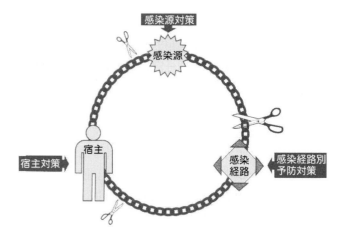

図1　感染のリンクと感染予防対策
CHG研究会編：在宅ケア感染予防対策マニュアル改訂版より

　しかし通常、病原体と宿主の免疫状態をコントロールすることは困難であるため、感染経路を遮断することが基本的な感染予防対策になります（**図1**）。

【標準予防策】

●基本的な感染予防対策

　感染予防対策の基本は、標準予防策から始まります。標準予防策とは、『目で見える湿性の血液・体液・排泄物等、粘膜や傷のある皮膚に触れる時は、感染性があるものとして取り扱う』というものです。目で見える湿性の血液・体液・排泄物等は、病原体が未同定であり調べつくすことができないため、全てのヒトの血液・体液・排泄物等は感染性があるものとして対応するわけです。

　目で見える湿性の血液・体液・排泄物等、粘膜や傷のある皮膚に触れる可能性がある時は必要に応じ、防水性の手袋・プラスチックエプロン・サージカルマスク・ゴーグルなどの防御具を着用します。もし、目で見える湿性の血液・体液・排泄物等、粘膜や傷のある皮膚に触れてしまった場合は手洗いを行い、しっかりと手指を乾燥させます（**表1**）。

表1 標準予防策の具体的対策

状　況	対　策
血液・体液・排泄物等に触れる可能性のあるとき	手袋の着用（必要に応じてプラスチックエプロンの着用）
血液・体液・排泄物等が飛び散る可能性のあるとき	手袋、プラスチックエプロン、サージカルマスク、ゴーグルの着用
血液・体液・排泄物等が床にこぼれたとき	手袋、プラスチックエプロンを着用し、次亜塩素酸ナトリウム液で処理する。
感染性廃棄物を取り扱うとき	バイオハザードマークを使用し、分別・保管・運搬・処理を適切に行う。
針を使用したとき（針刺し事故防止）	リキャップせず、針捨てボックスに直接廃棄

ICHG研究会編：在宅ケア感染予防対策マニュアル改訂版　P26より

【手指衛生の重要性】

●手洗いの必要性

手洗いは感染予防対策上、最も基本的かつ重要な対策であることは、ご存じであるかと思います。手洗いの目的は、手指から汚れを除去し、有害な病原体を除去することであり、その効果は患者を手指で介した交差感染から守り、また訪問者を未同定の病原体から守ることです。

しかし、手洗いの種類や手順・方法やタイミングまた、自分自身の手洗い状態は適切なのでしょうか？

図2の**写真**①は、処置の合間に急遽、実施した手指培養の結果です。**写真**②は、手指衛生トレーニング（アルコールベースの手指消毒剤）実施後1カ月の結果です。現在、アルコールベースの手指消毒剤の使用が推奨され、薬局においても容易に手に入るようになってきましたが、正しい使用方法で手指消毒が行えている方は少ないのではないでしょうか。現に医療者がこのような結果を招いていることから、在宅においても同様なことが考えられるのではないかと推測します。

訪問医師や訪問看護師などは、複数の訪問先で様々な処置を実施するため、病原体を訪問先に持ち込まない！　持ち出さない！　ことを念頭に、訪問毎に手洗いを実施する必要性があります。定期的に自己の手洗い方法を振り返ると共に、ハンドケアを忘れずに実践することがポイントとなります（図3）。

【在宅における吸引カテーテル管理】

人工呼吸器装着をしている方は、自己にて痰を排出することが困難な方が多く、気管内分泌物を容易に喀出することができるよう気管切開が施され、気管カニューレを挿入されています。自己排痰することができない場合に、吸引器を使用して痰を排出させる方法で、口腔内吸引・鼻腔内吸引・気管内吸引などがあげられます。

●口腔内・鼻腔内吸引の場合

実施の前にまず、手指衛生を行います。近くに水場のある場合は、流水下で石鹸を用いて手洗いを行います。水場のない場合は、アルコールベースの手指消毒剤を用いての手洗いを行います。

口腔・鼻腔内吸引カテーテルは、滅菌である必要性はなく、使用後はカテーテル外側をウェットティッシュやアルコール綿などで拭き取り、カテーテル内腔に分泌物が残ると細菌繁殖の温床となるため、十分な水を吸い取りながらカテーテル内腔を洗浄した後は、細菌繁殖防止のために乾燥を心がけます。

●気管内吸引の場合

気管内吸引に用いる吸引カテーテルは原則、使用毎の使い捨てが望ましいですが、在宅ケアにおいては痰の量や吸引回数等の状況から、再使用されているご家庭もあるのではないかと思われます。

実施の前にまず、手指衛生を行います。近くに水

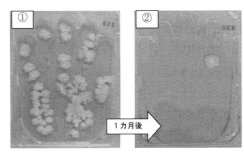

図2　手指衛生トレーニング前後の手指培養結果

図3 擦式手指消毒剤使用手順の一例

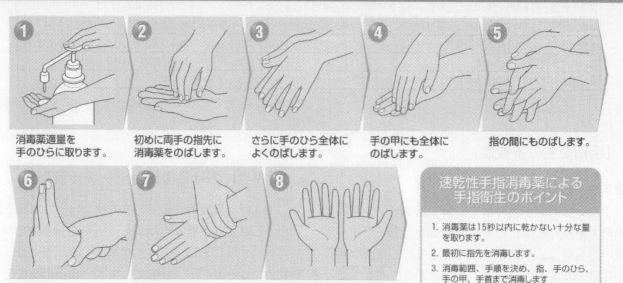

丸石製薬株式会社、吉田製薬株式会社　手指消毒手順啓蒙ポスターより

場のある場合は、流水下で石鹸を用いて手洗いを行います。水場のない場合は、アルコールベースの手指消毒剤を用いての手洗いを行います。気管内吸引カテーテルの操作には、箱から出してすぐの未滅菌手袋装着方法あるいは鑷子の取り扱いのトレーニングが必要となります。気管内吸引ごとに、アルコール綿等で拭きとり、水道水を吸って、吸引カテーテル内腔に付着した痰などの吸引物を洗浄します。

一連の吸引操作が終了したら、在宅医療廃棄物として廃棄します。在宅医療廃棄物とは、可燃物としての廃棄のことです。吸引カテーテルを再利用することで逆に細菌繁殖を招き、感染のリスクを高めさせてしまいます。なので、吸引カテーテルは単回使用をします。

【環境整備】

埃が舞いあがり、カビが繁殖しているような環境は在宅療養者にとって、呼吸器感染症へのリスクが高くなる環境状況です。療養者の寝室として望ましい条件は以下の通りです。

1. 日当たりのよい窓際に布団、ベッド等が置いてある。→ 患者の心身に良い影響を与える。
2. 寝室にはできるだけ物品を置かない → 清掃がしにくく、埃が溜まりやすい。

寝室は適度に換気を行います。洗濯物を干すことで、室内の湿度が高くなり、カビ等の発生原因となるため、留意します。

カビはアレルギーの原因となるばかりでなく、*Aspergillus fumigatus*（アスペルギルス）等の呼吸器感染症の原因にもなり得ることがあります。

埃を溜めない、そして清掃しやすい環境をつくり、水拭きによる清掃を行い、埃をたてないように療養環境調整をすることも、とても大切な感染予防対策の一つなのです。

【おわりに】

文中でも述べましたが、感染経路を遮断するために最も重要な感染予防対策は手洗いですが、患者そして訪問者を感染から守るためには、基本的な標準予防策の実施と正しい手洗い方法、そして環境整備を正しく理解し実践することで、在宅での感染を予防すると共に、経済的・合理的な対策を行うことができます。

参考、引用文献
1) ICHG研究会編：在宅ケア感染予防対策マニュアル改訂版, 日本プランニングセンター, 2005

（島田　知子）

第Ⅴ部

施設・福祉用具情報篇

47 レスパイト受け入れ体制の構築と具体的状況

レスパイト・ケア入院とは

　難病患者が在宅療養を継続するにあたって、介護者の休養は必要不可欠です。それは難病を抱えるほとんどのケースは長期にわたる医療依存度の高い療養生活を余儀なくされるためであり、患者だけではなくその家族にも身体的、精神的負担がかかります。介護保険制度や障害者制度でも施設でのショートステイはあるものの、人工呼吸器装着・喀痰吸引など常時の医療行為を必要とする難病患者の利用は困難を極めています。とくに当院が関与している神経難病については在宅療養条件の整備がしばしば困難であり、在宅療養によるQuality of Life（QOL）の向上につながらないこともあります。

　そのような場合に医療機関がレスパイト・ケア入院の受け皿になることで、難病患者・家族が安心して在宅療養を継続できるようになっています。またレスパイト・ケアは介護者の負担を軽減する一種のサポート体制と見ることもできます。

　2008年1月には「重症難病患者の地域医療体制の構築に関する研究」班（班長：糸山泰人）によって「難病患者入院施設確保マニュアル」が作成され、難病患者に対する医療の提供と在宅療養の支援が全国的に拡大されつつあります。

当院のケース

　当院では以前より人工呼吸器装着など医療行為のある難病患者のレスパイト・ケア入院を受け入れてきました。在宅での神経難病患者数の増加に伴う利用希望患者の増加やケア年数の長期化も認められることから、基準の明確化やレスパイト・ケア入院カンファレンス開催など院内の受け入れ体制を再構築する必要があり、今回検討を行いましたので現状報告と共に報告します。

当院におけるレスパイト・ケア入院受け入れ体制と具体的状況

1）目 的

　当院ではレスパイト・ケア入院の目的として下記の4点を挙げています。
(1)家族の介護負担軽減
(2)在宅サービスの再評価・検討
(3)体調管理（患者もしくは家族が不安を感じている症状の精査・チューブ類の交換など）
(4)コミュニケーション支援（支援機器の導入・調整）

　介護者の休養はもとより、入院中に医師・リハビリスタッフによる患者の体調管理や在宅療養における器具や装置の調整などを行っています。体調管理については、検査や投薬調整など急性期病院でのレスパイト・ケア入院であることを活用して積極的に取り組んでいます。

　外来受診・往診など在宅では十分に手が届きにくい部分のケアをレスパイト・ケア入院中に行うことで、在宅療養中のQOLの向上に繋げています。また、定期的に入院していただくことで家族にも定期的な休養がとれるという安心感があり、その間に患者の疾患の進行についても確認できるようになっています。

2）レスパイト・ケア入院対象患者

　当院でのレスパイト・ケア入院の対象は原則として、当院にて確定診断を受け、受診もしくは通院歴のある神経筋難病患者で、そのなかでも人工呼吸器装着など常時の医療行為のある患者と規定しています。神経筋難病患者の中でも常時の医療行為のある患者に限定しているのは、当院が一般の急性期病院であり、レスパイト・ケア入院を受けるとなると通常の一般入院との病床の限界もあるためです。医療行為がなく、介護施設などでも対応可能な方についてはそちらを活用していただいています。

3）レスパイト・ケア入院の利用期間

レスパイト・ケア入院の場合、入院期間は原則2週間（14日間）で、その間隔は最低1ヵ月はをあけることとしています。入院期間については当院がDPC対象病院であることから診療報酬についても考慮せざるを得ず、最適な期間で設定しました。

4）レスパイト・ケア入院の手順

(1) 家族・ケアマネージャーなど在宅スタッフから当院地域医療支援センターへ入院の申し込み。
(2) 主治医へ入院相談。レスパイト・ケア入院カンファレンスでの検討。家族・病棟との日程調整。
(3) 地域医療支援センターは訪問看護ステーションなどからサマリーを取り寄せ。レスパイト・ケア入院パスの準備。
(4) 入院。
(5) （必要があれば）合同カンファランス開催。
(6) 退院時に病棟スタッフより医療者用パスを退院時サマリーとして在宅スタッフへ渡す。

以上の流れでレスパイト・ケア入院の受け入れを進めています。

5）レスパイト・ケア入院クリティカルパスの活用

患者用のレスパイト・ケア入院のクリティカルパスについては図1に、医療者用のレスパイト・ケア入院のクリティカルパスについては図2に示す通りです。医療者用パスの最終頁が退院時看護サマリーも兼ねてあり（図3）、必要な情報を簡略かつ効率的に在宅スタッフへ情報提供できるようになっています。

6）レスパイト・ケア入院カンファレンス

従来、当院ではレスパイト・ケア入院の相談窓口や入院期間などが確定されておらず、主治医・病棟師長・地域医療支援センターがその都度、個別に入院相談を受け、各々で受け入れ調整を進めていました。しかし、レスパイト・ケア入院希望患者増加もあり、年末年始・連休中などには希望日が重複する、患者によって入院日数に差があるなど問題が生じてきていました。そのような状況を解決するために、レスパイト・ケア入院を計画的・効率的に進め、今後増え行くレスパイト・ケア入院利用希望患者に対応できるようレスパイト・ケア入院カンファランス

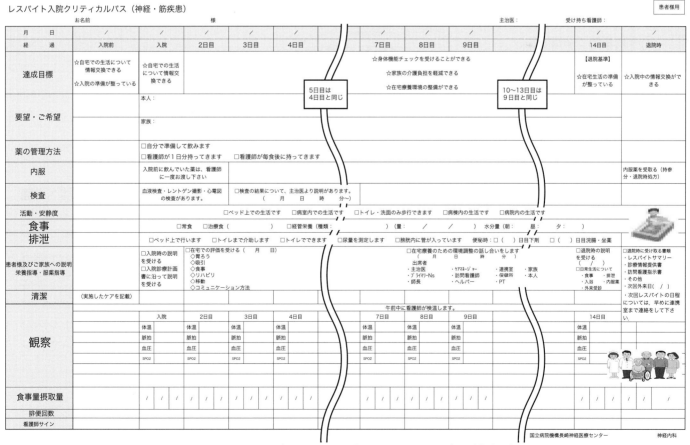

図1　レスパイト・ケア入院のクリティカルパス（患者用）

は始まりました。

○ **開催**：毎月１回

○ **メンバー**：神経内科医師、神経内科病棟師長、当院地域医療支援センター（看護師・MSW）、難病コーディネーター（長崎県難病連絡協議会）

○ **討論内容**：入院希望者の確認、受け入れスケジュール調整、病棟調整

時期により入院希望が多数重複した場合や満床により病床確保が困難な場合では、緊急性（介護者の急病など）、在宅サービスの調整など必要度の高い方を優先に調整しています。

７）レスパイト･ケア入院利用状況

平成21年度の利用状況については下記の通りです。利用者19名（男性7名、女性12名）。

(1)平均年齢：57歳

(2)原疾患：筋萎縮性側索硬化症；９例、筋ジストロフィー；２例、多系統萎縮症；２例、その他；６例（封入体筋炎、低酸素脳症、脳性麻痺、パーキンソン病、脊髄小脳変性症、ネマリンミオパチーなど）

(3)医療状況：人工呼吸器装着；７例、喉頭気管離断術；８例、気管切開；６例

(4)入院回数･パス使用率：入院回数総数；42例、クリティカルパス使用率；81％、受け入れ病棟；神経内科病棟

(5)対象者居住地：長崎県内；14例、佐賀県；５例

(6)かかりつけ医：当院；10例、他院；４例、往診；５例

(7)主介護者：配偶者；７例、母親；６例、子供；５例、孫；１例

レスパイト入院クリティカルパス（神経・筋疾患）　　医療者用

患者氏名　　　　様

主病名　　指示日（平成　／　／　）　　指示医署名（　　　）指示受け看護師署名（　　　）

月　日	／	／	／
経　過	レスパイト依頼日	入院	2日目
達成目標	①自宅での生活について情報交換できる ②レスパイト入院の準備が整っている	①自宅での生活について情報交換できる	①家族の介護負担を軽減できる ②身体機能チェックを受けることができる ③在宅療養環境の評価と整備ができる
治療・処置 薬剤 リハビリ	医療処置 □ 褥瘡（部位：　　） □ 注射（　　） □ IVH（　　） □ 経管栄養（経鼻・胃ろう） □ 気管切開（種類：　　号数：　　Fr） → 次回交換日：　月　日 □ 喉頭気管分離術 □ 吸引 （ 要 ・ 不要 ） □ HOT（　　L/分） □ 人工呼吸器（種類：　　） →持参 or 当院から借用 回路の次回交換日：　月　日 フィルター次回交換日：　月　日 □ 尿留置カテーテル（号数：　Fr） →次回交換日：　月　日 □ 自己導尿（号数：　Fr） □ その他	□ 人工呼吸器設定（主治医記載） （　　） □ その他医師指示 ・ ・ ・	
検査			◎ 検血、生化、心電図、血ガス ◎ X-P、CT
活動・安静度	寝たきり度：J・A1・A2・B1・B2・C1・C2 移動：自立・介助あり（杖・歩行器・車椅子） 麻痺：なし・左上肢・右上肢・左下肢・右下肢・四肢	◎ 制限なし	◎ 制限なし
栄養（食事）	自立・一部介助・全介助 嚥下・咀嚼障害（無・有） 食事内容（　　）	◎ 常食または治療食（　）	
清潔	入浴・シャワー浴・清拭	◎ 制限なし	◎ 制限なし
排泄	自立・おむつ・ポータブルトイレ・ 尿道カテーテル	◎ 制限なし	◎ 制限なし
教育・指導 （栄養・服薬） ・説明	コミュニケーション方法 レッツチャット・伝の心・文字盤・筆談 その他（　　） ナースコールの種類 一般 ・ 特殊（　　） リハビリ内容 ROM訓練・コミュニケーション・呼吸リハビリ その他（　　） 入院予定：　月　日　時頃 入院が決定次第，主治医への連絡を行う． 前回レスパイト入院：　月　日	◎ 入院時オリエンテーション ◎ 入院治療計画書・療養計画書 ◎ 褥瘡治療計画書 ◎ 転倒転落スコアシート ◎ SGA評価 ◎ 肺塞栓症リスク評価(マニュアル参照) ◎ ALSFRS-R評価(ALS患者のみ) ◎ 薬剤指導 ◎ 栄養指導 ◎ 持参薬確認 ◎ クリティカルパス説明 ◎ リハビリオーダー（必要に応じて）	◎ 再指導項目の評価（必要時） パンフレットを用い再指導 □移動 □食事 □排泄 □清潔 □コミュニケーション □吸引 □経管栄養（胃瘻） □その他
観察・記録（電子カルテ記載）	情報交換確認事項 レスパイト目的： かかりつけ医： ※前日午前中までに紹介状のFAXを依頼 キーパーソン： 介護保険：介護度 居宅支援事業所名： 担当者：　　連絡先： 身障者手帳：　級（障害名　　） 特定疾患：無・有 その他	◎ バイタルサインの測定 1検	◎ バイタルサインの測定 1検
バリアンス		◇無	◇無
担当看護師署名		☆　◎　◇	☆　◎　◇

注）深夜を☆、日勤を◎、準夜を◇で表示する。　パスコード（00-0000-00）　国立病院機構長崎川棚医療センター　神経内科　2008.02作成

図２－１　レスパイト･ケア入院のクリティカルパス（医療者用）

８）レスパイト･ケア入院を行った患者家族への面接調査

平成21年４月から11月に当院にレスパイト・ケア入院された10例の難病患者家族に以下の内容で調査を行いました。これは難病患者の家族の生活実態を把握する目的で行い、(1) 日々の介護とレスパイト・ケア入院が介護者の生活に与える影響、(2) レスパイト・ケア入院に関する意見や感想についてアンケート形式で調査しました。

1）レスパイト・ケア入院中どのように過ごしましたか？
○ 家の用事：6例
○ 旅行：3例
○ 趣味：1例
○ 休養：2例
○ 介護者の通院：2例
○ 掃除：2例
○ 入院中の面会：2例
　　　　（重複回答あり）

　家の用事・旅行など在宅療養を行っている間は時間的余裕がないためにできないことに取り組む家庭が多いという結果でした。しかし一方で通院・休養など主介護者が配偶者・母親など高齢であるケースが目立つことから介護者の休息にあてるケースもあり、介護者の心身の健康保持のためにもレスパイト・ケア入院の機会は必要であると考えられます。

2）レスパイト・ケア入院中の様子が気になりましたか？
○ 気になる：7例
（理由）
・気になって面会に行ってしまう
・スタッフの対応などうまくいっているか
・洗濯があるため放っておけない
○ 気にならない：3例
（理由）
・最初は気になったが、今は慣れて病院に任せている
・病院なので安心

入院中の様子は「気になる」が多数でした。しかしレスパイト・ケア入院の回数が頻回や利用歴が長い介護者では「気にならない」を選択する傾向が多くみられました。

3）今後もレスパイト・ケア入院利用を継続されますか？
○ 利用を希望する：10例
（ご意見・感想など）
・希望日に利用できると助かる
・最低3週間はほしいところ
・この生活を長く続けたい

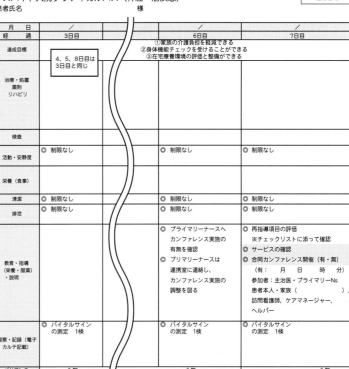

図2－2　レスパイト・ケア入院のクリティカルパス（医療者用）

・急病、急用の際には相談したい

　今後の利用については回答のあったケース全てにおいて利用継続を希望されました。目立つ意見は希望通りの入院やレスパイト・ケア入院期間の延長でした。これはレスパイト・ケア入院が難病患者の介護者・家族にとって必要なものであることを改めて示していると考えます。これらの回答からは介護者が身体的にも精神的にも切迫している可能性が考えられ、介護者に対するケアが心身両面において重要であることを示唆しています。介護者は患者（在宅療養者）の生命や症状に直結するケアを担っており、その緊張感が持続しているなかで年齢を重ねており、疲労が蓄積していることが想像されます。

　これは神経難病を抱える在宅療養者の多くで経管栄養や人工呼吸器管理、膀胱カテーテル管理など医療処置が必要であることと密接に関連しています。また介護者自身も高齢化していることから何らかの身体疾患を抱えていることが多いことから上記のような回答内容につながったと考察しました。

レスパイト入院クリティカルパス（神経・筋疾患）

看護サマリー

患者氏名　　　　様　　　　様

主病名：　　　　主治医：

受け持ち看護師：

月　日	
経　　過	退院時
達成目標	①入院中の情報交換ができる
治療・処置 薬剤 リハビリ	医療処置 □ 褥瘡（部位：　　　） （処置の方法：　　　） □ 注射（　　　） □ IVH（　　　） □ 経管栄養（経鼻・胃ろう）　内容： 量： 水分： □ 気管切開（種類：　　　号数：　　Fr) 最終交換日：　月　日 □ 吸引 □ HOT（　　L/分） □ 人工呼吸器（種類：　　　） 最終回路交換日：　月　日 最終フィルター交換日：　月　日 □ 喉頭気管分離術後 □ 尿留置カテーテル（号数：　　Fr) 最終交換日：　月　日 次回交換日：　月　日 □ 自己導尿（号数：　　Fr) □ その他
特記事項	
活動・安静度	寝たきり度：J・A1・A2・B1・B2・C1・C2 移動：自立・介助あり（杖・歩行器・車椅子） 麻痺：なし・左上肢・右上肢・左下肢・右下肢・四肢
栄養（食事）	自立・一部介助・全介助 嚥下・咀嚼障害（無・有） 食事内容（　　　）
清潔	入浴・シャワー浴・清拭
排泄	自立・おむつ・ポータブルトイレ 排便回数：　回/　日　最終排便：　月　日 排便調節（有・無）　下剤名：
教育・指導 (栄養・服薬) ・説明	コミュニケーション方法 レッツチャット・伝の心・文字盤・筆談 その他（　　　） リハビリ内容 ROM訓練・コミュニケーション・　　呼吸リハビリ その他（　　　） □ 内服薬確認 次回外来：（他院　or　当院） →当院外来：　月　日（　　）　時 □ 診療情報提供書（かかりつけ医） □ リハビリサマリー（あれば）
観察・記録（電子カルテ記載）	情報交換確認事項 次回レスパイト予定：　月　日頃 キーパーソン： 介護保険：介護度 居宅支援事業所名： 担当者： 身障者手帳：　級（障害名　　） 特定疾患：無・有 その他
バリアンス	◇無
担当看護師署名	

注）深夜を☆、日勤を◎、準夜を◇で表示する。
パスコード（00-0000-00）
国立病院機構長崎川棚医療センター　神経内科　2008.02作成

図3　レスパイト・ケア入院のクリティカルパス（看護サマリー）

当院におけるレスパイト・ケア入院の今後の課題

難病の在宅療養を継続していくにあたってレスパイト・ケア入院が必須であることは言うまでもありません。これはもはや説明の必要がないほど確立された考えです。しかし学会や研究会ではレスパイト・ケア不足は必ず取り上げられている問題です。当院におけるレスパイト・ケア入院ももはや神経内科病棟というひとつの病棟だけで対応していくには限界に達しています。患者家族それぞれの事情を考慮して極力希望日に沿って受け入れ調整を進めるためには、院内他科病棟での受け入れを進めていくことが必要不可欠となっており、そのために院内他科医師・病棟スタッフに対して制度への理解・協力を広げることを試みています。

既述したように医療依存度の高い神経難病では「定期的な休養が必要」、「介護量増加に伴う家族の負担増への対応」という従来のレスパイト・ケア入院の概念だけでは十分ではなく、医療処置が行える医療施設でのレスパイト・ケア入院受け入れが重要となってくるとわれわれは考えています。これは在宅療養を行っている間の処置に関するトラブル解決、かかりつけ医やケア担当者との医療処置に関する情報交換・コミュニケーションを図る上でも有用です。そしてこの作業が介護者の医療処置に対する疲労感や緊張感の緩和にフィードバックすることが、在宅療養者と介護者のQOL向上につながると考えました。

今回の検討によってレスパイト・ケア入院に関する相談窓口統一・カンファレンス開催・クリティカルパスの活用などによって通常の受け入れ体制は確立できたことを確認しました。当院での原則では事前予約を受けてカンファレンスを通じて調整を行っています。しかし、アンケート結果が示すように介護者の急病など事前に予期できない場合の相談ルートが不明瞭です。介護者自身も高齢であり健康に関する問題を抱えている場合もあり、また主介護者以外の介護協力者がいないケースも多いことから、急な相談にも対応できるよう体制（社会的必要性に応じた緊急レスパイト・ケア入院）を整えておく必要があり、今後はこれに取り組む予定です。

（西田　美穂，馬場　勝江，中根　俊成）

48　夜間の安心を福島から発信したい

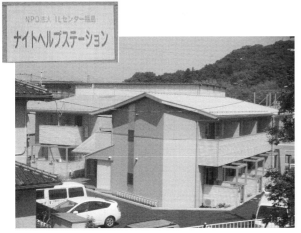

基地である「ソレイユ」の外観

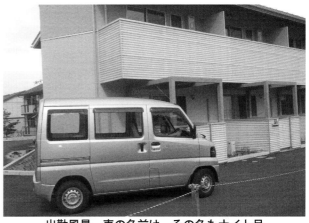

出勤風景。車の名前は、その名もナイト号

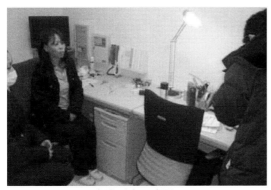

事務所内の光景

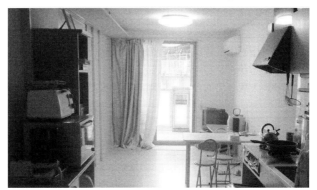

102号室．現在は自立生活体験室に使用

　私たちNPO法人　ILセンター福島で5年前から準備してきたナイトヘルプステーションが09年4月にスタートしてから、3ヶ月が過ぎました。まず"ナイトヘルプステーション"とは、一言でいうと、夜間、電話一本で、ヘルパーが駆けつける介護事業所です。22：00から翌朝8：00までの営業で電話を頂くとオペレーターが対応し、必要に応じて介助に入ることになります。原則連絡から30分以内の到着になります。

　これに定期的な介助を組み合わせた事業がナイトヘルプサービス事業所です。

　4名のスタッフで1日2名（男女各1名）で業務する全員ヘルパーです。将来的には看護師も入れ介護保険の夜間対応を取り入れる計画もあります。現在、利用登録数20名で、筋ジストロフィー、進行性骨化性筋炎、パーキンソン病、血友病の方がいらっしゃいます。

　障害福祉サービスでは夜間に特化した制度はありません。現在、在宅で暮らす障がい者（福島県では障害者の害の字は平仮名明記になっています）の夜間の介助保障に関しては、家族または各事業所が無理をしながら努力をするか、本人が我慢せざるをえない状況にあります。

自立への意識が高い地域だから

　私たちの暮らす福島県福島市は昔から障がい者の自立への意識が高く、在宅での介護保障がほとんど無かった時代から、複数の障がい者がボランティアを直接呼びかけて親元や施設から離れて地域の中で暮らしていました。

　その中で私たちILセンター福島が96年4月にオープンし

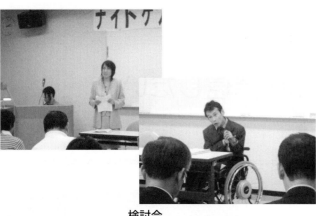
検討会

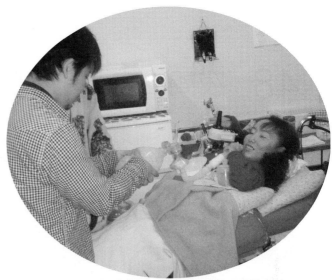
札幌で佐藤きみよさんからノウハウを伝授される

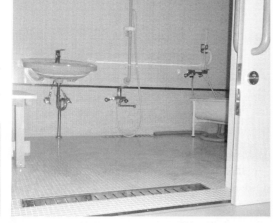
原則、福祉用具等は利用者の方に用意していただくことになっているが、ソレイユにはユニバーサル仕様の風呂とトイレがあり、入居者の方が共用で利用できるようになっている。

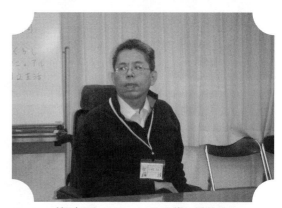
筋ジストロフィーの八代　弘さん

障がい者の権利擁護、介助保障の確立などを中心に活動を行ってきました。障がい者が運営に直接参画することで、障がい者の声が私たちの活動の基礎となっていきました。

地域の中で暮らす障がい者が徐々に増えていきました。それでも、障がい者が地域生活をおくるためには住居、収入、職業選択、偏見など困難なことがたくさんありました。夜間の介助保障に関しても同じように困難な状況のひとつでありました。

私たちが夜間の介助保障に関して　本格的に取り組みだしたのは04年の4月からで、ケア付き住宅、自立生活体験室、そして夜間の介助（ナイトヘルプサービス）という住居の問題、地域生活移行の問題とともに三本をまとめた形でのナイトケアステーション構想を打ちたて、福島市で暮らす障がい者と福島市内にある障害福祉サービス関係の事業所に呼びかけ、ナイトケアステーション構想検討会を発足しました。

この検討会は1年間全4回行い、私たちが手がける事業としての基盤ができたのです。

1年間の検討会終了後、ナイトケアステーション構想の中から住宅問題に焦点をあてた障がい者の地域生活ニーズに対応する住居の確保に関する研究会を06年4月に発足し、こちらも1年間全12回開催いたしました。この研究会の研究結果をシンポジウム形式で障がい者の住宅問題をどのように解決していくべきか発表し、このシンポジウムに参加していただいた聴衆の方の一人から大きく賛同していただいたことが、現在のナイトヘルプステーション実現のきっかけとなりました。

自立できるアパートの確保

この研究会の研究結果を簡単に説明すると、ユニバーサルデザインの住宅を建ててくれる民間のオーナーを募り、その住宅を障害福祉サービス等事業所が一括で借り上げ、運営することで障がい者でも安心して入居できるアパートにするという内容で、シンポジウムに参加いただいた方で、その住宅のオーナーになっていただける方が現れたのです。

そして、翌年4月からそのオーナーと設計士と私たちで、ILホーム ソレイユ小倉寺という名前で09年4月にオー

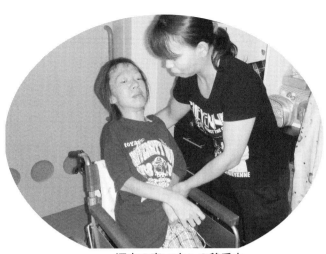
深夜の車いすへの移乗中
ソレイユで1人暮らしをしている進行性骨化性筋炎の女性

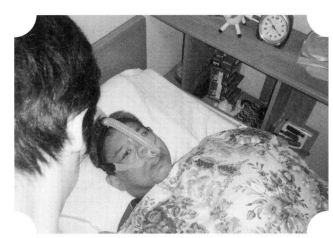
深夜1：00人工呼吸器の調整と体位変換

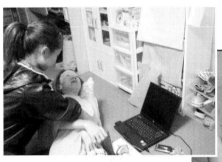
23：00〜5：00、4回介助を
行っている

利用者であり良きアドバイザー
である八代宅での介助

プンさせることで話が進み、ILホームプロジェクトと名づけたプロジェクトチームをつくりました。現在、障がい者の方は5名、また、高齢者の方が2世帯入居しております。また、1室は自立生活体験室としてあり今後地域移行したいと思っている方などが利用されております。そして、このソレイユ小倉寺の1部屋を借りて、同じく09年4月にナイトヘルプステーションをオープンすることも決まったのです。

ナイトヘルプステーションの準備に入った私たちですが、ナイトケアステーション構想検討会の中で、事業の基盤はある程度みえていたものの、ほとんど例の無い事業所をオープンするにあたって解決すべき課題はたくさんありました。

現行の障害福祉サービスをどのように活用の仕方や、採算性、勤務体制、利用ニーズ、そして一番の課題はどういった方に、どのように利用していただくのかということでした。頭を悩ましていたときにILセンターの会員で人工呼吸器を利用している八代 弘さん（**本書367ページ**）から、呼吸器を利用している方などは、夜間の介助がとても重要であることをうかがい、さらに詳しい話をうかがえるところまで紹介いただきました。そこで研修という形で札幌にいくことになりました。

札幌にはベンチレーター使用者ネットワークという呼吸器を利用している方のための情報提供などを行っている事業所であり、私たちと同じILセンターである自立生活センターさっぽろさんにまず伺い、理事長の佐藤さんと事務局長の岡本さんにお話をうかがうことができました。

三つの重要ポイント

その中で重要なポイントが三つ浮かび上がりました。
(1) 本質的には日中の介助と変わらないこと、夜間であっても生活していれば当たり前に起こることを解決していきたい。
(2) 30分原則ができたこと、1分1秒を争うような事態には対応できないこと、あくまで救命ではなく介助を行う事業所であること。
(3) 自分らしい生活を支える大事な仕事であること。
以上の3つのポイントを事業としてだけではなく大事に

していかなければならないことがわかりました。採算についてですが、現在のところ１晩の利用件数10件がなんとかぎりぎり採算ラインです。この数字はスタッフの人数によって変わってくるのですが、今後は１晩15〜20件ぐらいで落ち着くと考えています。

その後３ヶ所の介護保険の夜間対応型訪問介護事業所にうかがい、こちらでは運営やスタッフの体制に関して興味深い話を聞くことができました。この研修をとおしてナイトヘルプステーションの担うべき役目、事業の姿を見出すことができ、また、このときまで事業所の名称がナイトケアステーションでしたが、"ケア"よりも、"ヘルプ"であることを重視するため現在の名称になりました。

このような経緯で無事09年４月１日にスタートを切ったナイトヘルプステーションですが、まだ試行錯誤の続く状態です。ですが、利用者さんの「ナイトがあるおかげで助かっています」や「ずっと必要だと思っていたのが利用できるようになりました」などたくさんの声を聞くたびに、はじめることができて本当によかったと思う日々です。

今後は事業モデルとして確立し、全国に普及する事業にしていきたいと考えています。

（笹木　大輔）

49　これからのコミュニケーションアイデア

　平成22年7月、都立神経病院は創立30周年を迎えました。その記念行事としてコミュニケーションをテーマとした都民セミナーが企画され、10月23日土曜日、新宿の都民ホールで多くの方々と共にコミュニケーションについて考えることができました。
　私はシンポジストとして話題提供する立場にあったのですが、、私自身の方法論というより日頃多くの患者さんたちの実践を紹介し、そこで得られた知見を今後へのヒントとしてまとめてみました。神経病院の中は患者さんたちの日々がにぎやかに展開され、示唆に富む数々の工夫にあふれている。困っているのは患者さんたちご当人ですが、そのご当人が同時に解決の糸口もたくさんもっているということを示したかったのです。以下数々のヒントをご紹介させていただきます。

ヒント1）「使いこなしています」視線透明文字盤

　このご夫婦はご主人がALS患者さんですが、奥様が実に器用にご主人が見つめている文字を読み取っています。しゃべれない上に筆談ができなくても、視線透明文字盤を使って視線でやりとりができます。ほぼ普通の会話が可能、そんなヒントを私たちに与えてくれました。この視線透明文字盤ですが、以前は、透明な下敷きにマジックで手書きしたものをよくみかけたのですが、多くの患者様とご家族を通して文字の大きさや配列に工夫を重ね使いやすい文字盤を神経病院で作りました。現在では神経病院のホームページ（「視線透明文字盤コーナー」http://www.byouin.metro.tokyo.jp/tmnh/m2/08/index-1.html）にこれよりさらに改良された文字盤データがありますので、どうぞご活用下さい。

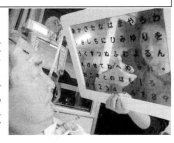

東京都立神経病院の標準文字盤

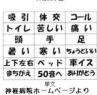
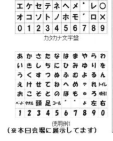
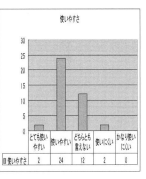

ヒント2）当事者ならではの「文字盤のコツ」

　あるALS患者さんが介護を受ける立場から文字盤上達のコツを教えて下さいました。
　なんと最初は「文字盤」を使わず、相手（患者）の目線を追う訓練から入ることを勧めています。いきなり文字盤を使おうとしてしまう人が多いのですが、その前に患者さんの目線の特徴をつかむという大切な気づきを与えてくれています。
　文字盤が苦手な人には文字盤はそのままで顔を動かしてしまう方がとても多いです。効き目の把握や文字盤の動かし方など私たちでは見落としがちな点に大切な当事者ならではの気づきを与えてくださいました。

当事者がみつけた文字盤のコツ

- **最初に「文字盤」を使わず、相手（患者）の目線を追う**訓練をしましょう。
- 次に文字盤を使って患者の目線を追いましょう。
  疑わしい文字を二、三選び、
  絞り込んで**患者の利き目を把握**しましょう。
- そして読み手と患者の目線が一直線になるように
  読み手が**「文字盤」を動かし**ましょう。

ヒント3）「誰でも文字盤」共同開発

　冒頭でご紹介した文字盤を、さらに使いやすくするために、文字を小さく、枠を大きくして視線が読み取りやすい文字盤をいっしょに開発しています。
この方は、この文字盤を全国の仲間に紹介してくださっていて多くの方から喜ばれています。（この患者さんのブログアドレス→http://blogs.yahoo.co.jp/gcfvu44）

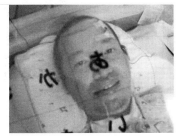

ヒント4）ふるえには枠が便利

文字盤を指さしで使う方がいらっしゃいます。この方は指先が震えてしまうのですが、文字盤に枠を作り、というより、実際は、100円ショップからお玉をぶら下げる枠を買ってきて、その枠にあわせて文字を印刷して貼り付けて作った文字盤がこれです。腕に抱えて使っているご主人様から指が文字に収まってわかりやすくなるというヒントを与えていただきました。

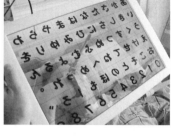

ヒント5）文字盤は床に置いても使えます

足の動きがいい人は、足先で文字を指し示すことも可能です。

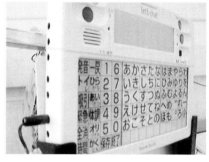

ヒント6）わかりにくいときは、棒を使う

文字盤を指さしで使うときに、示している文字がわかりにくい方もいらっしゃいます。ちょっと棒を手の甲に立てただけで、とたんに分かりやすくなりました。この方は棒を使うだけではっきりわかるというヒントをくださいました。

ヒント7）携帯会話補助装置

携帯会話補助装置として昔からある装置です。50音スイッチを直接指で入力し読み上げることができる装置です。日常生活用具の携帯会話補助装置として申請により支給されます。ここ数年前から登場したスイッチ一つで文字を特定できる会話補助装置です。まるで電光文字盤。文が作れます。多くのかたがパソコンより簡単に使うことができるというヒントを与えて下さいました。

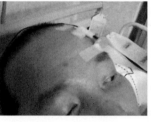

ヒント8）意思伝達装置

意思伝達装置を額で操作している場面です。わずかに動く額のしわ寄せでこれだけのことができるということを見せて下さいました。

ヒント9）足スイッチ

一方、足でスイッチ操作する方もおります。スイッチの台の固定がいかに重要かということを気づかせてくださいました。

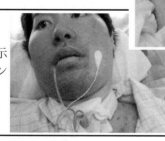

ヒント10）頬スイッチ「頬で文章をつくる」

この方は、頬のわずかな動きで素早く文字が作れるということを示して下さっています。貼り方に苦労がありますが、小さな歪みセンサーを貼り付けることで動きが拾えました。

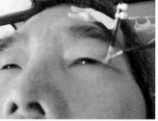

ヒント11）まぶたのフチでも確かな動き

この方は、まぶたをほんの1ミリ程度動かすだけで、確実に文字を選ぶことができました。こんなに小さな動きでもそこに確かな意味をこめることができることを示して下さいました。

ヒント12）病気の変化にあわせて手から頬へ

今まで使っていたスイッチが使いにくくなってしまうことがあります。ですが、別な場所で使うことで、また安心してナースコールができることを示して下さったのがこの方です。

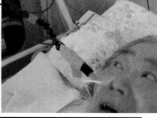

ヒント13) かすかな動きに2つの種類（ALS）

多くのALS患者さんのスイッチ支援から得られたヒントです。スイッチを操作するときに、指を曲げられるけど伸ばせない方と、伸ばせるけど曲げられない方にわけられ、それぞれにあった工夫で、再びスイッチがしやすくなるということを多くの方が教えて下さっています。

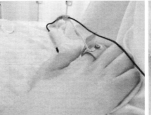
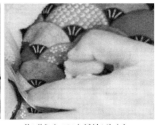

伸ばせるけど曲げられない　　曲げられるけど伸ばせない

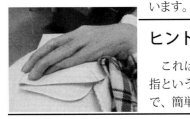

ヒント14) エアバッグでスイッチ

これは空気の微妙な流れでスイッチを入れることができることを示して下さっています。どの指というわけではなく手全体の中のどこかの小さな動きを拾うので、簡単にスイッチできます。

ヒント15) ちょっとした工夫

工夫のあれこれは私たちに貴重なヒントを与えてくれます。腕を支える工夫でメールをたくさん打てるようになりました。親指を固定することで、指先の震えが改善され日記がうてました。

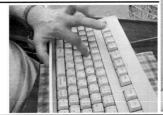
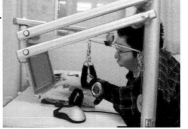

ヒント16) 痛みがあっても

この方は、とても痛みが強く、常に腕が痛くてたまらない状況でした。でも、最適な高さが調節された台にそっと肘を乗せてしまうと、パソコン入力ができました。退院後、この台を会社に運んで置かせていただくことができると、事務仕事ができることを身をもって示して下さいました。

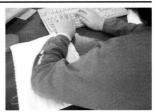

ヒント17) パソコンは患者のためにある

この方は実に器用にパソコンを操ります。文字打ち画面をだすところから全てご自分でなさいます。このように右膝のわずかな、ほとんど動きとしては見えない微妙な動きだけでもこれだけのことができるというヒントを示して下さっています。

パソコンに映ったテレビのリモコンも操作しています。この方はパソコンでできることは何でもできるというヒントを下さいました。

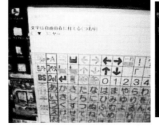
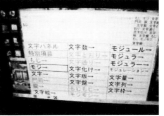

ヒント18) 熱帯魚だって飼えるんです

なんと熱帯魚も飼っています。常にパソコンの前にいられるのでいつでもえさをあげることができます。こういうことがどれだけ療養生活を豊かにするか、とても貴重なヒントです。

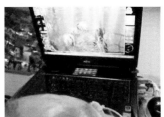

ヒント19) 妻の「なーに」がうれしい

ナースコールを押すと奥様の声で「なーに」が聞こえるようにするというご主人の提案。奥様は自分の「なーに」を聞いて駆けつけてくることになります。このヒント、ご主人が何度ナースコールをならしても、不思議とせかされている感じがしない、といういい気づきを与えてくれました。

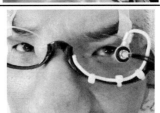

ヒント20) 奥様の呼びかけに答える

奥様が呼びかけます、「おとうさん」…Ｐｉ！…このピッは、おとうさんが脳波で答えたものです。最近、この装置は脳波ではなく顔の筋肉の電気をひろっていると言われていますが、いずれにしても呼びかけにこうして答えることが、どれだけ周囲の人を励ますかという、貴重な場面をみせてくださり大切なヒントを与えて下さったことには変わりありません。

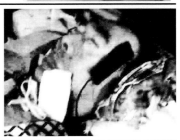

ヒント21）近赤外線を利用した光トポグラフィー

こちらは、近年開発された脳のなかの血の流れの変化で「はい」と「いいえ」を表現する装置です。写真は、練習をしているところです。

ヒント22）言葉周辺のコミュニケーション

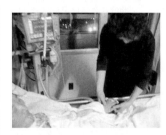

私たち支援者が患者さんと患者さんを取り巻く方々とのやりとりを見せていただくなかで、これもコミュニケーション、と気づかされることがとてもたくさんあります。表情、感触、温かさなど多くにメッセージがこもっていて、それをご家族が大切にしていることを学びました。そして、ここにありますようにほんのちょっと手足を動かすことだけでも貴重なコミュニケーションになっていることに感動を覚えます。

ヒント23）身の置き所のなさを超える

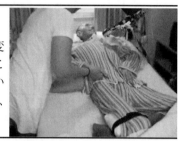

手足の曲げ伸ばしをするわけでも、体の向きを変えるわけでもなく、ちょっと位置を変えるだけの場面です。1日に何度もあるそうです。手足をどの位置に置いてもしっくりこない、これを身の置き所のなさとして、ALS特有の症状なんだと理解しなくてはいけないと気づかされた貴重なヒントが得られた場面です。ちょっと手足の位置を変えることも、療養者と介護者の大切なコミュニケーションです。

ヒント24）自分のために、そして、仲間のために

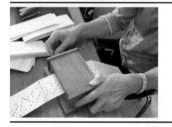

最初は自分の手のリハビリのためのオルゴールカード穴開け作業でした。ですが落ち込んでいる仲間を励ますためにカードをつくるようになりました。そして病棟でコンサートを開いたり、退院後は、通っていたデイケアにもオルゴールを広めたりと、人との関わりがより積極的になりました。「誰かのため」とか「役に立っている」ということが生活を変えるきっかけになるという貴重なヒントをこの方に与えていただきました。

ヒント25-1）目でゲーム

目の動きを利用して車のブレーキを受け持っています。アクセルは頬で入れます。1台のコントローラーを二人で分担するところにコミュニケーションとしての意味があるというヒントを与えてくれた貴重な場面でした。

ヒント25-2）口（声）だけでもゲームできました

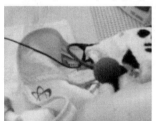

サッカーが大好きな青年がいました。彼は、手足はほとんど動きませんでしたが喋ることはできました。声を認識するソフトを紹介すると、水を得た魚のようにプレーに取り組み、取扱説明書にも載っていない細かい使い方も含めてわずか数日で完全にマスターしてしまいました。このようにやりたいことが再びできるようになると、すばらしく生き生きとするんだ、ということを、身をもって教えてくれた貴重なヒントが得られた名場面です。

ヒント26）自分の声を残す

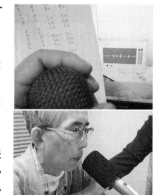

フリーソフトのハーティーラダーの作者にお願いして、入力された文字に、あらかじめ録音した患者さん自身の「あ.wav」「い.wav」「う.wav」…で読み上げられるようにしてもらいました。単純なカナ再生では棒読みになってしまいます。そこで自分の声再生の品質向上の取り組みに何人もの患者さんが協力してくれています。

現在、語尾の上げ下げによる疑問文調、漢字を点字ルールに従ってカナ変換したのち再生、単語単位での保存と再生などが可能となっています。さらに、自分で自分の声をとりため将来の「療養生活」に備えること自体が、今の前向きな生活をつくるというヒントを与えて下さいました。写真の患者さんは、気管切開後、かろうじて短時間だけ出せる声をなんとか使えないかと取り組んでいるところです。

ヒント27) 社会での役割継続、使命遂行の偉大さ

この方は月単位で手が動かしにくくなっていきました。しかし、どうしても原稿を作らなくてはならない役割と強い意志をお持ちでした。最初は指をつり上げることでキーボードが打てるようになりました。ですが、それで困難になってくると、トラックボールマウスにすることで再び打てました。そしてさらに困難になると穴を開けた板の上からなぞるだけにすることで再々度打てるようになりました。しかし、なんとしてもやり遂げたい仕事があり、足や視線を使ってでも文章を作ろうとしました。この方からは、このように社会的な役割を果たそうとすることが、どれだけその人の取り組みを支えることになるかという貴重なヒントと勇気を与えていただきました。

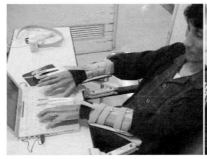
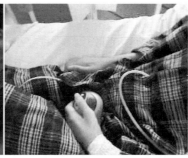
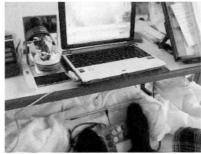
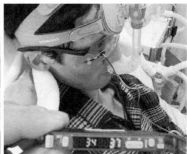

ヒント28) 後に続くひとのために

開発中のスイッチの試用にご協力を頂いている方です。自分の取り組みが後に続く方に役に立つなら、という気持ちがどれだけ前向きさにつながるかを示していただいた貴重なヒント場面です。

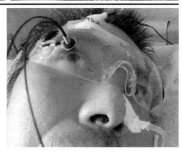

ヒント29) お尻にあった意外な「穴場」

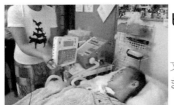

コミュニケーションスイッチとして、肛門内に試験的に作った空気圧センサーを入れて文章を打っています。このようにして得られたヒントから可能性がひろがることがわかります。

ヒント30) 新型ナースコールの開発に協力

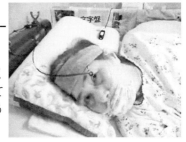

この方もLEDスイッチの試用にご協力いただき、連続使用の貴重なヒントを与えてくださいました。さらに、それと同じくらい大切なこととして、「ナースコールが間違って鳴ってもいいんです。私たち看護師もそのたびにお顔がみられて安心なんです」という看護師さんの姿からも支援に対する貴重なヒントが得られました。

まとめ) コミュニケーション支援とは

多くの方から頂いたヒントをもとにコミュニケーション支援をまとめると、患者さんと、その方の周りにいる人たちと関係性を支えていくのがコミュニケーション支援であり、患者さん自身の内側も豊かでいられるような支援であることがわかりました。神経難病のコミュニケーションを工夫することの目的は、ご本人がご本人らしい行動や生き方を獲得して人間関係を広げていくこと、その根底にはこころとこころの交流があるということを多くのヒントが物語っていると私たちは考えています。

コミュニケーション手段が乏しくなると、コミュニケーションそのものも乏しくなったような印象を与えますが、コミュニケーションというものは、そもそも最初からずっと変わらず、同じ量と質で存在し続けている、というのが私たちが多くのヒントから得られた結論です。手段や表現、様子にとらわれることなくかかわっていくことが大切だと思います。

お願い) 本原稿中にたびたび登場するLEDセンサーは、LED光を当ててその反射量を測定してスイッチに利用するものですが、LED光を目で見るという使い方は現在の所、個別の場合について医師の安全管理下でのみ試験的試用にとどめています。まだいつでも誰でも使って安全というレベルの確認がとれていません。入手希望が数件寄せられていますがおわけできないという現状についてご理解を賜りたくお願い申し上げます。

トピックス）自分のためのナースコール「パーソナルコール」

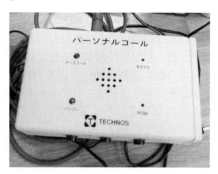

　この発表では触れられなかったのですが、ナースコールスイッチを体の一番動きの良いところで操作すると、コールの必要のない一日の大半を「じっとして」動かせないことになってしまう、すなわち、動くところを動かせない状況に置くという見落としがちな悲しい現実があることをかつて難病研修でこのヒントにも登場する患者さんとの開発実践事例として報告しました。すると、ある会社でこの問題を解決できるような装置（神経病院では長年、一定時間の長押しで区切りをつけ、短いONは自分に聞こえるブザー音、長めのONはナースコールというスイッチ切り替え機を特注して使用しています。）を開発、昨年の国際福祉機器展にて発表し、以降販売を開始してくださいました。この装置は、一つのスイッチでも、長く押すことと短く押すことで2つのスイッチを区別することができます。長く押し続けることが困難な方のために、設定時間内（1から5秒）に設定した回数（2から4回）押すことで区別することもできます。パソコンとナースコールを使い分けられるのはもちろんですが、何より、一日中、いつでも、動くところを好きなだけ動かしてOK、ちょっと動かして「ナースコールがきちんと体にセットされているか」を確かめることができ、コールそのものの不安が大きく下がります。高機能呼び鈴分岐装置です。

謝辞) 本稿をまとめるにあたり、数多くの患者様にご協力をいただきました。この場を借りてお礼申し上げます。

（本間　武蔵）

50 ポータブルスプリングバランサーの活用例
～上肢麻痺神経疾患の食事動作へのアプローチ～

　本稿では上肢麻痺となった慢性炎症性脱髄性多発ニューロパチー(以下CIDPと略す)の症例に対してポータブルスプリングバランサー（以下PSBと略す）や、各種の自助具を活用することで、在宅での食事が自立した経緯をご報告させて頂きます。本症例さんへの自助具の活用方法につきましては、筋ジストロフィーや他の疾患の方にそのまま応用できるとは限りませんが、今回ご紹介するアイデアが少しでも皆様のお役に立ちますと幸いです。

　なお、CIDPとは慢性、再発性に経過する脱髄性ニューロパチー[1]で、平成21年に厚生労働省の特定疾患治療研究事業に追加された難病の1つです。

PSBとは

　PSBとは、スプリング(バネ)の力を用いて上肢の挙上を補助し、ボールベアリングとアームにて前後・左右の腕の動きをサポートする上肢装具です（図1）。PSBを用いることにより、上肢の筋力低下がある患者さんでも僅かな力で上肢を動かすことが出来ます。

　取扱説明書[2]によると、徒手筋力検査法（以下、MMT）の5段階法で2段階程度の筋力（重力を除けば関節を僅かに動かすことが出来る程度）があれば、使用できる可能性があるとされています。

　使用する為には、スプリングの張力や、アームの位置調整、前腕を支えるカフの位置調整など、非常に細やかな調整が必要なため、導入には使用経験のある医師や作業療法士の介入が必要です。

症例紹介

　症例A。60歳代、女性、右利き。平成X年4月頃、両上肢の挙上困難を自覚され入院となりCIDPと診断されました。同年5月より日常生活の訓練や自助具の導入を目的に作業療法（以下、OT）が開始さ

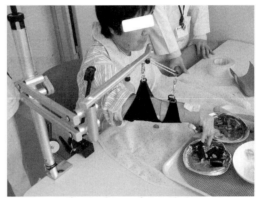

図1　ポータブルスプリングバランサー
前腕にカフを巻き、バネの力で腕を持ち上げる。

れました。入院後あらゆる治療を受けられましたが症状は進行し、同年11月頃には食事・トイレ・入浴・着替えなどの日常生活動作（以下、ADL）は介助が必要となりました。しかし、体幹と下肢の筋力は比較的に保たれており、起き上がり・立ち上がり・歩く・座る・階段を昇るなどの起居動作・移動は自立されていました。

　この時の手足の筋力は、両上肢の肩～手首までは、筋肉がピクリと動かせるか、または全く動かせない程度でした。指先は僅かに曲げ伸ばしが可能でしたが、腕が上がらないために両上肢機能は全廃の状態でした。全身の関節可動域（関節の動く角度）には特記すべき問題はありませんでした。

　両上肢機能全廃でしたが、下肢・体幹機能が良好であったため、代償動作によりPSBの使用が可能と考え導入に向けて訓練を行いました。以下にPSB導入の経緯についてご説明いたします。

入院中の取り組み

1) 入院した年の12月～PSBのお試し期間～

　PSBの無料お試し制度を利用し、PSBを試すことにしました。まずは、レンタルしたPSBを装着し上

表1

①箸・スプーンを持つ.
②肩の上げ下げや肘の曲げ伸ばし，手首の回転の動きで，皿の場所まで箸を伸ばす.
③皿の食物を挟む.
④肘を曲げて，食物を口に運ぶ.

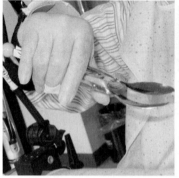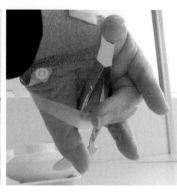

図2　ケンジースプーン(左)　テープでの補強(右)
右手の中指から親指付け根にかけて，医療用テープで固定し，スプーンを把持する力を補助している

肢の巧緻動作訓練や、模擬的な食事訓練を行い、実際に使用することが可能か検討しました。その結果、幾つかの解決すべき課題が見つかりましたが、今後いろいろと工夫や訓練を行えばPSBを用いて食事動作が行える可能性を確認することができました。そのため、一旦退院して障害者自立支援法に基づいて、PSBの正式な交付申請手続きを行うことになりました。

2）翌年3月からの2週間〜PSBの訓練目的に入院

ここで、PSBでの食事動作を考える前に、ご飯を食べる場合の動きを**表1**に非常に簡単にまとめました。ではこの表に基づいて、Aさんの食事動作の工夫方法をご説明致します。以下 (1)〜(4) は**表1**の内容に対応しています。

(1) 箸・スプーンを持つ

Aさんは指先があまり動かないので箸を持つことができません。しかし、示指（人差し指）と中指が僅かに屈伸できるので。箸の代わりにケンジースプーン（**図2**）と言うトングの様な形をしたスプーンを使って頂くことにしました。自分の握力だけではスプーンを落としやすいので、スプーンを持った状態で指先を医療用テープで軽く止めて、握力を補いました。

(2) 手の上げ下げ

Aさんは肩〜腕の上げ下げが出来ないので、これはPSBで補うことにしました。PSBのバネの力がちょうど腕の重さと釣り合うようにすることで、手を空中に浮かせておくことが可能になりました。しかし、Aさんは肩に殆ど力が入らないので空中に釣り上げた腕の上げ下げは出来ません。そこで、体を丸めるように（体幹前屈）と肩全体を下げる動き（肩甲帯の下制）を使って、腕を押し下げる練習を行いました（**図3左**）。PSBはバランスカムという

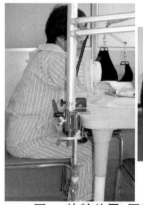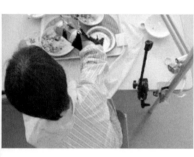

図3　体幹前屈・肩甲帯の下制(左)
　　　体幹の前屈と左回旋(右)

機構が付いているため、一度腕を下げてしまえば多少力を抜いても腕が勝手に上がることはありませんでした。逆に腕を上げる場合には、体を伸ばす際に僅かな反動をつけることで腕を挙げることが可能になりました。

次に、皿に手を伸ばすためには肘を伸ばさなくてはなりません。Aさんは肘を伸ばす力もありませんが、PSBに腕を釣り上げた状態では肘が軽く曲った状態を保つことが出来たので問題ありませんでした。肘が軽く曲った状態が保てたのは、PSB用のカフを肘付近に巻いたことと、肘周囲の皮膚や皮下脂肪のために肘が曲り過ぎなかったからです。

(3) 皿から食べ物を挟む

次は、目的の皿に手を伸ばす必要があります。皿に手を近づけるときには体を前に屈めながら捻る（体幹の前屈と左回旋）することで、目的の皿に手を伸ばすことができました（**図3右**）。

また、一般的にお箸で食物を挟む場合には、手のひら（手掌）を下に向ける動き（前腕回内）で皿の中に箸を入れて挟みます。Aさんの場合には、手の

ひらの向きを変えることも難しく、PSBで手を釣り上げると下垂手と言われる手首がぶら下がった状態になるので動かせませんでした。さらに下垂手のままでは手首も不安定で、力も入りにくいためケンジースプーンの操作も困難でした。そこで、皮製の前腕・手関節保持装具作成しました。これにより下垂手を防ぐことができ、手首も安定しました。また、装具を装着した際には、スプーンが皿に入りやすいようにスプーンの先端が水平よりやや下向きになるように調整しました。さらに、スプーンの角度や手首の角度が毎回同じようにセッティングできるように、作成した装具をPSBのカフに固定ました。これによりカフと装具を装着する手間が省け、誰でもセッティングが可能になりました（図4）。

さらに一辺が低くなった自助食器を用いることで、手首が動かせなくてもケンジースプーンで食物を挟むことが可能となりました（図5）。食材については、一口大に切ることで挟みやすくなりました。

(4) 食物を口まで持っていく

これまでの工夫により、食物を挟むことは可能になりました。次は肘を曲げて口元まで食物を運ぶ必要があります。一般的に肘を曲げるときには手先が口元に近づきますが、Aさんの場合には自分で肘を曲げられません。しかし、体や首は自由に動きますので、手先が固定できれば口元を手先に近づけることが出来ると考えました。そこで、イレクターという棒を万力でPSBの隣に設置し、イレクターに前腕を押し当てたまま体を前に動かすことで肘が曲り、食物まで口が届くようになりました（図6）。

実際の食事時間と疲労感

先述した方法の(2)～(4)を繰り返すことで、Aさんは一人で食事が可能となりました（図7）。初めは、30分の食事時間で一食分の3割程度の摂取量で、非常に疲れたと言われていましたが、毎日昼食時にこの方法での食事を行ったところ、2週間後には10割が摂取可能となり、殆ど疲れなくなったと言われるようになりました。

在宅でのPSB使用に向けての取り組み

在宅でのPSB使用については、ご家族でPSBや装具・自助具のセッティングが出来なくてはいけませんので、セッティングの方法について写真を用いた説明書を作成しました。また、ご家族に対して

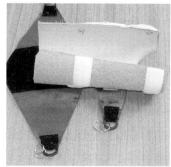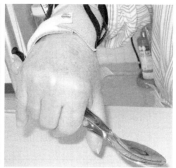

図4　前腕・手関節保持装具（左）　　装着写真（右）
写真左：革細工用の革で作成し、カフにベルクロで固定
写真右：食材を挟みやすいように、スプーン先端がやや下を向くようにしている

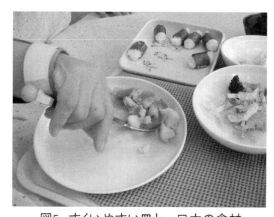

図5　すくいやすい皿と一口大の食材
一辺が低くなっており、横からでもすくい易い。
反対側の縁は丸くなっているため、食材をスプーンにのせやすい

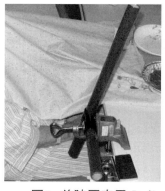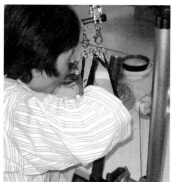

図6　前腕固定用のイレクター（左）　　使用場面（右）
写真左：イレクターと万力はホームセンターで購入
写真右：前腕をイレクターに押しあてて固定
　　　　横に見える銀色の棒がPSB

セッティングの指導を3回程度行うことでセッティングが可能となられました。

退院後

(1) 退院後1ヶ月

食事動作が困難になったと相談があり在宅訪問を実施しました。実際の食事場面を評価したところ、入院中のセッティング方法と違う点がある事が分かりました。まず、入院中はパイプ椅子を使っていましたが、在宅では座面が回転する椅子を使用されていました。このため、体が動き過ぎてPSBで釣り上げている手の動きが不安定になるため、上手く食器に手を持って行けないようでした。次に、PSBのアームの長さが入院時とは異なっていました。対応として、椅子の座面が回らないようにネジで固定し、PSBのアームの長さも調整したところ、再びスムーズな食事が可能となりました。

(2) 退院後10ヶ月

前腕保持装具がずれ易くなったとの相談がありました。装具を見たところ、ベルクロが傷んでいたので張替えを行いました。以後、ベルクロの張替は1年毎に行っています。また、入院中は白米は挟み易いように一口大のおにぎりにしていましたが、この時点ではおにぎりにしなくても、ケンジースプーンで白米が挟めるようになられていました。

(3) 退院後1年6ヶ月後〜現在まで

手指の筋力低下が進行し、ケンジースプーンが使いづらくなったと相談がありました。改めて在宅訪問を行ったところ、すでに太柄のスプーンを使われていました。スプーンでも食物は十分すくえてはいましたが、イレクターに前腕を当てて肘を曲げる際に、腕がずれてしまい食物を落としやすくなっていました。

そこで、イレクターに滑り止めシートを巻くことで、腕を当てた際にずれないように工夫しました (図8)。これによりスプーンから食物がこぼれる事が少なくなりました。現在でも同様の方法で、朝晩2食を自力で食べられています。

Aさんの状態は一見すると自力での食事動作は難しいように思われました。しかし、実際に食事動作が可能となった理由としては、機能が保たれていた体や下半身の動きをPSBに上手く伝えられたこと、装具や自助具のセッティングが上手く行えたこと、Aさん本人やご家族の諦めない気持ちがあったことがあげられます。

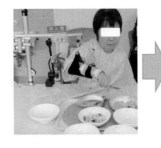
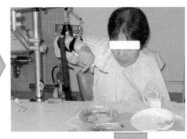
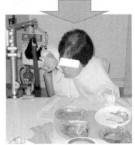

図7 一連の食事動作

写真左→右→下の順に
動作を繰り返して食事を行う

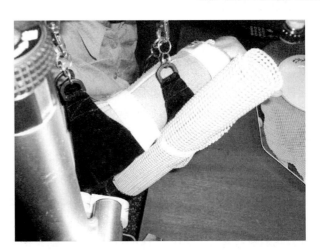

図8 イレクターに滑り止めシートを追加

本稿でご紹介した方法はあくまでAさんに実施した例であり、誌面ではご紹介しきれない細かな調整や工夫をしています。そのため、CIDPをはじめ他の神経・筋疾患の患者さんに同様の方法で取り組んでも、Aさんのようにいくとは限りません。しかしながら、ご紹介した方法に少し手を加えたり、その他のアイデアと組み合わせたりすれば自力で食事ができる可能性はあるかも知れません。

本稿が、食事に困っておられる皆さんのお役に立つことを願っております。

最後になりましたが、原稿執筆に際しご協力頂きましたAさんとご家族様、ならびに長崎川棚医療センタースタッフの皆様に深謝致します。

文献

1) 水野美邦, 栗原照幸：標準神経病学. 医学書院, 東京, 2000.
2) ハニーインターナショナル：ポータブルスプリングバランサー取扱説明書.

(植田　友貴, 東嶋　美佐子)

51 体圧分散寝具の選び方と使い方

　褥瘡（床ずれ）は、骨と皮膚との間の軟部組織とよばれる部位に、外力（圧迫や摩擦・ずれの力）が長時間加わることによりその部位の血行が悪くなり、皮膚・皮下組織まで傷害され発生します。長期間ベッドに寝て過ごしたり車いすにて過ごされる方で、特に痛みなどの知覚の低下した場合に発生しやすくなります。

　体圧分散寝具の使用は、圧迫やずれの力を防ぐために重要なケアの一つとなります。近年、体圧分散寝具の増加に伴って褥瘡有病率が低下しており、褥瘡ケアにおける体圧分散寝具の使用が有効であることが明確になってきています[1]。しかし、体圧分散寝具にはさまざまな種類があり選択するのに困惑します。そこで、本稿では、体圧分散寝具の種類と選び方について紹介します。

体圧とは

　ベッドなどの寝具から体の表面に加わる圧力をいいます。褥瘡ケアでは骨突出（皮膚と骨の間の筋肉が薄くなり、骨が飛び出て見える状態）部に加わる圧力をできるだけ低く保つことが重要となります。

体圧分散寝具とは

　身体を沈めて、身体の凹凸部位にフィットすることでマットレスと身体との接触面を広くして、接触面にかかる圧を軽減させる寝具のことをいいます。また、接触する面を変えて、同一部位にかかる圧を低くする機能をもつマットレスもあります[2]。

体圧分散寝具の種類

　体圧分散寝具は、エアマットレス、ウレタンフォーム、ウォーターマットレス、ゲルまたはゴムマットレスの素材によって分類されます（表1）。

接触面を広くして、接触面にかかる圧を軽減させるマットレスは、静止型マットレスと呼ばれており（図1）、静止型エアマットレス（図2）、ウレタンフォーム、ウォーターマットレス、ゲルまたはゴムマットレスがあります。また、接触面を変える機能をもつマットレスには、圧切替型エアマットレスがあります（図3）。これは、エアセルという空気の袋に空気が出入りすることで、膨張と収縮を繰り返して接触部位を変化させるマットレスです。

　圧切替型エアマットレス、静止型エアマットレスやウォーターマットレスは、体圧を分散する機能が高いマットレスです。これら体圧分散寝具の種類や一つ一つの特徴を詳細に示したものに、「褥瘡ケア用品ガイド」があります。同書の、体圧分散寝具を参考にしていただくとよいでしょう[3]。

体圧分散寝具の選択方法

　ここでは、筆者らの使用している褥瘡発生予測リスクに添って選択する独自の基準を用いて選択方法をわかりやすく紹介します（図4）。

　体圧分散寝具を選択していく第1のポイントは、自分で寝返りがうてるかうてないかです。寝返りが出来る方には、浮遊感や自力での体位交換がしにく

表1　体圧分散寝具の種類

素材	特徴
エア	エアセルと呼ばれる袋に空気が出入りしマットの内圧を調整する。内圧調整により、個々に応じた体圧の調整ができる。セルの構造が2層、3層のマットレスは低圧保持（マットの内圧を低く保つ）ができる。静止型の場合は、エアセルの内圧が均一である。圧切替型はエアセルが膨張収縮を繰り返し内圧が変化する。
ウレタンフォーム	ポリウレタンに発泡剤を入れて作られている。低反発なものほど圧分散効果がある。反発力の異なるウレタンフォームを組みあわせることで圧分散と安定感をえることができる。
ウォーター	水量によって、個々に応じた体圧の調整ができる。流動性があり身体に追従しやすくベッドの頭側挙上時のずれをコントロールできる。
ゲルまたはゴム	ゲルやゴムで構成されている。圧分散効果を得るには厚みが必要だが、それに伴って重量が増し持ち運びがしにくい。

くなる不安定なものではなく、安定感があるウレタンフォームマットレスやゲルマットレスを選択します。また、寝返りをうてない方には、エアマットレスやウォーターマットレスを使用します。

次に骨突出が有るか無いか、日常生活の中でベッドの頭側を挙げる（頭側挙上）ことがあるか無いかによって厚みを決めます。マットレスに身体が沈み込んで、骨突出部位をしっかり包み広い面でうけることができる厚みのあるものを選択します。また、ベッドの頭側挙上によって、殿部にかかる圧力と身体のずれを予防するために、底付き（マットレスの下の硬い部分についてしまうこと）しない十分な厚みを考慮して選択することが重要です。厚みのある体圧分散力が高いものは、交換マットレスと呼ばれるマットレスで通常のマットレスと交換し、ベッドにそのまま敷いて使用します。また、骨突出が無い、頭側挙上が無い場合は、通常のマットレスの上に敷く上敷マットレスを使用します。

褥瘡を予防、または褥瘡の治癒を促進させるには、体圧分散寝具の使用と同時に体位変換を行うことは重要なケアです[4]。しかし、在宅などでは2時間ごとの体位変換は介護者にとって休息がとれず大きな負担となります。この問題を解決するための寝具として、自動体位変換マットレス（ローリングマットレス）があります（図5）。これは、エアマットレスの機能に自動で側臥位への寝返りを支援する機能が備わったマットレスです。このマットレスを使用し、介護者の定期的な体位変換に対する精神的負担が軽減することができたことが報告されています[5]。

体位変換機能により定期的に体の向きが変えられるため、介護者は利用者の頭や上下肢の位置を補正したり、寝衣を整えるだけでよいということからも精神的負担の軽減となります。使用に際し注意しなければいけないことは、拘縮や褥瘡のある方には慎重にしなければなりません。なぜなら、骨突出部位への皮膚や組織に摩擦やずれが生じ、褥瘡を発生したり褥瘡を悪化させてしまう可能性もります。また、寝返りを自動で行う

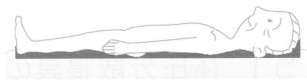

図1　静止型マットレス
身体の凸凹に合わせて表面が沈み接触面積を拡げて接触圧を軽減させる

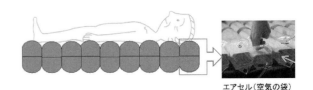

図2　静止型エアマットレス
各エアセル内のエアの量が一定

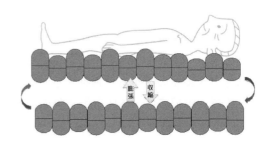

図3　圧切替型エアマットレス
エアセル（空気の袋）が1本づつ膨張収縮を繰り返して、接触部位を変化させることで同一部位にかかる接触圧を低くする

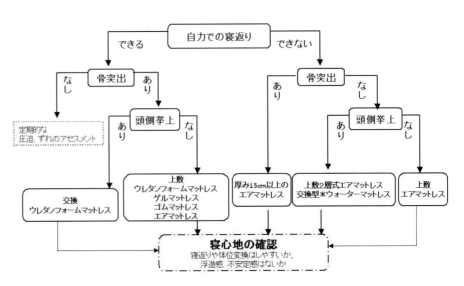

図4　褥瘡発生予測リスクに応じた体圧分散寝具の選択方法

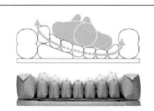

図5 自動体位変換マットレス

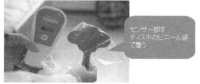 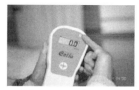

1. センサーパッドをモニター部に装着　　2. 電源をオンにする。

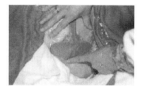 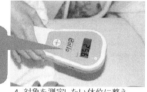

3. 中央部センサーを測定したい骨突出部等に当てる　　4. 対象を測定したい体位に整えスタートボタンを押す。

図6 簡易体圧測定器を用いた体圧測定方法

ことで却って身体の苦痛を訴えられるかたもいますので、個々の身体状況に合わせ、さらに介護者の負担も考慮して使用することが大切です。

体圧分散寝具の管理

体圧分散寝具（表2）を使用する場合、選択した体圧分散寝具があっているかどうかを確認することが重要です。確認の方法は、簡易体圧測定器を用いた方法と、触って見る方法とがあります。

1) 簡易体圧測定器を用いた体圧の管理（図6）

身体と接触面に発生する圧力を正しく測り数値化することが、体圧分散寝具の選択や日常の看護およびケアの評価には欠かせないものになっています。この評価を行うものとして簡易体圧測定器があります。軽量かつ測定もスピードも速く、簡単に操作が出来るものです。骨突出部位と寝具との接触面にセンサーパッドをあて体圧を測定するしくみになっています。

測定する部位は、原則として仰臥位では仙骨部、側臥位では大転子部を測定します。発赤がみられた場合は、その部位も測定します。仰臥位での体圧が40mmHgより低くなることを目安にし、定期的に評価することが大切です[6]。

2) 測定器を用いない管理

利用者の方が臥床している部分としていない部分とを比較して、硬さや形状に異常がないか確認します（図7）。異常がみられた場合は、シーツをはずしてウレタンフォームのへたりなど劣化はないか、エアマットレスではエアセルの硬さや、チューブのねじれや抜け、コネクターの劣化やポンプの作動状況を確認します。劣化や異常があれば別のマットレスを交換します（図8）。

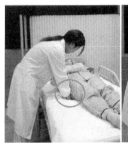 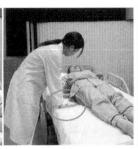 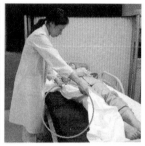

①臥床している部分に触れる　　②臥床していない部分に触れる　　③シーツをはずしてで確認する
殿部の下、褥瘡部の下に手を挿入し確認する　　①の状況と比較する

図7 測定器を用いない管理：マットレスに触れて確認する

表2 各種マットの製品一覧

	製品名
交換ウレタンフォームマットレス	フローラ/S
	コンフォケア
	ピュアレックス 10
	アルファプラ
	サーモコントア マットレス
	マキシーフロート
	アルティマット オアシス
	ヴィスコフロートジャポニカ マットレス
	インテグラメッド
	ルフラン
	ロンボケアプリベント・マイクロ
	プレミアグライド
	アキュマックス
上敷ウレタンフォームマットレス	アイリス2
	ソフトナース・マイクロ
	サーモコントア マットレス オーバーレイタイプ
	ピュアレックス 7
上敷エアマットレス	プライムDX、プライムST、プライムレボ
	ロホ・マットレス
	ステージIV3000
	セントリー1200
	ネクサス
	エアマスター・アクティ
	グランデ
	セラフィス
	ワッフルマット
	エリート
ゲルマットレス	アクションパッド
	マットレスゲル（小児用）
ゴムマットレス	リリーフケア マットレス
	スーパーフレックス
上敷2層式エアマットレス	エアーマスター トライセル
ウォーターマットレス	アクアメデック2、アクアメデックライト
低圧保持エアマットレス（15cm以上の厚み）	ビッグセルEx
	アドバン
	セントリープライマリーケア

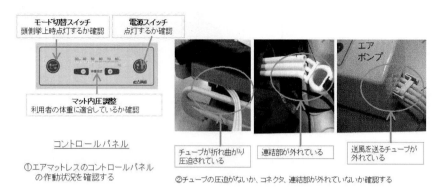

図8 エアマットレス作動状況の確認方法

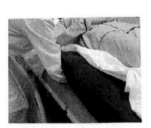
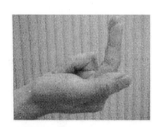

図9 底付き現象の確認方法

　次に、エアマットレスの管理の方法を説明します。底付きの有無を確認し、エアの内圧を調整することが重要です。マットレスの下に手のひらを上にして骨突出部の真下に手を差し込み、中指か人指し指を曲げてみます。指を約2.5cm曲げると骨突出部に触れれば、適切なマット内圧です。指が曲がらず骨突出部にすぐに触れる場合は、底付き状態であるためマットレスの内圧を高くするかマットレスを交換します。また、曲げても指が骨突出に触れない場合は、エアが過剰にエアセル内に入っているため、マット内圧を低くする必要があります（図9）。このようにして、適切に圧が分散されるように管理することが大切です。

　体圧分散寝具の種類は様々であるため、何を使用してよいのか迷うことが多いのが現状です。身体の状況に合わせ、さらには安定感や寝心地も考慮し圧分散効果がえられるものを選択することが大切です。そのためにも本章が、褥瘡のない快適な生活が送れるための一助となれば幸いです。

＜文　献＞
1) 日本褥瘡学会編集：褥瘡予防管理ガイドライン，日本褥瘡学会，2009
2) National Pressure Ulcer Advisory Panel: Terms and Definitions Related to Support Surfaces. Ver. Feb. 29. 200 7
3) 須釜淳子，真田弘美編集：新ガイドライン対応，最新褥瘡ケア用品ガイド，照林社，東京．2009．
4) 佐藤文，須釜淳子，真田弘美他：二層式エアセルマットレス導入による褥瘡の治癒過程と費用対効果，褥瘡会誌，8(2): 140-147, 2006.
5) 二村芽久美，須釜淳子，真田弘美ほか：縦エアセルマットレスにおける自動体位変換機能評価―在宅療養高齢者における体圧分散と過ご負担に対する効果―，老年看護学，10(2), 62-69, 2006.
6) Sugama J, Sanada,H. Takahashi,M.: Reliability and validity of a multi-pad pressure evaluator for pressure ulcer management. Journal of Tissue Viability,12(4):148-153, 2002.

（松尾　淳子）

52　呼吸リハに重要な役割の車いす

　Kさんは、終日の非侵襲的換気療法（Noninvasive positive pressure ventilation: NPPV）を使用している35歳のDuchenne型筋ジストロフィー患者さんです。四肢の重度な機能障害と呼吸障害がありますが、体幹の変形に対応したシーティング車いすと、走行やリクライニングの自操を可能にするアシスティブテクノロジーを駆使したマイクロスイッチを活用し、人工呼吸器を電動車いすに搭載することで、毎日1日8時間程度の車いす乗車が可能になり、仕事や趣味に活用しています（写真1, 2）。

呼吸リハビリテーションにも車いすは重要！

　NPPVは、活動性とQOLが保たれやすい呼吸管理方法として、神経筋疾患にも広く普及しています[1]。しかし、NPPVを使用することだけで、活動性が保たれるわけではありません。ベッドと車いす間の移乗を可能にし、快適に必要な時間乗車ができる車いす環境を整えることが、日常的に活動をすることの意欲をかきたて継続することで、さまざまな心肺機能の低下を予防することにつながります。

　また、NPPVを効果的に活用するために、肺と胸郭の柔軟性や、肺の病的状態を予防することの重要性も以前に本誌でご紹介しました。筋力低下からくる不良な座位姿勢による頸部の変形は、嚥下や咳のために重要な喉の機能を低下させます。また、胸郭や脊柱の変形も、胸郭の可動性を低下させ深呼吸を困難にし、徒手や器械による咳の介助の効果を低下させてしまいます。これは、NPPVを継続するために不可欠な、上気道のクリアランス能力を低下させる主な原因にもなります。単なる移動手段ではなく、「生活の場」として多くの時間を過ごす座位環境が、身体機能に与える影響は小さくありません。

身体特性にあった座位環境

　多くの神経筋疾患患者は、四肢や脊柱に変形がみられます。それはある時期に突発的に起こったものではなく、残存機能をフル活用して日常動作を遂行しようとした結果、時間経過とともに起こります。

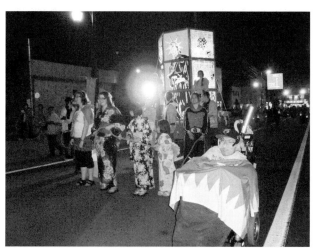

写真1　自操可能な電動車いすに人工呼吸器を搭載し、NPPV使用にて地元の山車行列に今年も参加。

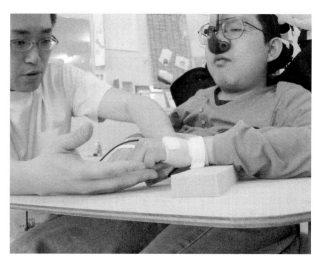

写真2　作業療法士が、わずかな趣旨の残存機能を評価して最適なインターフェイスを選択する。Kさんはジョイスティックの操作に必要な手指の動きが困難であったため、複数のスイッチによる操作を選択。手指の動きが出現しやすいような手首の支えや、上肢や体幹の位置関係もシーティングの大切な作業の一つ。

それは重力に抗して姿勢を保ち、より効率よく身体を動かそうと環境に適応した結果であり、その環境の影響を大きく受けます。全身の筋力低下が主な病態である神経筋疾患においては、重力に抗して姿勢を保つために多くの支持で体幹を固定する必要があります。しかし、過度な固定は動きを妨げてしまい、比較的残存している局所的な筋活動で全身の動きを作り出そうとするために、その部位の筋の損傷や短縮を助長していきます。

例えば体幹装具を使用することにより、姿勢は保たれても、重い頭（ボーリングのボール位ある）、体幹の前後の動きを作るために、残存している頚部の伸展筋（首筋の筋肉）を過度に利用することで、頚部の伸展拘縮をきたし、屈曲制限（自分のお臍を見ることができない）をきたすこともあります。これでは、体を休めるためにバックレストやヘッドレストを使用したくても、手元が見えなくなったり、机上での上肢動作が不可能になってしまうため、選択可能な座位姿勢が制限されてしまいます。また、食事や筆記、ゲームなどの上肢動作を可能にするために、神経筋疾患患者は腹部ベルトに寄りかかり、体幹を前傾する姿勢を好む傾向もあります。この場合も同様な頚部の変形拘縮と、過度な体幹の前彎変形を来たします。これは将来的に呼吸機能や嚥下機能の低下に大きく影響してきます。

「良い姿勢」とは？

それでは、どのような姿勢が「良い姿勢」なのでしょうか？　前述したような変形がある患者に対し、見た目のアライメントの良さを追求すると、従来の3点固定式のような、強い支持が必要になります。そうすると、それまで何とか可能になっていたADL動作（食事や筆記など）が困難になるケースが少なくありません。また、強い支持は、痛みや苦痛を伴い、呼吸機能が低下してきている患者には受け入れも悪く、活動への意欲は減退してしまいます。

神経筋疾患患者にみられる「舟こぎ呼吸」といわれる現象は、換気能力が低下した患者が、車いす上で呼吸補助筋である頚部後面から肩甲帯の筋群を働かせることにより、あたかも手こぎ船を漕いでいるかのように、身体を前後に動かす様子を言います。このような不安定な座位姿勢を利用して、なんとか換気を保っている患者にリクライニング車いすを使用すると、たちまち呼吸困難を訴え、車いす活動が困難になります。このような場合には、呼吸面での治療環境を整えることで、姿勢の選択肢も広げることが必要です。

「良い姿勢」を探す一つのポイントとしては、無理のない少ない筋力で、重力に逆らって頭頚部を安定させ保持できる姿勢を目安にしています。全身の筋力が弱化している神経筋疾患では、「姿勢を保つための支持」と「動くための支持」を考慮し、見た目の良い姿勢だけではなく、頭部が安定して活動しやすい姿勢、呼吸や嚥下なども評価しながら、エンジニアやセラピスト、患者本人と話し合いながら作業を進めることが重要です。

ある神経筋疾患患者さんのシーティング

本誌の連載記事「My Life」にも度々記事を書かれている愛知県在住の足達恵理さんも、当院でシーティングを行った患者さんの1人です。

シーティングにより「身体を支える」ことから解放された筋力は、「身体を動かす」ことに活用されます。また、身体全体を支えるのではなく、できるだけ動きの支点になるポイントのみを支え、他の動きを妨げないことで、少ない残存筋力を最大限に活用できる環境を心がけました。少ない筋力では重力に逆らうことができず、身体が崩れてしまいますが、逆に重力を利用することで、活動に伴い身体が元の位置に戻れるような動きを可能にします。足達さんも筋力は変わっていないのに、新しい車いすに乗車するようになってから、それまでまったく困難であった頭頚部の動きや、手首や手指の動きが可能になりました（写真3～7）。

大きな変化ではないかもしれませんが、会話の中でちょっとした頷きができることは、表情や表現が豊かになり、コミュニケーションを大幅に広げます。微細な手指や手首の動きは電動車いすの操作性を格段に向上させ、首を左右に動かせることは、車いすを動かさなくとも視界を広げることができ、より大勢の人たちとの会話を楽しむことも自然に出来るようになります。身体面に与える影響のみならず、活動やコミュニケーションをしやすくすることは、新たな活動への意欲と継続に繋がるはずです。足達さんは、諦めかけていた海外旅行に、再び行くことが出来たそうです（写真8, 9）。

足達さんは近々、本誌に八雲病院でのシーティングの体験記「身体に合った車いすを求めて」を掲載

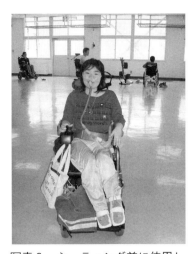

写真3 シーティング前に使用していた電動車いす。不安定な体幹と頸部を支えるため、アームレストの側方には肘が落ちないように壁が作られ、上肢で体幹を挟み込むように固定されていた。

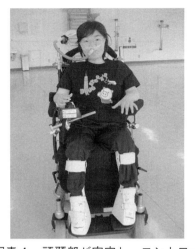

写真4 頭頸部が安定し、コントロールしやすい位置を目安に、全体の姿勢を調整。骨盤、胸郭、頸部のサポートを個別に行うことで、上肢は体幹を支えることから解放され、コントローラーを楽に操作できるようになった。

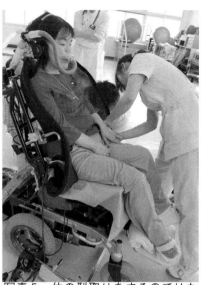

写真5 体の型取りをするのではなく、調節可能な金具やベルト類で、実際にバランスの取り方や動きを確認し、使用者の意見も参考にしながら車いす上で姿勢を調整していく。また調整可能なことで、微妙な変化にも現場での対応が可能になる。

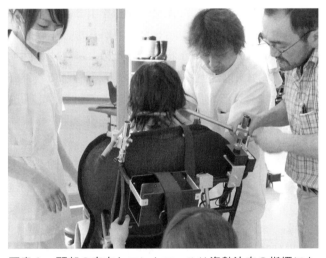

写真6 頸部の安定とコントロールは姿勢決定の指標になる。骨盤が深すぎると顎が上がって胸がせり出してきたり、骨盤が浅すぎると、顎が引けすぎて背中が丸まってしまうこともあり、座位姿勢を介助する際の目安にもなる。ネックサポートは頸部を固定するのではなく、動きが出やすい支点になる位置にする。（右から2人目が筆者）

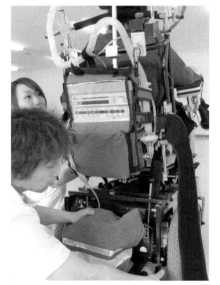

写真7 人工呼吸器と外部バッテリーを搭載し、回路やマスクの固定を行う。リクライニングや走行時に回路の外れやマスクの脱落が起きないように十分配慮することは、人工呼吸管理におけるリスク管理には重要。

されるご予定だそうです。シーティング車いすを使用するようになってからの変化の様子が、使用者の目線でよく分かる内容ですので、興味のある方はぜひご覧になってみてください。

日常生活がリハビリになる車いす

最適な車いす環境での活動は、身体に良い影響をもたらします。少ない力でも自力走行が可能なアシストタイプの簡易電動車いす（ヤマハJW-2）は、車いす走行時に四肢・体幹に最適な運動をもたらすように調整することで、歩行が困難になった後の運動量を確保しつつ、日常的なサイクリックな運動により、脊柱の変形を積極的に予防することが出来ます。上肢の筋力維持と称して、無理な姿勢で努力を強いる手動車いすを自走することは、過度な胸腰椎の前彎と、左右非対称な上肢の使用により、側彎変形を助長してい

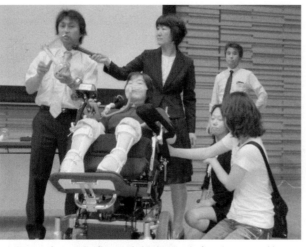

写真8 車いす作成から半年後に、奈良で行われた筋ジストロフィー市民公開講座の呼吸リハビリテーション実習のモデルとしてご協力いただいた際に、使用後の経過確認と微調整を行った。リクライニング操作を自分で行えることで、痛みや痺れの対策にもなり、乗車時間や快適性も向上する。

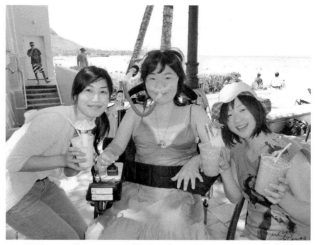

写真9 海外旅行にも再び挑戦。終日人工呼吸器が必要な患者においても、活動性を維持しやすいことがNPPVの最大の利点でもあり、呼吸リハビリテーションそのものである。電動車いすを含めた座位環境は、そのための不可欠で重要なツールの一つである。

ることがしばしば見られるので注意が必要です。

Duchenne型筋ジストロフィーでは、手動車いすは使用せずに、アシストタイプの電動車いすを歩行消失時期から使用し、実用的な移動スピードと、正常な体幹運動を日常生活の中で繰り返し行うことが良いと考えています。

ハンドリムの駆動操作に、体幹や上肢の非対称性が出現したり、体幹の正常な動きが観察されなくなってきた時にはジョイスティックコントローラーの使用を考慮し、体幹支持部は脊柱の過度の前彎や後彎変形が出現せずに、机上の日常生活動作を行えるような座位環境を整え、将来出現するであろう変形を予測しながら定期的に確認と修正をしていけるようにする。日常生活を過ごす座位環境の重要性を十分に説明し、主な介護者である両親家族や、学童期の患者であれば、授業中の姿勢を観察できる教員は、重要なモニターの役割を担えることを説明しています。

当院でのシーティングクリニックは、数年前に診療援助でご指導をいただいた、札幌にある北海道立心身障害者総合相談所のリハエンジニア・西村重男氏の提唱する「アクティブ・バランス・シーティング（ABS）」の考えに基づいて行っています。詳細は西村氏が全国で開催されている研修会やテキスト[2]をご参照下さい。

神経筋疾患における座位環境の調整には、使用者本人や家族の生活や活動状況、呼吸や嚥下などの内科的問題、疾患の病態や進行に合わせた長期的側面を考慮していく必要がある。また、車いすと使用者を適合させ、意図した姿勢や運動を引き出すためには、車いすの使用を開始した時点からも、継続した観察と介入が必要になる。そのため、車いすに関する専門的な知識をもった医師の処方のもとで、神経筋疾患における専門的なセラピストのいる、定期的で継続的なフォローが可能な専門医療機関で作成することが望ましい。

しかし、心肺機能の低下や学習や就労活動を考慮した、総合的なリハビリテーションができる専門機関で、シーティングクリニックを実施している施設はまだまだ少なく、必要としている多くの患者がいる現状にある。専門的で定期的な介入が困難な状況で、個別対応のサポート金具の使用や間違った運用に関しては、治療的側面があるゆえに、副作用的なマイナスの影響があることも事実です。地域により受けられるサービスや医療環境も異なる現状で、シーティングの理論やノウハウの成熟と人材の育成、汎用性のある機器の製品化が待たれます。

参考文献
1) 石川悠加編著：JJNスペシャル83, NPPVのすべて, 医学書院, 2008.
2) 西村重男：アクティブ・バランス・シーティング, 第32回車いすSIG講習会テキスト, 日本リハビリテーション工学協会, 2010, p13-22

（三浦　利彦）

53　身体に合った「車いす」を求めて

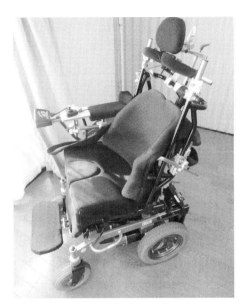

完成したシーティング車いす

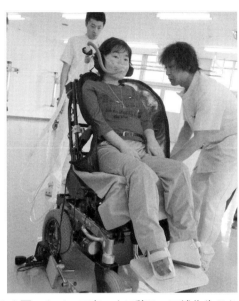

シートを覆ったベース車いすに移り、三浦先生のシーティングが開始です。

　身体の動かない重度の障害を負った者にとって、自身を移動させるための「車いす」って何だろう。私はそのとき、思いました。一昨年、国立病院機構八雲病院へ呼吸機能評価のため入院した時のことでした。「このシーティング試してみます？」と半日かけて私の身体に合わせて車いすを作り上げていただきました。仮合わせの車いすですが、動いた瞬間『10年前の身体』に戻った感覚でした。車いすに乗っているのがやっとの私が、スイスイ走ることができるのです。このシーティングと操作レバーがあればもっと楽に自分の生活ができるのです。私はこの身体に合った「車いす」にこの時、出逢えたのです。

　一度知ってしまったものはどうしようもありません。名古屋に戻り半年かけて特例措置の申請をお願いして許可をいただき、昨年4月中旬また再びあの感覚を体感したく八雲に向かいました。こんなわくわく感はひさびさです。もう桜も散った名古屋から胸おどらせながら、まだ所々雪の残る北海道、新千歳空港に降り立ちました。

『車いす』ってなぁに

　私が、車いすに乗り始めたのは、今から30年前の事です。当時はオーダーメイドなどもなく、既製車いすを支給される時代でした。身体の周りに隙間のできる大人用の大きな車いすに乗せられていた記憶が残っています。あれから現在、重度障害を持つ人が使う「車いす」は特に大きな変化が出てきています。ここ数年ではシーティングというそれぞれ自分の身体に合わせた「車いす」をつくる事が出来るようになりました。

　でも実際には、どれだけの方が本当に自分にあった車いすに乗ってみえるのでしょうか。今思えばそういう私自身がその一人でした。

　私の場合、この病気に応じたアドバイスはどこからもありません。結局自己判断で決めていくしかないのです。私は車いすの幅をなるべく狭くして、身体が揺れても倒れないようにして、腕、肘でしっかり上体を固定して座っていました。それが一番安定するものだと信じていましたし、逆にそれ以外のや

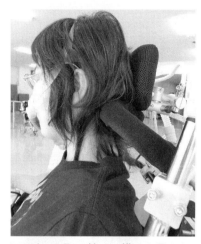
ネックサポート取り付け。横から見たところ。

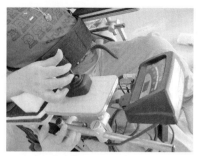
手元の操作コントローラー。

り方も思いも浮かびませんでした。そんな状態で介助を受けながら（身体の体勢を常に直してもらいながら）車いす生活を送っていました。

でも、病気の進行には勝てません。ここ2〜3年は、車いすに座っていながら自分の身体を保持することが難しく、褥創に悩まされ、腕の痛み、肩こりに悩まされ、最近では頭痛まで現れてきました。当然車いすに座る時間も少なくなり、あと何年でベッドの上の生活になるのかと不安の日々でした。

「車いす」とは、私たち難病患者にとって車輪の付いたただの椅子ではありません。身体の一部になってこそ、車いすの役目を果たしてくれるのです。一人の難病患者について、子どもから大人への病状進行の途中の生活がもっと良くなるようにと、車いす上の姿勢、体勢、活動のしやすさなどについて、とことん考えて下さる先生はいないものか、と思っていましたが、それを示して教えて下さったのが、遠い北海道の国立病院機構「八雲病院」です。

大きな出逢いと体験

私は3年前、「八雲病院」の石川悠加先生と出会う事ができました。初めての時、2泊3日で呼吸評価をして頂き、それだけの時間でも色々なことを学ばせてもらえました。そして次の年、今度は研修を兼ねて2年続けて飛行機に乗り北海道までカラダを運び、再び入院させていただきました。

私たちが訪れたその病院の中では、八雲病院の患者さんたちは私がもたもた電動車いすを動かしているその前を横を、軽快に自由にスピードを出して病院内をスイスイ走り回っていました。失礼ですがその患者さんたちと比べると一見私の方が状態が良さそうなのに、そんな動きが出来たのは私自身振り返えると何十年前のことです。私も一人で走り回っていた頃もありましたが、もう過去の事でした。でもその患者さんたちは、みんな鼻プラグを付け人工呼吸器を乗せ、動いているというより風を切って走っているように見えました。唖然となる私は、病気の状態？どこが違うのかな？と思っていました。

電動車いすのシーティングを試して

その2回目の入院の時です。理学療法室長の三浦先生から電動車いすのシーティングを試してみないですかとお誘いを受けました。三浦先生は、病院にあったシーティングのベース車いすに私を乗せチルトした状態で、一つ一つ私の身体の変形に合わせるようにシーティングをしていただきました。私の身体を見て、どこをどうすれば身体が安定して支えられるか、すべてお見通しのように思えました。時間が経つにつれ、だんだん身体が伸びて立っていく感じを覚えました。とはいえ、お尻も背中もすべて型にはめられた今までよく見た感触ではありません。三浦先生が「どうですか」と、チルトした状態を通常の位置に戻し起こしたとき、それは何十年振りに味わった夢でもみているような感覚でした。マジックでもかけられたような、先生の手は魔法のようでした。

身体が安定して、今まで痛くて仕方がなかったお尻も痛くなく、肘も浮いた感じで腕に力も入っていません。そして、介助者に頼んでいた電源スイッチも自分で入れられ、操作レバーも自由に動かせる、なぜか今まで動かなかった手も指も動くようになったのです。実に夢のような気分です。

いい年をしたおばさんが、そのシーティング車いすで同じところを何度もクルクルとはしゃぎ走り回っている自分がいました。ひとりで動かし自由に回れるっていうことは、この「車いす」は自分の力で自身を動かすことのできる身体の一部と同じで

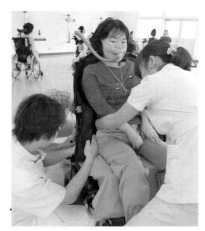
シーティング初日のまずは仮合わせ完了。

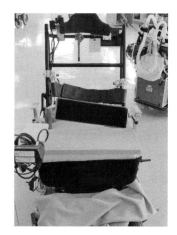
シーティング前の骨組みだけのベース車いす。

す。自分でも止められないほどの自由な世界を思い出したようでした。

何度も何度も「何十年前」の感じと書きましたが、当然病気が良くなったわけでもありません。この一つのシーティングのおかげで、私にもまだこれだけの身体の機能が残っていたのかと思うと、今まで苦労して動いていた生活が何だったんだろうと思えてきました。

つかの間の感激のあと、いつもの私の車いすに乗り換えた瞬間、ドヨーンと何ともいえない身体の痛みと呼吸のしづらさを感じました。今も忘れられない重苦しさです。車いす一つでそれだけの違いを身体で知ってしまいました。そしてこの体験で、八雲病院の先生方にご迷惑をおかけする始まりとなってしまいました。

あの『車いす』にどうしても乗ってみたい

名古屋に戻り、またお尻の褥創、腰の痛み、肩こり、頭痛を引き起こしていた生活が始まりました。このほとんどの原因が車いすの影響と知って、その痛みに悩まされるたびに、三浦先生に試していただいたシーティングがどうしても忘れられずにいました。あの車いすにもう一度乗ってみたい思いが募るばかりの毎日でした。

八雲病院に入院されている方と違い名古屋という遠方に住んでいる者に対しては難しいこととは分かっていましたが、藁をもつかむ思いで行動せざるを得ませんでした。私は無理を承知で直接三浦先生に連絡を取りました。相談の末、「名古屋で費用の面で許可が下りたら八雲に来てください」と言われた時は本当に嬉しかった。しかし、地元での作成と違い、シーティングに使用する素材や部品が、名古屋では前例がないものも多かったため、申請には時間を要しました。

私は更生相談所の許可をいただく方にどれだけ良いものなのか。必死に説明しました。でも、当然ながら更生相談所の方も初めての事には慎重にならざるを得なかったと思います。

(1) どれだけの効果を得られるのか。
(2) 生活の質がどれだけ向上されるのか。
(3) 他の電動車椅子とどこが違うのか。

と何度も質問を投げかけられましたが、私は諦められず説明のための書類などを書き続けました。八雲から戻り翌月9月に申請を始め待つ事5ヵ月間、年が明けてやっと許可を出していただきました。私は嬉しくて、一日でも早く製作してもらいたかったのですが、ベース車いす、付属品の製作などにも準備日数が必要でした。季節は冬で、北海道の八雲病院は雪の中。筋ジス患者には出かけることは困難です。寒さがやわらぐ春になるのを待ちわびていました。

シーティング電動車いすの製作

いよいよシーティング車いすの製作の日を迎える事が出来ました。心ウキウキ気分はもう八雲病院ですが、実際には名古屋の自宅から北海道八雲町の病院まで行くという大仕事が待っています。当日朝7時前には起き準備に入り、中部空港まで向かい12時の新千歳行き飛行機に乗り、空港でレンタカー借り八雲へ走らせ途中夕食を済ませ、病院に到着したのは20時。自宅のベッドを出て病院のベッドまで13時間以上、やっと八雲病院に着いたという感じです。私にとっては体力勝負の大変な移動の一日ですが、それでも私に必要なシーティングをしていただけることは、この先の私の生活、人生にとってど

れだけ重要で影響を与える大切なものになるか、三浦先生に試してもらったあの時、感じて知っていましたから。頑張ってでも八雲に行くしかないのです。

本来このシーティングは、八雲病院の患者さんたちのように1〜2ヵ月程度かけて行なわれるということを伺っていましたが、私の行なっている活動の都合で、無理・無謀なお願いをして4月18日入院してGW始まりの29日まで約10日間でシーティング車いす製作をお願いしてしまいました。いま思えば八雲病院の先生方には大変ご迷惑をお掛けしました。

入院翌日の朝からシーティング作業を始めていただきました。愛知県の車いす製作会社からまだ骨組みだけのシート一枚も付いていない真新しいシーティング用ベース車いすが届いていました。まず全体の概寸をとり、お尻を乗せる座面のクッションを載せ、背もたれシートを張り、いよいよ私が実際に座る時がきました。少し緊張しながらも、あの時の一人で自由に動ける車いすができると思うと期待一杯です。

三浦先生を中心に多数の先生方の施工でだんだんと形作られていきます。私の身体の一部一部がみるみるうちにしっかり支えられていきます。微妙な身体の支えは、私自身でも分からないほど繊細な作業です。なぜ先生には、私の身体の安定するところが判るのでしょう。心地よさと同時に今までそんなことを考えもしなかった自分自身に反省。そして先生たちの懸命な表情と汗とは対照的に、私をわくわくと笑顔にかえてくれる車いすが作り上げられました。これが初日の出来事でした。

仮合わせ試乗中の車いすについて、三浦先生からもしかすると縮まっていた腰に2〜3日は痛みが出るかもと言われました。私は今までの生活の痛みを思えば…と思っていましたが、今までとは少し違う伸ばされるような腰の痛みが本当に表れてきました。これも先生が言われたように3日後には嘘のように痛みは無くなり、それより今まで毎回悩まされていたベッドに横になった時に出るひどい痛みも、気がつけば消えてしまっていました。

2日目からは、毎朝一番に座り方を確認していただくことです。せっかくの身体に合わせた車いすですから、姿勢が悪ければ意味がありません。今までは幅を狭くした車いすに身動きが出来ない姿勢で座っていたため、自分の楽な姿勢が分からないので

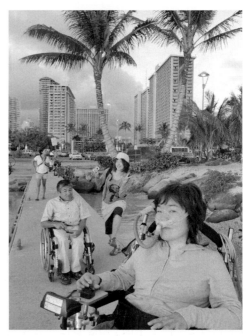

毎年恒例ハワイ旅行 数少ない主人とのツーショット、遠く後方はオアフのシンボルのダイヤモンドヘッド

す。自分でつかんで行かなければなりませんが、今でもたまに判らなくなってしまいます。驚くような効果が表れるのですから繊細なポイントがあるのは当然です。

その日は作業療法士の田中先生から操作レバーの選定の指導を受けました。印象的だったのは、私が「最近は人差し指しか動きません」といった時、田中先生は多くを語らず「そうですか」との返答を今でも忘れられません。なぜならば私は今、全ての指を使って電動車いすの操作レバーを動かしているからです。今まで自分が正しいと思っていた位置や形がそんなに正しいわけではなく、楽な身体の姿勢で手の置き場所、微妙な支えで今まで動かないと思い込んでいた手が動きだし使えたことです。田中先生は、自分で「一番合うポイント」を見つける事を教えて下さいました。現にその調整始めの頃、手を支えるものを3本(箇所)欲しいと作っていただきましたが、帰る日までには必要なくなり、今は1本で手を支えてレバーを操っています。この時も田中先生の指導、語りかけは、手品のような不思議な感覚になりました。

その後も毎日のように微調整を重ね重ね、退院2日前には満足いく形までに仕上がりました。三浦先生の「これに乗って帰ってください」という言葉にびっくりしながらも、乗って帰られる嬉しさで一杯でした。たくさんの先生のおかげで私のシーティング電動車いすが出来上がりました。この出来上がっ

た「車いす」に乗ったまま名古屋へ帰ることになりました。いざ乗って帰ると決めたものの気がかりなのは、飛行機搭乗の時に荷物として預けることです。私と同じように？　この車いすは非常に"繊細"で、予めあちこちに「取扱注意！」と書き貼っておき、搭乗係員に手渡す時「ここは絶対持たないで、さわらないで」と言葉で何度も言い、祈るような気持ちでした。とはいってもなかなか私のこの不安な思いは伝わらず、名古屋に着いたとき搭乗口まで階段をのぼってくる私の「車いす」を見た時には血の気のひく思いでした。

その場で目を凝らし何度も点検、幸い何事もなく自宅に到着し、「シーティング車いす」に乗る私を見て待っていた介助スタッフたちは目が点の状態、皆を驚かすことになりました。

シーティング車いすに乗って、今思うこと

最後になりましたが、私たちの都合で10日間という短い時間で私専用の「車いす」を完成させていただき、八雲病院の先生方には感謝の気持ちで一杯です。この車いすでの生活も、半年以上経ちます。毎日介助者の手が変わってしまうので相変わらず座り方は難しいですが、だんだんとコツが自分で掴めてきてシックリ満足な座り方が出来るようになってきました。一番の悩みであったお尻の褥創の傷・痛みは、今はきれいに治りほぼ完治状態です。車いすからベッドへ降りるたびに襲う腰痛もなくなり、何より一人で自分の思うままに動ける自由をまた取り戻せたことは一番うれしい事です。そしてなぜか、手・指も、上体・首・頭も今まで以上に動かせるようになっていますし、また呼吸することも楽な感じです。

私はこのシーティングは筋ジストロフィーの患者さんたちによく合っているものだと思います。八雲のシーティングは、同じ北海道の道立心身障害者総合相談所のエンジニア・西村重男氏の提唱する「アクティブ・バランス・シーティング（ABS）」の考えを参考にしていると言っていました。しかし、こんなに楽に座れる車いす「ABS」という考え方が、地元愛知県では筋ジストロフィーの患者さんたちには、あまり知られていない事実です。昨年、この西村先生のABSに関する講習会が愛知県でも開催され、私も参加してきました。筋ジスの患者さんにとって車いすに座ることは大切で避けては通れない事です。ちゃんとした形で車いすに座らないと、身体の変形による呼吸障害や腰痛など色々な問題を引き起こしてきます。同じ患者の立場として、今回の体験で自己判断、自分の感覚で行なっていた車いすの使い方に大きな誤りがあることを認識させられました。

また日本中のあちこちにある筋ジス患者さんたちにとってよい事、療養アプローチはたくさんあるのに、なかなかその人のもとへ伝わってこない現状や流れがあるように思えます。もっともっと、「からだが楽になること」が広がることを懸命に願います。

あらためて今感じます、今回3年続けて八雲病院にお世話になった八雲病院の先生方が患者さん一人ひとりのために力を注がれていることに頭が下がります。いつもいつも行くたび驚かされます。八雲病院はまるで「びっくり箱」のようで、その中に魔法？をつかう人たちがいるみたいです。

私はこの「車いす」に逢えてしあわせです。私たちも筋ジス患者さんを応援する一人として、地元の一人ひとりの患者さんに、身体に合った車いすに出逢うことができますように、在宅生活の「ＱＯＬ」が向上できるものを望みます。

（足達　恵理）

54 口腔ケアの実際

　口腔の機能は咀嚼と嚥下、発語であり、生命維持に必要な栄養の補給と、発声による情報伝達の点で重要である。また外界の異物と最初に接触するため、感染防御の点でも重要である。障害者/高齢者においてう蝕（むし歯）や歯周病などの歯科的問題は多く、医療や介護における歯と口腔の衛生管理、いわゆる口腔ケアは重要である。しかし、口腔ケアは病院でも在宅でも十分行われているとは言えない。そこで、口腔ケアの概念を整理し、口腔ケアに必要な知識や技術、社会資源について総括する。

口腔ケアとは

　狭義の口腔ケアは歯と口腔の衛生管理であり、広義の口腔ケアは口腔の持っているあらゆる働きのケアである。歯と口腔の働きを表1に示す。口腔内の不快感や疼痛、口臭のある生活や、おいしく食事ができない生活は苦痛であり、口腔ケアは「食べる」という人間の本質的活動を支えている。口腔ケアは日常的口腔ケアと専門的口腔ケアの2つ分けられる。日常的口腔ケアは毎日のうがいや歯磨きであり、専門的口腔ケアは歯科医師と歯科衛生士が行う歯科治療や歯科保健指導、専門的口腔清掃、言語聴覚士が行う嚥下、言語のリハビリなどが含まれる。実際の口腔ケアの内容を表2に示す。

口腔ケアの対象

　要介護者の60％以上が歯科的問題を持つと言われており、口腔ケアの必要性は高い。藤島は口腔ケアの対象として、① 手指の運動機能障害が重いこと、② 意識障害があること、③ 重症で体力がないことの3つを挙げている。

表1　歯と口腔の働き

* 咀嚼
* 摂食
* 嚥下
* 顔貌の形成
* 異物の認識と排除
* 平衡感覚の維持
* 味覚
* 構音・発音
* 愛情、怒りなどの感情表現
* 消化への関与（消化液の分泌）
* 免疫物質の分泌
* 脳への刺激
* 呼吸への関与
* 力の発生
* ストレスの発散

表2　口腔ケアの実際内容

* 口腔の清掃：食物残渣の除去、歯磨き、歯周清掃、含嗽、洗浄、清拭、歯石除去
* 口臭の除去
* 口腔乾燥のケア
* 口内炎・口腔潰瘍のケア
* 口腔内出血のケア
* 唇の痛み・ひび割れ・出血のケア
* 義歯の装着と手入れ
* う蝕の予防と治療
* 嚥下訓練、誤嚥・誤飲の防止
* 咀嚼筋・口腔周囲筋・舌の運動訓練
* 歯肉・頬部のマッサージ
* 咬合の適正化
* 栄養方法の検討
* 口腔内の観察
* 口腔の検査：唾液分泌、味覚、細菌、咬合面、咬合力、口臭
* 口腔の定期的健康診断
* 口腔の美容
* 言語訓練

口腔ケアの効果

1）口腔への効果

　食物残渣や歯垢を取り除くことにより、う蝕や歯周病を予防し、口臭を防ぎ、清涼感が得られる（図1）。歯や義歯上には口腔バイオフィルムと呼ばれる細菌の塊が形成されており、口腔内上皮の機能低下や唾液減少による自浄作用低下によって口腔の易感染性を生じる。

　また、経鼻栄養による副鼻腔炎から口腔へ感染が波及する場合もある。最近、口腔常在菌や歯周病原菌の感染から、血中に細菌が入り込み（二次性菌血症）、全身感染症を引き起こす問題に対して、口腔ケアの有効性が論じられている。気切や呼吸器装着中の方や経口摂取困難な方の口腔乾燥症に対しても口腔ケアは有効である。

2）気道感染・誤嚥性肺炎の予防

(1) 誤嚥による肺炎

　高齢・障害者や重篤な疾患に対して肺炎は大きな問題である。木田は老人病院における死亡原因を調査し、1位肺炎33%、2位感染症19%で、細菌感染が50%以上を占めると報告した[1]。高齢者の肺炎の起炎菌は主に歯周病原性細菌であり、誤嚥が原因として挙げられている。誤嚥には、① 食物の気道内吸引、② 口腔細菌の吸引、③ 胃液逆流があると言われている[1]。誤嚥の症状を表3に示すが、症状のない不顕性の誤嚥もあるので注意する。

(2) 嚥下障害の評価

　臨床では、水飲みテスト（30mlの水を一気に嚥下し、5秒以内に飲めれば正常。冷水3mlを嚥下する方法もある）や反復唾液のみテスト（Repe-titive saliva swallowing test ;RSST：30秒以内に唾液を3回以上嚥下できれば正常）を行う[2]。RSSTは感度80.3%、特異度40.1%で、臨床症状との相関が高いとされる。嚥下誘発テストとして、鼻腔から細い（8F以下）のチューブを挿入し、中咽頭に0.2mlあるいは1mlの水を注入し、嚥下反射が惹起されるかどうかを見る検査もある[3]。病院での嚥下障害の評価は、ビデオ嚥下造影検査(video fluorogram:VF)や内視鏡検査、嚥下圧検査、筋電図検査等が行われるが、詳細は成書に譲る。

(3) 誤嚥性肺炎に対する口腔ケアの効果

　米山らは施設入所中の高齢者366名（男性73、女性293、平均82歳）を毎食後に口腔ケアを行っ

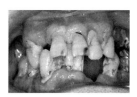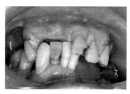

図1　60歳男性　脳血管障害
口腔は非常に汚れた状態で、う蝕と歯垢、歯肉炎を認めた（左）。口腔ケア後5ヵ月で改善を認めた（右）。

表3　嚥下障害を疑う主な症状
―「よくわかる嚥下障害」藤島一郎編　(株)永井書店より抜粋

症　状	注意点
むせ	食事内容との関連
咳	食事中・食後・夜間の咳
喉頭異常感・食物残留感	部位は？
嚥下困難感	食事内容との関連
声	食後の声の変化・湿性嗄声
食欲低下	嚥下障害のため食べられない
食事内容の変化	飲み込みやすい物を選ぶ
食事時間の延長	口の中に貯める・飲み込まない
食べ方の変化	上を向く・口からこぼれる
食事中の疲労	誤嚥・低酸素血症の有無
口腔内の汚れ	歯垢・食物残渣・口臭

た184人と、自分で歯を磨いている182人の2群に分け、2年間追跡調査した。口腔ケアとして、歯科医の診察下に介護士や看護師が5分間、毎食後に口腔のブラッシングを行い、必要であればヨード系の消毒薬を口腔に塗布した。その結果、口腔ケア群で熱発や肺炎発症率、死亡者数、死亡率が有意に減少（約半分）し、医療費節減効果も高いことを示した[4],[5]。

　誤嚥性肺炎に対する口腔ケアの効果は、口腔内清掃によって起炎菌となる口腔内常在菌やバイオフィルムが除去されることが考えられる。

　また、口腔ケアによって咬合改善や嚥下反射の潜時（鼻腔カテーテルから喉頭内に1mlの水を注入し嚥下反射が生じるまでの時間）短縮が示され、嚥下機能が回復する。さらに渡戸らは30日間の口腔ケアで咳反射が敏感になり、誤嚥を防止できることも示唆している[6]。

(4) 人工呼吸器関連肺炎

　気管切開や人工呼吸器を導入した際の肺炎（人

表4　口腔内観察のポイント

* 歯又は入れ歯でしっかり噛みしめられるか
* 口臭
* 食物残渣の有無
* 舌苔、舌の充血
* 口腔内の乾燥状況
* 舌や顎の動き
* 口腔内の痛みや味覚異常、舌の知覚異常
* う蝕や歯石、歯垢の有無・歯の動揺
* 歯肉の発赤、腫脹、出血、萎縮
* 口内炎・潰瘍
* 流涎

表5　器質的な口腔内の評価
食物残渣・舌苔・流涎・口臭の4項目に対して、0・1・2点の評価で点数の高い方が悪い状態と評価する。

項目	評価
① 食物残渣	0：残渣がない　1：麻痺側のみに残渣がある　2：口腔全体に残渣が残る
② 舌苔	0：なし　1：薄くついている　2：べっとりと舌表面を覆う
③ 流涎	0：なし　1：ときどきでる　2：常時でている
④ 口臭	0：なし　1：口元に顔を寄せると感じる　2：口元に顔を寄せなくても感じる
⑤ 口腔乾燥症	0度（正常）：1-3度の所見が見られず、正常範囲と思われる 1度（軽度）：唾液の粘性が亢進している 2度（中程度）：唾液中に細かい泡が見られる 3度（重度）：舌の上にほとんど唾液が見られず、乾いている

口腔乾燥症の臨床分類も参考とする。舌表面の唾液を中心に評価する。また、口腔底に貯留した唾液も参考にする。

工呼吸器関連肺炎）も問題である。Elpernらは人工呼吸器装着者の77％に不顕性の誤嚥があると報告しており、肺炎の原因としてやはり誤嚥は重要である[7]。Cindyらも人工呼吸器関連肺炎に対する口腔ケアの有効性を指摘しているが[8]、今のところ（evidenceとして）証明されていない。

3）全身への影響

残存歯数が少ないほど入院日数と医療費が増大するため、残存歯数と全身の健康には関連がある。特に、口腔ケアを含めた摂食・嚥下障害のリハビリテーションは脱水や低栄養に対して有用である。食事をすることで生き甲斐を堅持することができ、日常生活動作ADLや生活の質QOLが改善する[9]。

咀嚼によって覚醒レベルが向上し、脳血流も増えるため、ぼけ防止になる。また、噛み合わせの回復により平衡機能が改善し、全身に力が入るようになるため、転倒・骨折の予防も期待されている[10]。

口腔ケアの問題点

1989（平成元）年より、80歳で20本以上自分の歯を保とうという「8020運動」（親知らずを除き、成人の歯は28本）が実施され、歯の重要性は強調されているが、口腔ケアはあまり普及していない。その原因として、① 本人からの訴えがない　② 本人に任せておいては不十分である　③ 口腔内は外から見えない　④ 本人・介護者の口腔ケアについての知識不足　⑤ 口腔ケア実施の負担感　⑥ 口腔状態の多様性　⑦ 他職種との連携・チームアプローチに不慣れ　⑧ 口腔ケアに必要な器具の補助がない　⑨ 高齢・障害者の歯科検診制度がないなどの原因が考えられる。

口腔ケアの実際

1）口腔内の観察

まず対象者の口腔内を観察する。観察のポイントを表4に示す。経管栄養などで経口摂取していなくても観察を行う。口腔ケアの評価表も有用である（表5）[11]。口腔内の知覚異常や麻痺がある場合、図2の如く食物残渣を認めることがある。

また入れ歯や義歯の汚れにも注意する（図3）。

2）器質的口腔ケア

(1) 口腔ケアの準備

歯や義歯上の細菌の塊（口腔バイオフィルム）は

歯周病などの感染源となるため、機械的に除去する必要がある。角らは画一的な口腔ケアシステムを提案している（表6）[12]が、口腔の状態が対象者で異なるため、まず歯科医・歯科衛生士の診察と指導を受けることが重要である。歯科医・歯科衛生士の訪問診療制度は、医療保険および介護保険で認められている（後述）。

(2) 姿勢保持

口腔ケアを行う前に電動ベッドや椅子で適切な姿勢を保持する。姿勢保持が困難な場合は介護保険による特別な車いす（コンフォートなど）のレンタルや、身体障害者手帳による座位保持装置（概ね体幹1級：医師の判定が必要）を使用する。

(3) 歯磨き

歯磨剤による泡で誤嚥する可能性があるため、歯磨剤は通常使用しない。また、含嗽剤・洗口剤は殺菌力のあるものを選択する（デンタルリンス キララ/(有)ルピナス、など）。用途に応じて多くの歯ブラシや歯間ブラシ、スワブ（綿棒・デンタスワブPP、トゥース・エッテ/井上アタッチメント(株)）がある（図4）。

吸引に装着できる特殊な歯ブラシ（吸引くるりーナブラシ＝図5）、吸引器専用歯ブラシ；ハッピー/ファイン(株)、エラック吸引ブラシ/ライオン)、液体注入しながら吸引も可能な器具(デント・エラック給吸ブラシ910)もある。たくさんの器具があるため選択に苦慮するが、安価な歯ブラシで丁寧に磨く事が簡単で効果的である。歯ブラシの先が乱れると効果が落ちるため、2週間毎程度で歯ブラシを交換する。自立を促すため、自助具としての歯ブラシもある（図6）[13]。

(4) 口腔ケアの至適回数を表7に示す。

(5) 専門職によるプロフェッショナルケア -PTCと3D

歯科医および歯科衛生士による専門的歯面清掃 professional mechanical tooth cleaning(PMTC) professional tooth cleaning(PTC) は有用であり[14]、携帯用機器により在宅で行うことも可能である。PTCによってバイオフィルムを機械的に除去した後、0.45％ポビドンヨード（イソジンのどフレッシュ）等によって歯の表面に残る細菌を除菌する場合もある（3D：dental drug delivery system）[15]。ただし、PTCや歯の研磨の際、口腔内に水を注入するため、嚥下障害による誤嚥に注意する。誤嚥の危

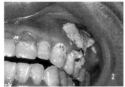
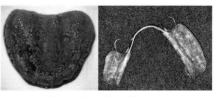

図2　口腔内の食物残渣　　図3　入れ歯の汚れ

表6　口腔ケアシステム[8]

1. 座位にて1日1回の口腔ケアを1回5分で行う
2. 含嗽薬に浸漬した Foam Stick にて口腔粘膜を擦ります（1分）
3. 舌ブラシにて舌の奥から手前へ10回軽く擦り、舌苔と擦りとります(30秒)
4. 電動歯ブラシにて歯面清掃、粘膜も必要に応じて清掃します(2分30秒)
5. 含嗽薬による口洗(1分)

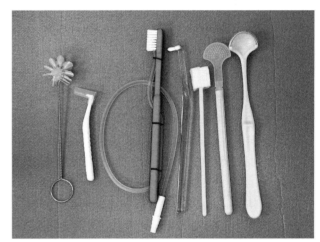

図4　いろいろな歯ブラシ・歯間ブラシ・スワブ（綿棒）（左からくるりーな、歯間ブラシ、吸引器に接続するブラシ、ワンタフトブラシ、スワブ、舌ブラシ2本）

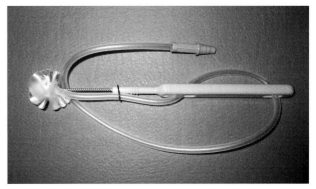

図5　吸引に装着できる特殊な歯ブラシ：吸引くるりーナブラシ

険性があれば、設備の整った病院で処置することが勧められる。

(6) 口腔内乾燥

口腔ケアが不十分な場合や人工呼吸器の使用、咀嚼筋の萎縮により閉口できなくなった場合等に、口腔内乾燥が問題となる。口腔の乾燥を防ぐため、室内の加湿やマスク装着、脱水の補正が行われ、唾液の分泌を促す食品（梅干し、ガム、スルメ、酢昆布）やトローチ、人工唾液（サリベート）、含嗽剤（口腔内の湿潤・殺菌：イソジンガーグル、ハチアズレ）が用いられる。

最近、口腔内保湿ジェル（オーラルバランス/大野産業（株）：1,900円やカテキンオラル/昭和薬品化工（株）：1本500円）も用いられる。

3）機能的口腔ケア

摂食嚥下リハビリテーションの一部として行われ、開口度や咀嚼運動、舌運動、口腔周囲筋の状況、言語の明瞭度、発音機能などの機能を評価・訓練する。

口腔ケア関連事項

1）在宅における歯科診療：歯科訪問診療

寝たきり等で通院が困難な患者に対して、歯科または歯科衛生士の訪問診療が可能である。訪問診療は医療保険と介護保険の両者で認められているが、介護保険は医療保険に優先される。

(1) 医療保険：1点10円として、かかりつけ医初診／再診料＋歯科訪問診療料（居宅830点／施設複数380点）＋処置料＋訪問口腔指導管理料430点（月1回）が基本である。歯科衛生士の訪問は在宅350点、施設複数100点で、月4回まで可能である。

(2) 介護保険：1単位約10円として、歯科医による指導（500単位／月2回まで）と、歯科衛生士による指導（1回目550単位、2回目以降300単位／月4回まで）があり、1割の自己負担が発生する。

2）口腔ケア関連機器の補助：電気式痰吸引器の給付

呼吸器機能障害3級以上又は同程度の障害者手帳が必要である。呼吸機能障害は1, 3, 4級があり、3級は家庭内の日常生活活動が著しく制限されるもので、年

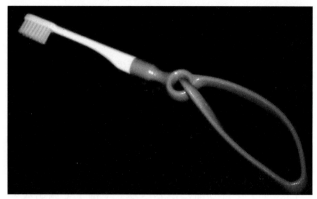

図6　自助具としての歯ブラシ

齢や性別、身長、予備肺活量、1秒量、動脈血酸素分圧（60Torr以下）の数値を基に、身体障害者福祉法による指定医師が意見書を作成する。指定医師のリストは市町村役場で入手できる。

身体障害者手帳が交付された後、電気式痰吸引器の必要性を証明した医師の診断書を併せて住所地の市町村役場に申請することにより、日常生活用具として電気式痰吸引器が1台給付される。給付額の上限は、電気式痰吸引器56,400円、ネブライザー36,000円で、超過すれば差額を負担する。所得税に応じた自己負担が別に規定されている。

身体障害者手帳に該当しない場合、難病患者等居宅生活支援事業や小児慢性特定疾患児日常生活用具給付事業が利用できる。

停電・災害時の予備器として、手動式吸引器（レスキューバックRES-Q-VAC：米国リプロメド社製；35,000円）や、掃除機の動力で痰を吸引するIMG家庭用吸引瓶（アイエムジー・ホスピタルサプライ（株）；12,000円）がある。

3）介護保険による口腔ケア

高齢・障害者介護における口腔ケアは、誤嚥性肺炎の予防や低栄養の改善、転倒防止に有用で、要介護者のADLやQOLを改善するため、介護保険の目的である要介護者の自立や介護者の負担軽減につ

表7　口腔ケアの至適回数

口腔ケアの回数	介護者による日常的口腔ケア	専門的口腔ケア
毎食後	経口摂取中で全介助	
1日1回	経口摂取中で一部口腔ケア可能 経管栄養中	
週1—2回	口腔ケア不十分	歯科疾患がある場合
2週に1回		全身状態の変化がある場合
半年に1回		口腔・歯科疾患なし

ながる。さらに、介護予防として新たに気道感染予防が制度化される予定であり、その中で口腔ケアは重要な位置を占めている。

今後、介護保険下で口腔ケアを普及させるため、介護支援専門員や介護サービス事業者に対する歯科保健教育と地域歯科医師会との連携、かかりつけ歯科医とのケアカンファレンスが重要である。

① 障害者/高齢者に対する口腔ケアは、歯科疾患だけでなく、気道感染・誤嚥性肺炎予防に有用である。
② 障害者/高齢者に対して、口腔ケアに併せて歯科治療や歯科保健指導、専門的口腔清掃を行うことによって、ADL・QOL が改善する。

謝辞：本稿を終えるに当たり、貴重な症例を提示していただき、終始適切な助言をいただいた広島県立身体障害者リハビリテーションセンター歯科医長　古胡真佐美先生と、広島市総合リハビリテーション病院歯科部長　吉田光由先生に深甚なる謝意を示します。

文　献

1) 木田厚瑞:高齢者の呼吸器疾患─嚥下性肺炎の病態について─. 老年歯科医学、10(1):3-10, 1995.
2) 小口和代他:機能的嚥下障害スクリーニングテスト「反復唾液のみテスト」の検討 正常値の検討. リハ医学、37:375-382, 2000.
3) Teramoto, S., Matsuse, T., Fukuchi, Y., Ouchi, Y.: Simple two-step swallowing provocation test for elderly patients with aspiration pneumonia. Lancet, Apr10;353 (9160):1243, 1999.
4) Yoneyama, T., Yoshida, M.: Oral care and pneumonia. Lancet, 354 (9177):515, 1999.
5) Yoneyama, T., Yoshida, M., et al.: Oral Care Reduces Pneumonia in Older Patients in Nursing Homes. J Am Geriatr Soc 50:430-433, 2002.
6) Watando, A., Ebihara, S. et al.: Daily Oral Care and Cough Reflex Sensitivity in Elderly Nursing Home Patients. CHEST; 126:1066-1070, 2004.
7) Elpern EH, Scott MG, Petro L, Ries MH: Pulmonary aspiration in mechanically ventilated patients with tracheostomies. Chest 105:563-566, 1994.
8) Cindy LM, Mary JG et al: Oral health and care in the intensive care unit: State of the science. American Journal of Critical Care;13:25-34, 2004.
9) 鈴木美保、才藤栄一他:高齢障害者の歯科治療とその障害に対する効果について. 日本歯科医師会雑誌、52(5):608-617, 1999.
10) 寺岡加代、柴田博、渡辺修一郎、熊谷修:高齢者の咀嚼能力と身体状況との関連性について. 老年歯科医学、11(3):169-173, 1997.
11) 角町正勝:居宅療養管理指導/口腔ケア～居宅療養管理指導は在宅に向けた歯科の活動への期待. デンタルハイジーン別冊/介護保険はじめの一歩:76-81, 2000.
12) Sumi, Y., Nakamura,Y.: Development of a systematic oral care program for frail elderly persons. Spec Care Dentist, 22(4):151-155, 2002.
13) 村松真澄:口腔ケアの基本技術物品篇；ケア用品の紹介. ナーシング・ツゥデイ, 24(12): 34-36, 2009.
14) 花田信宏:う蝕と歯周病を予防するくすりの導入. 日本歯科評論 692:98-103, 2000.
15) 福英信、油川英二、花田信宏:齲蝕予防のIT革命. ザ・クインテッセンス 19(10):77-85, 2000.

（木村　浩彰）

55　舌苔の除去の考え方と用具

舌ブラシの歴史

　歯の博物館によると、舌の清掃は西洋では18世紀から真ちゅうや金、銀など金属製、べっこう製などを使用して舌の清掃（舌こき）がおこなわれていたようです。日本でも木の枝で歯をみがく習慣と共に中国を経て伝わりました。歌川国貞の浮世絵「舌掃除をする婦人」でも、舌の苔を掃除している様子が描写されています。江戸時代の房楊枝や明治時代の竹ブラシは、舌の清掃（舌こき）用に柄の部分がヘラ状に薄く削ってありました。

　舌の掃除は歯みがき、洗口と共に口腔清掃法のひとつではありましたが、日本では、舌の清掃を指導する歯科医師・歯科衛生士は多くありませんでした。

舌の特徴

　舌の表面は、小さな乳頭と呼ばれる絨毯のようなヒダで覆われています。このヒダを糸状乳頭（しじょうにゅうとう）といいます。糸状乳頭は舌の真ん中と奥の方に密生しています。舌はヒダがたくさんあるために、汚れが付きやすいという特徴もあります。絨毯の掃除をしないと汚れが毛の間に入り込んでしまうように、舌もヒダとヒダの間に汚れが入り込みやすいのです。

舌の清掃の考え方

　単純に舌に付着した汚れを掃除すれば良いわけではありません。

　舌苔＝舌に付着した汚れ（苔）の除去については、歯科業界では賛否両論です。

　舌の掃除は舌の苔と口臭の関係が解明されてから生理的口臭が原因の場合は指導されるようになってきましたが、口臭外来の第一人者である本田先生曰く、「口臭治療の視点では過剰な舌の掃除はむしろ逆効果」という考え方もあります。

理由は、舌は粘膜組織という繊細な器官ですが、疼痛刺激に対して敏感ではないため過剰な物理的（機械的）刺激を与える危険があると考えられてもいるからです。舌ブラシの種類によっては舌粘膜がミクロレベルでの損傷が出来るので適切なグッズで適切な使用方法が大切だと考えられています。

舌清掃の目的

○口腔内の清掃
○間接的な歯周病予防
○口臭予防
○審美的保持または回復
○味覚の保持または回復　その他

舌清掃を行う上で理解しておきたいこと

○舌の特徴（健康な舌でも白い汚れは多少ある）
○舌苔の組成
○歯周病原性細菌の住処であるということ
○口臭の主な原因となること
○適切な舌GOODSで安全に使いこなすこと

舌清掃の注意事項

　舌清掃は自己流で行っている人が多いようです。弊社の調査では、使用清掃用具として舌専用清掃用具以外では、普段口腔清掃に使用している歯ブラシで舌も清掃している人が多かったです。しかし舌は非常に傷つきやすいため清掃しているつもりが舌の表面を傷めている人も多いです。適切な器具で正しくケアをする事を心がけてください。

よって、舌のケアを行うためには
(1) 健康な舌の特徴
(2) 全身疾患を有する患者さん・高齢の患者さんの口腔内のリスク
(3) ケアグッズ
(4) 正しい舌のケア方法
についても理解しておく必要があります。

(1) 健康な舌の特徴

舌に関する考え方は解剖学的に診る人と舌診査で診る人と少し考え方が違うことが多いです。解剖学的には、分界溝とよばれる溝よりも奥の部分を舌根、前の部分を舌体として分けますが、舌診においては分界溝よりも前の舌体部分を分類します。舌の先端を舌尖部、舌の中央を舌中部、舌の奥を舌根部、左右の縁を舌辺部と呼び、それぞれに五臓を配当しています。漢方の分野や東洋医学の分野では、舌は健康のバロメーターという考え方も浸透していますので、とても大切な臓器の一部と考えられています。

健康な人でも舌の上には多少の白い苔が存在します。正常な舌は、写真のようにうすく白い舌苔が付着しています。舌の辺縁全体には苔はなく、奥にいくほど薄く白い苔が付着しています。この程度は正常の範囲です。

(2) 全身疾患を有する患者さん・高齢の患者さんの口腔内のリスク

寝たきり老人や、治療によって健全な口腔生理機能の回復が不可能であると専門的に判断された介護を必要とする人に対して、専門家や看護士の手によって、舌苔由来の細菌感染症防止の見地から、専用の器具を用いてなるべく舌表面粘膜に損傷を与えないように定期的に除菌・殺菌を行いながら舌苔を物理的に除去することがあります。

舌に汚れが付着しやすい状況作りやすい腔乾燥症を起こしやすい代表的なお薬は、

○ 鎮痛剤
○ 抗うつ剤
○ 抗精神病薬
○ 抗コリン薬
○ 抗ヒスタミン薬
○ 利尿薬
○ 気管支拡張薬
○ 降圧薬

など、薬を服用している患者さんの舌の汚れの判断は難しいため適切なグッズと正しい使い方を専門家に診断してもらった後で使用するよう気をつけてください。

舌発ガン実験で"物理的清掃用具の刺激の影響"を確認した研究では、発ガン剤を用いて舌ガンを発生させるときに、歯科用のクレンザーを使用してある程度擦過すると、発ガン剤のみの時より剤と機械的刺激を与えたほうが、発ガンが早まる（このケースの舌への機械的な刺激は発ガン機序を促進する）という報告もあるので充分注意して専門家と相談して使用を検討してください。

舌ケアのグッズ紹介（種類と特徴）

A：ヘラタイプ（図1）

【長　所】
・清掃効率が比較的高く、舌の全体的な汚れを取り除くことが出来る
・嘔吐反射が起こりにくい
・比較的安価な商品が多い
・比較的長い期間使用出来る

【短　所】
・舌乳頭の間に入り込んだ汚れが取りにくい
・汚れを取ろうとして力を入れやすいので注意する

【正しい使い方】
・汚れが取りやすい代わりに舌乳頭を損傷しやすいので、先端を舌に押し付けすぎず弱い力で使用する

B：ブラシタイプ（図2）
【長　所】

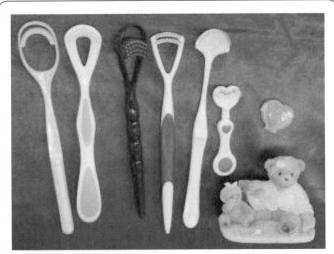

会社名（発売元）	商品名	タイプ
オーリット（Oolitt）	ブレスワンド タンクリーナー	ヘラタイプ
川本産業㈱	フレッシュメイトK	ヘラタイプ
ハーゲルヴェルケン（Hager&Werken）	ミラデント タンクリンデラックス	ヘラタイプ
㈱まめいた	舌クリーナー	ヘラタイプ
バトラー（Butler）	タンクリーナー	ヘラタイプ
㈱ジャックス	デンタルプロ舌ブラシ	ヘラタイプ

図1

・舌乳頭の間などに入り込んだ細かい汚れも取ることが出きる。
・磨いている感が得やすいので使用する時の力加減が調整しやすい
・先端の毛の長さや形状などの種類が豊富で選びやすい
・比較的安価な商品が多い

【短所】
・形状によっては嘔吐反射を起こすことがある
・毛先の劣化により買い替えの期間はヘラタイプより短いものが多い
・T字型は使用中に折れないように気をつける
・先端の劣化が素人にはわかりにくいので定期的に交換する必要がある

【正しい使い方】
・舌乳頭の間に毛先が届きやすい特徴があるため、操作する際、毛先を押し付けないように優しく舌の上を後方から前方へ1方向で優しく動かす

C：その他（図3）
左から
○両端を両手で持って使用するタイプ
【長　所】　使いやすく商品寿命が長い
【短　所】　比較的高価
　　　　　　独特な形状で管理が難しい
○コットンで汚れを絡ませるタイプ
【長　所】　使いやすく衛生的
　　　　　　一本が安い
【短　所】　細かい溝までは取れない
○先端全体で汚れを絡ませるタイプ
【長　所】　使いやすく衛生的
一本が安い
【短　所】　細かい溝までは取れない
○特殊ナイロン加工で両面使用するタイプ
【長　所】　使いやすい
細かい汚れも取りやすい。汚れの除去がわかりやすい。その他、タオルによる舌溝清掃も行われることがありますが、専門家の指導なしでは適切に舌分界溝まで清掃するのは難しく、誤った力で清掃すると衛生面でもマイナスなことが多いのであまり推奨はされていない。

(3) 正しい舌のケア方法
STEP 1：口をしっかりとすすぐ。
※ 口の中が乾燥した状態で軟らかい組織である舌

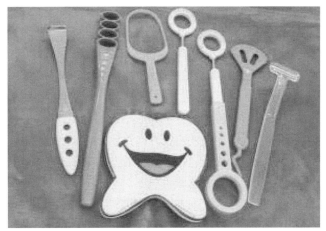

会社名（発売元）	商品名	タイプ
㈱ユニロック	クリーンタング	ブラシタイプ
エムケア（㈱マインドアップ）	舌クリーナー	ブラシタイプ
エムケア（㈱マインドアップ）	舌クリーナーロング	ブラシタイプ
グリーンベル	ステンレス舌ミガキ	ブラシタイプ
プレミアムプラス（Premium Plus）	タンクリーナー	ブラシタイプ
ヘンリーシャイン（Henry Schein）	タンフレッシュナー	ブラシタイプ
アルウィン（Alwin）	ピックリーンタンクリーナー	ブラシタイプ

図2

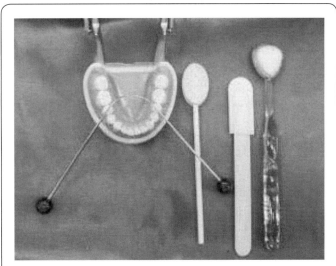

会社名（発売元）	商品名	タイプ
SHIKIEN Co.,Ltd.	W-1舌ブラシ	その他
ブライトスター（Britestar）	タンクリーナー	その他
日本綿棒㈱	タングクリーン	その他
日本綿棒㈱	タングワイパー	その他

図3

に物理的な道具を使用すると下乳頭を傷つけてしまうことがあるため。

※ 口の中の乾燥が気になる人は、刺激の少ないデンタルリンスなどで口をすすいでおく方法もあります。

STEP 2：舌を前方に突き出す。

STEP 3：舌の中央から後方にかけての部分の汚れがつきやすいので、後方から前方にかけて一方向で舌を突き出したまま舌ブラシを動かす。

院内で舌清掃を行う際、患者さんに対してアドバイスをしている項目と内容を、次にご紹介します。

舌ブラシを使用する際の注意事項

○1日1回以上行わない

理由：舌苔は1日の生活の中で正常な範囲で自然に付着することもありますが、口腔内の唾液や上顎とこすれることで自浄作用も期待出きます。よって、過剰に清掃しないように気をつけましょう。

○選んだ清掃用具を正しく使用する

理由：ヘラ形やブラシ形など舌ブラシ用の清掃用具はたくさんありますが、それぞれに特徴があります。選択した用具の特徴を理解して正しく使用しないと清掃効果が半減してしまい逆に舌の表面を傷つけてしまいます。

○鏡で汚れを確認する

理由：普段の歯ブラシの延長で鏡を見ないで磨く人が多いようですが、舌は繊細な部分なのでしっかりと汚れを確認してからその部位に対して丁寧に清掃するよう気をつけましょう。汚れがない所に対して必要以上に清掃すると傷つけてしまいます。

○長い時間行わない

理由：清掃は、舌の奥から手前にかけて数回行う程度で充分であるため。

○清掃用具も綺麗に洗浄しておく

理由：清掃用具の先端・ナイロン部分などを清潔に管理しておかないと味蕾を傷つけたり舌ひだの奥に汚れを届けてしまうことがあるため。

○舌から出血したらすぐに中止

理由：舌の表面を傷つけたり出血した時は治るまで舌に清掃用具を当てる行為を中止してください。

○歯みがき剤を使わない

理由：歯磨剤・洗口剤は化粧品（基本成分から出来ている歯みがき剤・洗口剤）と医薬部外品（薬効成分を加えた歯みがき剤・洗口剤）の2種がありますが、舌清掃を行うための製品として臨床的に効果を確認した例はほとんどないため、繊細な味覚をつかさどる軟組織のブラッシングに歯みがき剤を使わないでください。

舌ブラシを使う時は、しっかりと口の中をお水でゆすぎ、清掃後もしっかりとゆすぎましょう。その後に歯みがき剤を使用してのブラッシングや洗口剤を使用してください。

■ 舌清掃で起こりがちな嘔吐反射の予防ポイント
○出来るだけ舌を、前へ突き出すようにする
○舌の掃除中は息を止める
○舌清掃の前に歯みがき剤を使わない

POINT：まとめ

・舌には舌乳頭が存在し、表面に凸凹があるので簡単には舌乳頭の基部の汚れを落とすことは出来ません。
・舌の上には口臭の原因となる嫌気性菌も多く存在するため汚れが気になる場合は定期的なケアが必要です。
・舌はとても繊細な部分で傷つきやすいので丁寧に掃除をします。
・たくさん汚れが付着している場合は、一度に取ろうとしないで数日かけて少しずつ取り除くようにします。
・どの製品を使用する時にでも軽く数回だけ行います。
・糸状乳頭の白く見える角化層を舌苔と間違えて擦過しないようにする。

保湿剤について（図4）

歯科用保湿剤は歯科のさまざまな分野で活用されています。口腔内腔乾燥と同時に発熱や口呼吸、多発性口内炎、潰瘍と出血など、いろいろな病態が複合した症例に対して術前に使用したり術後に使用したりするケースも増えてきています。舌苔清掃のために使用する製品ではありませんので舌清掃の後に保湿剤を上手に活用して口腔内環境を良好に整えるなど使用方法を歯科医師または主治医・歯科衛生士と相談して使用してください。

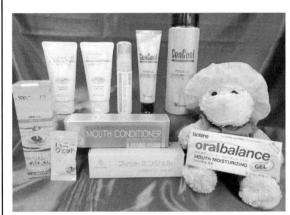

会社名	商品名	備考
㈱オーラルケア	ウエットキーピング （口腔用ジェル）	ジェルタイプ
和光堂㈱	うるおいキープ （口腔保湿ジェル）	ジェルタイプ
㈱ジーシー	オーラルアクアジェル　プレーン （口腔用ジェル）	ジェルタイプ
㈱ヨシダ	洗口液　オーラルウェットスプレー	スプレータイプ
ウエルテック㈱	コンクール （口腔用ジェル＋リンス）	ジェルタイプ リンスタイプ
ティーアンドケー㈱	バイオティーン　オーラルバランス （口内保湿・湿潤ジェルリキッド）	ジェルタイプ
ティーアンドケー㈱	バイオティーン　マウスウオッシュ （口内保湿用洗口液）	液体
日本ゼトック㈱	ハニーウェット	ジェルタイプ
㈱セレス研究所	フィットエンジェル リキッドタイプ　（洗口液）	液体
帝人ファーマ㈱	サリベートエアゾール	スプレータイプ
㈱アルファネット	マウスコンディショナー	ジェルタイプ

図4

　舌苔は必ずしも全て除去する必要はありません。特に、治療中で薬を服用している患者さんの舌は苔や汚れではなく白くなることもあります。但し、舌苔と口臭や誤嚥の関係が解明されてきているため適度なケアは大切です。

　舌に気になる症状がある場合には、歯科医師または主治医・歯科衛生士と相談して適切な清掃方法と清掃用具を指導してもらってから行うようにしてください。

（濱田　真理子）

56 日常生活のなかでスムーズに排泄するには

排泄は日常生活において大変重要な行為の一つである半面、人にゆだねたくない行為でもあります。しかしその機能が損なわれ、排泄が自立できなくなった場合には、他人にケアをゆだねる必要が出てきます。排泄ケアにおいては、その人の羞恥心を理解し、自尊心を傷つけることのないよう意識したケアが必要です。また可能な限り、その人の持つ力を引き出せるようなケア介入を検討することも大切です。

このようなことをふまえ、本稿は排泄ケアにおける日常的なケアの注意点やトラブル時の対処方法を中心に紹介します。

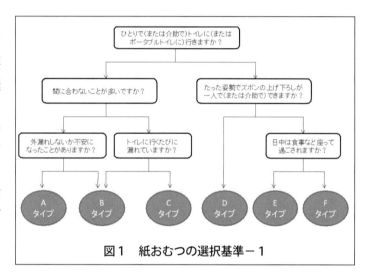

図1　紙おむつの選択基準－1

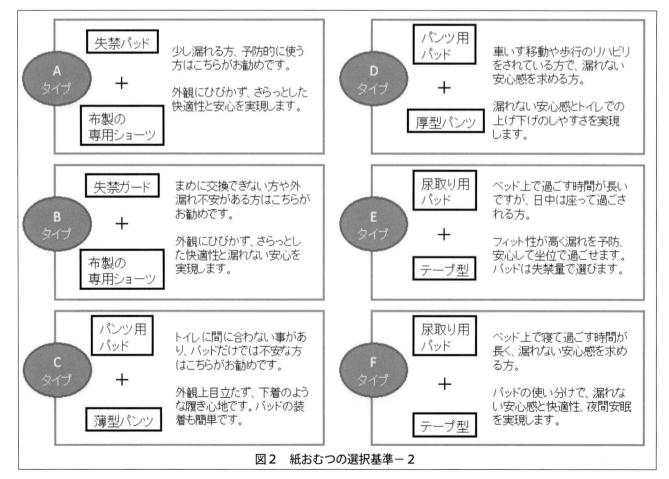

図2　紙おむつの選択基準－2

おむつによる排泄ケア

人は産まれて誰もがおむつを経験します。またその後おむつが外れてトイレでの排泄が行えるようになりますが、その過程の中で再度おむつを経験する生活となる人もいます。特に65歳以上の高齢者の約半数に尿失禁症状があり、多くの失禁患者はおむつを使用していると言われています。

おむつをしなければならない状況として、生命の危機状態にある急性期があります。また慢性期や在宅療養あるいは施設入所の場合では、寝たきり期間が長く、全身の関節拘縮が著しい、起き上がることや坐位姿勢がとれない、あるいは本人の強い希望などがあげられます。また介護力不足、独居寝たきりの場合やトイレ整備上の問題などがあります。おむつを使用することは簡単ですが、安易に選択するのではなく、各個人の状況に応じた選択をすることも重要になってきます。

紙おむつの選択基準

図1,2は、在宅の一般介護者から介護・看護専門職まで使用できることを念頭に置き、簡単でわかりやすく、使いやすいことを配慮して作成されたおむつの選択基準です。おむつ使用者のADL状況と失禁量で選択基準を設定しています。この基準により、適切なおむつのタイプが選択できます。

排尿用具選択のアセスメント

各個人のADLや排泄パターンをアセスメントし選択していくことが必要です。例えば「本人の意識がはっきりしており、尿意もあるためできるだけトイレで排泄をしたい」、「片麻痺はあるが、日中は一部介助でトイレ排泄をしたい」などの場合は、尿取りパッドだけか、パンツタイプのおむつを選択します。

また「夜間は尿意による覚醒が頻回にあり、熟睡感も得られず意識がはっきりしないために尿失禁を助長している」など夜間の頻尿の場合は、引き続き原因を探るとともに、夜間は日中よりも吸収量の多い尿取りパッドに替えて、フィット感のよいパンツタイプのおむつを選択します。

排泄と姿勢

おむつをしている患者の多くは、臥床した姿勢で排泄をしています。しかし本来の排泄姿勢は、排便時では"しゃがむ"または"腰かける"であり、男性の排尿時は立位となります。この姿勢の不具合によっていっそう排泄障害をもたらし、うまく腹圧がかけられないために、頻尿や頻便を繰り返すこともあります。坐位によって得られる自然な腹圧上昇は、仰臥位では期待できません。頻尿・頻便であった寝たきり老人が、坐位排泄を促すことによって大量の排泄物を排出することができた場合もあります。排泄時の姿勢を正常にするだけでも容易に排泄が促される可能性が高いと言えます。

排泄とスキンケア

排泄におけるスキンケアの目的は、排泄物による刺激に抵抗できる健康な皮膚を保つことと、それらの刺激を最小限にすることです。日常的にこのような意識で取り組むことが重要です。

具体的には、皮膚から刺激物、異物、感染源などを取り除くための洗浄とそれらを遮断したり皮膚への排泄物による刺激や物理的刺激を小さくしたりする被覆、角質層の水分を保持する保湿、皮膚の浸軟を防ぐ水分の除去などになります。皮膚の水分は皮脂、天然保湿因子（NMF）、角質細胞間脂質（セラミド）によって一定に保たれています。

しかしこれらの物質が減少すると、皮膚は外からの防御機能が低下しやすくなります。失禁による便や尿の付着、おむつの使用、頻回な洗浄や清拭による物理的刺激により、皮膚のバリア機能は障害されてアレルゲンや微生物が侵入しやすくなり、外的刺激に対しても敏感に反応しやすくなるためスキンケアが重要となります。

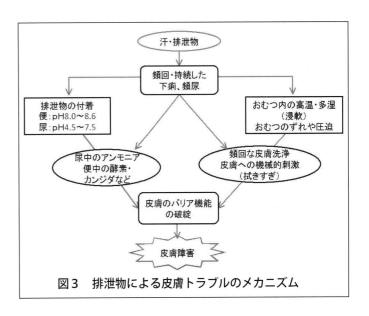

図3　排泄物による皮膚トラブルのメカニズム

表2　予防的スキンケアに用いる洗浄剤・保湿剤など

洗浄剤				
商品名	ソフティ（花王）	リモイスクレンズ（アルケア）	セキューラCL（スミス・アンド・ネフュー）	サニーナスプレー状（花王）おしりふき
特徴	・泡タイプ ・弱酸性 ・セラミド、ユーカリエキス配合で皮膚の潤いを保つ	・洗浄クリーム ・洗浄効果、保湿効果 ・天然オイルで汚れを浮き上がらせ、ふき取りにより清潔が得られる	・弱酸性 ・適量吹きかけた後にふき取るまたは洗い流す ・洗浄後の皮膚にうるおいを与え、乾燥を予防する	・肛門周囲の皮膚を保護し、清潔を保つ ・保護成分のスクワラン消炎剤のグアイアズレン配合
保護・保湿剤			保護膜形成剤	
商品名	セキューラDC（スミス・アンド・ネフュー）	セキューラPO（スミス・アンド・ネフュー）	ソフティ保護オイル（花王）	キャビロン（3M）
特徴	・保護・保湿クリーム ・撥水効果があり、皮膚を汚れから守る ・皮膚にうるおいを与え、乾燥した皮膚を滑らかに整える	・保護クリーム ・撥水性の皮膜が水分の蒸発を防いで皮膚を保湿し、乾燥を防ぐ	・保護オイル ・撥水効果があり皮膚を保護する ・皮膚洗浄後にスプレーして、汚れや乾燥から肌を守る	・非アルコール性、ノンオイルで肌に優しい ・スプレータイプやナプキンタイプがあり、上からテープの貼用も可能

排泄物による皮膚トラブルの発生機序（図3）

陰部・肛門部の予防的スキンケア

皮膚の水分は皮脂、NMF、角質細胞間脂質が減少すると外からの防御機能が低下しやすくなるため、排泄物から皮膚を守るためのスキンケアが必要です。そのため表1のような注意点を考慮しスキンケアを行いましょう。

≪洗浄≫

通常皮膚を洗浄する際は、石鹸をよく泡立てて使用します。またゴシゴシと擦るのではなく、泡で皮膚を愛護的に洗うようにすることが大切です。こうすることによって皮膚への刺激を最小限にしたケアが行えます。また頻回な下痢などの場合は、その都度石鹸で洗浄すると皮膚の皮脂膜や角質にダメージを与えるため、石鹸の使用は少なくし直接皮膚に排泄物が付着しないようなケア方法を工夫することが必要です。弱酸性洗浄料や被膜剤などの使用は、製品の特徴を理解して使用しましょう（表2）。

表1　便失禁患者のおむつ交換時のスキンケア

1．おむつ交換ごとの洗浄は行わない。
2．洗浄後や排泄物の付着と浸軟予防のために撥水性クリームや皮膚保護オイル、ノンアルコールの被膜剤などを使用し、6～12時間ごとに皮膚を保護する。
3．汚れたおむつは長時間使用しない。
4．皮膚洗浄時、石鹸はよく泡立て、強く擦らない。石鹸成分は残さず十分洗い流す。

≪保湿≫

皮膚の水分の蒸散を予防するための皮膜を肌表面に形成するために、保湿成分を外から補給します。保湿剤として一般に市販されているハンドクリームやボディクリーム製品のほか、専用のスキンケア用品（表2）もあります。また皮膚科では尿素、ヘパリン類似性物質やワセリンなどがあり使用することも可能です。

≪浸軟の予防≫

皮膚の浸軟を防ぐためには撥水性クリーム、皮膚被膜剤などのスキンケア用品（表2）を使用し、排泄物の刺激から皮膚を保護することも大切です。尿

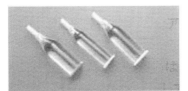

図4　インケア・インビューカテ（ホリスター）

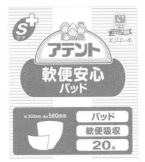

図5　アテント軟便安心パッド

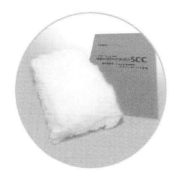

図6　スキンクリーンコットンSCC®　少量ずつちぎって臀裂部に挟み込む。有形便には不適応。

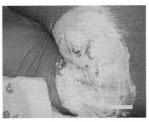

図8　亜鉛華軟膏　皮膚が見えなくなる程度まで厚めに塗ります。

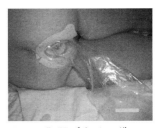

図9　肛門パウチング　フレックステンドフィーカル（ホリスター）

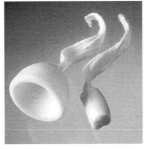

図10　ペリスティーナアルプラグ（コロプラスト）

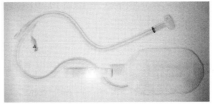

図11　フレキシシール（コンバテック）

陰部・肛門部の皮膚トラブル発生時のケア

≪皮膚保護剤、軟膏≫

便失禁が持続する場合、ストーマ用皮膚保護剤である粉状皮膚保護剤の散布や創傷被覆剤（図7）などを貼付し便からの刺激を最小限にします。これらの製品は、便のアルカリ性刺激を弱酸性に緩衝する作用があるとともに、びらん部分からの滲出液を吸収し、亜鉛華軟膏やアズノール軟膏と混合する（20〜40％）ことによって肛門周囲炎の予防と治癒に効果があります。

また下痢がひどい場合や皮膚障害を認めた場合は、亜鉛華軟膏を厚く塗り、表面を覆う方法もあります（図8）。排便の度に洗い落とすことはかえって皮膚への刺激になるため、便をふき取り重ね塗りします。軟膏を除去する場合は、オリーブ油を使用すると刺激を抑えながら拭き取ることができます。また創傷被覆材をモザイク状に貼付し、排泄物の付着を防ぐ方法もあります（図7）。このように貼付することにより、剥がれてきたところのみ貼りかえることが可能となり皮膚の保護に効果的です。

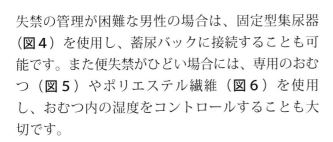

図7　皮膚保護剤　A. 粉状皮膚保護剤。B. 粉状皮膚保護剤の使用例。C. 創傷被覆材（ハイドロコロイド）。D. 創傷被覆材はモザイク状にカットして使用する。

失禁の管理が困難な男性の場合は、固定型集尿器（図4）を使用し、蓄尿バックに接続することも可能です。また便失禁がひどい場合には、専用のおむつ（図5）やポリエステル繊維（図6）を使用し、おむつ内の湿度をコントロールすることも大切です。

≪肛門パウチング≫（図9）

肛門に直接専用の装具をパウチングすることにより、便を皮膚に付着させることなく採便できる。

≪ペルスティーナアナルプラグ≫（図10）

肛門から挿入することにより、便が体外へ漏れだすのを防ぐことが出来ます。肛門括約筋の損傷などによる少量の失禁には有効ですが、多量の便汁がある場合には漏れることがあるため、用途を検討する必要があります。

≪排便管理システム≫（図11）

肛門に挿入し、排便をドレナージすることのできるキットです。皮膚障害予防のほか、褥瘡管理のための皮膚汚染予防、熱傷や手術部位の保護、感染予防などの目的で使用します。

皮膚障害を一度起こしてしまうと、その治療には苦痛と時間を要します。生活習慣や機能障害の程度をアセスメントし、日常生活のなかでスムーズに排泄が行える状況を検討し、皮膚トラブルなく過ごせるようケアことが大切です。

参考文献
1) 福井準之助：国民的課題としての尿失禁対策．失禁ケアガイド．照林社，1996. p 5-11
2) 平成16～18年度厚生労働省科学研究費/長寿科学総合研究事業報告書(2008)，研究代表者：岡村菊夫/研究分担者：後藤百万，山元ひろみ，渡邉順子，泉キヨ子：排泄ケアガイドラインの作成－排泄用具の使用・選択基準の作成．
3) 渡邉順子：おむつによる排泄ケア．排泄リハビリテーション理論と臨床．中山書店，2009. p 279-286
4) 伊藤美智子：スキンケア．排泄リハビリテーション理論と臨床．中山書店，2009. p 292-300
5) 生田美智子：皮膚がかぶれを起こさないための陰部および肛門部のスキンケアのポイントは？．徹底ガイド　排便ケアＱ＆Ａ．総合医学社，2006. p 196-197

（室岡　陽子）

57 恥ずかしい思いをさせないケアを
～排泄関連の福祉用具～

~~~~~~~~~~~~~~~~~~~~~~~~~~~~

　排泄管理は、本人の病気の状態をしっかりアセスメントし、その進行の程度で、その都度適切な排泄管理の方法を決めることが必要です。他職種でいろいろな方向から生活全体を吟味し、介護力のある場合や介護力がない場合を考えて排泄管理の方法を検討していかなければいけません。筋ジストロフィーは、病気の進行にともない、日常生活の主たる行為は他者の介助が必要となる疾患です。さらに進行すると、身体的変形、肢体の不自由、コミュニケーションの不自由等が出現し、これらの症状等が引き起こす様々な心理状態を十分考慮し、看護・介護にあたることが不可欠です。誰でも排泄はトイレでしたいと考えています。「誰にも見られたくない」「頼みたくない」ものです。介護者は、排泄に対する本人の価値観、家族の思いをくみとり、その中で最善の排泄ケアを考え多職種で福祉用具の選択に当たる必要があります。

　排泄ケアは人間の尊厳を守るケアです。本人の思いを大切にし、恥ずかしい思いをさせないことが大切です。排泄行為を助ける福祉用具はいろいろなものが開発されています。現時点での福祉用具をいくつか紹介しますが、本人が利用できる福祉用具の選択の手段やヒントになれば幸いと思います。

~~~~~~~~~~~~~~~~~~~~~~~~~~~~

1．排泄用具の選択方法と目的

　筋ジストロフィー患者の排泄ケアは、筋ジストロフィーの種類や進行状態によって違いがあります。基本的には、本人の意欲と日常生活動作と介護力を基準にして考えていきます。本人、家族がどこで、どのような体位で排泄を望むか、そのためにはどのような方法があるのか、本人・家族と共に考えていきます。介護力があればトイレでの排泄をめざすこともできますが、移動動作、立位の安定性などを考慮し安全で安楽な排泄ケアを心がける必要があります。また、排泄はそのときの体調や水分摂取の量・食事によっても違います。介助者がいないときや、外出時、体調がすぐれず起き上がれないときなども想定し対応できるようにします。

　福祉用具を使用する目的は、本人、家族、介護者が満足できる生活を営むことが出来ることです。現時点での日常生活動作の能力を可能な限り維持・延長し、生活を改善するための福祉用具であることが大切です。

2．排泄用具選択前の把握事項

1）排泄状態・尿意・便意・排尿回数・およその排泄の時間帯・1回排尿量・失禁の有無など
2）基本動作（特に移乗・移動）・上肢および手指の動き・下着の着脱の評価
3）本人、家族が希望する排泄場所や排泄に対するこだわり
4）生活環境・住環境
5）介護力の有無
6）社会福祉資源の活用の有無。訪問看護、訪問介護の有無など

　このような状態を把握した上で本人、家族、主治医、看護師、理学療法士（PT）、作業療法士（OT）、ソーシャールワーカー、福祉用具選定相談員、ケアマネージャーなどが話し合い、いくつかの方法を出し合い良い方法を検討していくことが大切です。

　尿意の有無、1回排尿量、およその排泄の時間帯、排尿回数、などを知った上で、基本動作を評価して福祉用具を選択していくことが必要です。

　排泄の福祉用具は、本人や家族がその用具を理解し、使うことができるかがポイントとなります。なれて使用できるまでに時間がかかることがあります。陰部を露出しやすい下着などの工夫も重要です。自立ができない場合は介助が必要になります。

3．排泄用具の種類

1） 便器・便座→昇降便座、補高便座、洗浄便座、ソフト便座
2） ポータブルトイレ→いす型、コモード型、標準型、ベッドサイド型
3） トイレシャワーキャリー→コモード型に車輪をつけたデザイン
4） 差込便器→ベッドパン、ゴム製、小型差込み、座位用
5） 手持ち式集尿器→携帯型、尿瓶、自動吸引型、添付型
6） 装着型集尿器→ベルト固定型、パンツ固定型、陰茎固定型
7） おむつ→テープ式、パンツ式、尿取りパット、軽失禁パット

4．座位保持ができ、介助がある場合
【トイレまで行ける場合】

1）昇降便座

　下肢に障害のある方や筋力低下のある方に立ち上がり動作を助ける用具です。立ち上がるときに高さが足りなくて前に押し出されると不安定になる方、足が曲げづらい方、頭を前方に傾けることに不安を感じ、座位を安定させたまま立ち上がりたい方、前方へ押し出される感じが立ちやすい方に適応します。身体状況にあわせて斜め、垂直の昇降方法を現場で切り替えできます。電気でアームレストはレバースイッチになっていて便座といっしょに昇降します。身体状況に合わせて昇降方法を切替できます。使用するときに介助が必要な部分もあります。
●トイレリフト（図1）：TOTO　価格 138,180 円

2）補高便座

　トイレに深く腰掛けるのが難しい方に立ち座りしやすく排便を促進するものです。柔らかな素材でお尻への負担を緩和し、長時間座っても痛くありません。便座に乗せるだけで簡単着脱できます。お尻の小さな方でも落ち込みのない小口径形状のものもあります。便座に置くだけで簡単取り付け、取り外しができ、使用するときに取り付けることもできます。

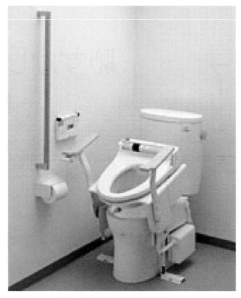

図1　昇降便座

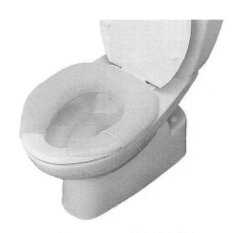

図2　パット付き補高便座

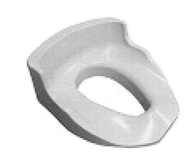

図3　そふと便座しっかりサポート

●パット付き補高便座
メーカー：アロン化成　価格 22,000 円（図2）
●そふと便座しっかりサポート
メーカー：有薗製作所　価格 13,000 円（図3）

3）トイレシャワーチェアー

歩行できない人が蹴り足走行で、トイレまで移動するか、介助してもらいトイレまで移動し、トイレで排泄するための用具です。キャスターがついていて座ったまま様式腰掛便器の上まで移動できトイレでの排泄が可能です。立位保持が難しい方でもベッド上で下着を脱いでトイレキャリーに座ってトイレに移動すれば、トイレでの排泄が可能になります。

汚染がある場合はそのままシャワーチェアーとしても使用できます。着座したまま陰部を介助者が拭くこともできます。イスの下に便用のバケツを置くとポータブルトイレとしても活用できます。ポータブルトイレ、トイレチェアー、シャワーチェアー、椅子と4役を行います。使用するには、尿意、便意をある程度我慢できることが必要になります。毎日決まった時間にトイレに誘導を行うことで排泄を促すこともできます。

● NEW トイレチェアー（図4）

折り畳みが出来るトイレです。ソフトな便座は外し、家庭用トイレでも使用できます

メーカー：有薗製作所　価格 98,000 円

http://www.arizono.co.jp/top/seihin/download/new_tc.pdf

● すま〜いるポータブルトイレキャリータイプ FRCT（図5 左）

メーカー：イーストアイ　シャワーキャリー　価格 60,900 円（税込）

● ブルーウェーブ・トイレティング・システム（図5 右）

トイレチェアーです。座位が不安定でも固定できるベルトがついています。固定部品は、調節や取り外しがとても簡単です。

メーカー：共に生きるために　電話 0287 − 54-4823

5．トイレまで介護が出来ない場合

1）尿　器

トイレに行くのが難しかったり、ポータブルトイレに移乗できなくなったりした場合に、尿意があれば陰部に尿器をあてて排尿するとおむつが不要になります。尿器を使用するときは、陰部を出しやすくするための衣服の工夫も一緒に考えていきます。

(1) 手持ち式尿器（男性用）　図6

肌に触れても冷たくないカバー付きで、冬場でも

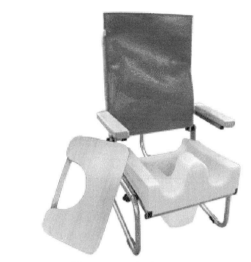

図4　New トイレチェアー

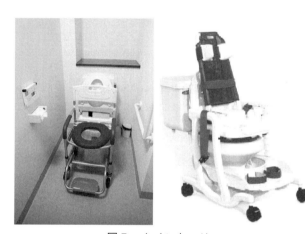

図5　トイレキャリー

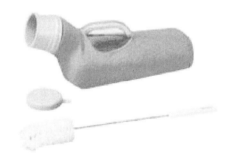

図6　尿器＜男性用＞肌に触れても冷たくないカバー付き

冷たくありません。中の尿器は透明でメモリがついています。受尿口は柔らかい素材で出来ています。容量1200ml。

● アロン尿器　メーカー：アロン化成　価格 2,100 円男性用・2,200 円女性用（税別）

(2) こぼれにくい尿器

● ユリフィット尿器（男性・女性用）図7

陰部にフィットして尿の取りこぼしがありません。こぼれ防止弁がついていて、尿を取った尿

器を持ち運ぶときに漏れません。カバーがついているので肌に触れても冷たくありません。
女性容量700ml。　男性1000ml。
メーカー：アロン化成　価格2,600円（男性用・女性用　税別）

●コボレーヌ（男性用・女性用）図8
　こぼれ防止機能付透明尿器です。採尿後傾けてもこぼれません。尿のニオイがモレにくく、採尿時の音が気にならない尿器です。排尿時に通気穴をふさいで持つと、こぼれてしまいます。
容量：1,000ml
メーカー：ピップフジモト
価格　男性2,205円　女性4,561円（税込）

(3) 携帯トイレ
●携帯ミニトイレ　図9
　コンパクトで持ち運びができ袋の底に高分子吸収剤が入っていて、尿をすばやくゼリー状に固めます。吸収剤は固まった後便器に流せます。受け口は大きくしっかりしていますので男性、女性、子供も使用できます。使用後のニオイやモレをチャックでシャットアウトできますので、とても衛生的です。受け口のカーブは局部にフィットするようになっています。使用後は水洗いし、新しい吸収剤（別売り）を入れると再度利用できます。大きくしっかりしていますので、男性はもちろん子供や女性でも安心してご使用できます。持ちやすく、しっかり固定できます。外出時などは持ち運びが容易です。容量800ml（120×55×200）
メーカー：スミス 03-3864-7642
価格400円（税別）

●トイレぽっと・ゲロぽっと　図10
　尿や嘔吐物を瞬時に固める携帯用のミニトイレです。旅行や家庭での介護用品としてお使い下さい。あっと言う間に、液体が固まりますので、後片付けがとても便利です。
＜お問い合せ＞ 03-5482-9033
メーカー：ミナト製薬

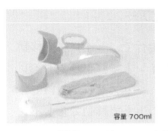 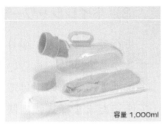

図7　ユリフィット尿器・男性用・女性用

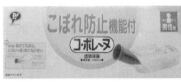
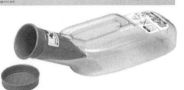 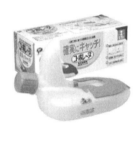

図8　コ・ボレーヌ

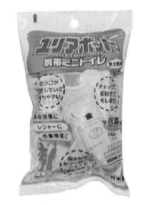 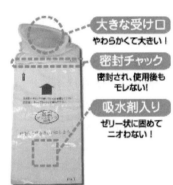

図9　携帯ミニトイレ

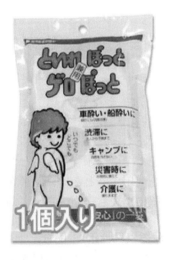

図10　トイレぽっと・ゲロぽっと

2）便器　図11

差し込み便器

殿部の下に挿入するタイプのもので尿、便に対応できます。

メーカー：コンビウェルネス　0120-919-511
価格 2,625 円税込み

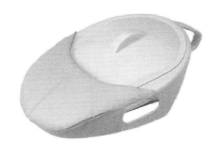

図11　差込み便器

3）ポータブルトイレ

身体状況や環境によってどうしてもトイレでの排泄が難しい場合はポータブルトイレを使用します。

●ポータブルトイレを使用する場合の利点
1、移動範囲が少ない
2、どこにでも置ける
3、周りが広いので介護しやすい
4、個人のトイレとして使用できる
5、立ちしゃがみにベッド柵など利用できる
6、排水設備が不要

●選択のポイント
1、座位での排泄に適した機能
2、姿勢保持機能
3、部屋にあったデザイン
4．ポータブルトイレが使用できるか？

●どこに設置するか
安全で、移乗しやすく、プライバシーが確保できる場所、介護者が介護しやすい場所

4）集尿器

(1) 男性用尿失禁・尿管理製品→図12　図13

男性対象で尿失禁管理に開発されたものです。長期臥床の方から歩行などの基本動作に問題のない方まで使用ができます。パーツの組み合わせにより基本動作のレベルに合わせて選ぶことが出来ます。正座の場合は不向きです。

●エーフェックス　メーカー：シカゴ東京メディカル　車椅子用導入セット　価格 29,925 円→連絡先 03-3662-1230

(2) コンドーム式集尿器

使い捨てのコンドーム式集尿器です。男性が対象です。尿意がなくても使用でき、尿失禁にも対応できます。立位〜仰臥位で使用できます。陰径が3cm以上の長さが必要です。サイズがあるので必ず合うサイズのものを使用します。亀頭にコンドーム集尿器を装着し先端を尿バッグやレッグバックに接続します。ワンピースタイプとツーピースタイプのものがあります。

●ポータブルトイレの種類と利点

形	利点	欠点	適応	禁忌
いす型	・重量があるので安定している ・住宅の環境にマッチしている ・足が引けるので立ち上がりやすい ・いすとして使える	・移動がしにくい ・掃除がしにくい ・値段が高い ・設置のスペースがいる ・座面が硬い	立ち上がり動作が困難な方	座位困難な方設置場所が狭い場合
コモード型	・座面の高さが調節できる。 ・軽い ・横移乗がしやすい ・掃除しやすい	・見た目が悪い。 ・値段が高い ・設置スペースがいる	立ち上がり動作が困難な方	座位困難な方
標準型	・安い ・軽いので移動しやすい ・掃除がしやすい	・かかとが引きにくいので立ち上がりがしにくい ・高さが調節できない ・不安定 ・転落しやすい	比較的立ち上がりが出来る人。 身長が低い人	座位バランスが悪い方。 身長が高い方
ベッドサイド型	・ベッドからの横移乗できる（ベッドのマットの高さをそろえる） ・高さ調節がついている ・場所をとらない	・外見が良くない	立ち上がりや歩行困難な方 ベッド上で端座位がとれる人	ベッド上で端座位が取れない人

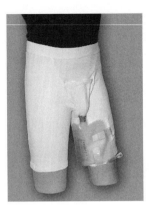 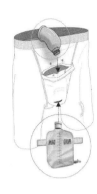

図12　エーフェックス集尿器

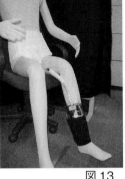 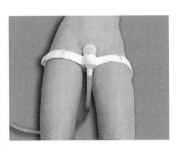

図13　車椅子　ベッド用

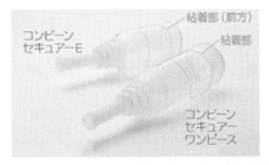

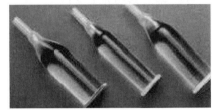

図14　コンドーム式集尿器

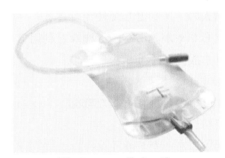

図15　レッグバッグ

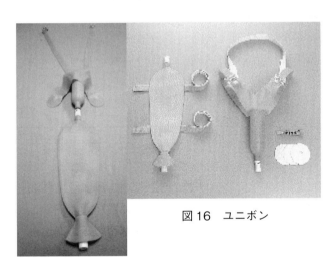

図16　ユニボン

レッグバッグは大腿部や下腿部に装着でき動きやすく、車椅子で活動しやすくなります。1日1回交換しペニスを清潔にすることが必要です。外れないくらいしっかりついているため外しにくい難点があります。ワンピースタイプは装着するときに失敗すると使用できなくなります。うまく装着するコツをつかむことが大切です。粘着剤によるスキントラブルに注意しながら使用します。

- コンビーン　セキュアーE →ワンピースタイプ　図14→メーカー：コロプラスト　お客様センター　0120-66-4469　15個入り　価格3,000円
- みえるんピーカテ　図14→透明で肌に優しい、柔らかなタッチで、つけたまま皮膚の観察が可能。メーカー：ホリスター　30個　価格5,825円→レッグバッグセット（レッグバッグ4枚、チューブ1本、ストラップ1組）価格6,000円）
- レッグバッグ　350・750ml　5枚/箱　価格3,510円（税込み）図15→メーカー：コロプラスト

(3) 再利用式男性用装着式収尿器

再利用式の装着集尿器です。動いてもずれにくく長時間使用が可能です。エーフェックスはラテックスフリーですが、下記ものはラッテクスアレルギーのある方は使用できません。

- ユニボン　図16→あまり動きの大きくない方の日常生活に適している。大人用と子供用（S）、6～9歳用・小児用（L）・10～15歳用の3種類があります。メーカー：アルケア　0210-770-175　価格7,400円

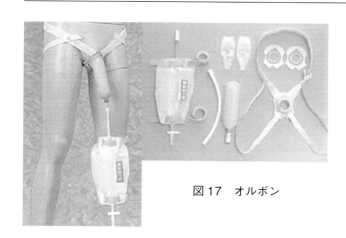

図17　オルボン

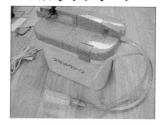

図18　スカットクリーンとニュースカットクリーン

●オルボン　図17

再利用型の集尿器です。動きの大きい方や機能訓練時の失禁処理に適する。逆流や尿もれを防止出来るテーパーコンドームと尿筒による２重構造を持つ男性用採尿器です。メーカー：アルケア　0210-770-175　価格7,500円

5）自動吸引式電動集尿器

(1) ニュースカットクリーン　図18

座位〜仰臥位の方が対象です。男性用、女性用があり尿意がある方が対象になります。排尿時にレシーバーを陰部に当て排尿すると排尿感知センサーが働き自動的に吸引しタンクに尿を貯めます。メーカー：パラマウントベッド→価格81,000円

(2) 装着式自動吸引収尿器

寝たきりで尿意がない人に夜間装着したり、または尿意はあるがしびんや手持ち式収尿器を自分で使用できない人に使用可能です。排尿を瞬時に検出し自動的に尿タンクに採尿します。装着式レシーバーなので尿意のない方にも使用可能です。陰部に密着させることで圧迫によるスキントラブルに注意が必要です。

●オートユリナイト　メーカー：介護機器開発　男性用261,000円　女性用284,000円

●尿吸引ロボ　ヒューマニー自動採尿器　図19　メーカー：ユニチャーム　ヒューマンケア　連絡先セールスサポートセンター→電話：03-3449-3596　FAX：03-5798-9835　価格105,000円

(3) 特殊なもの

ほとんどをベッド上ですごす方が対象の集尿器です。本体から伸びたチューブの先にはおむつ型のカ

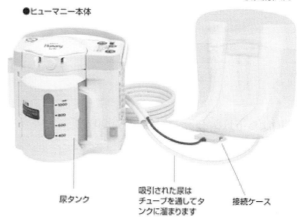

図19　ヒューマニー自動採尿器

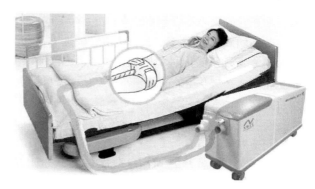

図20　排泄処理機マインレット夢

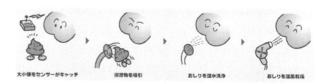

図21　排泄処理機マインレット夢 のシステム

バー（その中に吸引洗浄を行うカップ）がありこれを装着します。センサーが排便と排尿をそれぞれ感知し、自動的に処理を行なうシステムです。排泄すると（尿・便）はタンクに吸収され洗浄・乾燥を行います。欠点はホースが着いているから寝返りがしにくいことです。（現在、介護保険等の用具購入費補助の対象に認められていません。）

●排泄処理機マインレット夢→図20・21

メーカー：エヌウイック

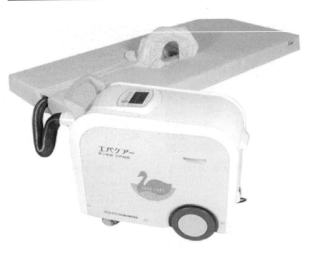

図22　エバケアー

TEL 03-6418-2323　定価 598,000 円。
●排泄物自動洗浄器「エバケアー」→図22

メーカー：テクニカル電子　電話　0120-804-531

6．おむつについて

尿、便を受け止めることでは優れたものです。しかし、自立心を低下させ、寝たきりを促進するという弊害もあります。24時間おむつによる排泄は、トイレやポータブルトイレ、尿器などによる排泄ケアができないときの、最後のステージでの排泄ケアです。たとえ終日ベッド上の生活でも、尿意があり、介護力があれば尿器を当てたら自排尿が可能な方もいます。しかし介護力がなければおむつ排尿も仕方がない場合もあります。おむつをつけていることで安心でき、活動が増し、社会参加が出来るようになれば、それはいいことです。おむつをうまく使うことが大切です。本人の生活をよくも悪くもするのは、排泄ケアを行う看護師、介護士などの意識、知識、技術が関わってきます。本人の状態に対してアセスメントを行い、残存能力に応じた生活を考え、排泄のスタイルを見つけ出しましょう。

おむつの弊害
・自立心を低下させ、排泄機能を低下させる。
・寝たきり促進をしてしまう。
・尿路感染、スキントラブルをおこす。
・生活の幅を縮め、社会参加の機会を奪っている。
・汚物処理、管理労力、費用、経済的負担がある。
　地球環境への多大な影響。

1）適切なおむつの選択と使い方

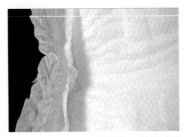
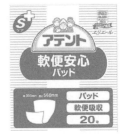

図23　軟便安心パッド

基本的な使い方

基本的な使い方は、インナー1枚＋アウター1枚です（図23）。インナーとは、尿取りパッドのことをいいます。パンツタイプのおむつやテープ式おむつの中に入れて使うもので、排泄物を吸収します。アウターとは、パットを止めるためのおむつカバー的な役割を果たすもので、布パンツ、リハビリパンツ、テープ式おむつやネットパンツ、ボクサーパンツなどです。尿とりパッドがアウターからみ出さないように注意して使用します。

アウターはそれぞれの利用者のADLと嗜好性で選ぶのが原則です。インナーパッドはアウターとの整合性、吸収量、形状で選びます。それぞれの利用者が抱く自立のイメージ、障害の種類と程度、症状の進行、介護者のニーズに合わせて、昼と夜、尿と便、室内と外出、日々の状態の変化等に合わせた、アウターとインナーの組み合わせとパッドの使い分けが求められます。

2）おむつの種類

(1) アウター
●テープ式おむつ→立位が取れない人で終日寝たきりの場合に適応することが多い。吸収量は600ml程度のものが多い。もれ防止のギャザーが付いているものが多くギャザーを立てて、使用するようにします。下肢の動きを妨げないように装着します。
●パンツ式おむつ→立位が保てる方や歩行ができるかたに適しています。サイズや吸収量の違うものなど種類が多くあります。本人に合ったものを選択します。安心のため使用する場合は、薄手タイプのものを使用します。
●ネットパンツ→収縮が大きく、歩行できる人から、寝たきりの方まで使用でき、ネットパンツにパッドという選択でも使用できます。交換も簡単に出来ます。また、洗うこともでき、何回も使用でき

ます。通気性がよくスキントラブルも起こしにくいです。
- ●尿パッド専用布パンツ→尿パッドを使用するときのアウターです。いろいろなメーカーのものが市販されています。前開きのものもあります。通気性がよく、履き心地がいいものが多いです。

(2) インナー

尿取りパッド→各メーカーいろいろな種類のものがあり、形状、吸収量（排尿1～8回分吸収まで多くあります）通気性の有無など多数あります。アウターの中に入れて使用します。排尿量にあわせて使用すると漏れないです。昼用、夜用、外出用など使い分けをしていき、本人の生活を考え選択していきます。

軽失禁パッド→少量の漏れに対応します。10ml～180mlまでいくつかの種類があり、失禁量の応じたパッドを選べます。また、尿を吸収したパッドからの逆もどりが少なく、スキントラブルはが少なく、においに対しても生理用品に比べて、においません。

軟便安心パッド→水様便や軟便のときはスキントラブルが多く起こります。スキントラブルの原因は便の刺激により、皮膚がふやけてＰＨがアルカリ性に傾くためです。表面材を特殊に加工し軟便が吸収しやすいようになっています。パットは、3層の構造になっており水分を一番下の吸収帯に吸い込むため皮膚に当たるところはさらっとしています。

3）おむつの選択

サイズの合うものを選びます。

サイズはウエスト、ヒップのサイズで選びます。おむつの袋の横にウエストサイズが書いてありますのでその人に合うものを選びます。小児から大人の移行期には小児用では小さいし大人用では大きく、あわないことが多くあります。そんなときはＳサイズのおむつを選択されると体系にあわせることが出来ます。Ｓサイズ　大人用と子ども用の中間サイズのおむつに関しては次頁の表を参照して下さい。

4）おむつのあて方の注意事項

- ●正しいあて方をする。

　陰部と尿とりパッドが密着しているか、確認します。アウターから尿とりパッドがはみ出さないようにあてます。ずれをおこさないあて方をします。
- ●重ね当てをしない

　おむつから漏れると、つい重ね当てをしようと考えがちですが、重ね当てをすると、パッドの重なりで隙間ができ、パッドは少量の排尿しか吸収せず、かえって横漏れすることが多いのです。つまり、吸収量の補強にはなりません。また、重ね当てをすることで動きづらくなるので、注意しましょう。
- ●漏れ防止のギャザーをしっかり立てて使用する。

5）褥瘡のリスク

おむつ内の尿や便の排泄物が長時間皮膚に付着することで、皮膚のＰＨがアルカリ性に傾きます。その結果スキントラブルをおこしたり、おむつで覆われている臀部や腹部やしわの部分、おむつの漏れ防止のギャザー部分や体圧がかかる仙骨や腸骨などに褥瘡をおこすおそれがあります。対策としては、通気性のあるおむつを選択し、重ねあてをしないようにします。

排泄関連の福祉用具やおむつの相談

排泄用具の情報館 むつき庵	排泄用具や紙・布おむつの展示（約300種類）、情報の提供、排泄の相談を行っています。	京都市 TEL：075-803-1122 FAX：075-803-1123

Sサイズ　大人用と子ども用の中間サイズのおむつに関して

メーカー	ウエスト（cm）	ヒップ（cm）体重（kg）	お客様相談室
ユニ・チャーム ムーニーマン スーパービッグ（パンツタイプ）	47～68	51～68 cm 18～35 kg	0120－041－062 月～金（祝日を除く）9:30～17:00
リブドゥ リフレ　はくパンツ ジュニア	45～60		0120－271－361 月～金（祝日を除く）9:00～17:00
リブドゥ　リフレ かんたんテープ止めタイプ横モレ防止　SS	50～80	20～45 kg 吸収量 600ml	
大王 グーン　スーパービッグ　パンツタイプ	50～70	15～35 kg	0120－205－205 月～金（祝日を除く）9:30～17:00
大王 グーン　スーパービック　テープ止め	50～70	15～35 kg	0120－062－370 月～金（祝日を除く）9:30～17:00 介護相談 365 日 24 時間医師・看護師・介護士が対応
花王リリーフ モレ安心・肌さらさらテープ式 パンツタイプ	55～75	55～85 cm	0120－062－110 月～金（祝日を除く）10:00～16:00
王子ネピア（株） ネピア GENKI ビッグサイズ	44～62		0120－701－272 月～金（祝日を除く）9:30～17:00
ユニ・チャーム　メンリッケＴＥＮＡ フィックスS（尿パッド用パンツ）	50～75		0120－107－586
白十字 サルバ　安心Wフィット　テープ止タイプ S PUサルバ　安心Wフィット　テープ止タイプ S	50～75		0120－01－8910 月～金（祝日を除く）9:30～17:00

7. 費用の軽減方法について

　各市町村では難病施策、障害者の日常生活用具給付事業、介護用品支給事業、など費用についての給付制度などがあります。また、おむつやパットを使用する方を対象とした、「費用負担を軽減できる医療費控除」などもあります。お住まいの市町村の窓口に問い合わせください。

　人は、今ある生活環境の中で少しでも充実した日々を過ごしたいと願い、生活の質について考えます。障害によって自由に身体を動かすことが困難になることで、「どうせできない」「何もしたくない」と自信を失い、必要以上に他人に依存してしまうこともあります。しかしその中で、「できる」ための工夫をしたり、「自分のできるもの」「自分の楽しみ」をみつけていくことが、自信をもつことや自分らしく生きていくことにつながると思います。排泄があることは、生きている証です。本人が生きるという意欲を失わないように生活を確立していく配慮が必要です。

　筋ジストロフィーの排泄の問題は、病気の進行に伴い変化していきます。変化に伴いそのつど個別的にケアしていくことが望まれます。しかし病気の進行とともに排泄介助が必要になれば、介護者の負担も大きく、かなりの介護力を要求されます。介助者が介助していて「つらい」と思うようになれば、ケアの見直しが必要になってきます。これらの用具は、使用することで本人が希望する排泄が出来るようにしたり、介護者の負担を軽減することができます。

　そのためには使用目的をしっかり持ち、その状態に合わせた選択をすることが大切です。現在も福祉用具は研究され、開発されています。各地で総合福祉展やバリアフリー展が開催されています。ここでは多くの商品や新商品などの展示があり、実際に触れたり、体験することが出来ます。実際に触れることで福祉用具を活用する生活をイメージしやすくなります。こんなイベントに参加してみることもいいことでしょう。福祉用具の選択を通し、その方の生活を良くするような働きかけを多職種のチームでおこなっていくことが重要です。その時のケアカンファレンスで本稿が有効に使われ、少しでも多くの神経難病の患者さんの排泄ケアに役立つことを願って止みません。

（山口　昌子）

第VI部

食事療法篇

58 デュシェンヌ型の患者の嚥下障害重症度と経口摂取の調整

神経筋疾患患者と家族において、嚥下障害は避けることのできない問題の一つである。「食べる」という行為は、栄養摂取の手段というだけでなく、楽しみ、喜びとしても重要な側面を持つ。一方で、誤嚥、すなわち嚥下の失敗は、肺炎のリスクを上昇させ、生命予後を左右しかねない。

本稿では、特にデュシェンヌ型筋ジストロフィー患者さんのできるだけ長い期間、安全に経口摂取を行うための方法と注意点について述べる。

デュシェンヌ型筋ジストロフィーの嚥下障害

デュシェンヌ型筋ジストロフィーの嚥下障害については、以前はほとんど注目されていなかった。これはデュシェンヌ型筋ジストロフィーの人工呼吸器療法がまだ普及していなかった時代、20歳前後で死亡していたため、その後により強くなる嚥下障害がまだ表面化していなかったためと推測される。しかしながら、現在は平均寿命が10年近く延びており、嚥下障害や食事、栄養に関する問題に注目が集まってきている。

デュシェンヌ型筋ジストロフィーの嚥下障害の進み方

デュシェンヌ型筋ジストロフィーでは、嚥下造影で検査した場合、10歳代で口腔の問題が存在し、20歳ごろより咽頭（のど）の障害が出現する[1]。
摂食嚥下障害患者における摂食状況のレベル分けを表1[2]に従って、デュシェンヌ型筋ジストロフィー患者で行うと、表2のような結果が報告されている[3]。この結果より、（1）10代から何らかの代替栄養が必要となる例が存在する、（2）20代より経口摂取が不能な例が存在する、（3）しかし、30代でも経口摂取のみで栄養行っている例も多数存在し、嚥下機能レベルにあった工夫を行っていることがわかる。また、人工呼吸器装着の有無が摂食状況のレベルに関連していると報告されており[3]、呼吸機能と嚥下機能は深く関わっていると考えられる。

また、9歳から26歳までのデュシェンヌ型筋ジストロフィー患者31名に質問紙にて調査をしたところ、食事中の咳や声がガラガラになるといった自覚症状がほとんどないと回答してきた。しかし、これらの嚥下障害の自覚症状が乏しい患者の中にも嚥下造影検査では嚥下障害を呈している患者が含まれていたと報告されている[4]ため、飲み込みにくさや咳が無くても、障害は進行していることがあり、注意が必要である。

表1　摂食・嚥下障害患者における状況のレベル
（藤島・大野, 他　2006）

摂食・嚥下障害を示唆する何らかの問題あり	経口摂取なし	Lv.1	嚥下訓練を行っていない
		Lv.2	食物を用いない嚥下訓練を行っている
		Lv.3	ごく少量の食物を用いた嚥下訓練を行っている
	経口摂取と代替栄養	Lv.4	1食分未満の（楽しみレベルの）嚥下食を経口摂取しているが、代替栄養が主体
		Lv.5	1～2食の嚥下食を経口摂取しているが、代替栄養も行っている
		Lv.6	3食の嚥下食経口摂取が主体で、不足分の代替栄養を行っている
	経口摂取のみ	Lv.7	3食の嚥下食を経口摂取している．代替栄養は行っていない
		Lv.8	特別に食べにくいものを除いて、3食を経口摂取している
		Lv.9	食物の制限はなく、3食を経口摂取している
		Lv.10	摂食・嚥下障害に関する問題なし（正常）

表2 デュシャンヌ型筋ジストロフィー患者の年齢と栄養方法　　（池澤・竹野谷・他 2005）

	Lv.1～3	Lv.4～6	Lv.7～9	Lv.10
20歳以下		3	8	
21-25歳	4	2	11	
26-30歳	3	4	10	
31歳以上		4	13	

デュシェンヌ型筋ジストロフィーの嚥下障害の評価の仕方

嚥下障害がだいたいどの程度存在するかを評価することは、食事の形態、方法を考える上で有用である。医療施設では嚥下造影検査にて評価できるが、検査可能な施設も限られており、嚥下造影検査を行わずにある程度の状態を把握できる手段が必要である。

一般的な嚥下障害のスクリーニング法に、反復唾液飲みテスト（repetitive saliva swallowing test：RSST）がある[5）6)]。これは患者の喉頭隆起（のど仏の出っ張り部分）に検者の指を軽くあて（写真1）、患者にできるだけつばを何度も飲み込むように指示し、何回嚥下運動ができたかをチェックする検査である。非常に簡便で、誰でも行えるので、在宅患者に家族が行うことで嚥下障害の程度を知ることができる、よい検査であるが、この検査をデュシェンヌ型筋ジストロフィーで行うには、一つ難点があった。

この検査は、患者ののど仏の出っ張り部分が唾液を飲み込んだ際に、検者のあてた指をしっかり乗り越えるのを一回と数え、それが三回以上で正常となる検査であるが、デュシェンヌ型筋ジストロフィーの患者は、指を乗り越えない「小さな嚥下運動」を繰り返すことが多い。この「小さな嚥下運動」が有効な嚥下運動なのかどうかが、以前より疑問視されていた。そこで、今回われわれは、この「小さな嚥下運動」を嚥下造影検査と照らし合わせてみたところ、やはりこの「小さな嚥下運動」では、食物は咽頭残留（飲み込んでも食道、胃に食物が進まず、のどの部分に残ってしまうこと）を起こしていることがわかった[7)]。

よって、デュシェンヌ型筋ジストロフィーにこの検査を行う場合、患者ののど仏の出っ張り部分が唾液を飲み込んだ際に、検者のあてた指をしっかり乗り越えるのかどうかに注目してみるのがよい。（一

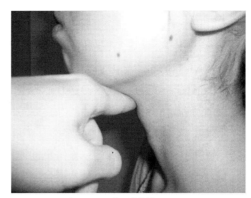

写真1　反復唾液飲みテスト

度健常者で試してみるとしっかり乗り越える感触がわかりやすい。）もし、30秒間で一度もそのようなしっかり超える嚥下運動がない場合、高い確率で咽頭残留を起こしていることが予測され、食事の形態や飲み込み方に工夫が必要になる。

デュシェンヌ型筋ジストロフィーの実際の食事

まず、原則として、飲み込みやすい食事の形態があるので、それは押さえておきたい。（1）食材の大きさ・硬さが均一である、（2）適度な粘度とまとまりがあるもの、（3）飲み込む時に変形し、すべりが良いこと、（4）口やのどにくっつきにくいもの、の4点である。

この4点は、嚥下障害のための食事を考える上で重要である。ただし、デュシェンヌ型筋ジストロフィー患者の嚥下障害は個別性があるため、この原則だけにとどまらず、対処方法を考えていかなければならない。

デュシェンヌ型筋ジストロフィー患者の食事を考える場合、まずは口腔準備相や口腔嚥下相（食物を口に取り込み、咀嚼をし、食塊を形成し、舌の運動で喉へ送り込むまで）の問題に着目する必要がある。10代の間は主にこの部分が問題になることが多い。デュシェンヌ型筋ジストロフィー患者は、咬み合わせの悪さや、舌の大きさ、動きの制限のため、咀嚼の力や食物を口から喉に送り込む力が低下してくる。通常の食事形態で食事にかかる時間が長くなるようになったり、疲れて全部を食べきれなくなってきた場合、食事形態に工夫をする必要がある。たとえば、おかずを一口大にきざんだり、もっと細かくきざんだり、ミキサーをかけたり、というやり方である。

フードプロセッサー、ミキサー、うらごし器、すり鉢などを利用して、ペースト状にすることも食べやすくする方法である。その狙いは、咀嚼に時間をかけて疲れてしまったり、喉への送り込みをしやすくすることである。各食品の具体的な食べやすい調理の仕方については、(**表3**)[8]を参照してほしい。

食事量が明らかに減少したり、体重が減ってくるなど、より低栄養状態を疑わせる場合（できたらそうなる前に）、栄養補助食品を活用することも良い手段である。市販の「飲むゼリー」や「口から飲むこともできる経腸栄養剤」(**写真2**)を利用し、必要な栄養分を補いつつ、可能な範囲で食事を行っていくことが望ましい。デュシェンヌ型筋ジストロフィーの場合、他の神経筋疾患と比べて、水分の嚥下が比較的保たれていることが多いため、このような手段を取りやすいという側面がある。

20代前後では、嚥下障害は咽頭相（嚥下の運動のうち「のど」の時期）にも出現する。また、呼吸不全も合併してくることになり、呼吸状態が悪いと、嚥下の状態も悪くなることが知られている。呼吸補助などを行い、落ち着いた呼吸状態で食事を行うことが、嚥下に対しても有利になる。

非侵襲的陽圧換気療法（鼻マスクなどによる人工呼吸）を行いながら、食事を摂取することも必要となってくる。マスクから圧が掛かるタイミングと飲み込むタイミングを練習すればそれほど困難ではないので、食事中に苦しさがあったり、血中の酸素濃度が低下する場合は、鼻マスクを装着しながらの食事のほうが、嚥下に関しては有利に働くことが多い。

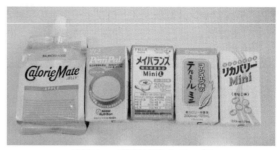

写真2　栄養補助食品の例

文　献

1) Nozaki S, et al：Videofluorographic Assessment of swallowing function in patients with Duchenne muscular dystrophy. Clin Neurol, 47: 407-412, 2007
2) 藤島一郎, 大野友久, 高橋博達, 他：「摂食・嚥下状況のレベル評価」簡便な摂食・嚥下評価尺度の開発. リハ医学43: S249, 2006
3) 池澤真紀, 竹野谷綾子, 田沼昭, 他：デュシャンヌ型筋ジストロフィー患者の摂食に関する実態調査. 日本摂食・嚥下リハ学会雑誌 9:420,2005
4) Hanayama K, Liu M, Higuchi Y et al：Dysphagia in patients with Duchenne muscular dystrophy evaluated with a questionnaire and videoflorography. Dis Rehabili, 30: 517-522, 2008
5) 小口和代, 才藤栄一, 水野雅康, 他：機能的嚥下障害スクリーニングテスト「反復唾液のみテスト」(repetitive saliva swallowing test：RSST) の検討. (1) 正常値の検討. リハ医学, 37: 375-382, 2000
6) 小口和代, 才藤栄一, 馬場尊, 他：機能的嚥下障害スクリーニングテスト「反復唾液のみテスト」(repetitive saliva swallowing test：RSST) の検討. (2) 妥当性の検討. リハ医学, 37: 383-388, 2000
7) 池澤真紀, 川上途行, 千葉康弘, 他：デュシェンヌ型筋ジストロフィー患者における咽頭残留量のスクリーニングとしての喉頭挙上距離に関する検討. 厚生労働省精神・神経疾患研究委託費　筋ジストロフィーの集学的治療と均てん化に関する研究, 平成21年度班会議抄録集: 102, 2009
8) 厚生労働省精神・神経疾患研究委託費　筋ジストロフィーの療養と自立支援のシステム構築に関する研究：筋ジストロフィーの食育とレシピ. 2007
9) 里宇明正, 藤原俊之監修：ケーススタディ　摂食・嚥下リハビリテーション　50症例から学ぶ実践的なアプローチ, 医歯薬出版, 2008
10) 池澤真紀, 花山耕三：筋ジストロフィーの摂食・嚥下障害. MB Med Reha 51: 58-63, 2005

（川上　途行）

表3　各食品の食べやすい調理の仕方

（「筋ジストロフィーの食育とレシピ」より抜粋、一部改）

食品群	食べやすい食品	食べやすい調理方法
穀物	ご飯	軟らかめに炊く
	パン	食パンは耳を取る
魚類	白身魚	加熱しすぎない
	脂肪の多い魚	小骨や皮を取り除く
肉類	鶏肉	皮を取り除く
	牛肉・豚肉	ブロック肉はヒレ肉にして、すじ切りを多くする
卵類	温泉卵・茶碗蒸し・プリンなど	そのまま食べやすい
	オムレツ・卵とじ	半熟程度にする
大豆製品	豆腐	絹ごしはそのままでOK、木綿は裏ごしする
	納豆	ひき割りの方がベター
芋類	じゃが芋・さつま芋・里芋など	舌でつぶせる硬さにゆでる
野菜類	大根・かぶ・人参など	根菜類は舌でつぶせる硬さにゆでる
	ほうれん草・小松菜など	葉菜類は葉先を選び軟らかくゆでる
乳製品	ヨーグルト	そのまま食べやすい
果物	バナナ・メロン	完熟した軟らかいもの

59 筋強直性ジストロフィー患者さんの嚥下障害対応策

筋強直性ジストロフィー（MyD）は遺伝性の疾患で、以前は筋緊張性ジストロフィーとも呼ばれており、進行性に筋萎縮をきたす筋ジストロフィーの1つです。成人の遺伝性ミオパチーの中では最も頻度が高いとされ、有病率は人口10万人あたり5人程度といわれています。特徴の一つは筋強直（ミオトミア）という症状で、手を握ったあとすぐに開けないという症状が代表的です。

もう一つは多臓器障害で、筋肉以外でも認知症、白内障、糖尿病、高脂血症、動脈硬化などいろいろな障害が現れることが知られています。また個人差も大きく、症状に気づかずに一生を送る患者さんから、先天的なMyDで出生直後から呼吸障害のため人工呼吸器が必要な患者さんまで様々です。

一般的にMyDはデュシェンヌ型筋ジストロフィーよりも進行は遅いため、寿命は長いのですが、それでも55歳程度と健常者に比べれば短いのです。その死因としては、呼吸不全や呼吸器感染症などの呼吸器合併症が約半数を占め、また突然死や窒息も約10％前後認められています。呼吸器感染症の中には嚥下障害による誤嚥性肺炎が含まれていると考えられ、また窒息も嚥下障害に関連すると思われます。嚥下障害への対応が重要と言われるゆえんです。これから正常な嚥下を述べた後、MyDの嚥下障害について、その特徴および対策について述べます。

正常な嚥下

まず図1をご覧ください。鼻から咽頭と喉頭を通って気管に至る呼吸の通路と、口腔から咽頭を経て食道へ至る食物の通路が、同じ咽頭で交差するのがお分かりいただけると思います。ある意味では、常に人間は誤嚥する可能性があると言えます。摂食・嚥下とは食物を認知することにはじまり、口腔から咽頭を経て胃に至るまでのすべての過程のことを言うわけですが、ここではよく使われる方法として、摂食・嚥下の過程を食塊の位置より5つの「期」に分けて説明します。

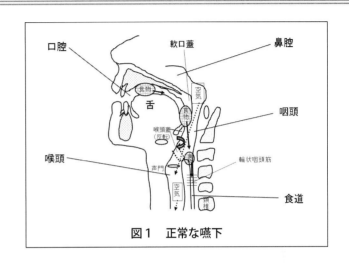

図1　正常な嚥下

1）認知期
食物を口で摂取する前の時期で先行期とも言います。過去の食体験や、視覚、嗅覚、触覚などより目の前にある食物の性質を感知し、口に運ぶ適切な量や口腔内での処理方法などを計画します。

2）準備期・口腔期
咀嚼運動により嚥下に適した状態に加工処理された食物は、舌の上でまとめられた後（食塊）、咽頭に押し出されます。同時に舌は口腔を閉鎖し、軟口蓋も挙上し上咽頭を閉鎖することで食物の鼻への逆流を防ぎます。

3）咽頭期
咽頭に送り込まれた食塊を食道に送り込む時期です。前にも触れた通り、咽頭は呼吸と食物両方の通路ですので、最も誤嚥をしやすい時期です。舌と口腔壁の力で押し出された食塊は、咽頭の後ろの壁がぎゅっと収縮する（蠕動運動）ことによって押し出され、速いスピードで咽頭を通過します。この時上を向いていた喉頭蓋は下向きに反転することで喉頭に蓋をして、気管に食物が侵入するのを防ぎます。また、咽頭と食道の境界部に輪状咽頭筋という筋肉があり、普段は締まっていて胃からの胃液や食物の逆流を防いでいますが、食塊が通過するときには自動ドアのように開き、食塊を通過させます（すぐに閉じてしまうところも自動ドアに似ています）。

4）食道期

食道に入った食物が胃に送られるまでの時期です。蠕動運動によって食塊は胃に送られます。

MyDの嚥下障害

前に述べたように嚥下を5期に分けるとしますと、MyDは嚥下のすべての「期」に障害をきたす可能性があります。図2をご覧ください。

1）先行期

MyDでは脳病変が認められることが多く、また約3分の2の人に知能障害が見られるといわれています。その他にも病識に乏しいこと（障害に気づいていない・困っていない）、特徴的な気質（自主性に欠け、受動的、すぐあきらめる、気難しい）、注意力や記憶力の低下、眠気などが指摘されています。

これらにより、誤嚥や窒息を起こす可能性があります。よく噛まずにすごいスピードで食べ物を口に詰め込んでいる患者さんをみることがありますが、これも病識の乏しさや注意の低下によると思われます。他にも白内障の合併により食べ物が見えにくいことや、筋力の低下により上肢をうまく使えなかったり、座位姿勢の保持が困難な場合もあります。

2）準備期・口腔期

MyDでは顎や顔の発育異常により、歯の噛みあわせが悪いことがあります。また筋力の低下により、食物を十分に咀嚼することができません。食物を送り込む時にも舌や口腔の筋力低下により、鼻や口に食物が残ったり、逆流することがあります。

3）咽頭期

MyDでは蠕動運動が不十分で食塊、特に固形物の送り込みが困難になり、途中の凹み（喉頭蓋谷や梨状陥凹）にひっかかってしまいます。喉頭蓋の反転が不良のため、気道に蓋ができず食物が気道に落ち込んでしまうことがあります。咳を出す反射も弱く、食物が気道に誤嚥しても気づかないこともあります。

また、輪状咽頭筋が緩んだままのMyDの患者さんを、ビデオ嚥下造影検査（VF）で見ることがよくありますが、結果的にこのことで咽頭壁の蠕動運動が弱くても食塊を食道に送り込むことが可能になっているようです。しかし逆に胃や食道に入った食べ物が夜間寝ている間に咽頭に逆流して、誤嚥の原因になっている可能性も言われています。

4）食道期

普段は食道は閉じているのですが、MyDの患者さんは食物が通過しないときにも開いており、蠕動運動が弱く食物を胃に送り込むのに時間がかかります。食道に停滞した食塊は輪状咽頭筋の緩みによっ

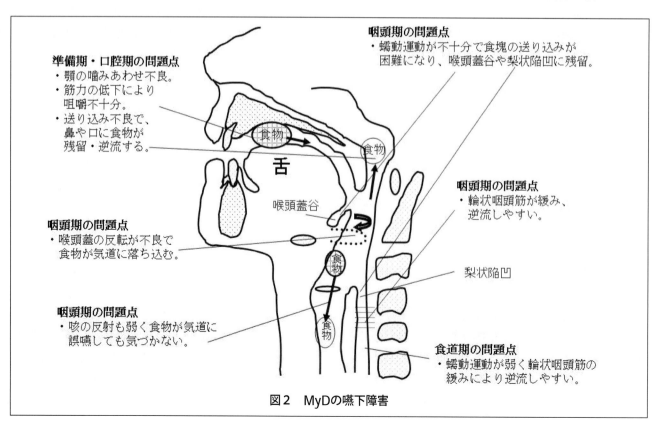

図2　MyDの嚥下障害

て容易に逆流し、誤嚥の原因になります。

診断と検査

自覚症状
　MyDでは嚥下障害の進行が遅いことと、性格や知的障害のため、障害に気づくことが遅い（あるいは気づかない）と考えられています。誤嚥に関連するような自覚症状（食事中のむせ、逆流、夜間の咳、痰がよく出るなどの13項目）とビデオ嚥下造影検査（VF）の結果を比較した検討では、自覚症状の重症度とVFの重症度はあまり一致しないという結果でした。誤嚥については本人があまり問題にしていなくても、発熱を繰り返す場合や食事場面で異常が認められる場合には注意が必要と思われます。

四肢体幹機能
　MyDでは上肢の筋力低下によりうまく食物を口に運べなかったり（ただし残った筋力を使ってそれなりに食べている人もよくいますが）、体幹の筋力低下で背もたれに寄りかかって食べていたり、前かがみになって食べている人がいます。また頸部が硬くなって前後屈（特に後屈）できない場合は、うなずき嚥下などの代償動作ができなくなり、誤嚥しやすくなります。

食事の観察
　一般の家庭や詳しい嚥下の検査ができない病院では、食事場面の観察が最も重要です。他と重複しますが、主な観察項目を表1に示します。

嚥下スクリーニング検査
　最近、脳卒中患者や高齢者を対象に、ベッドサイドで簡単に施行可能な嚥下機能検査が開発され、使用されています。そのうち代表的な反復唾液嚥下テスト、改定水のみテスト、食物テストをMyD患者に行ったところ、他の疾患には有用なこれらの検査の重症度と、VFの重症度は一致しないという結果になりました。今後も簡便な検査法の開発が望まれます。

ビデオ嚥下造影検査（VF）
　嚥下障害の検査としては最も信頼されている検査です。椅子にすわらせた患者さんに造影剤入りの食物や水分を摂取してもらい、X線透視装置を通してその様子を観察するものです。先に挙げたMyDの嚥下障害所見の大部分は、この検査でわかったものです。まだMyDの嚥下障害の重症度については公式の分類ができていないため、東埼玉病院では重症度を0（咽頭への造影剤貯留なし）から4（誤嚥あり）まで分類して使用しています。

対応策

東埼玉病院で行っている方法を中心に述べます。

1）口腔ケア
　上肢の筋力低下や知能障害のため十分に歯磨きができない患者が多く、口腔衛生の不良が誤嚥性肺炎の一因になっているようです。患者へのブラッシング指導、電動歯ブラシの導入、介護者による歯みがきの介助などを行います。定期的に歯科に受診し、歯の治療（虫歯や歯が欠損している人が多い）や義歯の調節をしてもらうことも必要です。

2）姿勢の工夫
　座位ではできる範囲で、前後左右とも垂直・対称的な姿勢をとるように指導します。東埼玉病院の検討では食事の時の姿勢は、体幹が前屈30°から後屈10°、頸部が前屈60°から後屈10°とばらつきが多く、嚥下に最適の姿勢とはいえません。また、頸部・体幹の拘縮や筋力低下が原因で、修正が困難な場合は、必要に応じて体幹のベルトやクッション・車椅子の検討を行います。また、あまり経験はないのですが、デュシェンヌ型筋ジストロフィーのように筋力低下が進行して座位がとれない時は、場合によってはリクライニング位も有効かもしれません。

3）摂食時の注意や食形態の工夫
　東埼玉病院では年に1回、了承を得た入院中のすべてのMyDの患者さんにVFを行っています。それ以外でも誤嚥性肺炎など、何か問題があればVFを行うことがあります。まだ検討を始めて数年ですが、現在のところ全体としては数年の経過ではあまり嚥下障害は変化しないようです。しかし少数ですが、やや悪くなっている患者さんもおり、今後もできる

表1　食事の観察項目

1、食事姿勢
2、摂食時の姿勢の安定性
3、摂食時の体幹角度、頸部角度
4、食卓の高さ：調整されているか
5、使用スプーン
6、口に取り込む時の食物のこぼれ
7、咀嚼～嚥下前での食物のこぼれ
8、嚥下時、嚥下後の食物のこぼれ
9、口腔内への食物の残留
10、むせ
11、痰の増加
12、痰に食物が混ざる

限り検査を続けて行きたいと思っています。

食形態についてはVF所見の評価と同様に、確立されたものはないのですが、臨床所見、VF所見を参考に必要に応じて変更しています。しかし自宅で生活されている方では、VFがいつもできるわけではないですので、その場合は（基本的にはVFができてもできなくてもそうですが）、食事場面の観察が一番重要と思われます。以下各期に対応した症状、その場合の注意・工夫について私見を述べます。

● 準備期（咀嚼）の障害

食べ物を大量に口に入れてしまう、食物を噛みにくい、噛むのに時間がかかる；ゆっくり少しずつ食べるように説明する。スプーンを小さいものに代える。食物を柔らかく、噛み砕き易いものにする。食物をきざんでおく。

● 口腔期の障害

食物が鼻に逆流する、口に残る：食事の最後にお茶を飲む。食後のうがいや歯磨きを徹底する。

● 咽頭期の障害

食事の時にむせる；水分にとろみをつける。ただしとろみを付け過ぎると逆に飲み込みにくいこともあるようです。空嚥下（つばをのみこむ）や交互嚥下（お茶・水と交互に飲み込む）、うなずき嚥下をすると効果がある場合もあります。また、VF上食塊が咽頭部の凹みに多く残留する場合は食後に吸引をするとよいことがあります。

● 食道期の障害

食後の胸焼け、嘔吐；食べてすぐ横にならないようにする。

また、明らかな誤嚥の認められない患者さんに対しては、食事の前にうがいをすると嚥下速度や自覚症状が改善したと言う報告があり、軽症の患者さんには試みて良い方法だと思われます。

MyDの死因に嚥下障害による肺炎が関与していることは間違いないと思われますが、その診断や治療・対処法についてはまだ十分に確立されたとはいえません。今後も患者さんに安心して食べて頂くために、医師・歯科医師・看護師・言語聴覚士などの様々な職種の努力が必要だと思われます。

参考文献

1) 花山耕三：筋強直性ジストロフィー患者の摂食・嚥下障害. 厚生労働省精神・神経疾患研究委託費 筋ジストロフィー患者のケアシステムに関する総合的研究班, 2001；25-32.
2) 川井充：筋強直性ジストロフィー. 最近の進歩と診療の課題. 神経内科, 2004；60：339-342.
3) 中村広一：筋強直性患者の咀嚼障害と口腔ケアの問題点. 神経内科, 2004；60：399-404.
4) 金子芳洋, 千野直一監修：摂食・嚥下リハビリテーション. 医歯薬出版, 2002.2.

（和田　勇治）

60　軽症福山型患者さんの臨床と摂食

　福山型先天性筋ジストロフィー(以下FCMD)は、ズシャンヌ型・ベッカー型筋ジストロフィーに次いで日本人に多い先天性筋ジストロフィーで、これまで典型例では平均寿命は20歳に満たず、殆ど歩く事すら出来ないと考えられてきました。

　しかしこの病気の原因遺伝子がわかり、広く確定診断が行われるようになった事から、これまで知られていた重症のFCMDのみならず、軽症で成人される方の報告もなされるようになってきており、それに伴いこれまで小児科でフォローされていた患者さんが、筋ジストロフィーとして神経内科でもフォローされるようになってきています。

　本稿は、FCMDの軽症例を中心とした症状について解説するとともに、その経口摂食時に注意する点などについて解説します。

福山型筋ジストロフィー(FCMD)とは

　FCMDは1960年に福山幸夫先生(東京女子医科大学名誉教授)によって報告された常染色体劣性の遺伝形態をとる筋ジストロフィーで、典型的なFCMDでは出生直後からフロッピー・インファントが認められ、1歳頃から関節拘縮が進行し、運動機能は6歳頃がピークで、10歳代からは心筋傷害による心不全、呼吸筋力の低下による呼吸不全が進行し、この原因で亡くなる事が多いとされています。筋肉以外にも大脳の形態異常による精神運動発達障害、それに伴う難治性の痙攣発作、網膜形成障害による重篤な視力障害なども合併し、運動発達は座位獲得までが大多数です[1]。

　FCMDの原因遺伝子は1993年に戸田達史先生(現・神戸大学神経内科教授)によって発見され、fukutin(FKTN)と命名されています[2]。これは9番目の染色体の長腕に位置しており(9q31)、この遺伝子の3'非翻訳領域(蛋白質に翻訳されない領域)に約3,000塩基対(3kb)の長さのトランスポゾン(動く遺伝子)が入り込む事でFKTN遺伝子の発現や機能に異常を起こす事がその原因と考えられています。

　このようなトランスポゾンのFKTN遺伝子への挿入は日本人以外には殆ど認められず、おそらくこのような異常は2000年ほど前に大陸や朝鮮半島から渡ってきた日本人の中に突然変異で発生したものではないかと考えられています。現に日本人の188名に1人は1対のFKTN遺伝子のうちの片方にこの異常を持っていますが、韓国人では935名に1人の割合と頻度が減っており、中国人やモンゴル人には見つかっていません。FCMDは常染色体劣性遺伝の病気で、両親からそれぞれ異常のあるFKTN遺伝子を受け継いだ場合にFCMDの症状が発症しますので、日本人では約1〜3万人の出生児の中に1名の割合でFCMDの患者さんが発症する事になります[3,4]。

　FCMDの遺伝子が判明したことで、次にどのような機序でこのような疾患が発症するのかが問題となりました。ズシャンヌ型筋ジストロフィーの原因遺伝子がわかってから、それに結合する因子が次々と判明してきましたが、FCMDの場合、これらの種々の筋肉構成要素に対する抗体で筋組織を染色してみると、α-ジストログリカン(α-DG)という蛋白質がうまく染色されない事がわかりました。ジストログリカン(DG)にはいくつかの種類があり、α-DGもその中の一つなのですが、いずれも大きな鉄骨構造のようなジストロフィン蛋白をしっかりと筋細胞の細胞膜につなぎとめる鎹(かすがい)のような役目をしています(図1)。

　FKTNはこのα-DGに糖鎖の修飾をする機能があり、これが障害されるためにα-DGが筋細胞のきちんとした位置におさまらず、筋細胞の構造に異常をきたして、筋ジストロフィーの症状を起こすのではないかと考えられています[5]。また、糖鎖は細胞間の信号を伝達するための重要な働きも担っており、このために中枢神経系が形成される時に神経細胞がきちんとした位置におさまらないので、精神神経系の発達障害が起こるのではないかとも考えられ

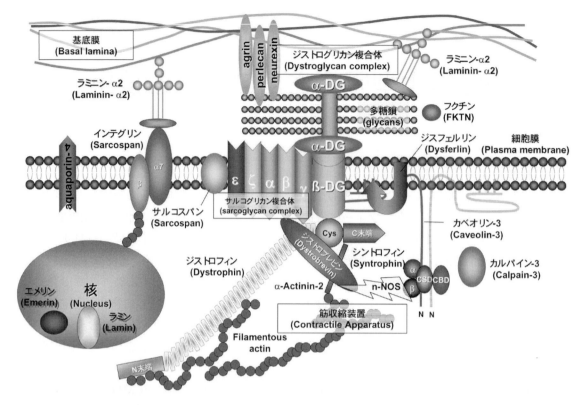

図1. ジストロフィン、ジストロフィン関連蛋白、基底膜の模式図（参考文献(9)の図を一部改変）. α-ジストログリカン(α-DG)はβ-ジストログリカン(β-DG)とジストログリカン複合体を作り、これはサルコグリカン複合体やジストロフィンと結合して細胞膜の中で重要な構造を作っている. α-DGは糖鎖修飾を受け、その多糖鎖(glycans)にラミニンα2やアグリン(agrin)、パールカン(perlecan)、ニューレキシン(neurexin)などのプロテオグリカンが付着して、細胞基底膜との間で構造を保っている. フクチン(FKTN)はα-DGに糖鎖修飾を行う機能を担っており、これうまくいかないと、これらの構造がおかしくなり、福山型筋ジストロフィーが発症すると考えられている.

ていますが、このあたりの点に関してはまだ正確なことはわかっていません。

軽症福山型筋ジストロフィー(FCMD)

前述のようにFCMDは重症の筋ジストロフィーであり、座位まで獲得する例は多いものの、歩行可能例は稀とされています。その一方、筋力低下があるにもかかわらず、進行は比較的緩徐で、近位筋優位の筋力低下とともに顔面筋罹患が認められ、開口したままで流涎が多い状態が続きますが、経口摂取が可能な症例も多く認められます[6]。

ここで私達が経験した軽症FCMD二症例についてお示しします。表1に、この臨床症状について示しましたが、いずれの方も男性で、知能低下は認められるものの重篤な痙攣発作や眼症状などは無く、頭部MRI検査所見でも重症の所見は認められませんでした。発語、運動機能の発達遅延がありますが、最大の運動機能獲得時には数段の階段昇降が可能で、その後徐々に運動機能の障害が増悪して、お二方とも車椅子生活になっておられます(図2a)。しかし重篤な呼吸機能障害、心不全などは認めておりません。

血液検査ではクレアチンカイネース(CK)の上昇を認め、遺伝子検査ではどちらの方にもFKTN遺伝子への3kbのトランスポゾンの挿入をホモで認め、FCMDとの確定診断がなされています。

軽症福山型筋ジストロフィー(FCMD)の摂食と嚥下機能検査

症例1は、外見上顔面筋萎縮による特有のミオパチー様顔貌が認められ、口唇閉鎖不全による流涎もありました。軟飯きざみ食の摂食時に口腔内の唾液、食物の貯溜や口唇からのこぼれはあるものの、外見上は明らかなむせもなく、充分量摂食されているような印象を受けました(図2b)。しかし前歯がすいているなど咬み合わせが悪く、十分な咀嚼は難しい

状態でした。X線嚥下造影検査所見（VF）では、食塊が十分形成されないため、ゼラチンゼリーがバラバラに少量ずつ口腔から咽頭へ送り込まれるとともに、嚥下反射の遅延と嚥下反射後のゼリーの咽頭残留が多量に認められました。

症例2も、外見上は顔面筋萎縮による特有のミオパチー様顔貌が認められ、口唇閉鎖不全による流涎、軟飯刻み食の取り込み不良による口唇からのこぼれがあるものの、外見上は明らかなむせもなく、充分量の食物を嚥下しておられるように見受けられました。しかし症例1と同様に、歯は大臼歯部が1か所しか咬み合っていないなど咬み合わせが悪く、十分な咀嚼は期待できませんでした。X線嚥下造影検査所見（VF）では、食塊が十分に形成されず、バラバラに咽頭へ送り込まれ、嚥下反射の遅延とゼリーの咽頭残留が多量に認められました。

いずれの症例も検査時に誤嚥性肺炎を繰り返すようになっておられましたが、外見上は充分に軟飯刻み食を摂取されているように見られました。しかし、そのような外見所見とVFの所見が大きく乖離している事が問題で、このような摂食状況を続けられると更に重篤な肺炎を繰り返す事が懸念されました。そこで、(1) 軟飯刻み食から嚥下食への食事形態の変更、(2) 車椅子座位の前傾姿勢での摂食からリクライニング位置での摂食を行うなど、食事時の姿勢

表1．軽症FCMDの臨床症状

	症例1	症例2
年齢・性別	22歳, 男性	12歳, 男性
頚定	6ヶ月	4ヶ月
歩行開始年齢	3.8歳	3歳
歩行能力	14歳まで歩行可能（最良時は数段の階段昇降可能）	9歳まで歩行可能（最良時は数段の階段昇降可能）
言語能力	9歳で二単語文を話す	6歳で二単語文を話す
FKTN遺伝子異常	FKTN遺伝子への3kbのトランスポゾンの挿入をホモで認める	FKTN遺伝子への3kbのトランスポゾンの挿入をホモで認める

の調整、(3) 自力摂取から介助摂取への変更などの対策をとるようにしました。症例1は自宅での食事摂取方法の調整が難しく、数か月後には胃瘻造設が行われ、残念ながら経口摂取は困難となりましたが、症例2は1年が経過した現在も経口摂取を継続しておられます。

考　察

遺伝子診断でFCMDと確定診断された日本人症例に関するSaitoらの集計によると、歩行可能例は全症例(56症例)の約14％、その中で本症例のような階段昇降可能例は56症例中3例(5％)にすぎませんでした[7]。ただ、以前はFCMDの診断は臨床的に行われていたので、比較的重症例に注目されることが多かったのですが、FKTN遺伝子が発見され、その遺伝子診断が保険適応となり、疑い例にも確実な診断

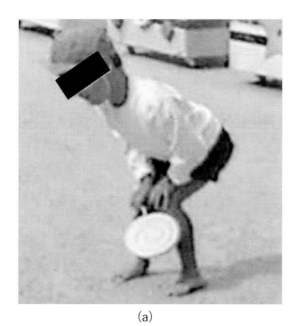
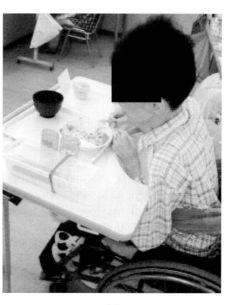

(a)　　　　　　　　　　　　(b)

図2．(a) 軽症FCMDに認められたGowers徴候（登はん性起立），(b) 20歳代の嚥下機能検査前の摂食状況

が行われるようになったことから、今後さらに軽症例が見いだされる可能性が考えられます。また、これまでに記載されたFCMD症例の治療・看護マニュアルは比較的重症例を想定して記載されたものが多い傾向があるようです。

FCMDは比較的重症例でも顔面筋の罹患はあるものの経口摂取の可能な症例が多く、介護者の根気や努力で長期間経口摂取される方が多いような印象があります。しかし、そのような中でも筋力低下は徐々にすすんでゆき、末期には肺炎、呼吸不全、心不全で亡くなる事が多く、FCMDの年長児では嚥下機能の増悪が予後決定因子になるとの報告もあります[8]。

ここに呈示した症例でも、外見上の経口摂取状態に比較して、VF検査での嚥下機能が悪く、両者の間に乖離が認められる事が大きな問題でした。食事の摂取方法は、介護者の根気や注意力などに左右されている面が多く、えてして外見上の嚥下所見からのみ摂取方法が判断されている事が多いかもしれません。このような場合には定期的に嚥下機能検査を行うなどして、客観的に嚥下機能を評価し、それぞれの症例の状態にあった摂食プログラムの作成や胃瘻造設の時期を検討する必要があるでしょう。

以上、軽症FCMD症例とその嚥下機能について述べてきました。FCMDの末期には嚥下障害が高頻度に出現する可能性があり、それが反復する嚥下性肺炎や呼吸不全の原因になる可能性があります。また、重症例でも軽症例でもFCMDは長期にわたって経口摂取が続く傾向がありますので、定期的に嚥下機能検査を行って客観的評価に基づく食事摂取方法を検討する必要があると考えられました。

参考文献

1) Fukuyama Y, Osawa M, Suzuki H. Congenital progressive muscular dystrophy of the Fukuyama type - clinical, genetic and pathological considerations. Brain Dev 1981;3;1-29.
2) Kobayashi K, Nakahori Y, Miyake M, Matsumura K, Kondo-Iida E, Nomura Y, Segawa M, Yoshioka M, Saito K, Osawa M, Hamano K, Sakakihara Y, Nonaka I, Nakagome Y, Kanazawa I, Nakamura Y, Tokunaga K, Toda T. An ancient retrotransposal insertion causes Fukuyama-type congenital muscular dystrophy. Nature 1998;394;388-92.
3) Kato R, Kawamura J, Sugawara H, Niikawa N, Matsumoto N. A rapid diagnostic method for a retrotransposal insertional mutation into the FCMD gene in Japanese patients with Fukuyama congenital muscular dystrophy. Am J Med Genet A 2004;127A;54-7.
4) Watanabe M, Kobayashi K, Jin F, Park KS, Yamada T, Tokunaga K, Toda T. Founder SVA retrotransposal insertion in Fukuyama-type congenital muscular dystrophy and its origin in Japanese and Northeast Asian populations. Am J Med Genet A 2005;138;344-8.
5) Muntoni F, Torelli S, Brockington M. Muscular dystrophics due to glycosylation defects. Neurotherapeutics 2008;5;627-32.
6) 三好和雄. 福山型先天性筋ジストロフィーの末期にみられる慢性呼吸不全と嚥下障害の悪化について. Jpn J Rehabil Med 2007; 44; 343-6.
7) Saito K, Osawa M, Wang ZP, Ikeya K, Fukuyama Y, Iida KE, Toda T, Ohashi H, Wakai S, Kaneko K. Haplotype-Phenotype correlation in Fukuyama congenital muscular dystrophy. Am J Med Genet 2000;92;184-90.
8) 石原傳幸, 儀式三郎, 青柳昭雄, 埜中征哉, 杉田秀夫: 福山型先天性筋ジストロフィーの死因について. 臨床神経学, 1984e: 24; 968-74.
9) 古谷博和. D: 進行性筋ジストロフィー. 神中整形外科学（上）改訂22版（編集　岩本幸英, 監修　杉岡洋一）東京: 南山堂, 2004, pp722-39.

（古谷　博和, 梅本　丈二）

61 筋ジストロフィー患者さんの食生活

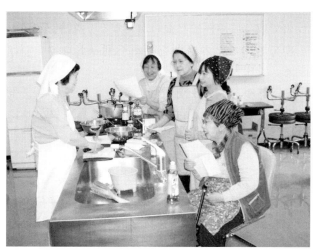

障害者料理教室（写真左が筆者）

「食育」について

平成17年7月17日から施行。目的は「国民が生涯にわたって健全な心身を培い、豊かな人間性を育むことが出来るよう食育を総合的かつ計画的に推進する」と定義されています。つまり、食育とは、こころ豊かに、元気に健康な暮らしを営んでいく食の知恵を身につけることです。

一番大切なことは、食事の時間を楽しくすごす工夫をし、「食事を大切にする心」をもつことです。この食育は、子どもの食教育のみを指しているのではなく、範囲は広く、乳児から高齢者まで、また妊婦、患者、当然筋ジストロフィー患者についても、当てはまります。ご一緒に、「楽しい食事」「食事を大切にする心」を考え、より楽しく、おいしく、安全な食事につなげて行きたいものです。

道しるべとなる食生活指針を通して筋ジストロフィー患児者（デュシェンヌ型中心）と家族の食生活について考えて行きましょう。

食生活指針について

(1) 食事を楽しみましょう。

　食事は生きていくためには必須です。たのしい食事は消化、吸収を高め、心を豊かにしてくれます。患者の進行により症状が変り、食事の形態が変わります。その症状により、軟食、刻み、トロミ食や流動食などと展開します。また、環境の配慮も必要です。時間をゆっくりとること、食べる際の姿勢なども創意工夫をして、楽しい食事に繋げましょう。

(2) 一日の食事のリズムから、健やかな生活リズム

　朝、昼、夕の三食を、毎日きまった時間の食べることで、消化・吸収が順調に行われる効果があります。朝食もとりましょう。

(3) 主食、主菜、副菜を基本に、食事のバランスを。

(4) ごはんなどの穀類をしっかりと。

(5) 野菜、果物、牛乳、乳製品、豆類、魚なども組み合わせて。

(6) 食塩や脂肪は控えめに

上記の、(3)、(4)、(5)から食事のバランスを考える。

主食：ご飯、パン、麺類などの穀類(炭水化物)、力や体温、エネルギー源となるもの

主菜：魚介、肉、卵、大豆製品、牛乳、乳製品などを使った料理（たんぱく質）、（脂質）血や筋肉、

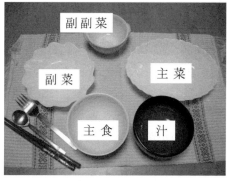

食事のバランス

骨、皮膚などの主要構成成分であるたんぱく質を多く含み、これに脂肪、炭水化物、無機質、水分などが一定の割合で結合し、細胞の形態と機能を維持します。たんぱく質は、20種類のアミノ酸からつくられていますが、このうち9種類は、体内で合成されず食品から補う必要があり、この9種類を必須アミノ酸と言います。必須アミノ酸を多く含まれている食べ物、つまり、魚介、肉、卵、大豆製品を「良質のたんぱく質」と言われています。特に筋ジストロフィー患児者には、大切な食べ物です。

副菜：主菜に付け合せてとる、野菜などの中心とした料理（ビタミン、ミネラル）で、主食、主菜に不足するビタミンやミネラルなどの栄養素を補う役目がある。

☆旨み、香り、香ばしさを利用し、塩分は一日、7～10gに。

☆蒸す、煮る、茹でる、素焼き、オーブンで焼くなど料理法を工夫し、脂肪を控え、また、動物、植物、魚由来の脂肪をバランスよくとりましょう。栄養バランスは1回の食事だけでなく、1日単位とし、3～4日位のゆとりを持って考えましょう。

(7) 適正体重を知り、日々の活動に見合った食事量

体格指数 BMI（Body Mass Index）から太りすぎ、やせすぎをチェックし、食事量を考えていきましょう。体重（kg）÷身長（m）÷身長（m）で計算されます。

　一般的には、18未満は痩せ、25以上が肥満となりますが、18.5～25未満は正常域となっています。デュシェンヌ型26～35歳では14.59が標準値で、11.67（0.8倍）未満をやせ、18.97（1.3倍）以上を肥満としています（『筋ジストロフィー患者さんのための楽しい食事』より）。食事量は一人ひとり個人差があり、また、症状や体調により違ってきます。無理強いは禁物です。ただし、血液検査などから、栄養状態をチェックすることも大切です。

(8) 食文化や地域の産物と、ときには新しい料理も

　自然の恵みや、四季の変化を料理で楽しみましょう。時には、テレビや料理本を参考にして、新しい料理を患者さんと家族とで一緒に考えて見るのは、いかがでしょうか？

(9) 調理や保存を上手にして無駄や廃棄を少なく

(A) 症状の進行により、筋力の低下が伴い、摂食・咀嚼・嚥下機能の障害が出て来ます。調理法はその程度により、それぞれ変化します。例として、主食のごはんの形態から、主菜、副菜の調理方法を考えてみましょう。

・普通のご飯：（水2割増し）家族と同じ食事。
・全がゆ：（水5割増し）軟らかく煮る。一口大カット。粗きざみ。隠し包丁の工夫。
・七分がゆ：（水7割増し、または重湯30％、粥70％）軟らかく煮る。刻み（軽くトロミ）
・五分がゆ：（水10割増し又は重湯50％、粥50％）箸で取りにくいほど柔らかく煮る。煮物、蒸し物、ゆでものなどの料理を細かく刻みトロミをつける。
・三分がゆ：（水20割増し、または重湯70％、粥30％）すり鉢やミキサーを使用しペースト状にし、粘度を考慮に入れる。プリン状、スープ状、ミキサーを利用し、トロミアップの使用。
・流動食：水分量が多く、低栄養になりがちです。市販の栄養補助食品を活用されるのも一案です。濃厚流動食・嚥下食（プリン状、ゼリー状、クリーム状）・トロミ調整食品の使用となります。この濃厚流動食については、医師や栄養士による指導をうけて下さい。

(B) 注意が必要な食物は、ひき肉など口の中でバラツキやすいもの、ごぼう、もやしなど繊維状のもの、豆類、餅・たこ・イカなど噛み切りにくかったり、飲み込みにくいもの、のり・わかめ・トマトの皮など口腔内の付着しやすいものがあります。

(C) 国立東埼玉病院筋ジス病棟に入院し、14歳で亡くなった息子が、病気が治って退院したら「夕食はレストランでハンバーグを」そして「次の昼食は、ピザパイとコーヒーだよ」と面会の時に楽しそうに話していたことを思い出されます。残念ながら実現できませんでした。そのハンバーグを例に原形からペースト状までの過程を捉えてみました（次頁の写真）。

(10) 自分の食生活を見直してみましょう。

　自分の食生活に偏りがないか等、患者さんだけではなく、家族と一緒に、それぞれが食生活を点検してみましょう。食生活指針の10項目により、筋ジストロフィー患者や家族の食生活を考えてきました。特に、3分がゆや流動食の患者さんは、低栄養

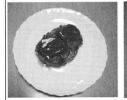 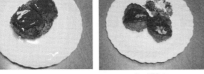 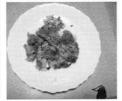 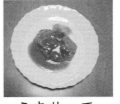 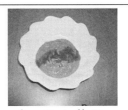

| | 家族と一種 | 小型に | はさみで切って | ミキサーで
(ソースは洋風スープ
でのばして) | ペースト状に
(ソースは中身
にも使用) |

ハンバーグを例に原形からペースト状までの過程

になりやすいので、おかずだけにこだわらず、市販されている栄養調整プリンなど、デザート感覚の補給も考えましょう。

食事の実際

埼玉県筋ジストロフィー地域デイケア黒浜訓練センター利用者等の在宅患者さん(全員が電動車いす使用の患者さん)より食事の実際をお聞きしました(表)。

☆それぞれのお母さんは、家族と同じ食事から、展開していく方法で工夫されています。

☆食事の都度、箸、料理ばさみなど使用し(次頁写真)、食べやすい形に工夫がみられました。

☆トロミ食のお母さんは、毎朝、だしと昆布やだしパックでだし汁を作り、それをベースにして薄める。片栗粉や馬鈴薯を軟らかく煮たものやそうめんを茹で、とろみとして使っているとのこと、子を思う気持ちが伝わり思わず涙しました。

☆Iさんのお母さんは家族と一緒に健康維持を考え、患者は食事を楽しく捉えており、時には、味つけの指摘やリクエストもあるとのこと、家族との楽しい光景が浮かんできます。

身近にいる筋ジストロフィー患者さんの食事を伺い、家族の食事から、主食のご飯は少し軟らかめ、主菜・副菜は調理ばさみ等で一口大にカット、あるいは包丁などで大きめに刻むなどで対応していることがわかりました。

しかし、今後、それぞれの患者の症状の変化などにより、筋力の低下が伴い、嚥下の障害が出てきま

表 在宅患者さんの食事

区分	姓別	年齢	主食の形態	主菜・副菜形態	食べ方
A	男	16	軟らかめ	家族と同じ形態	ゆっくりと
B	男	20	家族の主食から3分がゆ程度にだし汁で薄める。	ミルを使いだし汁と軟らかくした馬鈴薯でトロミ付けを	毎朝、だしパックでだし汁をつくり、主食・主菜・副菜をのばしている。
C	女	23	軟らかめ	家族と同じのもの	ゆっくり
D	男	27	軟らかめ	はさみを使い2cm位にカット	手の力が弱く口まで運ぶ介助が必要
E	男	35	軟らかめ	はさみを使い大まかに刻む	手の力が弱く介助が必要。のどに付着しやすい食べ物は苦手
F	女	40	軟らかめ	はさみを使い、一口大にカット	一口大にカットし、口まで運びやすい工夫を
G	女	40	軟らかめ	家族と同じ形態	ゆっくり
H	女	60	軟らかめ	家族と同じ形態	手の力が弱くなり、箸が使い難い、改善が必要
I	男	32	軟らかめ	家族と同じものを軟らかく煮てつぶす。市販のトロミ食品の利用もある	介助が必要 食事に興味があり、時には味付けの指摘もある
J	男	32	軟らかめ	家族と同じものを軟らかく煮て、一口大にカット	介助が必要
K	男	35	重湯	だし汁でのばし、上澄みを	毎朝、鰹節・昆布でだし汁を。ソーメンをトロトロに茹でトロミに使用 介助が必要

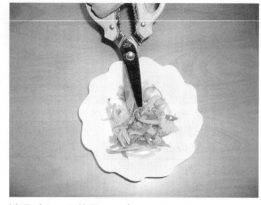
料理ばさみを使用し、食べやすい大きさにカット

すので、トロミが必要となります。

やわらか食・ペースト食・トロミ食品など、多くの食品が市販されています。機会があれば、試食会など考えてみたいと思っています。情報の少なさも感じました。

今回、執筆の機会をいただき、管理栄養士としてではなく、元筋ジストロフィー患者の親として、また、保因者として症状が出現し、身体障害者手帳1種1級の患者となった立ち場から、患者と家族の食生活を考えましょうという気持ちでお受けしました。参考になれば幸です。医学的には、明るい兆しが見えてきました。期待し前進していきましょう。

参考文献
1) 筋ジストロフィ患者さんのための楽しい食事（診断と治療社）
2) 介護に役立つ食と栄養100講話集（中央法規）
3) 長続きする介護食（成美堂出版）
4) 調理ベーシックデータ（女子栄養大学出版部）

筆者の経歴：元・埼玉県栄養士会理事、埼玉県地域活動栄養士協議会会長、日本栄養士会地域活動栄養士協議会幹事京浜地区代表。老人病院での献立作成、胃腸科病院・障害者施設での栄養相談指導に関わる。現在、日本栄養士会・埼玉県栄養士会・さいたま市地域活動栄養士会に所属。障害者料理教室やデイケア施設での料理教室を通じ栄養指導に関わる。

（渡邉　郁江）

62　段階的嚥下食の選択方法

　嚥下障害への取り組みは昨今ブームになっているが、嚥下食はまだまだ、糖尿病食や腎臓食のように明確な形式にはなっていない。現状では病院や施設によって様々な食形態が存在し、また、嚥下障害のレベルにあった正しい食事が提供されていない場面もみうけられる。

　本稿では嚥下障害の評価の方法、嚥下障害のレベルに応じた嚥下食に関して述べる。

嚥下障害の評価

　嚥下障害と一口にいっても経口摂取不能な状態から、パサパサした特別嚥下をしにくい食物以外は問題がない状態まで様々である。嚥下障害のレベルをみきわめたうえで適した嚥下食を検討していく必要がある。

　嚥下障害の正確な評価は嚥下造影（VF、videofluorography）嚥下内視鏡（VE、videoendoscopy）などで行う。嚥下造影とはバリウムなどの造影剤もしくは造影剤を混ぜた模擬食品を食べてもらいその様子を撮影するものである。

　模擬食品が口に入ってから咽頭、食道にいくまでを観察し、誤嚥の有無、口腔、咽頭残留量、嚥下反射などを評価する。検査時誤嚥を認めてもその場で体幹、頸部の角度など摂食時の姿勢、摂食ペースなどを検討し誤嚥をなくす手段を考えることができる。検査時ビデオで録画するため、後で本人、家族への指導も可能である。

　しかし嚥下障害のある方は片麻痺など他の障害を抱え、在宅療養を送っていることもあり病院への受診が難しいこともある。また、被爆などの問題があげられている。嚥下内視鏡は耳鼻科で使用するファイバーを使用して行い、咽頭の唾液、食物残渣から誤嚥の程度を評価する。ファイバーは手軽に持ち運びができるため最近では往診医でも導入しているところもある。しかしながらまだ一般的に普及しているとは言い難い状況である。

　そのため、施設、在宅ではスクリーニングとして特別な器具を使用しない水飲みテスト、反復唾液嚥下テスト（RSST：repetitive saliva swallowing test）を用いることが多い。水飲みテストとは30mlの水をコップで飲んでもらいその時の様子（むせの有無、嚥下回数、時間）を観察し判定する。予備的に2～3mlの水を飲んでもらい安全を確認してから行うとよい。水飲みテストは30mlと量が多く軽症の嚥下障害にしか使用できないため、改訂水飲みテストが開発された。改訂水飲みテストは30mlの代わりに3mlの水を用いられる。

　水飲みテスト、改訂水飲みテストは比較的感受性の高い検査で広く行われているが、むせのない誤嚥があることに注意が必要である。反復唾液嚥下テストは口腔内を十分湿らせた後に30秒間に唾液を何回できるか調べる方法である。30秒間で2回以下が異常である。検査時必ず検者は被検者の首に手をあてて喉頭隆起、舌骨に手をあてて嚥下を行わせる。完全な嚥下が行われると喉頭隆起、舌骨は嚥下運動に伴って指腹を乗り越え上前方に移動し、また元の位置に戻る。被検者自身は不完全な嚥下でも自覚がない場合が多いため必ず検者は喉頭隆起、舌骨に手をあてる必要がある。反復唾液嚥下テストは水飲みテストよりテスト内容が難しいため認知症があると指示が入らず施行が困難なこともある。

　スクリーニングとして使用できる水飲みテスト、反復唾液嚥下テストを施行したうえで食事形態を決定することができるフローチャートが金谷によって開発されている[1]（図1）。このフローチャートをみながら食事形態を決定していくことが可能である。しかし、食事形態、介護力などの点から現在対応可能かどうかを検討した上ですすめていくことが重要だと思われる。

　特に重度の嚥下障害で胃瘻などの経腸栄養を行っており、フローチャートで精密検査が必要と判定された場合に経口摂取の開始、食事形態レベルアップに

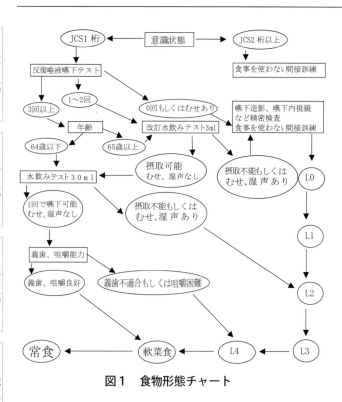

図1　食物形態チャート

食事アップの基準
摂食時間が30分以内
7割以上3日間摂取可能である
チェックポイント
発熱・呼吸状態・呼吸音・咳
胸部写真・喀痰量・患者の訴え・食事時間

図2　食事アップの基準とチェックポイント

より肺炎、窒息などを発症し、生命予後に直結するリスクが伴う。昨今嚥下障害に関してはブームになっており、経管からの離脱が話題になっている。

しかし、特に在宅、施設では嚥下障害のある方に対して食事介助が可能かどうか、また嚥下食を提供できるかどうか、肺炎などを発症した場合の責任の所在、また対応の仕方などを明確にしてから行う必要がある。これらのことを決定した上でフローチャートにのっとり食事形態を決定する。対象者の嚥下機能が改善した場合は、一段階ずつ嚥下が難しい食物にレベルをあげていく。レベルアップの基準は、藤島による食事アップの基準とチェックポイントにのっとって行う（図2）[2]。

嚥下食の種類

食事は毎日必要であるが、嚥下食をいつも手作りにするのはかなり大変である。さらに、嚥下食は作るだけではなく、嚥下障害のある人に介助しながら食事を与えなければならないことが多く、かなりの時間、労力を要求する。介護者が忙しい時や疲れている時は市販のものを利用し、介助量を減らすのも一つの方法だと思われる。

最近では薬局、デパートの介護用品コーナーやスーパーの離乳食売り場に嚥下食が並べてあり、手にとってみることもできる。また、嚥下食をインターネット販売している会社もみうける。具体的に嚥下食（L0からL4）に関して嚥下食ピラミッドをもとに市販品を紹介しながら解説していく[1),3)]。

L0開始食

果汁やお茶にゼラチンを加えて作る蛋白質がほとんどないゼリーが主体である。ゼラチンで作ったゼリーは密度が均一で小さな力で形状を変え咽頭をスムーズに通過しやすい。最初にゼリーから開始する時はスプーンで山型にすくわず、2mmぐらいにスライスするとさらに誤嚥が少ないといわれている（図3）。なお、ゼラチンは温度が高くなると融解するため、摂食時の室温が高いと液体になり要注意である。1食あたり1品程度を摂取する。そのためカロリーとしてはほとんどとれないため、メインの栄養経路としては胃瘻、経鼻などの経腸栄養、あるいは中心静脈栄養などの経静脈栄養を必要とする。市販品としては（図4）のようなものがある。

L1嚥下食1

L0と比較し蛋白質（ただし魚介類、肉類は含まない）が加わったゼリーであり、そのためL0よりカロリーがある。蛋白質が入ると誤嚥した場合、炎症を起こしやすいためL1から蛋白質が加わる。また1食あたり2～3品程度を摂取する。しかしL0よりカロリーは増えても、まだ必要栄養量には届かないため経腸栄養、経静脈栄養が必要である。

L1に該当する市販品はかなり流通しており、全

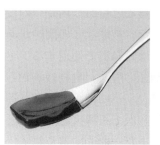 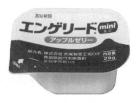

図3　スライスゼリー　　図4　エンゲリード　ミニアップルゼリー

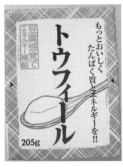
図5　トウフィール

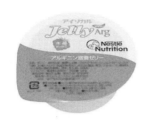
図6　アイソカルジェリーArg（木苺味）

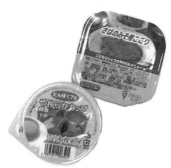
図7　上＝さばのみそ煮こごり
下左＝やわらかカップ ぶり大根風味

一般的に甘い味が多いが、甘い味が苦手な人のためにトウフィールといった商品がある（**図5**）。他にも褥瘡管理に不可欠なアルギニンが入ったアイソカルJelly Argなどがある（**図6**）。嚥下障害がある人は移動能力も低下していることが多く、褥瘡のリスクも高いという特徴をとらえた商品と思われる。

L2 嚥下食2

形態はヨーグルトのイメージで、やや付着性が高い。L1と違い使用できない蛋白質はなく、食材も2種類以上である。手作りをする時は食品を粒がなくなるまでミキサーにかけ、市販の増粘剤で固める。栄養摂取量に応じ経腸栄養、経静脈栄養で補っていく。市販品としては（**図7**）のようなものがある。

L3 嚥下食3

形態は病院ではペースト食と呼ばれているものに該当する。手作りをする時は食品を粒がなくなるまでミキサーにかける。ミキサーにかけた後かなりさらさらしている時は増粘剤を入れ、とろみをつける。L3をほぼ全量摂取できるなら、経腸栄養、経静脈栄養から離脱が可能である。市販品としては（**図8**）のようなものがある。

L4 移行食

形態としては一般の人が食べる常食をやわらかく調理したものである。必要に応じ片栗粉、小麦粉、市販の増粘剤でとろみをつける。さけたほうが無難なものは、ぱさぱさしたもの（焼き魚など）、酸味が強いもの（酢のものなど）、粘りがあるもの（もち、だんごなど）、口の中で付着しやすいもの（わかめ、のり、ウエハースなど）などがあげられる。

移行食の対応として、歯の欠損、義歯の不良も多いためよくきざみ食が提供される。しかしながら、一般的には口の中でばらばらになり食塊を作るのが困難になる。歯の問題でどうしてもきざむ必要がある時はきざんでから増粘剤を使用したほうがよい。手作りをする時のポイントとは野菜などは葉の部分を使用し、時間をかけて煮る。肉類は軟らかい挽肉を使用する。魚類は加熱しても硬くならない銀鱈、ぶり、ひらめなどが使用しやすい。

加熱する方法としては焼くと「ぱさぱさ」するので煮たり、ゆでるとよい。魚を提供する時は摂食時に骨があると食べにくいので調理段階で除くことが好ましい。肉類、魚類は脂肪分が少ないと硬く、ぱさつきやすいので必要に応じマヨネーズを利用すると食べやすくなる。主食は一般的には全粥にする。市販品としては（**図9**）のようなものがある。

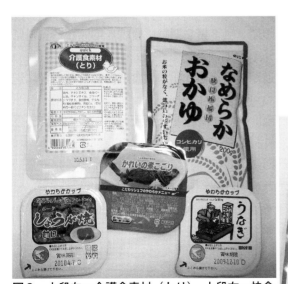
図8　上段左＝介護食素材（とり）。上段右＝快食応援団 なめらかおかゆ。中段＝かれいの煮こごり。下段左＝やわらかカップ ポークしょうが焼。下段右＝やわらかカップ うなぎ

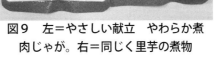
図9　左＝やさしい献立　やわらか煮 肉じゃが。右＝同じく里芋の煮物

参考文献
1）金谷節子：嚥下食ピラミッドによるレベル別市販食品250, 医歯薬出版, 2008
2）藤島一郎：脳卒中の摂食・嚥下障害, 第2版, 1998, pp116
3）藤谷順子, 金谷節子, 林静子：嚥下障害食のつくりかた, 日本医療企画, 2002

（御子神 由紀子）

63　嚥下食とトロミ食の選択の仕方

　神経筋難病患者さんが地域で在宅療養する場合、利用できる制度や医療連携、ご本人・ご家族への精神的・身体的・経済的負担への地域での支援体制整備や、その他療養上の具体的な問題では呼吸器管理等の医学的管理やケア、コミュニケーションの問題等々多くの問題を抱えて療養生活を送っている。
　当院においても難病患者さんの疾患が進行する過程で様々な機能喪失を伴い多くの課題への対応を迫られる。中でも入院前あるいは退院後の在宅での摂食嚥下機能の低下からくる食事あるいは栄養摂取の問題は、誤嚥による肺炎や低栄養などが生じた結果、ADLの低下、疾患の進行状況等に影響することも多く、療養生活現場でのご本人・ご家族・介護者にとっての切実な問題である。
　本稿は、経口摂取が維持できている神経筋難病患者さんの療養生活において、摂食・咀嚼・嚥下機能低下が診られた場合の、安全な経口摂取の考え方やすすめ方、対応法、また食事形態の有りようと作製法を考えてみたい。

神経筋難病患者さんの経口摂取

　経口摂取は、食物の視覚・嗅覚により色・形・香りなどを食物認知することで摂食行動が始まり、また触覚・味覚・温度覚による食感・味・温度などの情報を、口腔から咽頭部咽頭にかけての感覚器が受け取り、その情報をもとに多くの器官が連動し摂食・咀嚼・嚥下運動を誘発しながら食物輸送が行われている。
　この能力を発揮できる食事形態を選択できなければ、食事能力においても口腔から咽頭部の各器官の機能や感覚の廃用を引き起こすことが考えられる。
　特に神経筋難病と言われる特定疾患の患者さんにとっては、可能な限り残存している摂食・咀嚼・嚥下機能を最大限に活用し経口摂取を行ってもらうことが、より長期にわたり経口摂取を維持でき、摂食・咀嚼・嚥下機能低下の予防になると考えられる。

　そのため経口摂取食物の形態の変更に際しては、残存している摂食・咀嚼・嚥下能力を見極めながら、その時点での食事への認知・反応・運動能力を最大限に活用できる食事形態に変更してゆく必要がある。
　在宅療養患者さんにおいて、経口で摂取できる食事の形態を選択する場合の基本的な考え方は、摂食・嚥下機能の低下からくる誤嚥や低栄養の徴候が診られない場合、一般的に飲み込みやすいと言われているゼリー状食やペースト食等といった安易に調理や介護の効率性を優先した食事形態に変更せず、可能な限り摂食・咀嚼・嚥下能力に合った形態を選択し、食事摂取に関する能力の低下を助長させないことが重要である。
　食事摂取能力を見極める際には、食物の輸送を次の各期に分類し確認してゆく（図1）。

1．先行期（認知期）：何をどのように食べるかを判断する時期
2．準備期（咀嚼期）：食物を咀嚼し食塊を形成する時期
3．口腔期（嚥下第1期）：食塊を口腔から食道へ送り込む時期
4．咽頭期（嚥下第2期）：食塊を咽頭から食道に送り込む時期
5．食道期（嚥下第3期）：食塊を食道から胃に送り込む時期

　経口摂取の際に問題となる上記各期での評価（見極め）に関して、簡単に説明したい。
　先行期に関しては、意識レベル、認知、食事姿勢の保持（座位等）、上肢機能（自力摂取可能か否か）等を見極める。特に先行期の障害として意識障害がある場合、経口摂取は非常に危険であり、経口摂取適応外であると言われている。食事に集中できるような食事環境調整を行い、安全な食事姿勢（誤嚥の少ない姿勢はベッドアップ角度30°）で、スムーズに摂取できるように食器や食具（フォーク・スプーン・自助具の使用）や食事介助（食事ペース配

人の食物移送の様相

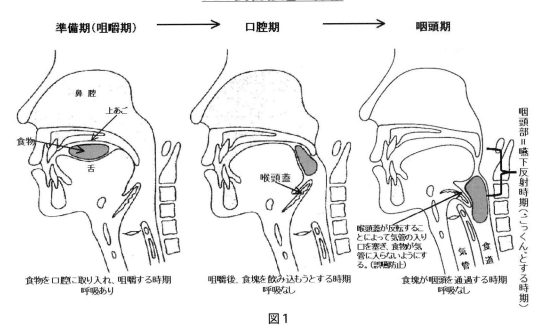

図1

分や一回で飲み込める量の確認等）などの代償的な対応を行う。

準備期では咀嚼を主体とした口腔の機能を見極める。食物の触覚的認知（口腔内の感覚受容低下・麻痺の有無）から、咀嚼に関すること、歯の欠損の有無、義歯の適合状態、咀嚼時に関連する筋群、口腔の機能を担う各口腔諸器官（口唇・舌・頰）の運動・筋力・スピード性・巧緻性等の確認を行う。準備期での咀嚼中行われる食物認知（食物の味、大きさ、硬さ、粘調度、温度等）は重要な中枢神経（主に大脳）への情報伝達源（刺激）になると考えられる（しっかり咀嚼が行えることで飲み込む運動も安定する）。準備期への対応は歯や義歯の問題に関しては、通院や在宅診療による歯科治療によって対応する。また歯科治療が行えない場合は食事形態の工夫（咀嚼を必要としない形態が必要だが、舌と上あごですり潰せる程度の硬さが望ましい）を行う。

咽頭期では嚥下反射の遅延（食物が'ごっくん'の起こる前に咽頭に流入すること）、嚥下反射が惹起困難（嚥下反射＝'ごっくん'が起こらないこと）、嚥下反射後の咽頭食物残留の有無（'ごっくん'後に咽頭部に食物が残っているか否か）等の確認を行う（**写真1**）。

咽頭部での問題は誤嚥に直結するため対応も慎重に行う必要がある。通常は摂食・嚥下リハビリ

嚥下造影検査 嚥下障害 画像（側面静止画像）

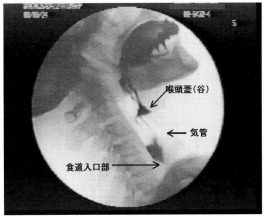

食塊形成不良、食塊の口腔内保持不良、食物の早期咽頭流入、嚥下反射の遅延等が診られている像。健常な人では食物が咽頭部（主に喉頭蓋部）に流入すれば、嚥下反射が起こる。

写真1

嚥下造影検査 誤嚥像（側面静止画像）

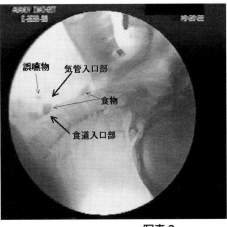

食物を誤嚥している様相。
咽頭部の食道入口部と気管入口部周囲を通過する際に、バラバラになり易い食事形態は誤嚥し易い食べ物である。

写真2

テーションを行うが、在宅では困難な場合も多く、経口摂取に際しては多くの工夫を必要とする。特に、食物形態への工夫は重要で有効な対応方法である。

誤嚥の発生は、咽頭部を通過する食物形態によって影響されやすく、食道の入口部と気管の入り口が混在する咽頭部において食物が通過する際に、バラバラになり易い食物（キザミ食・水溶物等は誤嚥のリスクが高い食物）は誤嚥し易い食事形態である（写真2）。

誤嚥の徴候として、

1. 食事中、食後にムセや咳がある
2. 肺炎（発熱）を繰り返す
3. 食後、湿性嗄声がある（食後の声の変性'がらがら声'など）
4. 食べられない形態の食物がある
5. 体重減少（飲み込めていないため＝摂取できていない）

などがあげられる。このような症状が診られた場合、現状の食事形態が嚥下能力に合っていないことが考えられる。

対応法としては、一口量の調整（一回の'ごっくん'で飲み込める量＝咽頭に残らない量）、食事形態への工夫（ゼリー食＝バラバラになっても一粒一粒の付着性が高く、凝集性も高く一塊になり通過し易い→寒天は付着性・凝集性が低く誤嚥し易い食物形態）、複数回嚥下（一口に対し数回の'ごっくん'で飲み込んでもらう方法）、交互嚥下（咽頭部に食物が残りやすい場合、固形物と滑りの良いムースや水溶液に近い形態の食物を交互に飲み込んでもらい残留を減らす方法）等の対応を行う。

嚥下食やトロミ食の選択

嚥下食やトロミ食の選択は上記の摂食・咀嚼・嚥下機能を見極め考慮しながら、準備期と、主に咽頭期での問題の発生を回避、代償する目的で選択される。

通常嚥下食の基本は

1. 味　：はっきりと、強めの香り
2. 温度：はっきりと
3. きめ：ゼリーのきめが最良
4. 水溶液と固形物の混合はしない

などが嚥下食の基本的な性状への考え方である。

味、温度等は前述した口腔・咽頭部の感覚刺激を促す目的であり、中でもゼリーは食塊形成と一塊での咽頭および食道通過に有利な形態である。通常、人の食物移送の様相は図1で示すように咀嚼時には呼吸は行われているが、嚥下反射（ごっくん）発生時には呼吸は一旦停止し、嚥下反射終了後、再度呼吸が行われる。固形物と水溶液の混合物の場合は、水溶液は吸い込みながら（吸気を起こしながら）摂取する必要があり、固形物は咀嚼が必要であり、水溶液と固形物を同時に摂取しようとすると、咀嚼運動と嚥下運動が同時期に起こりやすく、合わせて咀嚼時・嚥下時を通して呼吸（吸気＝吸うこと）している状態になりやすく飲み込みにくい誤嚥の可能性が高い食事形態と言われている。

図2は摂食・咀嚼・嚥下機能能力変化（機能低下）に合わせた食事形態の変化のイメージ図である。昨今、嚥下食や市販増粘剤を使用しての嚥下機能を勘案した食事に関して、多くの研究がおこなわれているが、いまだ統一した規格や見解が出されていないのが現状である。

しかしながら、重度嚥下障害患者さんが摂食を開始する際には、嚥下訓練食のゼリー食から始まり、機能回復過程に合わせて徐々に硬さや粘度を調性し、嚥下機能が安定した状態で提供される嚥下食、その後咀嚼が徐々に必要となる介護食、完全に咀嚼が必要な普通食形態に近い食事が提供される。また徐々に機能低下が診られる患者さんには、逆の経過をたどりながら食事を提供してゆくことが必要であると考えられる。

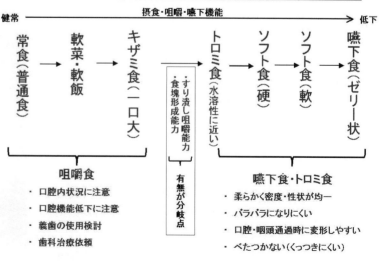

図2

食事提供の判定

具体的な食事提供の判定は、咀嚼が可能であるなら可能な限り咀嚼能力を維持する目的で、咀嚼が必要な食事を選択する。咀嚼ができない状態であれば、嚥下・トロミ食を選択する。咀嚼食と嚥下・トロミ食の選択に際しては、舌と上あごでの卵豆腐程度のゼリー食をすり潰し可能な場合には咀嚼食を選択し、すり潰しができなければ嚥下・トロミ食を選択する。

このことは、筆者等が行った実験において、健常高齢者の咀嚼回数において米飯の硬さ（$6,606N/m^2$）と卵豆腐状のゼリーの硬さ（$10,000N/m^2$）の間に有意な差が認められていることから、咀嚼食と嚥下・トロミ食の選択を判定する場合において卵豆腐状程度のゼリーがすり潰しが可能か否かによって判定可能と考えられ、すり潰し可能ならば咀嚼が必要な食事提供可能と判定した。

嚥下食やトロミ食の性状として、嚥下食の基本性状のほかに、柔らかく密度・性状が均一、バラバラになりにくい、口腔・咽頭通過時に変形しやすい、べたつかない（くっつきにくい）などの性状が必要となる。

在宅で使用できる市販増粘剤とトロミ調性可能な一般食品

ここからは、在宅において嚥下食、トロミ食を作製する際に使用する、市販増粘剤とトロミ調性可能な一般食品について考えてみたい。

在宅において嚥下食やトロミ食を作製する場合、市販の増粘剤を使用し嚥下・トロミ食を作製することを迫られる。しかしながら図2に示すような性状を作製するのは困難なことが多い。

表1に示すように、市販増粘剤を使用する場合、最大に粘度を高く調性・調理してもジャム状が限界であり、本来のゼリー状や固形食の作製は困難である。市販増粘剤の使用対象はお茶やジュースなどの水溶物を対象として使用されることが多い。各製品の主成分（デキストリン・増粘多糖類・でんぷん・キサンタンガムなど）は共通しており粘度調性する目的で使用されている成分がほとんどである。

唯一、固形状の食品が作製可能な市販増粘剤は、加熱調理が必要であるがキッセイ社製のスルーパートナーのみであった。このように市販増粘剤は訓練食としての嚥下食やまた誤嚥の少ない形態であるゼリー状食（固形に近い形態）の作製が困難であり、このことは重度の嚥下障害の患者さんには使用することは困難な製品が多い。しかしながら、中等度嚥下機能低下患者さんには十分に使用可能であり、市販されていることもあり在宅で使用し易い。

その他に、一般的な食材においても、嚥下食やトロミ食に使用・調理可能なものも多くある。写真3は当院で提供している嚥下食で、ソフト食と言われるペースト状食とゼリー食である。市販増粘剤では写真のようなメニューは作製しがたく、当院では水溶き片栗粉とゼラチンを使用し作製している。

参考に当院で嚥下食や嚥下訓練食を作製する際に使用している食品や調理法を列挙する。

スルーパートナー：温めても形が崩れない。ゼラチンや寒天は常温以上では溶けるので温かさを感じてもらうには現状市販製品ではこれしか見当たらない。

・使い方の特徴：肉 魚などのミキサーにかけた物を温かい状態で食することができる。

寒天 必ず熱して溶かしてから使用する。手間がかかるが、常温、口腔内で、形が維持できる。キザミの状 全に溶かし、そのあと食品と混ぜる。熱いままでまぜ、冷蔵庫で保存する。

片栗粉 ミキサーなどの商品を沸騰させ、そこへ水溶き片栗をまぜでとろみをつける。固めることはできず、とろみのみになる。また酸性の強いものには不向きである。

・使い方の特徴：みそ汁や汁物は当然であるが、野菜の煮浸しなどの汁にも片栗粉をまぜるだけで 野

当院でのソフト食とゼリー食の違い

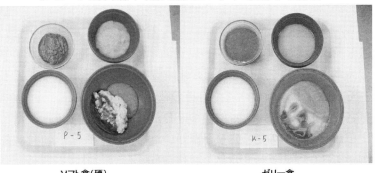

メニュー：主食・お粥， 副菜・豆腐ハンバーグ， 和え物， 大根金平

ソフト食(硬)　　　　ゼリー食

表1 市販増粘剤比較表

とろみの程度（水100mLあたりの目安量）

製品名	原材料	包装	低	中	高	固形の不可	製造会社	その他
トロメリンEx	デキストリン でんぷん 増粘多糖類（キサンタンガム主体）	2.0g×50 500g 1kg袋	ポタージュ状 0.5～1.0g	はちみつ状 1.0～1.5g	ジャム状 2g		三和化学	唾液の影響を受けない 286kcal/100g中
トロメリンHi	デキストリン 増粘多糖類	4g×50 300g袋 800g袋 2kg袋	ポタージュ状 1g以下	はちみつ状 1～2g	ジャム状 4～5g		三和化学	323kcal/100g中
つるりんこQuickly	デキストリン キサンタンガム 乳酸カルシウム クエン酸三ナトリウム	3g×50 300g ガゼット袋 800g袋	ポタージュ状 1.5g	ヨーグルト状 2～2.5g	マヨネーズ状 3g		クリニコ	270kcal/100g中
新スルーキングi	デキストリン 増粘多糖類 乳化剤	(2g×2) 25/箱 770袋 2.2kg袋	ポタージュ状 1.5g	ヨーグルト状 2g	ペースト状 4g		キッセイ薬品	302kcal/100g中
トロミパーフェクト	デキストリン 増粘多糖類 塩化カリウム	3g×40 400g 1g×50 2kg	ポタージュ状 1g	コンデンスミルク/ヨーグルト状 1.5～2.0g	はちみつ状 3g		日清オイリオグループ	234kcal/100g中
トロメイクSP	デキストリン 増粘多糖類 塩化カリウム 増粘多糖類	2.5g×10 400g袋 800g袋 2kg袋	ポタージュ状 1g	シロップ状 1.5～2.0g	ジャム状 2.5g		明治乳業	260kcal/100g中
トロミパワースマイル	増粘多糖類	2.5g×50 700g 2kg	ポタージュ状 0.8g（小さじ1/2強）	トンカツソース状 1.3g（小さじ1）			ヘルシーフード	193kcal/100g中
トロミスマイル	増粘多糖類	3g×50 700g 2kg	ポタージュ状 1g（小さじ1）	トンカツソース状 2g（小さじ2）			ヘルシーフード	242kcal/100g中
トロミクリア	増粘多糖類 （でんぷん不使用）	3g×50 700g 2kg 4.8kg	ポタージュ状 1.3g	ヨーグルト状 2g			ヘルシーフード	唾液の影響を受けない 263kcal/100g中
トロミアップスーパー	でんぷん 増粘多糖類	2.3g×50 350g 750g 1.8kg	フレンチドレッシング 0.5g	とんかつソース 1g	ケチャップ 1.5g		ヘルシーフード	306kcal/100g中
トロミアップA	でんぷん 増粘多糖類	3g×50 225g 800g 2kg	フレンチドレッシング状 0.7g	とんかつソース状 1.5g	ケチャップ状 2g		ヘルシーフード	293kcal/100g中
嚥ジェル	キサンタンガム ローストビーンガム デキストリン	500g 2kg	ポタージュ状 1g	ヨーグルト状 2g	はちみつ状 3g		長野厨房	唾液の影響を受けない 244kcal/100g中
スルーパートナー 沸騰させる	粉飴 寒天 増粘多糖類	600g				○	キッセイ	372kcal/100g中
とろみde笑顔	デキストリン イヌリン（食物繊維） 増粘多糖類 塩化カリウム	500g	フレンチドレッシング状 1g	とんかつソース状 2.5g	ケチャップ状 5g		旭化成	372kcal/100g中

菜が滑らかになり食べやすくなる。

また片栗粉ののり（水とき片栗を火に掛けてのり状にする）をつくり、浸しや、煮浸し、サラダなどの口腔内でまとまりにくいものに小サジ1杯ののりを混ぜる。

サラダなどマヨネーズやドレッシングなどの味を変えずにとろみをつけることが出来る。

モロヘイヤ モロヘイヤ自身の粘りを利用する。ぱさぱさの魚の身や、豆腐のつぶしたものは口腔内で広がりやすいので、さっと湯がいたモロヘイヤを細かくミジン切りして食品を混ぜ合わせる。

・使い方の特徴：全体的に野菜量が足らないときにモロヘイヤを使うことで一石二鳥。野菜臭もなく、問題なく使用可。

全粥 軟らかくつぶれるほどに炊いたお粥をパサパサした商品。野菜や、魚、肉などと混ぜる。

・使い方の特徴：冷めたお粥を潰し（ミキサーにかけてもよい）スプーンいっぱいで約100g程度の野菜にとろみをつけることができる。

実際の食事の提供の際には、市販増粘剤と一般食品を使用しながら、食事を調性・調理し、患者さんに実際摂取してもらい、前述の摂食・咀嚼・嚥下機能を見極めながら、誤嚥徴候等を食事摂取場面での確認を行い、摂取できる食事形態を決定してゆく。

1．摂取可能な食事の判定には、摂食・咀嚼・嚥下機能の十分な見極めが必要。
2．摂食・咀嚼・嚥下機能に合わせた食事形態の選択に努める。安易に飲み込みやすい形態に変更しない。
3．嚥下訓練食、嚥下食、トロミ調性食に関しては、多くの研究がなされているが、統一された規格の発案にはさらなる検討が必要。
4．現状の市販トロミ調性剤では、ジャム状への調整が限界であり、固形食の調理は困難。
5．一般に販売・使用されている食品においても多くの形態調性が可能である。

（資料・写真提供：わかくさ竜間リハビリテーション病院栄養課　西村氏）

（糸田　昌隆）

64　嚥下機能に応じた食形態の工夫

食べることは、人生の中でも最も大切な楽しみの一つであるとともに、生きるために不可欠な作業でもあります。普段何気なく行っている食事動作ですが、絶妙なコントロールの下に複雑な動作が連動して実施される、とても高度な作業です。加齢や病気によりこの機能が低下すると、食事がうまく飲み込めない誤嚥のリスクが高くなってきます。

経口摂取には、唾液の分泌を促し口腔衛生が保たれる、視覚・味覚・嗅覚等により脳を活性化する、生きる喜びを与える等の様々な意義がありますが、誤嚥は高齢者や神経筋難病の肺炎の原因となるため、適切な予防対策が大切です。誤嚥予防には、嚥下機能に応じた嚥下訓練や食形態の工夫、適切な姿勢の保持、食事に集中できる環境整備、介助方法の工夫など多角的な視点が大切です。さらに、口腔ケアによる口腔衛生の保持や呼吸理学療法による気道の清浄性維持も重要です。

本稿では、これらの中で食形態の一般的な工夫について述べます。実際の応用においては、担当医や栄養士などと相談し、適切な評価を受けた上でリハビリなども含めた総合的な対処方法を指導してもらってください。

誤嚥しやすい食べ物を知ろう

食べ物の中には、飲み込みにくいもの(嚥下困難食品)があります(表1)。まずこうした食べ物と飲み込みやすくするためのこつを押さえておきましょう。

①さらさらの液体は、こぼれ落ちたり喉へ勝手に流れ込む危険があります。とろみをつけると口腔内の保持や嚥下がしやすくなります。

②弾力性が強いもの、固いものは、かみ砕いたりすりつぶすのが困難で、誤嚥すると窒息の危険があります。火を通して軟らかくする(食材によっては逆効果)、すりつぶしてペースト・ポタージュにする方法などがあります。

③ぱさつくものやばらつくものは、まとまりが悪く誤嚥しやすい食材です。水分に浸す、マヨネーズや油を含んだソースをからめる、あんをかけるなどでまとまりを良くします。

④薄い膜状のものは粘膜に張り付きやすく、誤嚥した場合は喀出が困難です。水分や油で滑りを良くする、細かく刻んでとろみをつけてまとめるなどの方法があります。

⑤粘りけが強いものは、口腔や咽頭に残留しやすく

表1　そのままでは飲み込みにくい食品例

性状	食品例	対処例
さらさらした液体	水、お茶、コーヒー、果汁etc	とろみをつける
かみ砕き(すりつぶし)にくいもの	いか、ごぼう、タケノコ、リンゴ、こんにゃく、練り製品(ちくわ、さつまあげetc)、グミ、固ゆで卵の白身etc	ミキサーをかけてペーストやポタージュにする、火を通す(リンゴetc)
ぱさつくもの、ばらつくもの	乾燥したパン、クッキー、おかき、高野豆腐、粉砂糖・きなこを振った菓子、固ゆで卵の黄身、焼き魚、コロッケ、フライetc	シチューやポタージュに浸す、マヨネーズでまとめる、あんをかけるetc
張り付きやすいもの	のり、わかめ、花かつお、トマトの皮、葉菜類etc	水分や油をつけて滑りやすくする、とろみをつける、刻むetc
べたつくもの	もち、マッシュポテト、パンetc	だし汁やマヨネーズなどでのばす、パン粥にするetc
酸味の強いもの	酢の物、柑橘類etc	甘味料やヨーグルトを加えるetc
水分と固形物が分離しやすいもの	味噌汁、お茶漬け、水分の多い果物etc	とろみをつける、汁と具材に分けて食べる
すすって食べるもの	麺類	だし汁にとろみをつける、麺を短く切り一口分に小分けにする

誤嚥の原因となります。誤嚥した場合の喀出も困難です。だし汁やマヨネーズなどでのばす、パン粥にするなどで粘度を下げます。トロミ剤の使い過ぎもべたつきの原因となるので適当量の使用を心がけましょう。

⑥酸味や強すぎる香辛料は喉を刺激しむせやすくなります。甘味料やヨーグルトを加えると刺激が和らぎます。

⑦水分と固形物が分離しやすいものも汁をすする時に固形物を吸い込む、固形物を咀嚼する間に液体が喉へ流れ込んでしまうなどの危険があります。とろみをつけることでまとまりが良くなります。

⑧麺類などすすって食べるものは、すする時に麺やだし汁を吸い込んでしまうことがあります。だし汁にとろみをつけて汁が飛びにくくする、麺を短く切り一口分に小分けして、ひとまとまりにして口に入れるなどの工夫があります。

易嚥下食

普通食での食事が困難になれば、食べやすい食形態（**表2**）を工夫することが大切です。嚥下機能のレベルに応じて形態を整えることが必要で、当院では4段階の易嚥下食（**図1**）を用意しています。

表2　飲み込みやすい食形態

食材の大きさ・硬さが均一
適度な粘度があり、まとまりやすい
飲み込む時に変形し、滑りやすい
付着性が低くひっつかない

① **拍子木切り食(刻み食)**：つぶし粥(梅びしお)、蒸し魚あんかけ、かぼちゃ煮付け、ほうれん草お浸し、補食(濃厚流動食ゼリー)

主食は粥を泡立て器で潰して重湯を適宜加えて固さを調節したつぶし粥です。副食は食材を一口大の拍子木切りにし(大きさをそろえる)、上顎と舌で潰せる程度の固さに調理します。食塊形成や咽頭通過を容易にするためにとろみ(片栗あん、ソース類)を利用することもあります。補助食が必要な方には濃厚流動食をゼラチン(1.6％程度)で固めたゼリーを付けています。

② **ブレンダー食**：つぶし粥(梅びしお)、蒸し魚あんかけ、かぼちゃ煮付け、濃厚流動食ゼリー

軟らかく調理した食材を形状が少し残る程度にミキシングし、とろみを加えています。

③ **ペースト食**：とろみ付きミキサー粥、蒸し魚あんかけ、かぼちゃ煮付け、濃厚流動食ゼリー

主食は粥と等量の重湯にとろみ調整食品を加え、ミキサーにかけたとろみ付きミキサー粥です。副食は食材をペースト状にし、適宜とろみなどを利用します。形を整え、元の食材(かぼちゃ)が分かるような盛りつけにも工夫しています。

④ **ゼリー食**：濃厚流動食ゼリー、フルーツゼリー

フルーツジュースなどをゼラチン(1.6％前後)で固めます。

易嚥下食を簡単に作るために

易嚥下食は普通の食事に比べると作るのに手間を要するため、面倒に感じられるかもしれません。調理方法や調理器具、調整食品や既製品を上手く利用し、介護負担を軽減しながら変化に富んだ食生活を維持しましょう。ヘルパー制度の活用も大切です。

あると便利な調理器具（図2）

食材を手早く刻む、混ぜる、砕く、泡立てるなどするには、フードプロセッサ、ミキサー、ハンディプロセッサなどがとても便利です。また、裏ごし器は食品をつぶしてなめらかにする、つぶしたものや練ものの線維を取り除くのに役立ちます。少量であれば、すり鉢も便利です。

トロミ調整食品について

水分やペーストにとろみをつけて飲み込みやすくするものです。片栗粉や山芋等デンプンを用いた一般的な方法と、市販のとろみ調整食品（**図3**）

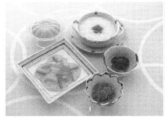
刻み（拍子木切り）食

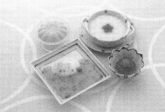
ブレンダー食

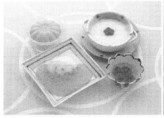
ペースト食

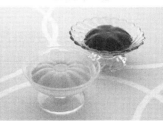
ゼリー食

図1

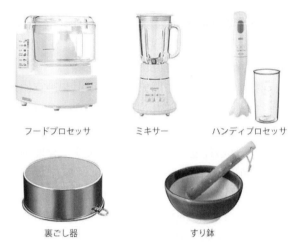

図2　あると便利な調理器具

トロミ調整食品の例

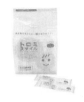

固形化補助食品の例

水分補給ゼリーの例

 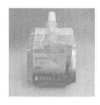

図3　市販の固形化補助食品

を用いた方法があります。市販のものはデンプンや増粘多糖類(グアーガム、キサンタンガム、カラギーナンetc)を配合して各製品の特徴を出しています。デンプンのとろみは、唾液に含まれるアミラーゼという酵素で分解されるため、口の中で徐々に粘度が低下します。

　食事時間が長い場合、食器に付着した唾液でとろみが低下することもあるので、注意が必要です。市販のとろみ調整剤には粉末と液体のものがあります。食材に混ぜるだけで温度に関係なくとろみがつくため便利ですが、

① ゆっくり混ぜるとダマができやすい(特に粉末のもの)、
② 大きいダマは取り除かなければいけない(誤嚥すると窒息の危険がある)、一度とろみをつけた後にとろみ剤を加えると上手く混ざらないことがある(高濃度の溶液を作って混ぜると上手くいくこともある)、
③ 時間がたつととろみが強くなる、
④ ミキサー食にとろみをつける場合は食材ととろみ剤を一緒に入れてミキサーするなど一定の注意も必要です。適切なとろみの程度について栄養士と相談すること、食前にとろみの程度を再確認することが大切です。

固形化補助食品について

　液状、ミキサー状の食材を形ある状態に加工するためのものです。ゼラチンや寒天を用いた一般的な方法と、市販の固形化補助食品（図3）を用いた方法があります。ゼラチンは味の変化が少なく、食材の持ち味が生きる反面、溶け出す温度が低いため口の中で溶けて軟らかくなります。寒天は、溶け出す温度が高く口の中でも固形化効果が維持できる、食物繊維が多く排便コントロールにも良い、値段が安いなどのメリットがありますが、ムラ無く作るには、寒天の調整や食材との混和に一定の手間と技術が必要です。調整を容易にした商品も市販されています。

　固形化補助食品を上手く使うと、温度や硬さ(温かいお粥・味噌汁、冷たいゼリー・アイスetc)に幅が生まれ、形が整えやすいなど、食事に変化を与えることができます。

水分補給ゼリー（図3）

　水分でむせが生じるようになると、水分にとろみをつけることが必要になります。お茶や水をとろみ調整剤を用いてとろみをつけるのが一般的ですが、のどごしの爽快感が低いため、レモン汁を加えるなどの工夫も大切です。

　水分補給を目的としたとろみドリンクも市販されています。市販の製品は味の工夫や、鉄分や亜鉛、食物線維、エネルギー補充もできるものなどそれぞれの特徴がありますので、適宜使用するのもよいでしょう。

介護食品

 レトルトパックやカップタイプ、冷凍食品で様々な介護食品が市販されています。離乳食は介護食品としても利用可能です。市販の介護食品の中には、日本介護食品協会からユニバーサルデザインフード＊（ロゴマーク＊）の認定を受けているものもあります。

 これは区分１：容易に噛める、区分２：歯茎でつぶせる、区分３：舌でつぶせる、区分４：噛まなくて良いものの４段階に分けられていますので、購入の時の参考にしてください。

 また、介護食(食材)の宅配も一部で行われています。一定のコストが必要ですが、これらを上手く利用することでも時間の節約や栄養管理が容易になります。

栄養補助食品（図４）

 食事だけで十分な栄養が維持できない、食事時間が長く生活に支障があるなどの場合は栄養補助食品を用いることを考慮しましょう。栄養補助を目的とした製品には保険適応の薬剤と食品として市販されている物があります。

 食品の方が種類も豊富ですが、コストの問題から薬剤を用いる場合が多いのが現実です。栄養補助食品は栄養価が高く少量で栄養が充足される利点がありますが、下痢や誤嚥を防止することが大切です。とろみ剤や固形化剤を利用して、食べやすい形態にすることも大切です。また、細菌感染を防ぐため、一度開封した栄養剤は残さずに使いきりにしましょう。栄養剤を安全に口から摂取するのが困難な場合は、栄養チューブや胃瘻による栄養管理も考慮することが必要です。

 食べやすい食事について述べてきましたが、最後に苦言を一つ。経口摂取を維持することは本当に大切なことですが、経口摂取だけにこだわると危険なこともあります。栄養維持には一定量の食事摂取が必要ですが、嚥下機能低下が進行した患者様では摂取量が多ければ誤嚥のリスクも高くなります。このような患者様では、胃瘻等で必要な栄養を安全に確保し、お好きな物を少量口から摂ることをお勧めしています。

 経管栄養との併用で誤嚥リスクが低減し、栄養確保と食べる楽しみもより長く維持できます。食生活の維持には医師だけでなく、栄養士や看護師、リハビリスタッフ、歯科衛生士など様々な職種がアドバイスできます。様々な専門職の意見を上手く取り入れて、安全で楽しい食生活ができるだけ長く維持できるよう工夫しましょう。

経腸栄養剤(医薬品)の例

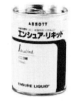
半消化態栄養剤

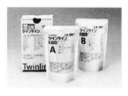
消化態栄養剤

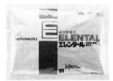
成分栄養剤

濃厚流動食品(非医薬品)の例

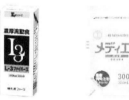
液体栄養剤

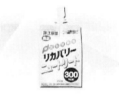
半固形化栄養剤

疾患に配慮した濃厚流動食品例

糖尿病

腎機能障害

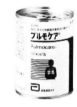
呼吸不全

図４

 本稿で図に示した調理器具、介護食品、栄養剤などは多くのものが市販されており、各々の特徴があります。具体例をお示しするため商品例を呈示しましたが、特定の商品を推奨したものではありません。実際の購入においては医師や栄養士などとご相談ください。また商品の写真は各社のホームページから借用させていただいたものであることをお断りしておきます。

（松村　剛）

65　胃瘻にまつわるトラブルとその対処法

　胃瘻はここ20年ほどで急速に普及し、今や嚥下障害のある患者さんの栄養補給方法としては主流となっている。特に在宅療養では経鼻胃管に比べ管理が簡単で交換の頻度も少なくて済み、メリットが多い。しかし、全体数が増えてくるとトラブルも多くなる。
　私は神経内科及びリハビリテーション科専門医として神経難病患者を多く診てきた関係上、比較的早期から経皮内視鏡的胃瘻造設術（percutaneous endoscopic gastrostomy 以下、PEG）にかかわってきた。いわば「使用者」側からこれまでに経験したトラブルを取り上げてみようと思う。

PEGの概要

　胃瘻とは皮膚と胃を貫通する孔を開けて胃に直接ものを注入できるようにすることである。PEGは内視鏡用いて胃瘻を造設する方法で、現在の主流はpull法と思われる。図1, 2, 3でpull法の概要を示した。開けた孔はそのままでは塞がってしまうので、チューブ（胃瘻カテーテル）を留置しておかなければならない。胃瘻カテーテルの基本構造と主な種類を図4に示す。どのタイプを選択するかは施設により、患者さんの状態により異なる。

胃瘻作成時の問題

　胃瘻の適応となる患者さんの中には、認知症などで理解の得られない方も多い。通常PEGは局所麻酔下で行うが、患者さんが抵抗する場合、内視鏡操作困難・出血・消化管破損・鎮静剤による呼吸不全・血圧低下など思わぬ事態を生じることもある。また、胃切除後や元々の体型で胃が肋骨弓より下に無く、胃瘻を作れない場合もある。

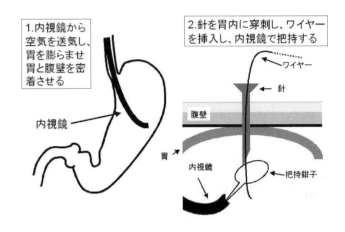

図1　PULL法の概要：1

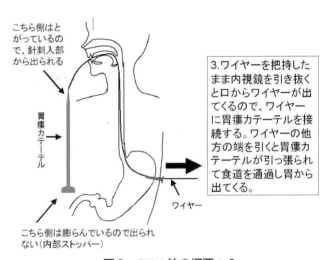

図2　PULL法の概要：2

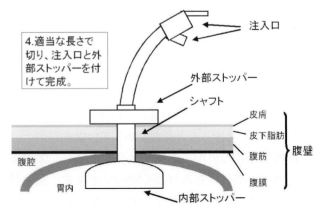

図3　PULL法の概要3と各部の名称

胃瘻作成後の問題

- **事故抜去**：PEGで造設した瘻孔は、約2週間で胃壁・腹壁間の癒着が完成するといわれているが、それまでの間に何らかの原因でチューブが抜去された場合、腹壁固定など特別な処置をしていない限り再挿入は困難で、再手術になることが多い。認知症のある患者さんが自分で引き抜いてしまうことが多いが、体位交換などの際に引っかかって抜けてしまうこともある。
- **感染症**：pull法の場合、胃瘻カテーテルを口から通すため、口腔内の雑菌を拾ってきてしまい、胃瘻部に膿瘍を生じることがある。また、内視鏡を挿入する際などに唾液を誤嚥して肺炎を起こすこともしばしばみられる。
- **出血**：胃瘻で切開する皮膚は1cm以下と小さいが、場合によっては切開部からの出血が止まりにくい、あるいは胃内に出血して吐血する場合がある。
- **麻痺性イレウス**：術後消化管が麻痺して動かなくなる状態である。

慢性期の管理の問題

慢性期によく見られるトラブルとその対処法を述べるが、この順番は特に頻度や重症度とは関係ない。

- **肉芽**：瘻孔部から赤い肉が盛り上がって、こすれて出血したり痛みを生じることがある。肉芽を生じやすい人とそうでない人がおり、体質と思われる。電気メスで焼き切ったり、薬品を使って焼いたりする場合もあるが、多くはステロイドの軟膏で対応可能であり、それほど神経質になる必要はない。
- **皮膚トラブル**：かなりよく見られ、対応が難しいことが多い。胃瘻カテーテル周囲から胃内容物が漏れ、皮膚がただれてびらんを生じる。外部ストッパーと皮膚の間に吸収性の良い素材（生理用ナプキンがよいという人もいる）をはさんだり、皮膚を褥瘡用の被覆材で保護するなどして対応している。カテーテルがチューブタイプのものでは、チューブが傾いて漏れやすくなっていることもあるので、巻いたガーゼなどを使って皮膚に垂直に保つと改善することもある（図5）。ボタン型の場合、老朽化すると漏れやすいようである。過度の消毒が原因のこともあ

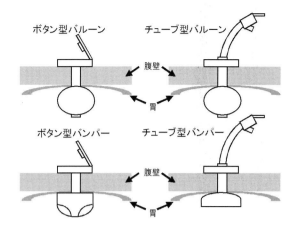

図4　胃ろうカテーテルの種類

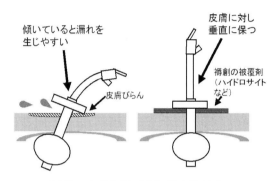

図5　皮膚トラブルに対する対応

る。基本的に胃瘻部は消毒の必要はなく、入浴時もそのまま石鹸で洗って清潔を保つようにするが、中にはイソジンなどで消毒を続け「イソジン負け」していた例もあった。

- **胃瘻カテーテルの管理**：
  (1) バルーン型の場合、注入口から徐々に水が蒸発してバルーンがしぼみ、カテーテルが抜けてしまうことがある。そのためバルーンの中の水を1～2週に一度抜いて、新しい水を注入する必要がある。このとき、必ず蒸留水を使用すること。水道水や生理食塩水では水の注入口に塩素や塩が析出して詰まってしまい、水を抜こうに抜けなくなるためである。また、何ml注入するのか製品によって異なるため介護者が記憶しておくほうがよい。
  (2) バンパー型の場合、バルーンタイプより交換の頻度が低い（バルーン型で1～2か月、バンパー型で4～6カ月に一度の交換）ため、しばしば交換を忘れてしまい老朽化して破損することがある。
  (3) チューブ型の場合、外部ストッパーが可変式になっているため、しばしば緩くなってしま

う。内部ストッパーが胃の蠕動運動で十二指腸に移動し、そこで詰まってしまう(ボールバルブ症候群 図6)ことがあり、胃の内容物があふれて嘔吐を起こす（筆者は胃が破裂した症例を経験した）。外部ストッパーの位置はいつも確認しておくようにし、テープなどでマーキングしておくとよい。

(4) ボタン型の場合、シャフトの長さにゆとりがないと胃壁に内部ストッパーが埋もれていくバンパー埋没症候群（**図7**）を生じる場合がある。チューブ型でも外部ストッパーを締めすぎれば生じる可能性はある。栄養が補充されたことで皮下脂肪が増えたり、腹水が貯まっていたり、短すぎるシャフトが原因となる。経管栄養が注入しづらくなったり、漏れを生じたりした場合、カテーテルが埋もれこんでいないか疑う必要がある。予防には毎日の管理でカテーテルがくるくる回ること、外部ストッパーと皮膚との間にゆとりがあることを確認することを習慣づける。中には外部ストッパーのほうが胃に落ち込んでしまい、「胃瘻がなくなっちゃった！」と騒ぎになった例もある。

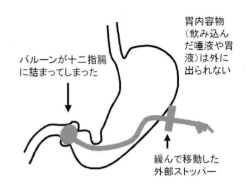

図6　ボールバルブ症候群

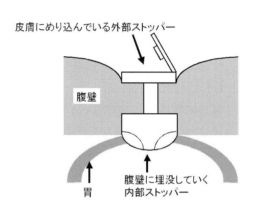

図7　バンパー埋没症候群

●**カテーテルが抜けてしまった**：バルーン型でバルーンがしぼんでいたり、破裂してしまい抜けてしまうことがある。バンパー型でも老朽化してシャフトが壊れ、内部バンパーが胃内に落ち込み、抜けてしまうこともある。瘻孔は数時間で閉鎖してしまうので、発見し次第代わりのチューブを挿入しなければならない。カテーテルが破損していなければ抜け落ちたものをそのまま入れればよいが、なにも胃瘻カテーテルでなくてよい。なるべく同じような太さのものが望ましいが、持続導尿用のカテーテルや吸引用のチューブでもよいので、瘻孔に挿入し医療機関に連絡する。胃瘻からの注入は、カテーテルが確実に胃内に挿入されていることを医師に確認してもらってからにすること。

その他の問題

胃瘻に限ったことではないが、経管栄養を行っているとしばしば悩まされる問題である。

●**食道胃逆流**：かなり頻繁にみられ、対応に苦慮することが多い。食道と胃の境には噴門という括約筋があり、満腹で逆立ちしても胃の内容物が食道に逆流しないようになっている。これが加齢とともにしまりがなくなってきて、胃内容物が食道に逆流してしまうようになる。胃液は強酸性のため食道粘膜に炎症を起こし、胸やけなどを生じる。健康な高齢者でも3割くらいに見られるという。

ましてや寝た姿勢が多い患者さんでは口の中まで逆流して、それを誤嚥し肺炎を起こすことがある。逆流防止のために経管栄養注入後しばらくベッドをギャッジアップしたり、注入物を寒天などで半固形化させるなどの対応をとるが、完全に防ぐのは難しい。半固形化された経管栄養剤や水も市販されているが、いずれも薬品ではないため食事として購入しなければならず経済的負担も問題になる。カテーテル先端を小腸まで送り逆流を防ぐ経胃瘻的空腸挿管という方法もあるが、管が細いため詰まりやすく、交換も内視鏡で行うため在宅での管理は難しい。

●微量元素欠乏症：通常の経管栄養剤は1,600～2,000Calで一日量を設定してあり、必要な微量元素が補えるようになっている。しかし、寝たきりの高齢者にそれだけの量を使用すると、たちまち肥満してしまう。中には900 Cal/日でも肥満が止められない方もいる。微量元素の中では亜鉛と銅が欠乏しやすい。亜鉛欠乏では味覚障害や皮膚炎を生じ、銅欠乏では貧血を生じる。また、亜鉛のみ補充すると銅が余計欠乏する。鉄剤を使用しても改善されない貧血の場合、銅欠乏をきたしていることが多い。ココア（バンホーデン社の純ココアがよいと聞いた）には亜鉛も銅も含まれるため、30～40g/日を使用するとよい。また、塩分も不足するので低ナトリウム血症をきたしやすく、塩分補給が必要となる。

カテーテル交換時の問題

先にも述べたとおり、バルーン型で1～2か月、バンパー型で4～6カ月に一度の交換が必要になる。交換時のトラブルは圧倒的にバンパー型が多いため、在宅で交換する場合はバルーン型を選択することが多い。

●腹腔内誤挿入：バンパー型はカテーテルを引き延ばして抜去し、新しいものを挿入するが、その刺激で癒着していた腹壁と胃壁がはがれてしまい、内部ストッパーが腹腔内に留置されてしまった状態(図8)である。気付かずに胃瘻からの注入を行うと汎性腹膜炎を生じたいへん危険である。医師は交換時には常に誤挿入を意識し、間違いなく胃内に挿入できたか確認をするが、もし交換後すぐの注入で患者が激しい腹痛を訴えるような場合、即座に注入を中止し医療機関に連絡しなければならない。また、胃瘻作成時に胃と腹壁の間に腸管がはさまれていて、腸管ごと串刺しにしている場合がある（腸管誤穿刺）。

腸の内容物がこぼれて術後すぐに腹膜炎を生じ気付かれる場合もあるが、下痢ぐらいしか症状がなく、初回交換時に腹腔内誤挿入を生じて初めて気付かれることもある。この場合緊急開腹術が必要となるため、作成後第一回目の交換は医療機関で行うことが望ましい。腹腔内誤挿入はかなり頻度の高いトラブルで、予防策もいろいろと検討されているが完全に防ぐのは困難で

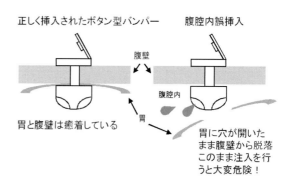

図8　腹腔内の誤挿入

ある。誤挿入だけなら胃瘻再作成で済む場合が多い。気づかないまま注入を行わないよう注意が必要である。

いろいろとトラブルを書き連ね、胃瘻利用者やこれから胃瘻を造設する方々の不安をあおったかもしれないが、胃瘻は大変有用なメリットの大きい医療処置である。特性をよく理解したうえで、安全に使用してもらいたいと願っている。

参考文献
1) PEGのトラブル A to Z: トラブルから学ぶ対策そして予防, NPO法人PEGドクターズネットワーク, 2009, PDN

（大隅　悦子、今井　尚志）

66 摂食・嚥下障害患者さんの経管栄養剤

摂食・嚥下障害では摂取量が減って脱水や栄養不良を来すために補助食品などをおやつで補ったり、経管栄養を併用したりする必要が出てくる[1-4]。経口摂取が全くできない場合には経鼻経管栄養や胃瘻からの栄養摂取が必要となる。

本稿では最近の経管栄養剤の知識を整理し、投与法などについて解説する。

経管栄養の種類と特徴[5]

経管栄養は100年以上前に口から食べられない患者さんの命を救う画期的な医療技術として開発された。筆者が医学部に入り卒業して医師になった頃（昭和57年）までは、経管栄養といえばふだん私たちが食べている食品をミキサーにかけ水分を加えたもの（自然食品流動食）が多かった。そのために粘性が高くつまりやすいため、鼻から入れる管（経鼻胃管、NGチューブ）は大変太いものを使用する必要があった。現在使用されているミルクのようになめらかな経管栄養剤は、そのころから発売されはじめ、当時は種類も少なく品質も今ほど上等とは言えなかった。下痢などのトラブル、微量栄養素の欠乏症などにしばしば悩まされたものである。

その点現在は5～8フレンチなどのきわめて径が細いチューブでも容易に通過し、かつ栄養学的にも優れた経管栄養剤が多数発売されていて便利になった。現在利用でき、手に入る経管栄養剤は大きく分けて自然食品流動食、人工濃厚流動食、特殊な組成の栄養剤の三種類に分類される（**表1**）。また、使用する側にとっては経済面から見て医薬品（薬剤、医療保険が使える）として入手できる栄養剤と食品として購入する必要がある栄養剤の違いも重要である。

表2に自然食品流動食、半消化態栄養剤、消化態栄養剤の特徴をまとめた。また主な市販の経管栄養剤とその特徴を**表3**にまとめた。ここに掲載していないもの、またさらに詳しく知りたい方は医師や看護師、管理栄養士に相談したり、文献を参照して頂きたい[6,7]。以下表に沿って主な点を解説する。

1）自然食品流動食

自然食品流動食は、おもゆ、野菜スープ、牛乳、卵黄、果汁などを素材としたもので、水分が多く、消化管に与える刺激が少ない。自然食品流動食は、必要な栄養成分がバランスよく含まれ、経済性にもすぐれていることである。先に述べたように筆者が研修医の頃は術後早期の栄養剤としてまだ用いられていたが、チューブが詰まりやすく投与しにくい、十分なエネルギーを供給できないなどの理由により最近は使用されることがきわめて少ないと思う。ただし、消化態や半消化態栄養剤でどうしても下痢や嘔吐がある場合に薄くしたおもゆならば問題なく注入できる患者さんもいる。おもゆで慣らしてから徐々に他の栄養剤に切り替えることができる場合も

表1　経管栄養剤の分類

1）自然食品流動食
2）人工濃厚流動食
　　半消化態栄養剤
　　消化態栄養剤、成分栄養剤
3）特殊な組成の栄養剤
　　肝障害用栄養剤、腎障害用栄養剤
　　高蛋白剤、高糖質剤、高脂質剤、繊維添加栄養剤
　　低蛋白流動食、低脂肪流動食、低コレステロール流動食、低ナトリウム流動食など

表2　自然食品流動食，半消化態栄養剤，消化態栄養剤の特徴

	自然食品流動食	半消化態栄養剤	消化態栄養剤
三大栄養素 窒素源 糖質 脂肪	蛋白 でんぷん 多い	蛋白 デキストリン やや少ない	アミノ酸, アミノ酸ペプチドペプチド* デキストリン 少ないか、極めて少ない*
繊維成分	（＋）	（±）	（−）
味・香り	良好	比較的良好	不良
消化	必要	一部必要	不要
残渣	多い	少ない	ほとんど無し
浸透圧	低い	比較的低い	高い

＊成分栄養剤（エレンタル）の場合

表3 主な経管栄養剤の種類と特徴

	食品									
	1.0Kcal/ml		1.01Kcal/ml	1.5kcal/ml		1.6kcal/ml				2.0kcal/ml
製品名	L-7	ジャネフK-4S	グルセルナ-EX	インパクト	プルモケア-EX	リーナレンMP	リーナレンLP	レナウェル3	ライフロン-QL	テルミール2.0α
販売会社	旭化成ファーマ	キューピー	アボットジャパン	味の素ファルマ	アボットジャパン	明治乳業	明治乳業	テルモ	興和創薬	テルモ
容量 ml・g/個	300・400	300・400	250	250	240	125	125	125	125	200
エネルギー kcal/個	300・400	300・400	250	253	360	200	200	200	200	400
100kcalあたりの ml	100	100	100	99	66.7	62.5	62.5	62.5	62.5	50
たんぱく質 g	4.5	4.5	4.18	5.6	4.17	3.5	1.0	1.5	4	3.6
脂質 g	2.4	2.7	5.57	2.8	6.14	2.8	2.8	4.45	4.9	3.6
糖質 g	15.2	14	8.0	13.4	7.03	14.9	17.4	13.5	10	13
食物繊維 g	1.0	2.0	1.4	−	−	1.0	1.0	1.5	0.5	−
水分 g	84.1	84.3	84.8	84.5	52.5	47.2	47.4	47	48.2	35
浸透圧 mosm/L	320	380	316	390	384	630	720	340	470	480
粘度 mPa・s	10cp	20		10	24.3cps	30	15	15	17	30
主な適応	標準的栄養組成	標準的栄養組成	糖代謝異常	免疫賦活	呼吸不全	腎不全	腎不全	腎不全	呼吸不全	標準的栄養組成
特徴	1200kcal/日で日本人の栄養所要量(第6次改訂)の微量元素量を充足できる	REF-P1併用にて胃内でゲル化され胃食道逆流防止の効果あり	・高脂質(MUFA(オレイン酸65.3%))、低糖質(ショ糖の配合なし)	L-アルギニン(3.2g/1パック)、RNA(0.32g/1P)を強化	・高脂質、低糖質で、呼吸商(RQ)を考慮 ・脂肪組成は、吸収しやすいMCTを配合し、脂質代謝に関与するL-カルニチンを配合 LOGIC:糖質吸収速度を配慮した糖質組成(パラチノース主体)	たんぱく質:3.5g/100kcal (NPC/N比 157) 1.6kcal/ml (1パック200kcal) 低リン、低カリウム、低カルシウム、低クロール	たんぱく質:1.0g/100kcal (NPC/N比 613) 1.6kcal/ml (1本200kcal) 低リン、低カリウム、低ナトリウム、低カルシウム、低クロール (コーヒー味・プレーン味)	たんぱく質(3.0g/125ml) (NPC/N比 400)	・抗酸化作用のあるコエンザイムQ10を10mg/本含有 ・高脂質で呼吸商(RQ)を考慮	・食物繊維・オリゴ糖配合 ・いちご味・バニラ味など味がよく、経口に適している ・テルミールミニαとい1.6Kcal/mlの製品もありよく利用される

	医薬品							粉末清涼飲料
	粉末				1.0Kcal/ml			
	エレンタール	ヘパンED	アミノレバンEN	ツインライン	エンシュアリキッド	ラコール	ハーモニックM	GFO
	味の素ファルマ	味の素ファルマ	大塚製薬	大塚製薬	アボットジャパン	大塚製薬	味の素ファルマ	大塚製薬
	80g(粉末)	80g(粉末)	50g(粉末)	A液200ml B液200ml	250	200	200	15g(粉末)
	300	約310	210	A+B =400kcal	250	200	200	36
	26.7(g)	26.7(g)	25.0(g)	100	100	100	100	1包15g中
	4.4	3.6	6.4	16.2	3.52	4.38	4.8	3.6
	0.17	0.9	1.7	11.12	3.52	2.23	3.0	0
	21.1	19.9	14.8	58.72	13.7	15.62	13.5	6.01
	−	−	−	−	−	−	−	5.0
					85.2	85		
	760			470〜520	360	100(mosm/kg)	350	
				2.45〜2.68		5.51〜6.52	10	
	成分栄養剤	肝性脳症伴う肝不全	肝性脳症伴う肝不全	消化態栄養剤	標準的栄養組成	標準的栄養組成	標準的栄養組成	パラクテリアル・トランスロケーションの抑制
	・窒素源は遊離アミノ酸からなり、たんぱく消化が不要抗原性(−) ・腸管蠕動運動を亢進する脂肪の含有量が少なく、長期使用では補給が必要 ・新生児, 乳幼児に対してはエレンタールP:人乳組成のアミノ酸パターンで, 脂肪含量多い	160g(2包)あたり、アミノ酸22.4g抗原性(−)フィッシャー比=61 620kcal	150g(3包)あたり、たんぱく質40.5gフィッシャー比=38 630kcal	・唯一の液状消化態栄養剤・低分子ペプチドとアミノ酸を一定比率で含む ・MCT配合	・世界的に最も多く使用されている。経口摂取にも適していて3種類の味がある. ・エンシュアリキッドHという製品で1.5Kcal/mlの高カロリーのものも発売されている	・αリノレン酸を多く含むシソ油、消化吸収に優れたMCTを配合 ・タンパク質と脂質の割合が日本人向け. ナトリウム含量も少なめ ・ビタミンKの含有量が多いためワルファリンの作用拮抗に注意 ・経口で飲みやすくフレーバーが用意	・消化吸収に優れたMCTを配合、食物繊維配合なし ・ハーモニックFという製品もあり、これには食物繊維(ダイズフスマ)が配合されている.	グルタミン:3.0g 食物繊維:5.0g ラクトスクロース:1.45g ・1包を水又は湯約100〜150mlで溶解目安量3包/日 ・腸管免疫能を賦活化する目的で使用 ・乳糖少量含有, 乳糖不耐症には使えない

ある。忘れてはいけない流動食であろう。濃厚流動食は、水分量を少なくして単位重量当たりのエネルギー量を1kcal／ml以上と高くしたものであるがこれも現在利用されることは少ない。

2）人工濃厚流動食

半消化態栄養剤と消化態栄養剤に分けられる。

半消化態栄養剤は、通常我々が使用しているほとんどの経管栄養剤であると考えてよい。味の良さにも配慮されたものがあり経管栄養としてではなく、経口摂取としても利用されている。高蛋白の栄養剤で、窒素源はたんぱく質からなり、乳製品、大豆、卵が使用されているためアレルギーに注意が必要である。脂肪含有量は比較的多いが、蛋白、糖質、脂肪がバランスよく配合されているほか、電解質、ビタミン、微量元素なども適量含まれている。

しかし、総投与量が少ない場合や長期間経管栄養だけで管理する場合には微量元素や電解質が不足したり、過量となったりすることもあるので注意する。栄養素は最終段階まで分解されていないため、消化してから吸収される必要がある。半消化態栄養剤には食品、医薬品の二種類があり、食品は食事として扱われ、在宅などでは自費で購入する必要があるが、医薬品は医師により薬として処方され医療保険の適応となる。また、濃度も1Kcal/1mlのものから2Kcal/1mlなど必要水分量に応じて選択できる。さらに微量元素や使用する脂肪の種類などに細かい工夫がされているものがある。

一方、消化態栄養剤は、読んで字のごとく消化された状態の栄養剤である。厳密に言うと成分栄養剤（完全消化態栄養剤）とそうでない消化態栄養剤に分けられる。成分栄養剤（完全消化態栄養剤）は消化液がなくてもほぼ完全に上部消化管で容易に吸収され、残渣はなく、消化機能が期待できない時に使用する。蛋白質はアミノ酸、脂質含有量は極めて少なく、糖質はデキストリンで、化学的に明らかな成分で構成されている。

製品はエレンタール™、ヘパンED™などがある。消化が多少は必要だが、残渣はほとんどなく、消化吸収能が低下している時や消化管の安静を要する時に使用するものとしてはツインライン™、エンテルード™などがある。消化態栄養剤は消化能の低下している胆道、膵疾患患者、吸収面積の少ない短腸症候群などにも適応があり、胃食道逆流により誤嚥性肺炎を繰り返す患者の治療や管理にも有用である。

ただし、消化態栄養剤は吸収も速やかに起こるので、急速注入すると高血糖や逆にダンピング症候群のように低血糖が生じるなど問題が起こるので注入速度には十分注意が必要である。

通常は1kcal/mlに調整した状態で60～100ml/hrの速度で注入ポンプを利用したりしてゆっくり注入しなければならず注入時間は半消化態栄養剤に比べてきわめて長く、12時間から24時間時間にもなる。なお、余談になるが本邦最初の消化態栄養剤であるエレンタールを開発した味の素チームの一人は筆者の農学部時代の友人である。筆者はその後医学部に進学し、医師になってしばらくした頃、その友人が筆者の勤務している病院にエレンタールの説明をするために現れた時は本当に驚いたものである。

3）特殊な組成の栄養剤（半消化態栄養剤）

糖尿病など糖代謝異常の患者さんの経管栄養剤としてはグルセルナ－EXは高脂質、低糖質（しょ糖の配合なし）に調整してあるものが利用される。呼吸不全用患者さん用の栄養剤としてはプルモケアなど高脂質、低糖質となっておりこれは呼吸症を考慮したものである。

一方腎不全患者さん用にはタンパク質の量を減らし糖質を増やした高カロリー、かつ低カリウム、低ナトリウムなどの電解質に配慮した組成のリーナレンMP、レナウェル3などが発売されている。肝不全に対してはアミノレバンEN、ヘパンEDなどがあり、分岐鎖アミノ酸と芳香族アミノ酸の比率が高く、蛋白合成を促進し、肝性昏睡からの覚醒に有用である。繊維分が不足していると長期的には消化管機能が低下するため、食物繊維を添加したものとしてはハーモニックFがあり、粘性があるために注入速度が一定しないという欠点はあるが、下痢しやすい患者さんの場合などに利用しやすい。

経管栄養剤注入法に関する諸問題[8]

1）胃食道逆流防止に対するゲル化栄養剤の注入法

誤嚥性肺炎を起こしにくい方法として最近注目されている栄養剤ゲル化（半固形化）注入法がある[9)-11)]。（半）固形化した栄養剤を使用すると胃食道逆流（GER)が減少し、誤嚥性肺炎の予防効果があるとされる。最近急速に広まっている方法である。これは注入する栄養剤を寒天や増粘剤でゲル状にしたり、元々ゲル状の栄養剤（テルミールソフト）などを注入したりする事により、液状の栄養剤を注入

する際に生じる諸問題を解決しようという方法である。利点として、(1) 注入時間の短縮、(2) 下痢・嘔吐・逆流防止、(3) 満腹感などがある。

ただしこの方法は経鼻経管栄養などで細いチューブを使用している際には、粘度が高くて注入できないが、ペクチンゲルを先に注入したりして胃内で栄養剤と反応してゲル化させる方法（キューピー社：REF-P1とジャネフ）もある[12]。また、通常の増粘剤は経管栄養剤に粘度がつきにくく、つくまでの時間もかかるが、この時間差を利用（増粘剤を入れてとろみがつく前にすぐに注入し、胃の中でゲル化する）するという改善法が提案されている。三鬼ら[13]によれば栄養剤はアイソカルRTU400mlとネオハイトロミールIIIを1.1%（1包は2.5gなので半量の225mlに対し1包）添加、30回攪拌直後に8FrのNGチューブから50mlカテーテルチップ注入。人工胃液では注入後10分で20,000mpa・s以上の粘度が得られて胃内環境で半固形化形成は十分であるとされている。

なお経管栄養中の患者さんの誤嚥性肺炎の原因はGERのみでなく、唾液誤嚥・口腔内汚染物誤嚥・喀痰喀出力低下・体力低下等も関係しているので、注入法の工夫のみでは予防しきれないことを申し添えたい。

2）体位について

注入中も注入後も体位は腹部を圧迫しない様にしながら、出来るだけ上体を起こした座位に近づける。可能ならベッドよりも体位の崩れにくい車いす乗車での注入がよい。栄養剤注入により食後低血圧を起こしやすい人はリクライニング車いすを使用し、下肢を挙上する。

3）流動食＋水の注入時間

一般的には水（白湯）の投与は経管栄養剤に混入するか、経管栄養剤注入後に行われていると思う。しかし、白湯を100～200ml先に入れ（5～10分くらいの急速注入で問題なし）その後に栄養剤(200ml)を1時間で注入するという方法がある。最期にチューブをフラッシュしたり薬剤投与のための白湯を適当量使用することは問題ない。先に白湯を入れると胃の受動的伸展が促され、胃からの排泄が早くなり逆流が減る。また、可能ならその後にゲル化した栄養剤を15分ぐらいで注入すると、逆流も少ないし、注入時間が短縮してその他のケアに割ける時間が増える。全員に使用できる方法ではないがケースバイケースでこのような方法も有効なことがある。

4）夜間の体位

夜間に関してもベッドをフラットにした完全仰臥位は避ける。仙骨部に対しては30度ギャッジアップの仰臥位が良いとされている。頚部が伸展位とならないように枕の位置を調節し頚部前屈位を保って誤嚥を防ぐ。褥瘡対策用のマットを検討する。ギャッジアップでは腰が痛いとか体位がずれてできないなどという場合は、ベッド全体を10度ほど頭部が高くなるように傾斜させるように木材やブロックなどを入れて調整することもある。

その他、経鼻経管栄養チューブの挿入法、薬剤の注入法、点滴の問題など経管栄養にまつわる諸問題については文献[14]-[16]をご参照頂きたい。

以上摂食・嚥下障害患者さんの経管栄養剤について関連事項を含めてまとめた。

文献

1) 藤島一郎：摂食・嚥下障害者の補助食品. 難病と在宅ケア, 9(6): 58-60, 2003
2) 藤森まり子, 藤島一郎：経管栄養（経口・経鼻）. MB Med Reha 57: 141-145, 2005
3) 藤島一郎：嚥下障害における経管栄養法. 耳鼻と臨床, 50(3): 268-270, 2004
4) 藤島一郎：嚥下障害患者さんの経管栄養法. 難病と在宅ケア, 11(6): 35-37, 2005
5) 西口幸雄：栄養剤の種類と選択. 曽和融生監修：PEG(胃瘻)栄養改訂版. フジメディカル出版, 2009, p54-58
6) 静脈経腸栄養年鑑 2006. ジェフコーポレーション
7) 環日本海NST研究会 編集：栄養アセスメントポケットマニュアル改訂第3版. 大塚製薬, 2007
8) 藤島一郎：質疑応答 リハビリ 経管栄養と誤嚥性肺炎. 日本医事新報, No.4399(2008.8.16). 94-95, 2008
9) 蟹江治郎：経腸栄養剤固形化によるPEG後期合併症への対策. 臨床看護, 2003；29(5)：664-670.
10) 合田文則：胃瘻からの半固形短時間摂取法ガイドブック, 胃瘻患者のQOL向上をめざして. 医歯薬出版, 2006
11) 西脇伸二：PEG施行後の半固形化栄養剤を用いた栄養管理－誤嚥防止を中心に－. 難病と在宅ケア, 15(2): 57-60, 2009
12) 稲田晴生他：胃食道逆流による誤嚥性肺炎に対する粘度調整食品REF-P1の予防効果. JJPEN, 1998；20(10), 1031-1036.
13) 三鬼達人, 馬場尊：細いチューブでも検討できる半固形化栄養法. エキスパートナース, 25(9)：32-37, 2009
14) 藤森まり子, 大野 綾, 藤島一郎：経鼻経管栄養法における新しい胃チューブ挿入技術としての頚部回旋法. 日本看護技術学会誌, 4(2): 14-21, 2005
15) 藤島一郎, 藤島百合子, 鈴木里栄子: 医療現場に広がる簡易懸濁法－多職種からの視点, 医師からみた簡易懸濁法. 薬事, 49(3): 339-342, 2007
16) 藤島一郎, 片桐伯真, 北條京子, 藤島百合子：経口摂取ができなくなった時のケア,「点滴」と「点滴」以外にできること, 本当に食べられないの?, 嚥下障害のリハビリテーション. 緩和ケア, 17(3): 198-199, 2007

（藤島 一郎, 藤森まり子）

第VII部

看護・介護・リハビリ篇

67 大幅報酬アップで　やっと息継ぎ

明暗を分けた6年間

　私が代表を務める法人のホームヘルプ事業部は、6年前の支援費制度開始と同時に訪問介助事業を開始した。利用者の中には、筋ジストロフィーやALSといった進行性の神経難病の方々が数名いて、早くからたんの吸引などに取り組んできた。

　足掛け6年経ったわけだが、前半の3年と後半の3年では明暗がはっきりと分かれた。

　「6年前から」といったが、それ以前も「有償ボランティア」という形で4年ほど派遣事業を行っていた。その時代は、今思うとすさまじい状態であった。有償ボランティアのうち、ほぼ1日8時間程度介助に携わる者は、実態としてケアワーカーであったが、謝礼は1時間750円で、月10日ほどの「泊まり介助」をしても、月間の収入は13万円程度。もちろん社会保険などはない。

　それでも事務部門では、賃金の遅配がたびたび発生していたが、皆、「明けない夜はない」と未来を信じながらがんばってきた。

　それが03年4月に支援費制度が始まって、状況は一変した。法人はボランティア派遣団体から介助事業体に衣替え。と同時に有償ボランティアの多くがヘルパーに移行し、労働としての介助となり、身分保障と待遇改善が進んだ。もちろん賃金遅配は解消した。ようやく訪れた「春の到来」に、私はホッと胸をなでおろしたものだった。

　しかし、穏やかな「春の陽気」は短期間に過ぎ去り、「支援費制度は財政的に破綻した」「このままでは立ち行かない」との話が厚労省から流れ始め、介護報酬が毎年のように引き下げられ、06年4月には障がい者自立支援法（以下，支援法と略す）が施行された。

　介護報酬で狙われたのは移動支援であった。外出先にも制限が次々と加わり、支援法の下で「障がい者の社会参加」がドンドン後退していった。

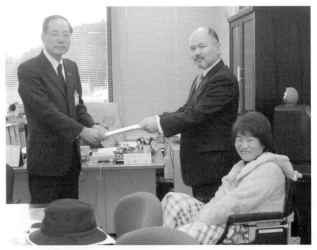

公営住宅に障がい者用をと陳情する筆者（中央）

　経営的には「台所は火の車」状態となった。一昨年12月に、NHK教育テレビの福祉ネットワークという番組は、「障がい者自立支援法の検証」という特集を組んだ。そこで重度障がい者への長時間派遣事業所の抱える問題というコーナーで、私たちの法人が取り上げられた。全国でもっとも経営環境が大変な事業所として、私たちの法人はNHKに「認知」されたようだ。

　表1は、そこで公表した支援費時代と支援法での事業収入の変化である。05年（支援費制度の最後の年）と06年（支援法の最初の年）の年間の事業収入の比較である。ほぼ派遣時間に変化はないにもかかわらず、収入が680万円、約10％減少している。

　あいつぐ、障がい者福祉サービスの介護報酬の切り下げによって、利用者には重大な問題が発生して

表1　いわき自立生活センターの訪問介助事業収入の推移

（単位：万円）

	事業収入
2005年度	7930
2006年度	7250

表2　介護保険の生活援助と支援法の家事援助の報酬の比較
（09年改訂前）
＊両者とも30分以上1時間未満でのケース、単位：円

単位：円

	介護報酬
介護保険の生活援助	2080
支援法の家事援助	1500

いった。「事業所が見つからない」という現象である。介護保険の訪問介護報酬と障がい者のそれでは大きな開きがある。1例を示そう。表2は介護保険の生活援助と支援法の家事援助の報酬の比較である。2つのサービス内容はほぼ同じである。

1時間あたり580円の差があり、支援法の家事援助は介護保険の生活援助に比べ25％低くなっている。事業所側とすれば、それでなくとも減少しつつあるヘルパーを高齢者・障がい者のどちらに派遣したくなるかは、だれの目にも明らかだ。障がい者からの利用の申し込みに「介護報酬が安いから派遣したくはありません」などと答える事業所はあるはずもなく、「ヘルパーがいないので…」などという理由でお断りしているのだろうが、障がい者にとって、介護報酬という自分の責任ではない問題で、生活が成り立たなくなってしまっている。

ヘルパーのなり手がない！

2000年の介護保険のスタート時は、バブル崩壊によるリストラの嵐が吹き荒れており、数少ない「伸びる産業」として介護事業への期待感が高まった。

私たちの法人もヘルパー確保に苦労することはなかった。それが05年に失速。ヘルパーの募集をかけても、まったく反応がなくなってしまった。施設・在宅サービスを問わず、どこでも人手不足が騒がれ始めた。

私たちの法人も同じようにヘルパーの減少に頭を抱えることとなった。図1は、06年から3年間の私たちの訪問介助事業の利用者数・派遣時間・介護報酬・ヘルパー数の推移である。見事に同じ角度で急降下してる。

05年以前にも、種々の事情で辞めるヘルパーはいたが、それを上回る求職者があり、ヘルパー数は年々増加していった。それが05年ごろから「ヘルパーは3Kのうえに収入が不安定みたいよ」という評価が口コミで広がり、景気が回復局面に入っていたこともあって、人手不足が深刻化した。

ヘルパーがいなければ新規利用者を受け入れることはできない。そればかりか、現在の利用者への派遣すら危機的状態となった。残ったヘルパーでなんとかまわしていくため、100時間を越える残業や、月13日という「泊まり介助」が出始め、ヘルパーの疲労と事業所の人件費が急上昇することになった。

先に述べたNHK教育テレビの番組で、私は「訪問介助事業は決壊寸前です」とインタビューに答えたが、それは誇張ではなく、追い詰められた私の本音であった。

難病患者のヘルパー派遣事業所特有の問題

ALSや筋ジストロフィーなどの進行性神経難病の方は、介護保険の利用者に比べサービス利用量が桁外れに多い。進行性神経難病患者で人工呼吸器をつけた方は、月数百時間のヘルパー利用となるケースが一般的である。独居の方だと24時間派遣という場合もある。一人で介護保険の平均的利用者20人分に匹敵する介助派遣を受けるのである。この「大口介助ユーザー」が入院、しかも長期入院となったらどうなるか？　そして、たまたま3人の「大口介助ユーザー」の入院が重なったら？

関わっていた登録ヘルパーは仕事（＝収入）が激減する。入院が長期化すると生活できなくなり、次々に離職されてしまう。吸引ができる・文字盤を使ったコミュニケーションがとれるといった技術を、時

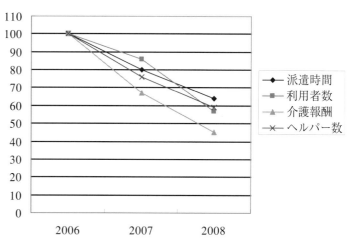

図1　訪問介助事業の利用者数・派遣時間・介護報酬・ヘルパー数の推移

間をかけて身につけたヘルパーが去られてしまうことに打つ手がない。この悔しさ。そしていざ退院となっても、ヘルパーが残っていないので、在宅移行にブレーキがかかることすらある。

このような経験から、私たちの法人では、ヘルパーの常勤化（固定給・社会保険完備）を進め、現在ではヘルパーの3人に1人は常勤となっている。普通の事業所では、登録ヘルパー10人に対し1人の常勤のサービス提供責任者を置くような配置が多いから、私たちの法人の常勤率は異様に高いかもしれない。

いわゆるヘルパーの身分保障は進んだ。これにより、ヘルパーは仕事量にかかわらず一定の給料が保障されるわけであるから安心感が増し、定着率も向上した。一方で「大口介助ユーザー」の入院時の逆ザヤ減少（介護報酬より給与が多い）が法人経営を脅かすこととなるのである。

展望…らしきもの

以上のような「人手とお金」に関する問題をどのように「解決」していくのかが、ここ3年の私の課題であった。これについては以下3点述べたい。

まず私達の法人は、障がい者の自立生活の支援として、事業の多角化を進めてきたという経過がある。結成から13年間で、障がい当事者による相談援助事業から始め、有償介助派遣・訪問介助事業・福祉有償運送と、様々な障がい者のニーズにこたえるサービスを作り出してきた。

昨年はこれに加え、生活介護と就労継続支援B型（法定施設）を立ち上げた。生活介護施設には、NPPVを使用している2名の筋ジストロフィーの青年が通ってきており、パソコンの技術を生かして活躍している。

私達の法人では、1～2年後に身体障がい者グループホーム（24時間ケアのついた住宅）を立ち上げ、それでサービス提供の基本的な枠組み作りを完成させたいと考えている。事業の多角化により、職員は専従型と兼務型の2種類にしていく予定だ。

大部分のヘルパーは最初登録ヘルパーとして雇用するが、仕事量に波があって、収入の不安定さが絶えずつきまとう。その際たるものが大口介助ユーザーの入院であるわけだが、兼務型の場合そのような時は兼務していた他の部門の仕事のウエイトを増やし、生活できる一定の収入を保障することが可能である。

ケアワーカーには様々なケアの経験を積んでもらい、スキルアップしていってほしいと考えている。このような意味合いを含めて、今後は兼務型のケアワーカーを増やしていく方針だ。またそのことによって、職員→サービス提供責任者→管理者へとステップアップしていく道筋も可視化でき、ケアワーカーの意欲にも繋がっていくことが期待できる。

2つ目は、無資格者の採用である。支援法には、重度訪問介護という「資格」が設けられた。これは人工呼吸器をつけた方々などが利用するサービスのみに派遣できる、特殊なものである。基礎課程が10時間で追加課程が10時間の合わせて20時間の研修（講義・実習各10時間）で修了証がもらえる。

「えっ！重度の障がい者の介助がそんな短時間で覚えられるの？」と疑問に思われるかもしれない。

重度訪問介護は、障がい者運動や患者会が、長年にわたって国に要望してきた「パーソナルアシスタント（専従的介助者）」の考え方を制度に取り入れたものである。

吸引などのいわゆる「医療的ケア」や会話以外の手段を使ったコミュニケーションのやりかたなどは、2級ヘルパー養成研修のどこにもでてこない。これらの介助技術は、講義や見学だけでは不十分であって、現場で長時間の同行研修を経て（半年がかりということもある）ようやくひとり立ちできるのである。

重度訪問介護をめぐりゆく環境

このような実態を踏まえてできあがったのが重度訪問介護である。私達の法人は福島県より、この重度訪問介護従業者養成研修の指定を受けた。ポイントは月に3回開講できるようにしたことである。

「2級ヘルパー募集」をどんなに経費をかけて宣伝しても反応がない。ダメなことを繰り返しても結果は見えている。それならばと、「無資格者も可！重度訪問介護の研修（県指定）を受けてもらって、1週間後にはヘルパーとして稼動できます」と出してみた。結構反応はよい。ただ、しょっちゅう重度訪問介護の研修をやらなければならないのが難である。しかし、そんな手間を惜しんで人手は確保できない。私の理事長としての仕事の半分は資金繰りで、あとの25％はケアワーカーの悩み相談。残りの25％は重度訪問介護の研修と割り切った。

3つ目は、本年4月の介護保険・自立支援法の介護報酬の改訂である。それぞれ3％、5.1％引き上げられた。重度訪問介護は13％近く基準単価が上がり、これに常勤率や介護福祉士率などの条件がクリアされれば、10％や20％の特別事業所加算がつくという仕組みとなった。それに従来からあった人工呼吸器をつけた方への15％加算が加わる（今回の改正でNPPV利用者にも範囲が拡大された）ので、訪問介助事業の損益分岐点といわれてきた報酬2,000円／時間をクリアできそうだ。

　財政危機が叫ばれる中で、このような大幅な報酬アップ（とはいえ支援費時代の水準に戻っただけなのだが）は、障がい当事者団体や患者会の粘り強い、国や議員への陳情があったからこそ実現したのだということを知ってほしい。私たちの法人も、関係団体と一緒に何度も国会議員会館へ足を運び、陳情を繰り返した。利用者の応益負担導入や低すぎる介護報酬の問題に熱をこめて説明し、国会議員の先生方も理解を示してくれた。

　社会保障をめぐる環境は変わりつつある。このような客観情勢の好転に加え、主体的なたゆまぬ努力を積み重ね、進行性難病者支援にこれからも取り組んでいきたい。

（長谷川　秀雄）

68　地域で支える活動　えがおさんさん

　えがおさんは障がいや病気等で在宅をしている、特に医療的ケアの必要な児童ならびにその家族に対して、地域で共に生活し、地域との交流・世代間の交流を図りながら、心身とも豊かに生活できる場づくりを目指した事業を行い、障がい児、子育て、家族支援等の福祉増進に寄与することを目的として活動しています。

えがおさんさんの理念

・ノーマライゼーションの基本「誰もが普通に暮らせる権利」の実現

〜障がいのあるなしに関わらず、誰もが心豊かに健康で安心して暮らしていける社会づくりに貢献〜

　当事者だけでなく、ご家族もごく当たり前の生活ができるような支援・必要な時に、身近で手軽に、気楽に利用できる場の実現えがおさんさんの活動の原点。

・17〜18年前、関東で初めて人工呼吸器を付けて家に帰ってきた新宿区のエリナちゃん、また、港区のさとみちゃんがいました。

　どちらの家族も家の中だけではなく、こどもと買い物や遊び、学校へ行く等あたりまえの暮らしができる事を望んでいました。そのためには、多方面からのサポートが必要です。

　ベッドの上で天井だけを見ているのはいや！、外に出たい！、楽しいことをたくさんしたい！お友達がほしい！そんなこどもの願いを叶えるためには、人手が必要です。家族はあちこちに聞いてまわりました。近所のおじさんおばさん、様々な学校の学生さんや社会人さん。また、時を同じくして在宅での生活支援をしたいと療育施設を飛び出した看護師さん連との出会いがありました。それぞれの、ご家

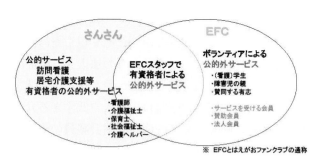

図1　「さんさん」と「えがおファンクラブ」の運営

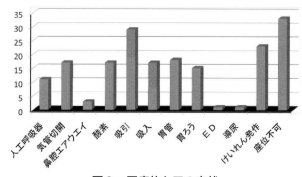

図2　医療的ケアの実状

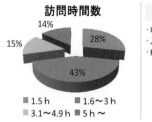

図3　訪問利用状況

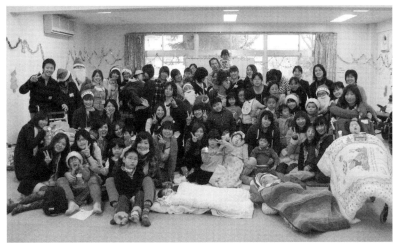

← えがおファンクラブのクリスマスパーティ
（昨年12月23日）
総勢100名（20人の利用者ときょうだい児3人、12人のスタッフ、学生ボランティア30名）

↓ えがおファンクラブのボランティアさんたち

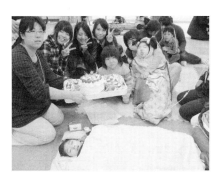

族の希望によって、エリナちゃんと家族のサポートチームとして、学生、社会人、看護師、保育士等が集まり、「エリナファンクラブ（EFC）」ができ、さとみちゃんと家族の生活支援を目的として看護士が集まり、「さんさん」ができました。

現在のえがおさんさんの活動は、すべてエリナちゃん、さとみちゃんとそのご家族への支援が基礎になっています。グループ活動から法人へ　エリナファンクラブは、現在はいろいろなお子さんのファンクラブとなって支援しているため、「えがおファンクラブ（EFC）」と改名しNPO法人を取得しました。

さらに、23年2月には「有限会社さんさん」と「NPO法人えがおファンクラブ」が一緒になり、「NPO法人えがおさんさん」となりました。

大きく分けて、1.訪問看護事業、2.居宅介護事業、3.移動支援事業（公定制度による訪問）、4.EFC事業（日中お預かり、きょうだい児への支援、個人ボランティア）、5.その他自費事業（看護士の長時間滞在、留守番看護、外出支援等）を行っています。　EFCの特徴として、多くのお子さんとそのご家族の笑顔のために支援したいと、毎年大勢の学生ボランティアが活動に参加しています。

えがおさんさんの利用者様は0歳から40歳まで約80名、スタッフは、看護師、介護士29名、EFC学生73名、その他社会人、作業療法士、保育士、臨床心理士等など。

＊えがおさんさんの活動

えがおさんさんが大事にしていることは・こどもと仲良しになること・その子にあったケアの方法を母親（主たる介護者）から学ぶこと・看護と介襲、教育、社会参加など在宅でどのような生活を望んでいるのかというご両親の考え、また、ご本人の考えを十分に聞くこと・当事者主体を忘れないこと　ともすると看護師、介護士など専門職者は自分が全てを把握していようとする、あるい　は、常に教える立場にいて家族をリードしようとする傾向が見受けられます。しかし、家族が看護師に望んでいるのは、家族への教育や指導ではなく、安心して子供を預けられる人であってほしいということです。

＊サービス提供にあたって

サービス提供にあたっては、こどもの健康、成長発達やQOLを高めることを目的に必要な援助を組み立てます。その時、看護、介護、リハビリテーションといったカテゴリーや、看護師、介護職員といった職種でくくってしまわず、病気や障害を持った子どもとその家族が地域社会の中で生活する上で必要なことを、状況に応じて判断し提供できるようにしたいと考えています。

そのためには、一人一人が自分に求められている援助者としての役割を認識することが大切です。

＊事例紹介

ここで、現在16歳で都立高校へ電車通学している柾人君、及びそのサポートチームを紹介します。柾人君は通常夜間のみ人工呼吸器を付け、日中は人工鼻もしくはスピーキングバルブで過ごしています。小学校就学前から看護師チームでのサポートは行ってきましたが、中学生になり同性介護者が望まれる

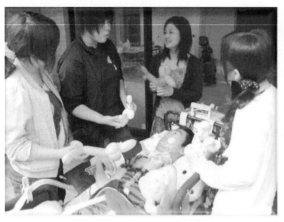

重症児を看護する

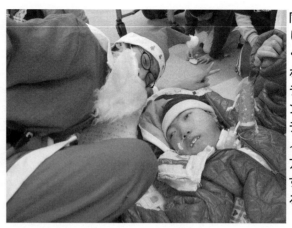

同じくボランティアする

ことから、大学生のヘルパーもサポートに入るようになりました。中学は特別支援学校に通っていましたが、高校は柾人君自ら選んだ志望校を受験して見事合格し、現在に至っています。

＊学生チームの関わり

学生は、もともとえがおファンクラブに所属しており、その中でヘルパー資格をもっている学生が訪問しています。サポート内容により、えがおファンクラブからの訪問とえがおさんさんからの訪問とに分けています。

学生記

現在、学生ヘルパーは3人おり、毎週末に3時間程度の訪問を行っています。家庭教師役となって学校の宿題やテスト勉強を手伝ったり、ボードゲームやゲーム機で遊んで過ごしたりなど、何を行うかは毎回柾人君が決めています。

週末以外にも両親や看護師のバックアップのもと、夏休みに4人（柾人君とヘルパー3人）そろって映画館へ行ったり、母校の文化祭や学校遠足の同行をしたり、昨年からは高校進学に伴い登下校中の介助や授業中の補助を行うなど、柾人君の希望に合わせながらサポートも少しづつ変化しています。柾人君に学生ヘルパーが訪問する意味の一つに、同世代の人間との関わりが挙げられます。学校友達や、部活動やアルバイト先の先輩後輩など、同世代の人間と関わることで感じたり学んだりすることが増えてくる年代の柾人君ですが、学校以外は家を中心に過ごし、母親や看護師などと関わる時間が多いため、どうしても同世代との関係が希薄になってしまいます。

学生ヘルパーはこの現状を理解し、"利用者・介助者"という関係に留まらず同世代の友達、兄弟のような関係で関わっていくことを目標にしています。実際に学生ヘルパーは、柾人君を特別視せず、普通の生活で兄弟や後輩と接するそのままの姿勢で関わっています。宿題の合間に流行りのアニメの話で盛り上がったり、弟にやるようにまぁくんにイタズラしたり仕返しされたり、登下校中に進路相談にのったり、緊張して上手に同級生と話せない柾人君にアドバイスしたり、お互いの母親への愚痴などをこぼし合うこともあります。反対に学生ヘルパーが就職の話、大学での出来事などを柾人君に相談する場面もありました。

また、学生ヘルパーは柾人君と年齢が近いことから「自分が柾人君の年齢だった頃はどんなことを考えていたか」「自分が柾人君の立場だったらどう感じるか」という目線を常に持ち、他スタッフと柾人君との間にいる存在でもあります。

スタッフと両親の間での連絡ノート導入を検討した際には、このノートの存在が柾人君に余分な不信感を与えてしまう危険性があることをスタッフに呼びかけました。最近では、同級生の前で女性看護師と一緒に行動することを恥ずかしく思い、冷たく接する柾人君の気持ちに共感しながらも、柾人君のことを考えている看護師さんの気持ちを伝え、仲介役を担う場面もありました。

外見も性格も違う3人の学生ヘルパーと関わる時間を通して、柾人君の生活がより充実したものになればと思い訪問しています。

＊看護師チームの関わり

えがおさんさんの看護士"さんさんナース"の特徴は、「看護師の生活支援」です。

柾人君の担当は3人います。週1～2回自宅訪問や登下校及び授業中付添い（医療的ケアが必要な時

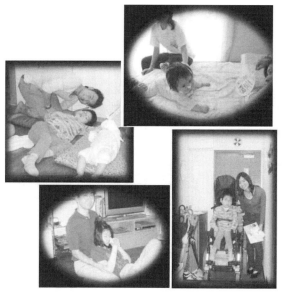
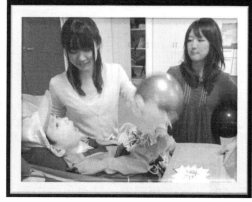

月1回のデイサービスのカット写真集

の待機）を行っています。　看護チームの役割は、柾人君が高校生活を楽しめるよう、母親と協力して事故防止・健康管理をしっかり行うことが第一です。
・通学路や電車乗降時の注意事項など、写真入りの介護マニュアルを母親が作成して下さったものを、学校付添のスタッフが共有し、事故防止に努めています。
・柾人君の側わんや頚椎の変形の進行を防ぐため、学校ではストレッチャータイプの車椅子に乗り換えて過ごしています。人工鼻からスピーキングバルブに交換することでクラスメイトや先生と会話しやすいようにしています。また、スピーキングバルブ装着中はカニューレの位置がずれると呼気が出せなくなることや、加湿されない空気を吸っているので、痰が固くなりやすいことなど注意も必要です。柾人君は汗をかきやすいため、水分不足にならないよう小まめに水分を取るように勧めています。吸引は授業の妨げにならないよう休み時間に声かけはしますが、苦しい時はがまんしないで自分から教えることも大切です。第二に柾人君の自立に向けてのサポートが挙げられます。

柾人音の成長に伴い、どこへいくにも母親付添ではなく、学生ヘルパーとの外出を希望されるようになりました。これはごく自然な要求ですが、医療的ケアのことや、柾人君が利用している制度のことなど、今まで母親に任せていた部分を今後は少しずつ柾人君自身が管理できるよう、まずはそのことに関しての説明と合意が必要でした。これに関しては、学生ヘルパー訪問時に柾人君が利用している身体介護、移動介健についてさんさんの介護事業の責任者から柾人君に説明し、学生ヘルパーを依頼する時のルールを理解していただきました。

また、柾人君の訪問医や看健師、学生チーム、介護責任者などが集まり、柾人君の外出支援、医療的ケアに関してカンファレンスを開きました。訪問医から柾人君の体調についての説明と共に、学生だけで外出支援することのリスクについても話があり、家族、看護師、学生それぞれの責任を明確にできたと思います。

今後も柾人君の意思を尊重しつつ、安全に楽しく社会参加できるよう、協力体制を強めて行きたいと思います。

＊えがおファンクラブの活動

えがおファンクラブでは障害児に限らず、ごきょうだいやご家族へのサポートも行っています。特にレスパイトは重要視しており、月に1回有志による公的外デイサービスを実施しています。ご家族が安心してリフレッシュできるよう、何よりお預かりする子ども達自身が楽しめるよう配慮しています。

医療的ケアや個別性の高い援助があっても、日常訪問している看護師や介護士が関わることで、母親も安心して子どもを預けられます。また、ボランティアは主に看護や福祉を学ぶ子どもが大好きな学生が主体となり、毎回楽しい触れ合いや遊びの場を子ども達と共に創り上げています。　毎年行っている「お楽しみ会（えがおさんさんまつり）」「クリスマス会」のイベントも企画から学生が参加し、準備、進行と学生パワーを発揮しています。

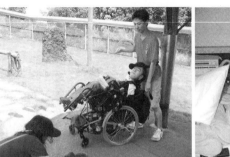
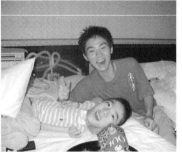

個別ボランティアによる夏休みを利用しての大島旅行

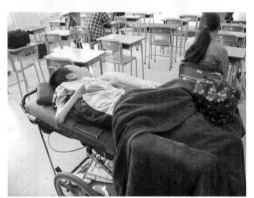

重症児にも心を込めてボランティアをします

モデルデイサービス利用者・スタッフの声

- 子どもが退院してから、初めて夫婦二人で外出（デート）を楽しめた。
- 初めての親離れで緊張していた子が、親が迎えに来た時は帰りたくないと泣いてしまった。
- お風呂に入って気持ちよく、気分もリラックス。毎月来ています。
- 学生と散歩に行きブランコで遊ぶ。親はそんなことができると思っていなかったので驚いたが、その後は家族との散歩でもブランコで遊んでいる。
- 自分が訪問していない利用者様（ミーティングで話には聞いていた）とも会える。
- スタッフの子どもも参加することがあり、子ども同士の交流ができる。また、明るく楽しい雰囲気になる。
- 親も知らない表情が見られた。

厳しい現状

現在医療的ケアの必要な子どもが親の付き添いなしで、身近に気軽に利用できるデイサービスはありません。そこで、日頃の状態をよく知る看護師や介護士がデイに参加してこどもをお預かりしても、利用できる制度がないため無償ボランティアとなってしまいます。そのため、月1回の開催が精一杯です。

また、ご利用者さまの居住地域が広範囲（都内16区）なため、拠点利用は難しく、移動型デイを検討・数回実施しました。

課題

デイサービスは、自分の普段の担当以外の様々な難病や症状の違う子ども達と出会うことで、専門職スタッフもお互いがスキルや技術を高め合うことができ、普段1対1で仕事をしている専門職にとってもとても有効な場でもあります。ご利用の皆様と共に

学校にも親代わりに付き添っていく

必要性と有効性を行政に働きかけ、毎日提供できる場の創設を目指していきたいと思っています。

利用できる制度

現在訪問しているのは都内16区のご利用者様です。介護事業は基本は国、都の方針に準じていますが、細かいところでは自治体（区市町村）により、対応に差があります。

まさと君の住んでいる区では、看護師の長時間訪問に関わる制度や学校の送迎に移動支援を利用できますが、国や都の方針では通勤通学など定期的に通う所への付き添いは移動支援は利用できないため、ほとんどの自治体では認められていません。まさと君以外では、他区で、特例として学校お迎えが認められているケースが1例あるだけです。

医療的ケアのあるこどもの通園（就学前に通う施設）や、学校の付き添いを週1回でも母親に代わって行ってほしいという要望はありますが、利用できる制度がなく、実際にスタッフ確保や保障が難しく、お受けできないケースがほとんどです（全額実費負担となってしまうため）。

（松田　陽子、佐藤　美和子）

69 筋ジストロフィーや神経筋難病患者に対する療養介助員としての役割

～～～～～～～～～～～～～～～～～～～～～～

　長崎川棚医療センターでは平成18年4月に16名の療養介助員が導入されました。16名中、介護経験者は6名で介護福祉士の有資格者は7名でした。

　私たちが配属された筋ジストロフィー病棟では気管切開や人工呼吸器を装着し常に医療処置を必要とする患者が多く、病棟における療養介助員の役割について疑問を感じました。また、療養介助員としての専門性を活かす為にどのような取り組みが必要かを考えるようになりました。

　そこで、平成19年度より介護の専門性を活かした援助を行うため清潔ケアチーム、レクリエーションチーム、環境チーム、そして口腔ケアチームの4チームを編成しました。

　清潔ケアチームでは、週2回の入浴の他に、手浴、足浴、洗髪、清拭、爪切り、ひげ剃りの6項目のケア計画を立案し、毎日実施出来るように取り組みました。レクリエーションチームでは、年間行事予定表を元に季節に応じた月行事「4月の花見、7月の七夕祭り、12月のクリスマス会など」を計画しました（図1）。その他にも外出支援や散歩、買い物、フットケアを行うことで1人でも多くの患者が離床し気分転換ができるような取り組みを行いました。環境チームでは、病棟内や病室、および患者のベッドサイドの環境を整え、清潔な環境整備と整理整頓に取り組みました。口腔ケアチームでは、患者の状態や希望に応じた口腔ケアに必要な物品の選択や実施方法を検討しました。

　また、療養介助員の業務内容と業務量や職務満足度及び今後の希望について調査し、当病棟における療養介助員としての役割について検討しました。

　翌年の平成20年度は当病棟の入院患者を対象として、介護に対する満足度と期待度を調査しました。私たちは個々の患者が求める療養生活により近づけるように介護を提供していましたが、患者からの意見を直接聞くには至っていませんでした。患者が現在どのような介護に満足し今後期待しているのかを明らかにする事で、療養介助員の介護意識が高まり、更なる介護技術習得の必要性を感じました。

　平成21年度は特に清潔ケアに関して取り組みました。平成19年と20年度の結果から、清潔ケアは介護業務量が多く期待度も高かったからです。

　医療処置を必要とする患者が多く入院している当病棟で、私たち療養介助員が、どのようにして患者と関わっていくかを3年間の調査研究を通して検討しました。

～～～～～～～～～～～～～～～～～～～～～～

平成19年度　筋ジストロフィー病棟における療養介助員の業務量と満足度調査

【対象・方法】

　療養介助員15名(男性4名、女性11名)を対象に業務量と満足度を調査しました。

(1) 業務内容・業務量調査

　平成19年9月11日～9月15日までの5日間、15のカテゴリー(身体の清潔、食事の世話、患者の移送、

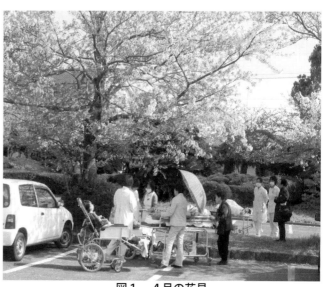

図1．4月の花見

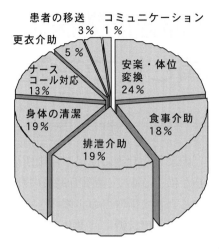
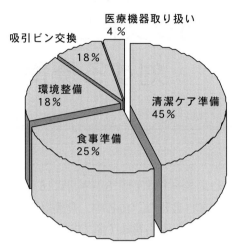

図2

排泄・身の回りの世話、安楽・体位交換、更衣介助、ナースコール、コミュニケーション、清潔ケアに関する準備、食事に関する準備、病室内の環境整備、医療器具の洗浄・取り扱い、吸引瓶の交換、看護師間の報告・連絡、職員の健康管理)について、直接介助と間接介助に分けて業務量を調査しました。

(2) 職務満足度調査

8つのカテゴリー(職務内容、職務環境、人間関係、患者中心の介護、仕事の自由度、指導・情報伝達、価値・魅力、集団の雰囲気)に関する43項目をあげ、介護業務に関する満足度を(そう思う、どちらかと言えば思う、どちらかと言えば思わない、思わない)の4段階評価でアンケート調査しました。
●今後の介護に対する希望についても自由回答方式でのアンケート調査を行いました。

【結　果】

業務量調査の結果では、直接介助が84％で、間接介助は16％でした。業務内容の内訳は、直接介助の中では安楽・体位交換が24％ともっとも多く、次いで排泄介助が19％、身体の清潔が19％でした。間接介助の中では清潔ケアに関する準備が45％、食事に関する準備が25％、環境整備が18％でした(図2)。

職務満足度調査では満足している(「そう思う」または「どちらかと言えば思う」)と答えた介助員は職種間の人間関係については98％、介護に対する価値・魅力については93％でしたが、患者中心の介護では54％、仕事の自由度は66％でした。

介護職の経験者と未経験者間で比較すると、介護経験者では患者中心の介護と指導情報の伝達について満足している人が少なく(44％と50％)、未経験者では患者中心の介護と仕事の自由度について満足している人が少ない事がわかりました(62％と60％)。人間関係と仕事に対する価値・魅力で満足している人は多いのですが、特に介護未経験では98％と100％であり介護経験者と比べて多い結果が得られました。

項目別に見ると最も満足している人が多かった価値魅力の中の「介護の仕事は自分にとって意味のある仕事だと思う」という問いでは、「そう思う」または「どちらかと言えば思う」と答えた人が100％でしたが、仕事の自由度の中の「患者のために自分の裁量で自由に使える時間がある」という問いでは「思わない」、「どちらかとい言うと思わない」と答えた人が87％でした。

自由回答式でのアンケート調査では、今後行っていきたい業務として、「リハビリを含んだレクリエーションを行いたい」、「ベッドサイドリハビリを行いたい」、「充実した清潔ケアを行いたい」、「介助員も記録を行いたい」等の意見が聞かれました。

【考　察】

業務量調査では直接介助において安楽・体位変換や排泄介助、身体の清潔が多く、当病棟では終日ベッド上で臥床している患者が多いことから、生理的欲求に対しての要望が強いものと推測されます。

職務満足度では、仕事に対する価値魅力が高く、

介護の仕事に価値魅力を感じていることが伺え、介護経験者、未経験者を比較すると特に介護未経験者が価値・魅力を強く感じていることがわかりました。しかしその半面、特に介護経験のあるものは患者中心の介護に対する満足度が低く、また「患者の介護のために自分の裁量で自由に使える時間がない」と87％の介助員が答えていることから、決められた業務が中心となり患者が望む介護ができていないのではないかと考えられました。また、決められた業務が多いことで自分が希望する介護もできていないのではないかと思われました。

自由回答式でのアンケート調査では療養介助員が希望する介護の内容が明確となりました。今後は各自が希望する介護を充実させるだけではなく、病棟全体で取り組むことで職務満足度が向上すると考えられました。

平成20年度
神経・筋疾患患者を対象とした介護満足度・期待度調査

平成18年度より療養介助員が導入され3年が過ぎました。医療介入を常に必要とする患者が多いにもかかわらず、病棟における療養介助員の役割が重要視されていました。療養介助員の導入時から私たちでは患者の求める療養生活により近づけるよう検討を重ね、個々の患者に合った介護の提供を行っていました。しかし、介護に関する患者からの意見を聞く事はありませんでした。そこで当病棟に入院中の患者を対象に療養介助員の介護に対する満足度および期待度についてアンケート調査を行いました。患者が現在どのような介護に満足し今後どのような介護に期待しているのかを明らかにする事で、療養介助員の介護意識が高まり、更なる介護技術習得の必要性を感じました。また患者との信頼関係のあり方についても検討しました。

【対象・方法】

当病棟に入院中の筋ジストロフィーまたは神経難病患者を対象に「専門技術」、「信頼関係」、「療養介助員のチーム活動」の3つの側面から捉えた28項目（表1）について満足度および期待度のアンケート調査を行いました。それぞれ「非常に満足（期待）している」から「全く満足（期待）していない」の5段階で評価しました。「非常に満足（期待）している」と「満足（期待）している」の2つを満足度（期待度）が高いとし、「満足（期待）していない」と「全く満足（期待）していない」の2つを満足度（期待度）が低いとしました。調査方法は無記名、聞き取り形式で、聞き取りは看護師が行いました。

【結　果】

調査に関する同意を得られた37人の患者中、回答が得られたのは29名（回答率78％）でした。満足度調査で、満足度が高い（「非常に満足している」または「満足している」）項目は、専門技術における「体位変換」で79％の患者が高い満足度を示していました。その他、「清拭・入浴介助」で72％の患者が、「シーツ交換」で72％の患者が高い満足度を示していました。療養介助員のチーム活動における「レクリエーション活動」も72％の患者が高い満足度を示していました。一方、信頼関係における「ナースコールの対応」では（「非常に満足している」または「満足している」）の回答は31％と少なく、42％の患者が「どちらでもない」と回答していました。「療養介助員と接する時間」では45％の患者が低い満足度（「満足していない」または「全く満足していない」）を示しており、高い満足度（「非常に満足している」または「満足している」）の患者は42％でした。

期待度は28項目全てにおいて高く、83％以上の患者が「非常に期待している」または「期待している」と回答していました。特に専門技術における「口腔ケア」は86％、信頼関係における「訴えたい事の対応・優しい態度」は89％、「気遣い・心配り」は86％、「担当介助員」は87％が「非常に期待している」または「期待している」と回答していました。

【考　案】

体位変換や清潔介助に対する満足度が高いことから、これらの専門技術は個々の患者にあった介護が提供できていると考えられます。信頼関係における「ナースコールの対応」や「療養介助員と接する時間」で満足度が低いことは、ナースコール対応の待ち時間や患者との接し方が影響していると考えられます。療養介助員独自の活動における「レクレーション活動」に対する満足度が高いことは、余暇的活動が有用であることを示していると考えられます。期待度は28項目全てにおいて高く、療養介助員

表1

専門技術	期待度　満足度				
	非常に満足（期待）している	満足（期待）している	どちらともいえない	満足（期待）していない	全く満足（期待）していない
1. 体位変換についてはどうですか	5	4	3	2	1
2. 排泄介助についてはどうですか	5	4	3	2	1
3. 清拭・入浴の介助についてはどうですか	5	4	3	2	1
4. 口腔ケアについてはどうですか	5	4	3	2	1
5. 食事介助についてはどうですか	5	4	3	2	1
6. 安眠の援助についてはどうですか	5	4	3	2	1
7. 病衣交換の介助についてはどうですか	5	4	3	2	1
8. シーツ交換についてはどうですか	5	4	3	2	1
9. 車椅子への移動はどうですか	5	4	3	2	1
10. ベッドサイドの整理はどうですか	5	4	3	2	1
11. 病室や廊下の環境整備はどうですか	5	4	3	2	1
信頼関係					
12. 気遣い・心配りはどうですか	5	4	3	2	1
13. 訴えたことへの対応はどうですか	5	4	3	2	1
14. 話したいと思っていたときの対応はどうですか	5	4	3	2	1
15. 親しみやすさはどうですか	5	4	3	2	1
16. ナースコールの対応はどうですか	5	4	3	2	1
17. やってくれると約束したことについてはどうですか	5	4	3	2	1
18. 患者様の意見の尊重についてはどうですか	5	4	3	2	1
19. 患者様への援助優先度についてはどうですか	5	4	3	2	1
20. 優しい態度での対応はどうですか	5	4	3	2	1
21. 介助員と接する時間はどうですか	5	4	3	2	1
22.「自由に質問できる」について対応はどうですか	5	4	3	2	1
23.「介助員に守られている」について対応はどうですか	5	4	3	2	1
24.「自分の事をよく知ってもらえる」についてどうですか	5	4	3	2	1
25. 担当介助員がいることはどうですか	5	4	3	2	1
療養介助員のチーム活動					
26. 清潔ケアチームの活動についてはどうですか（手浴・足浴・洗髪などを行なっています）	5	4	3	2	1
27. レクリエーションチームの活動についてはどうですか（バースデイカードや季節のカード作成などを行なっています）	5	4	3	2	1
28. 日常生活支援チームの活動についてはどうですか（車椅子の点検やナースコールの点検などをおこなっています）	5	4	3	2	1

の役割が重要であることを示しています。専門技術における「口腔ケア」に対して期待度が高いことから、より専門的な技術の習得が必要と考えられます。信頼関係における「担当介助員」に対しても期待度が高いことから、療養介助員は患者の身近な存在として生活を支援することが期待されていると考えられます。

平成21年度
筋ジストロフィーや神経難病患者に対する清潔ケアの重要性と療養介助員の役割

清潔ケアは介護業務量が多いのですが期待度も高かったことから、清潔ケアの具体的内容である足浴、手浴、洗髪、清拭についての実施状況を見直しました。また、満足度・期待度を改めて調査し、今後の清潔ケアのあり方について検討しました。

【対象・方法】

当病棟入院中の筋ジストロフィー及び神経難病患者51名（男性33名・女性18名）を対象とし、足浴と手浴、洗髪および清拭の清拭ケア4項目について実施計画回数と実際に実施できた回数を調べ、実施率を求めました。調査期間は平成21年4月～8月で、患者一人あたり5ヶ月間での計画回数と実施回数を調べました。また平成20年と同様に、清潔ケア4項目に対する満足度・期待度について無記名による聞き取り調査を看護師が行いました。

【結果】

足浴は計画回数40回に対して実施回数は25回、（実施率62％）、手浴は計画回数40回に対し実施回数は20回（実施率50％）、洗髪は計画回数40回に対し実施回数22回（実施率57％）、清拭は計画回数40回に対し実施回数63回（実施率160％）でした。

聞き取り調査に関する同意が得られた29人の患者中、回答が得られたのは28名（回答率99％）でした。28名を対象とした満足度調査では手浴に関しては75％、洗髪に関しては85.7％、清拭に関しては75％の患者が高い満足度を示していましたが、足浴に関しては57.1％でした。また、全ての項目で「全く満足していない」と4％が回答していました。期待度調査では洗髪に関しては85.7％の患者が「（非常に期待し

ている）または（期待している）」と高い期待を示しており、その他の項目でも足浴、手浴、清拭の全てで75％の患者が高い期待度を示していました。

【考　察】

足浴、手浴、洗髪においては予定回数より実施回数が少なく、原因の一つとして計画を立案していても患者の状態が不安定で実施できなかったことが考えられます。清潔ケア４項目に中で足浴は実施率62％でしたが満足度が特に低かったことから実施回数以外の要因があったと考えられます。その他の清潔ケアに対する期待度も高いことから、実施率以外に改善する取り組みが必要と考えられました。平成20年度調査では、信頼関係における「訴えたい事の対応・優しい態度」、「気遣い・心配り」、「担当介助員」といった項目に期待度が高かったことから、清潔ケアの手技のみならず態度や接し方を検討する必要があると考えられます。

【まとめ】

当病棟の患者の多くは気管切開や人工呼吸器を装着し常に医療処置を必要としており、終日ベッド上臥床していることから、介護をする上で生理的欲求に対する要望が多いと考えられます。その為、療養介助員の業務の大半は患者の生理的欲求を満たす直接介助が占めています。すぐに対応できることが望まれますが、病状が安定していない患者が多いことから療養介助員が独自に単独で行える業務は限られています。

当院では私たち療養介助員が導入される際に看護師との業務の分担を検討しましたが、実際には看護師と協力して行う業務が多く、安心で安全な介護や看護を提供するためにはお互いの協力が不可欠と考えられます。

しかし、アンケート結果からも療養介助員は患者や家族にとって最も身近な存在であることが求められていますので、看護師と協力した上で介護職という専門性を生かして患者の生活に即した介護サービスを提供し、満足度の高い療養生活ができるように取り組まなければなりません。

また、患者の病態を理解していなければどのような介護サービスを提供できるかを検討できないので、介護の専門性を高めると共に医学的知識の習得にも努めなければなりません。

本稿では私たち療養介助員が当院に導入されてから取り組んできた内容を報告しました。

医療処置を必要とする患者が多い病棟では、患者の病態に応じた介護を看護師や医師と協力した上で提供することが必要です。しかし、患者満足度が低い項目の「ナースコールの対応」や「療養介助員と接する時間」などは療養介助員が独自に改善できると考えられます。また、信頼関係における「訴えたい事の対応・優しい態度」、「気遣い・心配り」、「担当介助員」といった期待度の高い項目も患者の病態にかかわらず取り組むことができると考えられます。

介護福祉士の有資格者は７名から15名となり、現在は患者をそれぞれに受け持つことで個別的援助に取り組めるようになりました。介護技術や医学的知識の習得のみならず患者や家族との信頼関係を築いていくことで患者が本当に必要としている介護の提供ができるようになり、私たち療養介助員自身の職務満足度も高まると考えます。

(西村　晋作)

70 病気と法律の谷間に私たちの居場所を

~~~~~~~~~~~~~~~~~~~~~~~~~~~
　私もALS患者とそのご家族が訴える切実な叫びに賛同しているひとりである。私自身は24時間、人工呼吸療法から離脱できない二人の筋ジストロフィー・デュシェンヌ型（以下、筋ジスに省略）の息子を持つ親であり、また東京都内の筋ジスの仲間も含めた立場から障害者自立支援法（以下、支援法に省略）という公的制度下での介護現場における実態を重ねて訴えたい。

　特に支援法を導入した関係者、勿論政権政党も含め現に施行している自治体担当者にも何らかの方策を見出して頂きたいことを望むために。

　補足だが何よりも人工呼吸器を装着しての在宅療養には医療ケアの看護なしでは生きていけない。その様な中で肝心な在宅訪問看護体制を筆頭に在宅医療制度が依然として低水準に甘んじている。また物理的にも一例であるが外部バッテリーをはじめとする人工呼吸器関連機器の患者負担が重すぎる。現在、東京都で"在宅療養患者緊急時対応支援事業"が実施されつつある。今回はこれらの問題は省略する。
~~~~~~~~~~~~~~~~~~~~~~~~~~~

歴史的経由の話

　私たち全身性重度障害者は平成15年度（支援費制度導入）以前の措置としての福祉サービスに『全身性障害者介護人派遣事業』を活用してきた。一日8時間が限度でこれには「もっと時間数を増やせないか」の不満はあったが筋ジス特有の進行性の病状や介護する親も若干若く気力で押し通してきた傾向があったことも事実である。

　特に私個人は男性である偏見か…どうもこの筋ジス者の母親を見ても母性愛が活発なのか"愛情で介護"を一身に背負って突っ走り過ぎる傾向と感じられる。4年前、私の女房が大腸癌を患い1ヶ月以上入院されてしまい、我が家は介護危機に見舞われ

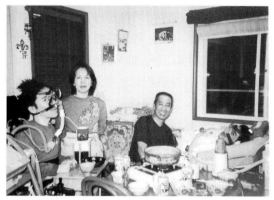

佐藤貞二氏夫妻と愛息たち（兄33歳、弟31歳）

た。何よりも本人の急激な体力低下が問題となり、漸く本人は「自身の体の大切さ」を自覚したようだ。

　話を戻して、この事業制度では介護人は無資格者でも患者と家族側が信頼できる人間関係で依頼登録してきた。ただ、患者と家族の積極性が土台で、介護して欲しい情報発信を疎かにすると介護人は見つからない。当然依頼された方々は私どもの良き理解者であり理想的事業と思われた。

　しかし、突然の福祉サービス体系が"措置から契約"変更には参った。渋々以前からの依頼してきた介護人仲間で介護事業所を立ち上げる、いや立ち上げざるを得ない状況に追い込まれた。折角の理解者である介護人を手放したくなかったからである。自治体担当者とも相談して彼らを中心に『基準該当事業者』を設立し、患者と家族自らが事業者に近い一心同体の介護体制に成功した一例と自負している。特記すべき事は土・日曜日や祝日にも時間帯さえ合えば介護支援が可能である。通常の介護事業者の場合では中々支援が難しい。なんと言っても年間の1/3は土・日・祝日である。

　しかし難題がまたまた勃発。今度は支援費制度を崩壊して支援法の導入。全く介護保険制度の二の舞。「先見の目が国にはなかった」と思わざるを得ない。基準該当事業者にとって支援法は差別法と思わざる

を得ない。介護報酬を15％切り下げたのだ。介護現場では都道府県指定事業者と同等の内容の仕事をしてこの実態なのだ。事業を起こす事で「やれ税金が、やれ帳簿が、やれ書類の提出だ、保存だ、請求事務は煩雑」等々で諸々の経費・対応する必要時間が発生している処へ15％削減では事業崩壊である。

渋々東京都指定事業者への転換である。当然、経費は膨らむ。法人格の取得や諸々の書類処理や経理処理等で遂に税理士導入や事務員の投入が必要に追い込まれた。出費が膨らみ、肝心な介護人への報酬賃金を削減せざるを得ない状況である。この様な実態から現在の福祉サービス体系の報酬単価は"介護人泣かせ""事業者いじめ"と言われても国は反論出来ない筈だ。

特記するべき事は私どもの例の様な難病の重度障害者の筋ジス患者等は『重度訪問介護サービス』が適用される事だ。長時間帯の介護特性から介護報酬単価が極端に低く設定されている実態は全国から苦情が呈されている。実態は後で綴るとして、営利目的の介護事業者はこのサービスを敬遠している事実だ。そのしわ寄せを全面的に被る重度の障害者はたまったものではない。

介護現場では先進国国家日本の福祉政策崩壊がじわじわと押し寄せている。肝心な介護人労働者の賃金を筆頭に労働条件が他産業労働者との比較で劣悪環境であり、そのしわ寄せが利用者に不安を持たせている。

介護従事者・事業者の危機

有能なバリバリの将来性ある若い介護労働者の"介護離れ"の根本は何だろうか。真っ先に浮かぶ事は事業者への報酬単価が原因と断言できる。前述の如く私どもの『重度訪問介護サービス』に関しては最悪である。国は「見守り的時間帯が多い」と、とんでもない発想根拠を示している。

朝の介護は起床から始まりバイタルチェックし洗面、排泄、更衣（同時に調理しつつ）、食事、口腔ケア、投薬、排泄と一連の身体介護であっという間に2時間が過ぎる。私どもの例ではベットから車椅子へ、そして簡易便器への移乗介助もある。正しく身体介護のオンパレード。昼に入れば入浴や清拭が待ち構え、アンビュウバッグ介助にも入る。クタクタに精神的・肉体的プレッシャーがヘルパーさんに圧し掛かる。でも介護報酬は"見守り単価"である。居宅（身体）介護と同等の仕事でこの実態である。

国の支援法発案者は「現場が暑かろうが寒かろうが辛かろうが…」ビルの全館空調に見守られたオフィスで机上の計算らしい。

自治体担当者に「現場のヘルパーさんは身体介護の時間帯が多いから、この時間帯だけは居宅介護に別けられないか」と問いかけると無情にも、お役所は全てが"法律固め"の回答。「別の事業者に依頼すれば可能」との事。しかし私ども患者と家族は常々慣れたヘルパーさん、気心知れたヘルパーさんを望んでいるのである。実態を知らない他の事業者には不安を抱いている事は避けられない。

人間が生きることは精神的サポートが確立されてはじめて人間である。お役所・国は患者を"物"と処理していると思わざるを得ない。何故、同一事業者ではいけないのか。自治体担当者の答えは「国の通達（平成19年2月16日付け事務連絡：重度訪問介護等の適正な支給決定について）です」が淋しい。

中央区で気管切開された仲間が在宅で頑張っている。高齢のお母さんが気力で頑張られる姿は痛々しい。『重度訪問介護サービス』適応のため介護事業者がコロコロと代わり通しで、本人もお母さんも人間関係で精神的に参っている。何故、事業者がこうも代わってしまうのか。介護事業者は採算が合わず営利に徹しないと倒産の危惧である。『重度訪問介護サービス』を提供している全国の介護事業者は殆どがボランティア精神で経営されている事実だ。

このご家庭では別居の姉が生活費の収入が必要故、福祉施設で介護福祉士として働いている。お母さんの希望は「娘が契約した介護事業者に雇用されて息子を介護してくれる事が一番」と訴えている。最大の理由は痰の吸引が出来るからである。通常の事業所のヘルパーさんでは医療行為は出来ないのが実態である。現在、介護人の医孝行に関しては来年（24）度に新たな法律が実施され様としているが処では省略する。支援法では《同居の家族介護は認めない》である。しかしながら娘さんは別居であり、労働者として生活され、当然介護事業者に雇用されて息子さんの介護に従事しても違法ではない筈と考える。国は「ノー」の見解だ（同居家族に対するサービス提供の禁止：第27条）。労働者と家族の見解を疑うと共にグレーゾーンの世界を創っている。

『全身性障害者介護人派遣事業』の特性を思い出

せば"患者と家族は信頼できる気心知れた理解者の介護人を探す努力"が必要と考える根拠はここに存在する。短絡的に「契約で直ぐに介護事業者を求める」姿勢は不備だらけと考える。国がしっかりとした介護事業者像を創らなかったからではないか。「泣かせ」「いじめ」の事実が物語っている。

生きることの訴え・家族も危機

支援法導入の大きな柱に『自治体格差解消』が挙がっていた筈。しかし全国自治体での諸々の対応はバラバラ状態ではなかろうか。東京都内に限ってもしかり。「どの項目が、どうなっているか」私の知りえる、そして我慢出来ない支援法での実態を挙げてみたい。

重度訪問介護サービスにおける支給量の決定

全く曖昧な見解を国は用意した(事務連絡平成19年4月13日付け：支援法に基づく支給決定事務に係る留意事項について)ものだ。3つの留意事項から「支給決定基準はすべての勘案事項を踏まえて適切に行うことや上限を設けてはいけない」と解釈出来る。これらに従い全国の自治体は勝手放題な対応をしていないか。

(その1) 私どもの息子、長男が誕生月に来たため支給量の有効期限切れ時期で区役所担当者が来訪し簡単な聞き取り調査の後「ソチラから何かありますか」に対し母親の体力低下から「介護支給量を2時間(／日)程度増やして欲しい」と要望したが「5月のヘルパー会議で支給量は決定されます」の一方的通達をして帰られた。有効期限が3月31日にも拘らず5月決定とは最初から変更なしの意図が明確にされていた事だ。

過去5年間要望を控えてきたが「5年前の支給量は5年前の勘案事項。現在の勘案事項とは当然変化している。4月からの支給量が何故5年前と同じなのか」と疑問を抱く。

前述の如く主たる介護人である母親は大腸癌を患って以来極度の体力低下、まして高齢化は避けられない。誰が考えても支給量の増数は認められる事実だ。以後の交渉でも頑なに「国の基準より区が上乗せしている」の一点張り。交渉中に意外な発言が飛び出した。「不満でしたら審査会に申請して下さい。でも過去に認められた例はありません」と。

私どもにはその様な区審査会に申請したり、東京都に対し不服申し立てや取消訴訟等に時間を費やす暇などない。せめてもと「では5年前の勘案事項と今回の決定に至った勘案事項を示して欲しい」との訴えに回答はやはり"法律固め"で次の様な連絡があった。…『居宅介護支給量計算シートと勘案事項整理表は公文書になるので障害者本人が総務課行政情報係に開示請求して下さい。お父さんでも個人情報は開示できません』…。重度障害者に対しての余りにも過酷な話であった。

これらの公文書こそが介護支給量の判断となる大元の書類である。何としても手に入れ、確認したいから一日かけて漸く前述の公文書の写しを手に入れるべく手続きが終わった。夏の暑い中、障害者の当事者による意思確認のために行政情報係員と共に自宅と区役所を二往復したのだ。しかもこの公文書を取得するのに丁度2週間の14日も待たされた。

5年前と最新の公文書、合計8枚のコピー代金80円を支払い、いざ見てみると「なんだ」の驚きが隠せない。『勘案事項整理票』はまさに子供の作文程度の内容であった。「こんな程度で介護支給量が決定されるのか」『居宅介護支給量計算シート』も単純な介護項目別の時間数で換算されていた。指数本微かに動く程度の重度障害者への介助項目は無い。医療的ケアの項目も一切触れられていない。現実的には日常慣れている介護人であれば程度の軽い医療行為は信頼関係で行われている事実である。そうでもない限り家族は張り付け状態である。何よりも主たる介護者の母親の介護実態が一つとして触れてない。何ら勘案されていない。

夜間介助の辛さ、入浴や買物もオチオチ出来ない不憫さ、24時間中しかも年中である。冠婚葬祭もままならない。母親には休息と言う言葉がない。このままでは親子共倒れの危機感を抱く。私どもの重度難病障害者とその家族は福祉制度から振り落されようとしている。

(その2) 次は東京都下の仲間の話で、中央区の患者さんと同様に母親一人で介護に当たられ、平日昼間は生活のために会社勤めである(本人は当然、平日日中は施設通い)。この様な状況で重度訪問介護サービスの支給量は移動支援22時間を含めた、たった101時間／月。しかも移動支援には「病院

への通院以外には使ってはいけません」とのお墨付きには呆れて憤慨せざるを得ない。誰のための支援法なのだ。社会参加や趣味への世界にも踏み出す事の出来ない移動支援サービスが支援法？？？現在交渉中であるが未だ結論が出ていない。

（その3）次の患者さんは今春目出度く大学を卒業され来春を目標に自立生活を目指している。勿論全身性の筋ジス者で夜間は呼吸器が必要になりつつある進行状態。現在の支給量ではとても独居は困難ゆえ、自立に向けた増数の訴えをしたところ「あなただけを余分に支給は出来ません。市全体の予算枠の中で決定しているから現行の160時間／月でお願いします」の余りにも情けない担当者の回答であった。当然、現在も交渉中。厚生労働省事務連絡を勝手に解釈している良い例ではないか。原因は支援法が如何に曖昧な解釈に取れる法律下にあると思わざるを得ない。

短期入所サービスが受けられない

人工呼吸器を装着したら運の分かれ目？ 呼吸器以外でも医療ケアの必要な障害者は門前払いが実態だ。介護を24時間中余儀なくされている家族もただの生身の人間である。病気もするは親戚に不幸も起きる。24時間介護で疲れ切って休みたい期間がある。主たる介護者へのレスパイト等に支援する思いがひとつも感じられない支援法は日本国憲法第三章国庁の権利及び義務に違反すると断言できる。

日常生活用具給付事業の
自治体対応の格差

筋ジスもれっきとした最重度の難病であることは誰も疑わない。しかし国は過去の経緯に縛られ"難病外し"の方針を貫いている。一例であるが筋ジス者には病気の進行と共に人工呼吸器を付ける。同時に血中酸素飽和度を測定する機器（パルスオキシメーター）が日常のバイタルチェックとして必需品である。この測定器を日常生活用具給付として申請すると、前述の如く特定疾患の難病に筋ジスは除外されている『難病患者等日常生活用具給付事業』を適用され支給されない。

しかし奇妙な事に支援法枠の『地域生活支援事業の日常生活用具給付』を適用している自治体が実現する。私が調査した所、千代田区・新宿区・文京区・荒川区・八王子市・府中市が実施していた。また筋ジス者にも難病枠に解釈している自治体（世田谷区・台東区・江戸川区）も判った。

何れにしても重ねて問うが支援法導入の柱として"全国何処でも格差がない福祉サービス"ではなかったのか。

障害児支援は児童福祉法との谷間で
差別対応されている

障害のない健常児童が虐待等で施設に入れば利用料や医療費は公費で全額負担する措置制度を保障している。障害がある児童（障害児）には児童デイサービスを利用すれば一割負担の契約制度。障害児差別と捕らえられても当然だ。

我が家の経済事情

最後に支援法が悪評たる根拠は何と言っても『措置』から『契約』に方向転換されたことに尽きる。障害者は高齢者と違って年齢に左右されるものではない。介護保険制度と同じ発想は断じて許しがたい。好き好んで障害者になったものではない。避けられない突然の事故や遺伝性の起因等での障害に対して国は従来通り（支援費制度導入以前）の『措置』としての支援が当然と訴えたい。

医療面は支援が継承されている。しかし何故福祉だけが支援継承されないのであろうか。バブルがはじけたからか？ 国全体の財政事情が悪化し続けているからか？ ここは政治で適所に対応するべきと信じたい。不要な軍事費や道路財源、無駄な天下り組織の廃止等色々と有意義な税金の運用改革をして欲しい。また度々の小手先的緩和策にはうんざりである。思い切った廃止が正論でありたい。

我が家の息子二人の年間収支表の利用者負担金と有料訪問看護料実費（医療行為の不可能な介護の代替）に着目して欲しい（次頁の表）。定年退職して年金生活に突入した父親である私の収入は私どもの家計を圧迫進行中である。息子達の障害者たる手当や年金に頼ろうとしている泥船の出港だ。何時、沈没しても不思議ではない。仮に介護疲れと共に経済基盤までも"親子共倒れ"が起きようが支援法を公的制度として導入に踏み切った関係者とそれに従わ

障害者自立支援法下での在宅で家族と療養者（障害程度区分６）の生活費実態
（平成20年度4月現在）

項目（年間）	パターン１ （給与無所得年度）	パターン２ （給与契約年度）	パターン３ パターン１の改正後 （平成20年7月以降）
収　入	金額	金額	金額
給与	0	※※ 1,150,800	0
障害者年金（１級）	990,100	990,100	990,100
特別障害者手当（国）	317,280	317,280	317,280
重度心身障害者手当（都）	720,000	720,000	720,000
心身障害者手当（区）	186,000	186,000	186,000
自動車燃料費助成（区）	24,000	24,000	24,000
年間収入金額（A）	【合計】2,237,380	【合計】3,388,180	【合計】2,237,380
支　出	金額	金額	金額
支援法・利用者負担金	446,400	446,400	※ 18,000
有料訪問看護実費	286,000	※ 0	286,000
調理ヘルパー実費	480,000	480,000	480,000
人工呼吸器等医療機材費	100,000	100,000	100,000
東京電力世帯半額補助	190,000	190,000	190,000
水道半額補助	115,000	115,000	115,000
東京ガス半額補助	105,000	105,000	105,000
ＰＨＳ使用料	36,000	36,000	36,000
ケーブルテレビ（ＰＣ）等	210,000	210,000	210,000
自動車燃料費	50,000	50,000	50,000
自動車点検費	40,000	40,000	40,000
有料道路使用費	10,000	10,000	10,000
調髪カット自己負担（6回）	8,400	8,400	8,400
食住世帯補助	365,000	365,000	365,000
衣類	50,000	50,000	50,000
墓苑永代管理料	30,000	30,000	30,000
ボランティア謝礼等交際費	120,000	120,000	120,000
趣味・娯楽費	360,000	600,000	360,000
年間支出金額（B）	【合計】3,001,800	【合計】2,955,800	【合計】2,573,400
収支差額（A）−（B）	−764,420	※※ 432,380	−336,020
実態	赤字で兄より補填	※※ 弟の赤字を補填	（赤字で兄より補填）

※※筋ジス兄弟では兄の所得収入が弟の赤字を補填

※パターン１は弟　・　パターン２が兄
※障害程度区分６の重度障害者には就労機会が９９％無し　※パターン２は特別優遇の所得者
※親の高齢化（年金収入）で生活維持不可能　→　所得収入を得るため家族介護専念不可

※有料訪問看護実費は医療制度と福祉制度（医療ケア不可能な介護サービス不足）との欠陥が証明されている事実。兄にも適用したいが看護師不足で実現見込みなし
※結論として・・・障害者自立支援法に於ける利用者負担金額は応能負担（措置）にするべし

ざるを得ない自治体職員は「見て見ぬふり」で関与しないであろう。
　以上私が知りえる納得しがたい支援法の現場から感じた報告である。雑駁な文章で共感を得られるか否か、でも全国津々浦々同じ様な経験をされている仲間がいる事を信じたい。

（佐藤　貞二）

71 若年神経・筋疾患療養者の通所利用

~~~~~~~~~~~~~~~~~~~~~~~~~~
　神経・筋疾患療養者の在宅療養では、安全・安心な療養環境を整えると同時に、楽しみや希望が持てるようなQOLの高い生活を送れることが重要である。

　外出のもたらす影響や満足感などのQOL効果は大きいと考えられるが、外出調査に関する日本難病看護学会の報告では、外出は「学業」・「仕事」・「施設通所」が最も多く、また通所施設は自立支援法に基づいた施設を利用している割合が高いことが解った。しかし通所施設は個々の障害や健康問題に対応できる所が少なく、希望しても利用できないことや、利用しているが制約が大きく不便や不安があったことなども明らかになった[1]。
~~~~~~~~~~~~~~~~~~~~~~~~~~

■ 調査方法 ■

　調査対象は、神経・筋疾患患者会に所属している療養者のうち、自立支援法下の通所施設を利用中で、調査に同意が得られた4名である。

　調査方法は、アンケート調査表に沿って聞き取りを行い、その時に呼吸機能にも反映するといわれている声量の大きさも観察した。調査期間は2009年5月〜2010年6月である。調査対象者には、文書と口頭で本調査の目的と内容や公表などについて説明し、署名を用いて同意を得た。

「対象者の概要と身体症状」(表1)

　対象者4名は20歳代2名、40歳代2名で、20歳代2名は共にデュシャンヌ型筋ジストロフィー、40歳代2名はベッカー型筋ジストロフィー、シャルコマリートゥース病だった。身体障害者手帳は4名とも一種一級、自立支援障害区分は、20歳代2名は区分6、40歳代2名は区分5だった。4名全員が家族との同居だった。

　通所の動機は、1名は親御さんが知っている近くの通所施設に、他3名は特別支援学校の紹介だった。特別支援学校では、就職活動と銘打った高等部卒業後の進路指導があり、進学や就職・通所施設の選択などのため、在学中に施設見学や体験通所などを実施している、とのことだった。

　呼吸機能は、デュシャンヌ型筋ジストロフィーのA・B氏は、NPPVを使用し、時に痰の吸引が必要だった。ベッカー型筋ジストロフィーのC氏は夜間睡眠時無呼吸症候群のためCPAPを使用、シャルコマリートゥース病のD氏は特に問題なし、との返答だった。

　聞き取り時の会話は、C氏は問題無しだったが、「歌うのはだんだん苦しくなってきた、肺活量が少なくなってきているようだ」、と感じていた。他3名は声量が小さく、時々休むなどの聞き取りにくさがあった。

　心機能は、D氏は「検査をしていないのでわからない」、とのことだったが、他3名は定期的に循環器外来を受療し、服薬を継続していた。

　咀嚼・嚥下機能は、A氏は食事摂取に時間が掛かる事などから、通所中の昼食はカロリーメイトを飲んでいた。またB氏は2年前に胃瘻を造設し、以後通所中の昼食は経口摂取から経管食の注入に切り替えていた。C・D氏は普通食を経口摂取していた。上肢機能は、4名とも運動制限が大きく、A・B氏は電動車椅子と携帯電話の操作は可能だったが、他は全介助だった。車椅子移乗はC氏は要介助、D氏は可能だった。下肢機能は、4名とも立位不可で電動車椅子を使用していた。

　神経・筋疾患以外の病気は、B氏は肺炎や原疾患による筋萎縮や脂肪組織の脆弱などが誘因と考えられた低血糖の発作を経験していた。C氏は高血圧、不整脈があった。

　困っている身体症状は、3名に肩こりや頭痛、めまいや背部痛などがあった。

　4名とも通所以外にも外出（月1回〜10回位）があり、その目的は映画、コンサート、車椅子サッ

表1　対象者の概要と身体症状

	A	B	C	D
年齢	20歳代	20歳代	40歳代	40歳代
病名	デュシャンヌ型筋ジストロフィー	デュシャンヌ型筋ジストロフィー	ベッカー型筋ジストロフィー	シャルコマリートース病
身体障害者手帳	一種一級	一種一級	一種一級	一種一級
自立支援区分認定	区分6	区分6	区分5	区分5
同居者	両親	親一人	親一人	親一人
情報入手先と通所開始時期	親が知っていた。高校卒業後から	養護学校高等部の紹介　卒業後から	養護学校高等部の紹介施設から、近くの現施設に変更	他施設に通所中に市役所の窓口で情報入手、検定試験を受けて移行
呼吸機能	NPPV夜間睡眠中	NPPV21時間位	CPAP夜間睡眠中	特に問題なし
心機能	定期検査、服薬中	定期検査、服薬中	定期検査、服薬中	検査していないのでわからない
咀嚼・嚥下機能	食事はゆっくり、通所中の昼食はカロリーメイトを飲む	胃瘻増設、食事はゆっくり、時々誤嚥あり、通所中は経口摂取から胃瘻注入に変更	普通食で問題なし	普通食で問題なし
上肢機能	運動制限強い、電動車椅子・携帯電話操作可能	運動制限強い、電動車椅子・携帯電話操作可能	運動制限あるが、食事摂取・着脱など可能	運動制限あり、食事はフォーク使用、電動車椅子、パソコン操作可能
下肢機能	電動車椅子	電動車椅子	電動車椅子	電動車椅子
会話	声量小さい	声量小さい	問題なし	声量小さい
その他の病気	なし	低血糖発作の経験あり	高血圧、不整脈	なし
困っている身体症状	時に頭痛、めまい	肩こり、背部痛、耳の違和感	肩こり、時々頭が痛い	なし
医療処置内容	NPPV、時に痰の吸引・SPO2測定	NPPV、痰の吸引、胃瘻からの経管食注入、SPO2測定	CPAP	なし
通所以外の外出回数と目的	週2～3回　映画、コンサート、車椅子サッカー	月1回　映画、車椅子サッカー	週1回　買い物	週1回　仲間と会う

カー練習、買い物や仲間と会う、などだった。

「対象者の通所の状況」（表2）

施設に看護職員がいるところは3箇所。A・C氏は毎回通所到着後に看護職員からバイタルチェックを受け、週1～2回はPTのリハビリを受けていた。またA氏は定期的な体重測定も受けていた。

B氏の施設には看護職が居ないため、人工呼吸器の着脱・胃瘻からの経管食注入などの医療処置を医療職以外の施設職員が行っていた。

A氏は、人工呼吸器は現在のところ夜間のみ使用のため、通所中の人工呼吸器に関する医療処置はなかった。

通所利用回数は、B・D氏が週5回の全日、A・C氏は週4日間で、週5日間の通所では疲れてしまうので、自主的に休息日を設けていた。

B氏は風邪や入院のため、年に30日位休んでいたが、他の3名は体調不良の休みは年に3日くらいだった。

滞在中の主な介護内容は、A氏は排泄・入浴、体位の調整など、B氏は排泄、時々横になるための移動や体位の調整など、C氏は排便、D氏はほとんど介護なしだった。

滞在中の主な過ごし方は、A・B氏は通所仲間との趣味の作業や外出、おしゃべりなど、C・D氏は仕事中心だった。

「通所の成果と要望など」（表2）

通所の成果として、「入浴サービスがある」「健康管理を受けられて安心」「生活リズムが出来る」「自宅では一人で出来ない作業が出来る」（A氏）、「いろんな人と交流できて楽しい」「親が仕事を継続できる」（B氏）、「生活のメリハリがつく」「生きがい」（C・D氏）、「自分の能力が生かせる」（C氏）、「仕事で報酬が得られる」（D氏）だった。

要望や課題としては、「通所中の人工呼吸器の使用を相談する予定」（A氏）、「通所中に入浴できるといい」「施設の存続の問題があり心配」「人工呼吸器は着脱を対応してもらえて助かっている」（B氏）、「職員は障害の重い人に手がかかるので（用事があっても）頼みにくい」「（通所者の）障害が様々で、施設側でも今後の運営方法を検討中」（C氏）、「通勤は電動車椅子で40分くらい走行、悪天候時の通勤

表2　通所の状況と成果・要望

	A	B	C	D
年齢	20歳代	20歳代	40歳代	40歳代
病名	デュシャンヌ型筋ジストロフィー	デュシャンヌ型筋ジストロフィー	ベッカー型筋ジストロフィー	シャルコマリートース病
施設分類	地域支援活動事業　地域支援活動支援センターI型	(旧法)　心身障害者訓練施設	介護給付　生活介護	訓練等給付　就労継続支援
施設の看護職	2人（通所者約10人）	いない	2人（通所者約30人）	1人（通所者約70人）
利用回数（滞在時間数）	週4日（6時間）週1日は自主休み	週5日（6.5時間）	週4日（5時間）週1日は自主休み	週5日（9時間）
体調不良のための休みとその理由	なし	年に30日位、風邪や入院など	年に2〜3日　風邪や不整脈	年に2〜3日
施設までの送迎	施設の送迎車　送迎車までは両親・ヘルパー支援	施設の送迎車　送迎車まではヘルパー、ボランティアが支援	施設の送迎車　送迎車までは自分で移動	施設の送迎車なし　通勤は電動車椅子走行40分
滞在中の医療処置	バイタルチェック、リハビリ（PT週1回、ST月1回）	NPPVの着脱、胃瘻注入	バイタルチェック　リハビリ	なし
滞在中の介護内容	排泄、体位調整、入浴、爪きり	排泄、長いすへの移動、体位調整	排泄	なし
主な過ごし方	車椅子ダンス、陶芸、カレンダー作り、習字、おしゃべり、自主トレーニングなど	ミーティングで話し合って予定を組み、映画、散歩、買い物など。留学生との交流会やパーティなど	木工製品の開発、材料入手の調査　リハビリ	パソコンで印刷物作成
利用してよかったこと	・毎日体温・血圧測定、月1回体重測定があり、健康管理を受けられ安心 ・入浴サービス ・生活のリズムが出来る ・自宅で一人で出来ない作業が出来る	・いろんな人と交流できて楽しい ・親が仕事を継続できる	・生活のメリハリがつく ・自分の能力が生かせる ・生きがい	・生活のメリハリが付く ・生きがい ・仕事で報酬が得られる
施設への要望や課題	・通所中の人工呼吸器の対応（現在は夜間のみ、日中も必要になった時に今まで通り通所できるかどうか心配）	・施設に入浴サービスがあったらいい ・自立支援法になって施設の存続の問題がある	・職員は障害の重い人に手が掛かり頼みにくい ・通所者の障害が様々で、障害別に分けて活動する案があり検討中	・施設は車椅子では生活しにくい（室内にものが置いてある） ・（そのため）施設到着後は電動車椅子を手動に乗り換えている ・電動車椅子で動きやすい環境 ・悪天候時の通勤

が大変（合羽を着て電動車椅子走行）」「施設内は電動車椅子で動きにくいため、到着後は手動式の車椅子に乗り換えている」（D氏）等々があった。

■ 調査の結果から見えてきたこと ■

1．高校（大学）卒業後の生活や就業の場を確保することの困難性

調査対象者は、4名とも高等部卒業後から学校の紹介や親御さんの努力などにより、通所可能な施設を見つけ出して利用出来ていた。特別支援学校でも、通学生徒の障害や医療依存度が年々大きくなる傾向があり、その対策を講じながら生徒の受け入れに努力している現状がある。

現在、特別支援学校高等部に通学、あるいは大学に通学中である神経・筋疾患療養者や家族は、口を揃えて「卒業後の行き場所がない」と嘆いている。

調査対象者も2名は、養護学校卒業直後に通所開始した施設を、目的や体力的な問題で変更している。

また残る1名は、日中も人工呼吸器が必要になった場合対応してもらえるか不安を持ちつつ、具体的な相談を行っていない。残る他1名は、人工呼吸器の着脱や胃瘻からの注入を、通所継続できるようにとの特別な施設側の配慮とかかりつけ医などの支援から、やむを得ず医療職以外の職員で実施していた。

自立支援法の施行により、障害者の在宅療養や社会参加が促進されている。しかし運動機能障害が大きく医療管理が必要な神経・筋疾患療養者にとって、体力的に通える距離的な問題があり、その距離的範囲内で必要な医療処置に対応してもらえる通所施設はまだまだ少ない現状がある[2]。

2．通所の成果（図1）

4名とも在宅療養の多くの時間を通所施設で過ごしており、種々のメリットが得られていた。これらの成果は、「生活経験の拡大」、「医療対応」、「自律生活力の育成」「家族のレスパイト」の4つのカテゴリーに分類された。

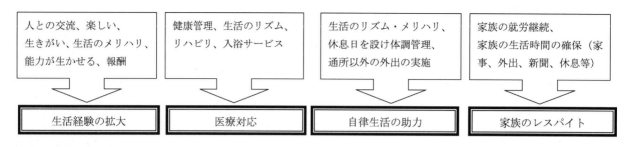

図1　通所の成果

「生活経験の拡大」では、施設内で通所者間や施設職員、他の訪問客など多様な人達との交流を楽しんでいた。また通所は、勉強の場としても、趣味を育む場としても機能し、能力を生かした仕事が出来ることによって、報酬を得られるなどの喜びから二重の生きがいを提供していた。

「医療対応」としては、バイタルチェックや体重測定など、医療職が健康管理していることで、療養者は安心できていた。また入浴サービスを受けていた療養者は、自宅での入浴が困難なため、通所中の入浴サービスが頼みとなっていた。リハビリ訓練も定期的な実施が大事であり、通所施設での実施や指導は効果が大きいと思われる。

神経・筋疾患療養者が通所を継続できるためには、医療依存度が高くなった場合にも支援できるような体制整備が今後の大きな課題である。

「自律生活力の育成」は、定期的な通所により、生活のリズムが作られ、規則正しい生活スタイルが保てていた。そして通所を継続するために、体調管理を考えて自主的に休息日を設けるなどの工夫をしていた。

また4名全員が通所以外にも外出をしていた。その内容は様々だったが、通所での生活経験などが自律生活を促していると考えられた。

「家族のレスパイト」、としても大きな役割を果たしていた。「親が仕事を継続できる」との問題も解決していた。急な体調不良などで通所を中止する場合、自宅での介護人を確保するのが大変難しいという問題もあった。

調査の場に居合わせた家族からは、通所の間に買い物に出たり、たまに友人と食事をしたりして、息抜きをしていることで介護が続けられる、という話があった。

3．通所先での就業や仕事の可能性

40歳代C・D氏は、通所中は仕事中心の過ごし方だった。

C氏の施設は、「介護給付　生活介護」であるが、C氏はパソコンを使用し、施設内で製作する木工製品の開発のため、発案や材料探し・材料の発注などを行っている。ヒット商品を生み出したこともあった。

D氏の施設は、「訓練等給付　就労継続支援」で、パソコンで商業用の印刷物作成をしていた。2人は共に施設通所は「生きがい」であると答えている。

働きたいとの希望を持っていた平本歩さんが、保育園に講師として働き始めた嬉しさや楽しさを、本誌2010年9月号で報告していた[3]が、A氏やB氏にも参加できる仕事が加われば、通所生活の充実度がもっと高くなるだろうと推測する。

4．今後の課題

通所施設への要望は、「人工呼吸器の対応をしてもらいたい」、「入浴サービスを受けたい」などの、医療処置に関する事があった。また、人工呼吸器の着脱や胃瘻からの経管食注入を、看護職以外の施設職員がやむを得ず行っていた実情があり、医療処置のための安全確保に課題があることが明らかにされた。

また神経・筋疾患療養者の病状の特性やこれらの病状は進行することなどを考慮すると、日中の長い通所時間内は健康問題や特定症状（呼吸障害や心機能障害、摂食・嚥下障害、姿勢保持困難、消化管障害など）に関するアセスメントの機会として有効である。またその日の健康状態を的確に把握し、通所中の活動や生活を調整出来るように、看護職がもっと濃厚に関与出来る環境が望ましいと考える。

「施設内は物が置いてあって車椅子生活がしにくい」、「忙しそうで頼みにくい」、「悪天候時の通勤が大変」などの生活支援体制に関する課題も明らかになった。

これらの課題に対応すると共に、医療依存度の高い神経・筋疾患療養者の利用ニーズを考慮して、各通所施設の内部努力だけに頼ることのない、制度としての体制整備が必要である。

（長沢つるよ）

72　依頼に応えられる事業所の立上げ

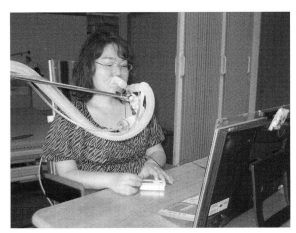

マウスピースで呼吸を調整しながらの仕事をする
午後のひと時

生きて来たつながりで、事業所設立

　私達は、名字こそ違いますが、夫婦となって18年目に入ります。私は現在47歳、主治医がいうにはタイプ不明の進行性筋ジストロフィー症（悪性肢体型？）、現在は24時間人工呼吸器を使用。主人は、骨形成不全症。ここ2年前に足を、今年の2月に肩を骨折し、私の夜間の寝返り介助など十数年やってきたものの、現在は互いに車いす生活です。

　障害者制度もない時代に大変と分かっていて結婚生活を始めたのは、私の実家の生活が限界だったからです。家族4人、父母私、それに妹も私と同じ進行性の筋ジスでした。筋ジスの妹と私、このままいけば疲れ果てて母は倒れ、私達はいずれ病院や施設に入るしかなかったから。ただそれだけは避けたかった。自分の家が一番と思うからです。

　障害者同士で長い間地域の中で生活を続けられたのは、私達が結成に関わった在宅障害者自立援助のボランティアサークルの学生達がいてくれたから、そして多くの出会いがあったからです。しかしその生活も決して平坦なものではありませんでした。

　事業所の立ち上げの思いは、そんな苦しい不安定な生活の改善と、その生活を送る途中に知り合った障害者児の方に対する思いでした。人生において障害という一つ余分に背負いながら生きる人たちを、放っては置けない気持ちです。またいろいろな難病がある中、進行性筋ジストロフィーは、幼い頃に病が分かりそこからは出来ていたことが出来なくなる喪失感と挫折感の繰り返しになります。その後は呼吸筋が侵され人工呼吸器と共の生活となります。また遺伝性のため私達のように家族の中の兄弟で発症する場合が多々あります。そんな人生の途上にいる障害児に知り合って、一緒に頑張りたくなりました。やはり、自分が同じ筋ジスであるから筋ジスの痛みはよく分かり気になります。

　そんな障害者児の方の生活での大きな要望、小さな要求を少しでも解消でき、好きな家庭にずっと暮らせるように、私達と、そしてスタッフとして関わることになったボランティアサークルの卒業生たちは、その思いを大切にしてホームヘルプ事業所を立ち上げることにしたのです。

努力を重ねた、はじめの一歩

　仲間達と共に、障害者支援費制度開始の平成15年4月、居宅介護事業所の開設となり、6人の仲間が集まってくれました。

　最初、私を含め自分と同じ筋ジスの方4名の利用者さんで小さく始める予定でしたが、開始前にも依頼電話は何本もあり頭を悩ませていました。スタッフが少なく派遣予定も埋まっていたため、断わらざるを得なかったある日、「関わりのない者は受けてもらえないのですか」と、障害児の母親からの衝撃の電話がありました。それから何とかしてスタッフ体制を整え、少しでも依頼に応えられるよう努力を重ねました。

　数ヵ月後には、重症の心身障害児と自閉症の男児を含め8名になっていました。当初依頼の中には入浴介助依頼を胃ろうがあるため近くの事業所に断られた障害児の方、介護の中心者である母親が腰痛や

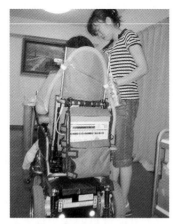

外出用に車いすの背に呼吸器をキャリー＆セッティング

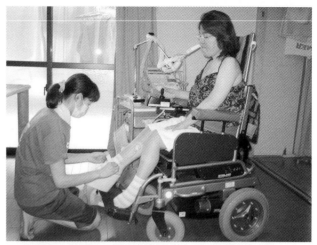

入浴後、ヘルパーさんに足に補装具を着けてもらう。

妊娠中のため苦労されている方、そして母子二人、一人暮らしの難病の方々もいます。どうしても受けきれないケースもありますが、一旦知り合えば、車で1時間近くかかるお宅まで伺うことも、介助する内容も依頼されることはもちろん、こちらが必要と感じることを家族の許しをもらえば行う、気持ちや思いが先立ってしまう、ちょっと不思議でお節介な介護事業所であったと思います。

二年目の厳しさ

今思えば最初の一年は幸運でした。今までのつながりの利用者さん、スタッフがいて、そして収支面でも支援費制度の報酬単価が割合よく、訪問先があり介助さえしっかり行っていけば何とか回っていきました。しかし二年目から毎年単価がどんどん下がっていき、また細かいサービス方法の規制変更等が続き厳しい運営を強いられる結果になり、そこへ追い打ちをかけるように障害者自立支援法に移り、利用者に一割の負担額を課す仕組みにより、利用者さんは毎月計算をしながら、本当はやってもらいたい介護を控えざるを得ない流れになりました。今年の3月まではどこの事業所も必死の運営だったと思います。厚労省の考え方に振り回されてきた数年間でした。そして今年4月の初の報酬単価増額改正で、少しホッとしているところです。

事業活動の大変さ綱渡り

始めてみたものの、介助経験はありますが、その他事業運営については素人の集まりです。仕事として人と接することの難しさを痛感させられました。当然、どんなにやりたかった仕事でも、毎日が楽しいことが続くばかりではありません。失敗も多々あります。「人と付き合う仕事ですから、いつまでも終わりがない。手を抜くことが出来ない。気持ちも、すべてのことが変わることもある」。私達が動けないから、周りの人を引っ張りまわすことになり、皆も本当にきついと思います。

どんな頑張ってもどうしようもならないものの一つに、よく言われる「人材確保」があります。うちの方針である「24時間365日」「相手にしっかり向き合う」を掲げてうまく回るはずがありません。それに男性スタッフはいますが、何と言っても女性の職場です。障害者介護は老人介護に比べ若いスタッフが中心であると思います。利用者さんの年齢も幅広いしいろんな体格の方がみえます。入浴介助にてスペースにより2人介助のときもあり、この仕事は体力勝負が多分にあります。また女性スタッフが5年同じ形で活動し続けることはかなり難しいです。

なのでスタッフ体制を維持するためには、常に新しい人材を確保して次々循環させないと維持していけません。よって日々新入スタッフ研修の繰り返しに追われることになります。必要なお宅への同行研修も利用者さんにとっては大きな負担をかけることになり、いくら研修を重ねて介助をこなせても、ヘルパーが変わることは一番の不安になってしまいます。いつもスタッフ不足の綱渡り事業所ですが、利用者さんの協力を得て今があるのです。

もう一つホームヘルプで大変なのは、たくさんの介助依頼の変更、追加、キャンセルがあることです。利用者さんの生活の流れですのでこれはどうしても仕方がないことです。この予定変更、追加等を可能な限り受ける、当事業所が頑張っていることです。しかしその日どうしてもスタッフが足りなくご容赦

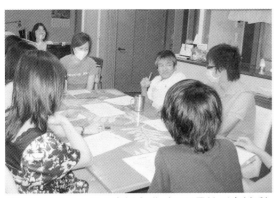

当事業所の月一回の定例会議（正面男性が木村氏）
スタッフはマスクつけてインフルエンザ対策

当事業所の利用者様　　32名　　　　（平成21年8月10日　現在）

《表1》　男女・児者別　（児者は18歳で分れる）

| 男性 | 15名 | 児 | 15名 |
| 女性 | 17名 | 者 | 17名 |

《表2》　障害名別　（重複障害の方は主要障害にて算定）

脳性まひ（重心）	5名	その他難病	3名
脳性まひ（運動機能障害）	5名		
筋ジストロフィー症	7名		
先天性多発性関節拘縮症	2名	知的障害（自閉症など）	7名
レット症候群	2名		
頚椎損傷	1名		

《表3》　障害程度区分別
（区分は自立支援法障害程度区分判定による、〈 〉は障害児のため予想区分相当）

区分6（重症心身障害児など）	11名〈8名〉	区分3	2名・〈2〉名
区分5	0名・〈2〉名	区分2	0名
区分4	3名・〈3〉名	区分1	1名

ころには勤務シフト表が真っ赤に書き換えられてしまうほどです。これも付き合う利用者さんの依頼の必要さを感じるからでありますが、受けきれないことも多く、利用者さんの協力理解がなくては成立しないことです。

人づき合いのホームヘルプにおいては、この人材の問題はこの先もなくならないであろう大きな課題です。日によっては過密な勤務もありますが、毎日それでも頑張っていけるのは、利用者さんに向き合い思うから、横たわる障害児の「また来てね」という瞳をみつけたら行かない訳にはいかないのです。

手さぐりの人づき合い

振り返れば、小学校に入学した男の子が中学生になり、母親の手に抱かれていた子が小学生になり、中学生の女の子が20歳を越え大人の女性になり、みんなの成長にスタッフ一様に驚き嬉しく思っています。利用者さんに直接会うことの少ない私達は一年に一度届く年賀状が楽しみです。

しかし中でも小さな時から人工呼吸器、気管切開など医療機器と共に生活し闘っている姿には同じ痛みが分かるだけに心も痛みます。元気で家族と共に生活を続けて欲しいと思っています。そんな思いも届かず昨年、二人の筋ジスの利用者さんを亡くしました。初めての悲しい出来事でした。在宅介護、医療の限界を考えずにはいられません。関わった私達はいったい何ができたのでしょう。自問させられました。

家庭に入って重度の障害者に寄り添うヘルパーは大変な活動であり、大きな役目を担っている仕事です。その意味が社会的にまだまだ認知されない仕事ではありますが、利用者さんにとっては一日でも訪問を欠かすならば生死に関わる重大な仕事でもある認識をもってほしいです。ずっとつき合う難しさを感じつつ頑張りやってきた結果で、知り合った利用者さんとはほとんどの方と今もお付き合いもらえています。今でもスタッフ不足は続いて大変ですが、それぞれの利用者さんの一生懸命生きる姿に助けられ、ひたすら一緒に付いて来てくれるスタッフには感謝しています。そんな手さぐり状態の連続で、何とか7年目の現在に続いているのです。

現在の事業所のかたち

現在事業所では32名（30家族）の利用者さんのところに、11名の常勤を中心に月に約18名のスタッフにて訪問させてもらっています。32名の利用者さんうち8割近い方が重度の障害者児の方になっています。（表1, 2, 3）

この事業所を始めてから今までに、大切にしてきたこと、感じてきたこと、これまで、またこれから目指していきたいことを書かせていただき、私達の事業所の紹介にしたいと思います。

（1）介助をするということ

介助をするという前に人に接するとき、大事なことは相手の立場に立つ、気持ちを知るとこと、と大抵言われます。事業所研修でも、24時間おむつを着け座って立って排泄をする「おむつ体験」、また布団の上で指一本動かさずひたすら「じっとしている体験」など行っています。行った者は皆一様に衝撃を受けますが、どこまで感じ取れたかはわかりません。それは一日であり一瞬であるからです。人の立場、気持ちはなかなか分かるものではないのです。

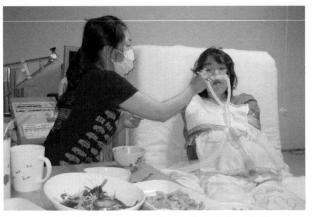
ベッド上にてヘルパーさんにより夕食の介助

せん。それは一日であり一瞬であるからです。人の立場、気持ちはなかなか分かるものではないのです。だから介助する人が障害者に出会う以前に、何を感じて生きてきたか、障害者を前に何を感じながら介助していくかが重要になってくると思います。

相手を感じることが出来なければ、介助技術、知識を十分に発揮することはできないと思います。

（2） 介助を受けるということ

一言で言って、他人に介助を受けることはとても嫌なことです。身体が思うように動かない、介護疲れで家族が倒れてしまう、色々な事情があって受けるしかないのです。他人より家族がいいに決まっています。でも身体が動けない者にとってはそれでは生きていけない。だから社会保障として24時間の介助が必要になるのです。支援費制度以前、24時間のヘルパー介助の実現が生きていく私達の願いでした。まだまだ地域差は歴然とありますが、それが今名古屋では現実になっています。これはすごい事で本当にうれしい事であります。

ですが24時間介助者に手伝ってもらっていて、このところ別の思いも感じています。想像してみてください。トイレに行く時もお風呂に入る時もご飯を食べる時も、そして寝る時も他人に介助してもらい、また夫婦の二人の隣にはいつも他人がいるのです。これは自分が選択した生活でしょうがないことです。でも人に手伝ってもらう分、精神的な大きなものを犠牲にしているのです。

そして介助を受けることは、肉体的にも大きな負担を強いられます。動けない者の一回の言葉で要求が伝わることは難しく、また何人もの介助者に何度も同じ説明を繰り返すのは大変な事です。言葉で何度も言えればまだしも、声にできない方もいます。だから介助の習得のためには、スタッフに対して日々私達が練習代わりになり研修をしています。また大変とは思いますが、障害者の方はもっとヘルパーの介助をしっかり見てほしい。そうでないと介助が上手くなっていかないと思います。

いろいろなことを感じながら、これからも話せない利用者さんの代わりに私は口うるさい障害者になりながら介助を受け続けていくつもりです。ヘルパー事業所に関わる一人として、自分の人生において。そんな私の24時間介助に付き合ってくれるスタッフには、心から感謝しています。

（3） 住み慣れた自分の場所、在宅が「基本」

私達はホームヘルパーの事業所として、当然「在宅」が基本であると考えます。これも色々な事情で病院、施設に入らざるを得ない方はいると思います。考えるまでもなく自分の家がいいし、家族と一緒の場所がいいと思います。

昔、私の家でも私と妹二人の筋ジスを抱え療養病院へという話がありました。断固と承諾しなかった父と、喧嘩しながらも介助をやり続けてくれた母がいたから、今の私がいると思います。今は亡くなった妹にも、大変だけど在宅で介助者と共に生活をやらせてあげたかった。それは唯、本人の希望であったから。今必死に在宅で頑張っている方、病院施設のベッドの上で想い考えている方のために、一歩ずつでも微力ながら頑張っていきたい私達の思いです。

（4） 身体が動かないということ

難病や障害を患った人は、他の人より人生において一つ余分に課題を与えられたといわれます。どうして私に、という思いも最後まで消えません。

普通に生活している人たちには「身体が動かない」者の一日の生活がどういうものかの想像できないと思います。どんな気持ちで生きているか、なかなか分からないと思います。けれども私達は周りにいる人たちに、それを伝わるようにしていく課題も任せられているように思えます。それは難しくても伝わると思い示すのです。体力のゆるす限り外出したり話したり、自分の感じることを表現したいと思っています。そして難病の者は、遠く近くの距離感の違いはありますが、「死んでしまうこと」をいつもどこかで意識しながら生きていかざるを得ないと思います。その中で明日に向けてそそげる元気を探しながら生きているのです。

（5） ホームヘルパーとは

スタッフを管理する立場になり年々見えてくるものは、どこまでも奥が深いということです。

その業務は利用者宅に伺い、家族と会話を交わしつつ、障害者児の方に対しお風呂食事排泄などの身体介護をする。そして本人、家族の体調や状況を捉え、主に行う介護は満点でなくてはなりません。お互い人間です、本人も家族も温かく迎えてくれる日ばかりではありません。当然、毎日の生活はいつも同じ内容の繰り返し。これを毎日何軒も定刻に遅れず伺うのです。訪問の仕事は多種ありますが、次に頑張ればいいではなくその時その時が合格点でなくてはならないのです。並べたこれだけでも大変な仕事です。でも、この内容が全部ではありません。自分が誰のために何をしているのか、意味を感じ取れる人が続けられる仕事です。これ程までに人の生活人生に接する素晴らしい甲斐のある仕事はないのです。

（6） 頼もしいスタッフたち

そもそもヘルパー2級という資格で出来てしまう仕事であるから、当事業所の仲間になった瞬間から研修三昧の日々です。その流れで、若いスタッフから相手の気持ちを思う「言葉」が聞かれた時は、そんな頼もしくうれしい事はありません。

振り返ればもうほとんどのスタッフが5年目以上になります。過去には過酷な勤務シフトになる1カ月も多々ありました。利用者さんと付き合う上での大切な一見ややこしい話もその度にしてきました。でも、まだ幸い皆頑張ってくれています何がここまで来たと言えば、皆、真っすぐに誠実だったということです。だから続いているのです。人はいつまでも学びの連続です。それゆえ、いつも素人のような謙虚さを大切にしたい、そして時に初心に帰ることを大切にしてほしいです。とにかく、いつも掛け声で振り回してばかりの私達です。傍にいてひたすら利用者さんのもとへ頑張ってくれてる頼もしいスタッフたちです。ありがとう。

今後の事業所のかたち、そして目標

時々私の母は、年中休みなく働く私達を気遣って、「二人で年金でゆっくり暮らしたら」と言い始めます。私も時々、こんなにたくさんの利用者さんスタッフを抱え、自分ながら大変なことを始めてしまったなと、思ってしまうこともあります…。そんな気持ちと裏腹にまた次にやりたいことも頭に浮かんできてしまいます。でも、私達には少しでも筋ジスや重心の障害を背負った人たちと一緒に生きていきたいのです。ただそれだけが望みです。

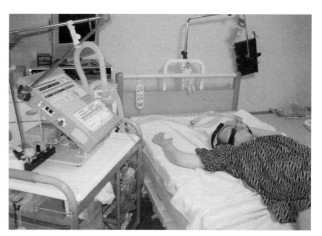

入浴後、呼吸器を着けて一休み。なぜかバンザイのかたち
いつも24時間お世話になっている呼吸器（LTV950）
使い始めて、この機種で5代目（台目）です。

筋ジストロフィーの在宅に暮らす方も、介護の支援だけではもう限界にきています。昨年、まだ20歳を少し過ぎたばかりの筋ジスの利用者さん二人が亡くなられました。もう少し在宅に医療が根付いていたなら二人とも亡くならずにいられたと私達は思っています。何も出来ない無力さと何とも言えない悲しさ悔しさは、私達に大きな力を与えてくれます。人の命のエネルギーはいつも偉大だと思います。

まず最初の目標として、在宅の場所に医療を援助できる形を創りたいと思います。そして訪問看護師の利用者宅滞在1.5時間の壁の撤廃に何とか挑んでみたいです。そうしたらたとえ障害をもって生まれ懸命に生きようとする人に、もう少し安心に暮らせ自分のやりたい事に注げるエネルギーが湧いてくるのではないかと思っています。

話の終わりに

ヘルパーは、一人の人生に最後まで付き合う仕事です。大変に決まっています。また最高の介護技術の向上も大切だけれど、一日一日の繰り返しの中で、ほっとできる瞬間を与えられるヘルパーでありたい。隣にいて少しでも支えになれる人になってほしい。あなたのヘルパーとしてのその介助の瞬間が、一人の人を生かしている仕事であることは間違いありません。いつも、そんなスタッフを待っています。

誰もが地域の中で自立して、そして家族の中で生きていけることを願って。

（足達　恵理, 木村　清人）

73 ライフアシストを立ち上げて自立生活

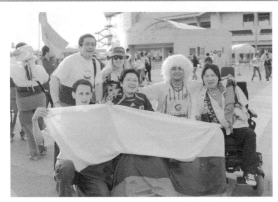

キリンカップ サッカー 日本対コロンビア戦
コロンビアサポーターと記念撮影

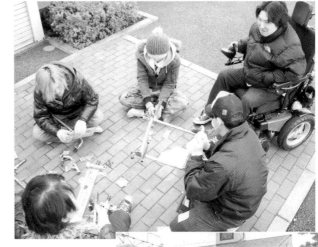

familish
車椅子を修理中

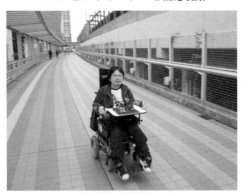

電動車いすで自走

公式Familishマーク

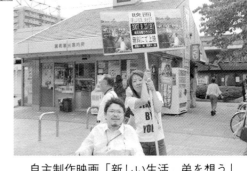

自主制作映画「新しい生活 弟を想う」
上映会前の駅前宣伝

自立生活に至るまでの経緯

私は進行性ベッカー型筋ジストロフィーという病気を患い障害者となり、13歳まで栃木県の実家で過ごした。病気の進行に伴い埼玉県蓮田市の国立療養所東埼玉病院(現国立病院機構東埼玉病院)に入所し、県立蓮田養護学校に通うようになった。

養護卒業後も継続的に療養生活をしていたが、職員の都合で決められ管理された生活に嫌気が差し、さいたま市(旧浦和市)にある障害者団体で自立生活を始めることになった。私がなぜ、さいたま市で自立生活をしたいと考えたのか？正直な理由は「病院が嫌だった」ということになるが、病棟の仲間の様子を見て、私もいずれは呼吸不全が起こり鼻マスク式呼吸器や気管切開をして寝たきり生活になっていくのだろうし、常に誰かの手をお借りしなければ生きる事は出来ないことは分かっているので「私人生はこのまま病院で終わってしまうのだろうか」と思っていた。同じ病棟の仲間がさいたま市で自立生活をする事を知り、「どうせ一度しかない人生なのだから後悔したくない」という思いから自立生活をすることを決意した。

そこで、1999年春頃から制度の勉強や自立プログラムで自立生活がどういうものかを学び、2000年3月から家探しを始めた。同6月に住居が見つかり、9月に介助派遣事業所に介助者募集を依頼、さいたま市に転入。同10月に東埼玉病院を退院し、念願の一人暮らしが始まった。実際に自立までの期間は人によって異なると思うが、私の場合は一年半で実現した。

その後、所属していた障害者団体を離脱し、2007年4月より特定非営利活動法人ライフアシストFamilish(ファミリッシュ)を設立し加入、現在に至る。これはもともと、私の介助者として働いていた藤園・宮澤(ともに健常者)が中心となり、私と弟が誘われたのが始まりとなった。

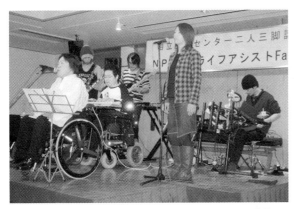

弟がボーカルで、僕がキーボードでバンド活動

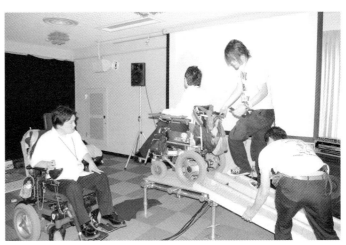

筋ジス協会埼玉支部「生涯学習」にて
映画上映会および講演会の準備

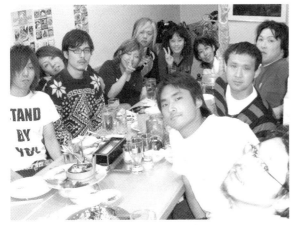

Familish研修会後の飲み会誰が障害者でしょうか？

2011年現在、ライフアシストFamilishは4名の利用者、原則同性介助で15名程のスタッフで運営している。私は当事者であると同時に理事として運営に関わっている。

自立生活で一番必要なもの

私が病院を退院してから2011年10月で11年目になる。現在も自立生活を続けている。自立生活をする上で、一番必要なのは「介助」だ。常時介助が必要で手を借りなくては生きるが出来ないからだ。

例えば飲み物を飲むこと、食事を摂ること、トイレをすること、外出する等の日常生活を自分の力で行うことは出来ない。私は筋ジストロフィーにより走ること、歩くこと、トイレ、入浴、寝返りをすることも失ったが、介助者さん（パートナー）という存在があることにより、自分の生活を自分で判断をして、その生活を良くも悪くもするのはすべて自分しだいの生活が出来る。人生を自分で決めるといった生活の事を「自立生活」と呼ばれる

なお、私は現在生活保護を受けている。収入は障害者基礎年金、特別障害者手当、生活保護費（ほぼ家賃費）で、実質月10万円程、節約しなければ生活は厳しい。また障害者自立支援法の重度訪問介護を使っており、介助者（ヘルパー）費用は生活保護により自己負担はない。

自立生活の魅力は

自立生活をして良かったと思う点は自分で「選べる」ことで、自分で「生きている」と感じることが出来ることだ。

病院（施設）の場合は、朝起きる時間、食事、寝返りやトイレ等の時間や入浴日等が職員の都合で決まり、終始、職員の顔色を伺った生活をし、プライバシーもほとんどない。私がその中で嫌だったのは"集団で順番通りトイレ"に入る事やトイレや寝返りをしたくても、我慢しなければならないことだった。

すべて、病院のやり方に従うしかなかった。もちろん職員は患者一人一人が快適に過ごして欲しいと思っていても、患者数に対し職員が少ないのでどうにもならない現実があり、ここに施設という存在の限界があると思う。

一方、自立生活では、生活のスケジュールはすべて自分で選ぶことが出来て、介助者さんを利用することで、病院のように集団ではなく、トイレや寝返りも外出も、必要な時に出来るので、すごく自由に感じる事が出来るが、すべて自分の自由に思い通りになるかと言えば答えはNOだ。

自立生活を始めるまでは、本気で「自由になれる」と思っていたが、世の中そんなに甘くはないし、介助を使っているとまるで王様になった気分で勘違いしている障害者もいるが、地域社会で生きている以上、人としてある程度の常識や他者とのコミュニケーションが必要になると思う。

もちろん私も完全に出来ているかはわからないが、地域に出て、様々な失敗を繰り返しながら多くの事を知り、地域で生きる力を自立生活によって学ぶことも出来たと思う。

それが自立生活であり「自分の意志で生きる」という気持ちと本人が努力をすれば大概のことは可能ではないのかと私は思うし、それが自立生活の一番の魅力で、私は自立生活をして良かったと感じる。

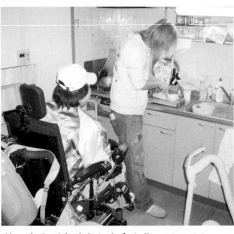
弟　泰生が介助者と夕食を作っているシーン

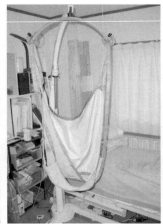

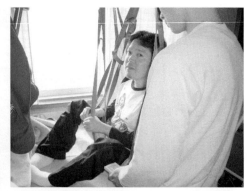
ベット脇にある介護リフトを使い
車いすやトイレへ移乗

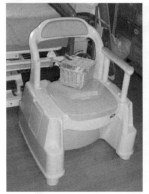
ベット脇にポータブルトイレ

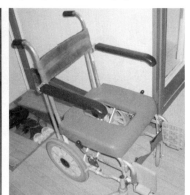
入浴用車いす

　自立生活の場合（主に重度障害者の話）は、常に隣に介助者さんがいる生活であり、私のすべてが知られてしまう。もちろん守秘義務もあるが（暗証番号等）私の予定やその日に合ったこと、趣味趣向や異性との関係などすべてを介助者が知ってしまうことになる。

　また誰かと何か約束をしていて、仮にそれを断る場合は、社会人なら適当な理由や嘘を述べて終わる話だが、介助者という存在があるので、私の適当な理由を聞いた介助者さんは「猪瀬さんはこんな人間なのだ」と不信感を抱くことがあろう。

　たまに介助者さんに頼まず済めばどんなに楽だろうかと思うが、私にとって介助が必要な生活をしている以上はどうしようもないことで、ただの愚痴になってしまうが、ただ私の生活を介助者さんにさらけ出したとしても、我慢を強いられる生活を選ぶよりも、自立生活を選ぶのではないか。

自立生活で一番難しい点

　それは介助者さんとの関係性ではないかと思う。なぜ関係性が必要かと思うと、障害者も介助者さんも同じ人間で、お互い感情や相性があるので人としての信頼関係が出来なければ介助は続かないのではいか、私にとっては友達や家族よりも一番身近にいる存在だし、語弊があるかもしれないが、私の味方になってくれる人ではないか。

　その一番身近な介助者さんに「障害者はわがままだ」「障害者を持っている人は特別」「障害を持っていて可哀想だ」と同情されたら悲しいこと。もちろん障害者は生活のために介助者さんを入れ、介助者さんは収入を得るために働くという関係を忘れてはいけないが、両者がなんでも話せる関係が大切だと思うし、たまにはケンカもする事もあるが、一緒にお酒飲みながら話を出来るような、無理のない自然な関係性が必要ではないだろうか。

自立生活とこれから

　自立生活では、良いことも悪いこともその人の人生、生き方であり、人生を良くするも悪くするのも「自分しだい」というのが面白いので、私は生きていると実感出来るではないだろうか。私のなりのストーリーを作りながら生きていくことが出来る自立生活は止められない。

　今後も私は死ぬまで介助者さんを頼むことになると思うが自立生活を残された人生をエンジョイしたいと思っている。

　今後も特定非営利活動法人ライフアシストFamilishで介助者とともに自立生活をして行きたいと考えているが、現在私は呼吸不全のため鼻マスク式の人工呼吸機（Bipip）を始め、将来は気管切開や心不全により寝たきりとなりやがて死を迎えると思う。

　それまでに私は叶えたい夢がある。元気なうちに人生のパートナーを見つけて幸せになることであり、私は1分でも1秒でも元気に長く生きたい。

　そしていつか来る最期の日にライフアシストFamilishの仲間や私に関わるすべての人に「今まで生きてよかった」「みんなに会えて良かったありがとう」と笑顔で逝けるような人生にしたいそう思っている。

（猪瀬　剛）

74 障害があるからこそ自分らしく生きる工夫を

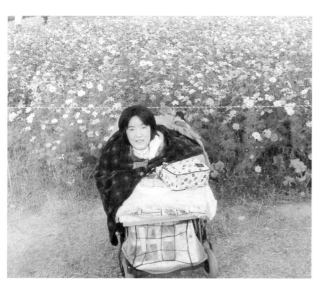
近影

"株式会社はぁとふる" を立ち上げて

障害があるから何もできない。そう考えられていた時代はもう昔です。「障害があるからこそ、ひとりの人間として自分らしく生きる工夫」ができるということを、自分が身をもって体験し、ひとりでも多くの仲間に伝えていきたい。そう願う日々です。

介護事業所「株式会社はぁとふる」を立ち上げました。(http://www.heartful358.jp/)

正直言って、実際に自分で介護事業所を立ち上げる事になるなんて想像すらしなかったのですが、今ではヘルパー5人を雇用し、どうにか事業所は機能しています。しかし、本来であれば自分以外にもヘルパーを派遣しないと経営は成り立たないため、「障害者自立支援法に基づく訪問介護事業」と共に2010年に「介護保険法に基づく訪問介護事業」の事業指定も受けました。さらに経営者の立場として事業所を管理する傍ら、ベッドに座ったままパソコンを広げ、早朝から深夜まで書類作成などに追われています。

気管切開し人工呼吸器が必要

私は現在、気管切開をしており、人工呼吸器および24時間介護が必要な障害当事者のため、基本的には24時間介護のシフトを組んでいます。もちろん泊まり勤務もありますし、ヘルパー全員が吸引の対応ができます。これについても研修時より指導済みです。ただ、5人ではまだまだ人数不足のうえ、受給時間自体も「行政からは複数介護や24時間介護の必要性は認めているものの、それに見合った時間を支給していない状態」であるため、どうしても穴があいてしまう時間があり、その部分は見守りとして実家の母にサポートしてもらっています。ただし母も腰や心臓が悪く歩く事もままならない状態のため、ひとりでも多くヘルパーが増えてくれるのを願っています。、健常者と同じように就労し、地元での自立生活をしています。しかし、やり始めた当時は周囲の誰もが「就労、ましてや自立生活などできるはずがない」と言い、またそれが当然のことのように思われていました。その頃はそう思われても仕方のない時代だったのかも知れません。

介護方法については、私の体重が25kg前後ということもあり、かろうじてひとりで抱きかかえが可能です。ただ、風呂介助や外出介護については複数介護が必要で行政側もそれを認めてくれています。

"自分らしく生きる" 考えるきっかけ

物心ついた頃から「筋ジストロフィー」という病気を抱え、病気を理解していくにつれ将来に絶望し、希望の光を見出せずにいたあの頃。それでもどうにか普通学校に通い続け、明るくふるまっていたものの、他の友達は普通のことのように大学進学を選択していく中、私が考えていたのはただひとつ。少しでも早く手に職をつけ、1日でも長く社会で生きたいと思っていました。どんなに周囲から大学進学を勧められても受け入れず、頑なに就職を希望し続け、

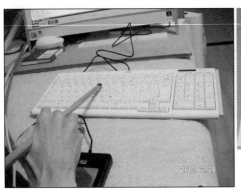
作詩中

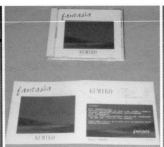
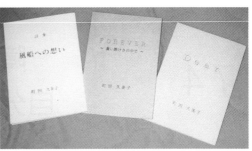
CDと詩集を製作しました

理由を聞かれても本当の気持ちは言えず、ただ、手に職をつけたいと言い続けていました。その頃の私にとっては、病気を抱えたがゆえの、あまりにも限られた時間の中で私なりに考えた「自分らしい生き方のつもり」でした。

でも、その頃は「身障手帳の等級（1級）だけで「就職は無理ですね」と言われるような時代。私の障害ではたやすく望みをかなえることは難しかったのかもしれません。現実がちゃんと見えていなかった、理解できていなかったその頃の私は、自分らしく生きるどころか、ただの「井の中の蛙」状態だったのだろうと思います。

そんな中、かろうじて卒業ギリギリで見つけた大学通信教育課程の道も、4ヶ月後に風邪をこじらせて呼吸不全に陥り、気管切開をしたことで中退せざるを得ない状況に陥りました。唯一の救いとして、自分自身で気管切開を選択し、あと1ヶ月の生命と宣告されたことからはかろうじて回避できたものの、その後病院のベッドの上で傍らに人工呼吸器をつけながらの生活を余儀なくされた私は、もう何も考えられず、ただ白い天井を見つめることしかできませんでした。でも、今思えばきっとそれが「自分らしく生きる」ということを考える良いきっかけだったのだと思います。

持って生まれた"勝ち気な性格"

ほどなくして、病棟の仲間達のさまざまな活動に触発されて始めた創作活動。詩を書いたり曲を作って演奏したりの生活は、私に1歩ずつ前を向いて歩いていく勇気を与えてくれました。さらに詩人として自費出版詩集を3冊、シンセシスト（＝シンセサイザー奏者）として自費出版CDを1枚、それぞれ制作販売し、コンサートの企画・演奏も手がけるようになったことを機に、8年間の療養生活に終止符を打ち、実家での在宅生活を始めることを思い立ったのでした。

確かに実際に在宅生活を始めてみると道のりは平穏無事とはいかず、体力的なことに加え、曲を作るのに必要な聴力にも支障が出てきたことで、創作活動を一旦休止することになりました。さらに実家で高齢の両親に介護を受けることが年々難しくなっていく中で、私のことをよく知らない人達に「就労や、ましてや自立生活などできるはずがない」と言われ続ける中、思い悩む日も多々ありましたが、元々の好奇心旺盛な性格（悪く言えば負けず嫌い？）が私を奮い立たせ、ただがむしゃらに前だけを見て走り続けることができました。

周囲に支えられ、転機とチャンス

そして、その原動力をさらにパワーアップさせてくれたのは、ただまっすぐ前を見て走ることしかできなかった不器用なその頃の私を支え続けてくれた両親や周囲の人達の優しい気持ちがあったからでした。そのおかげで、あれほど不可能だとさえ言われていた自立生活を実現させ、さらに長年の希望だった就職が実現し、介護事業所にて事務職員として働くことになったのでした。

でも、2006年にさらなる転機が訪れたのです。同年10月の障害者自立支援法の本格施行を前に退職せざるを得ない状況に陥り、一時は介護派遣契約解除に伴い、職をも失う事になってしまったのですが、その年の5月の会社法施行で、資本金1円でも株式会社が設立できる事を知った私は、自分が社長となって介護事業所を運営する会社を設立し、自分が経営する事業所からヘルパー派遣を受けるという「賭け」に出ることにしたのでした。

元々この会社を立ち上げたきっかけは、「自分の生活を自分で守る。そのために自分の介護者を自分で雇い、雇用者である障害当事者の介護ニーズに

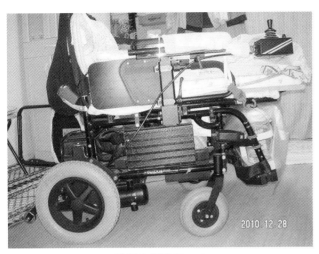
愛用の電動車いす

沿ったサポートができる専門スタッフを増やしていく」という、デンマーク在住のエーバルト・クロー氏によって、母国デンマークよりスウェーデン・フィンランド・オランダ・アメリカの一部に広がった制度「パーソナルアシスタント制度（通称：オーフス制度）」に共感し、その理念に基づいたものなので、当初は利用者は私個人に限定していました。

現在もその考えはありますが、私自身の介護スタッフもまだ足りない状況に加えて、実家の母も介護保険を利用することになったため、急きょ介護保険事業申請を取り、対応した次第です。私には両親と3歳上の兄がいます。兄については結婚しており、仕事の関係で現在東北で暮らしています。私の主たる介護者については、現在雇用しているヘルパー5人です。立ち上げ経緯が急きょだったこともあり、2006年10月の障害者自立支援法の本格施行までに何とか間に合わせるのに苦労しました。ただ、元々介護事業所で事務職員として働いていたこともあって、ある程度請求業務のやり方は勉強していたので、それが救いだったと思います。法的に難しい書類も多いため、立ち上げ当初より行政書士の方にお世話になっています。運営については、自分の生活を守るという意味ではまあ順調だと思いますが、介護スタッフが募集してもなかなか増えず、それが一番苦労していることです。

でも、どんなに苦労することがあっても、自分で自分の生活を守ることができているという事実を思えばすべてに感謝です。将来的な考えとしては、介護スタッフが増えれば主に他事業所で対応不可と言われた利用者をサポートできればと考えていますが…。

（町田　久美子）

75 疼痛に苦しむ際のリハビリテーション

神経筋疾患患者における疼痛管理

　神経筋疾患患者における疼痛管理は、緩和ケアの概念の変革により発症早期から薬物療法を中心としたペインコントロールを実施することが勧められている。最近ではオピオイド（経口・経皮・経静脈）を使用することにより疼痛の緩和に留まらず、呼吸困難感を減少させることや活動性・社会参加を促進させるため、QOLの維持・向上に有用であることが示されている。

　しかしながら、臨床では神経筋疾患患者が疼痛を訴えると薬物療法として「鎮痛を目的とした内服・貼薬・塗り薬、または抗不安薬、睡眠薬、向精神病薬」が処方され、また、リハビリテーション（以下リハ）においても「関節可動域訓練やマッサージ」という短絡的なアルゴリズムで対処する場合が多く、疼痛の本質的な原因探索がされないため慢性的な疼痛に悩むケースは少なくない。このような背景には、神経筋疾患に関わる問題が多面的かつ進行的に変化していくため一時的な疼痛管理では解決しないこと、また、疼痛評価は自覚的な訴えに頼る要素が強いため意思疎通がとりづらくなる神経筋疾患患者の疼痛把握は容易ではないこと、さらに、社会・心理的要因による問題が少なからずとも疼痛に関与し、疼痛の要因が複雑であると考えられている。

　つまり、神経筋疾患患者の疼痛の訴えを精密に聞き取ることは困難な場合が多く、実際には生命を脅かす栄養管理、あるいは呼吸管理といった問題に対処することに重点が置かれているのが現状である。

　この現状を踏まえ、臨床で起こりうる疼痛とその管理についてリハの立場から以下に述べる。

神経筋疾患患者の疼痛

1）現疾患に伴う疼痛

　神経筋疾患の変性・脱髄により器質的な問題として、異常筋緊張による痙縮や固縮、また異常姿勢反射などが出現する。代表的な異常姿勢・肢位としてパーキンソン病などでみられる屈曲肢位（図1）、筋萎縮性索硬化症（ALS）や多発性硬化症などでみられる下肢痙縮に伴うシザース肢位（図2）、筋ジストロフィーなどの側彎変形（図3）、多系統萎縮症など長期臥床でみられる異常屈曲姿勢（図4）が挙げられ、腓返り（こむらがえり）など進行期でみられる異常筋収縮による疼痛は耐え難い痛みとして表出される。さらに運動障害に比して表在感覚障害を呈さないALSなどは感覚過敏となるため安楽姿勢を得ることさえ困難なことがある。

2）廃用性症候群（disuse syndrome）に伴う疼痛

　廃用性症候群（disuse syndrome）についての詳細は諸家に譲るが、安静や不動状態が長期に続くことによって起こる心身のさまざまな低下等を指し、神経筋疾患患者における疼痛の主たる要因となっている。筋力低下や異常筋緊張により自力にて関節が動かせなくなると数日で関節拘縮を形成する。その結果、他動的な刺激に対し、疼痛を回避するため筋制御による収縮を起こし関節運動を阻害すること、また、関節拘縮を呈すると他動関節運動に伴い疼痛が発生すること、さらに関節拘縮から不可逆的な関節強直に移行し、疼痛の悪循環に陥る。

3）リハによってもたらす疼痛

a）誤用性症候群（misuse syndrome）

　リハ医療技術が正しくなかった場合に種々の害を及ぼすことを誤用性症候群（misuse syndrome）という。比較的多く見られる誤用の原因は、不適切な関節可動域（ROM）訓練である。ROM訓練は極めて基本的なリハ医療技術であるが、実は細かな知識や技術を必要とする。正しい方法で行わないとROM訓練により異所性骨化を引き起こすことや肩関節では肩関節周囲炎や肩手症候群を呈する場合もある。そのため、リハ専門職はもちろんのこと、家

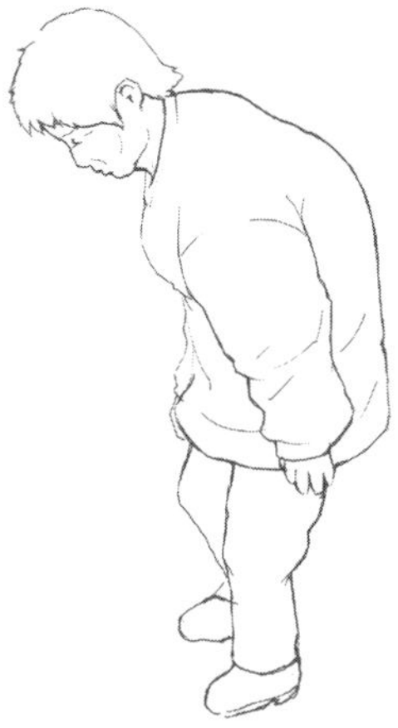

図1　パーキンソン病などでみられる屈曲肢位

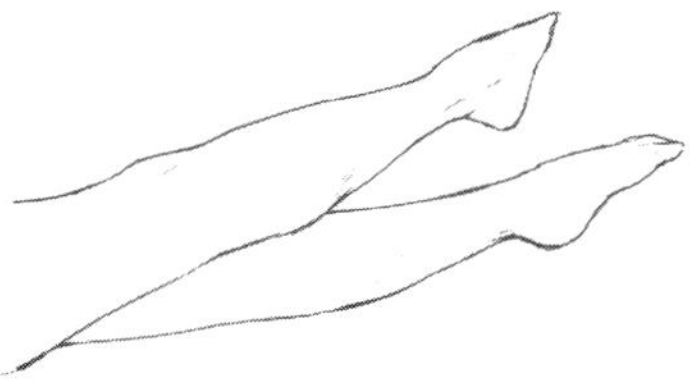

図2　下肢痙性に伴うシザース肢位

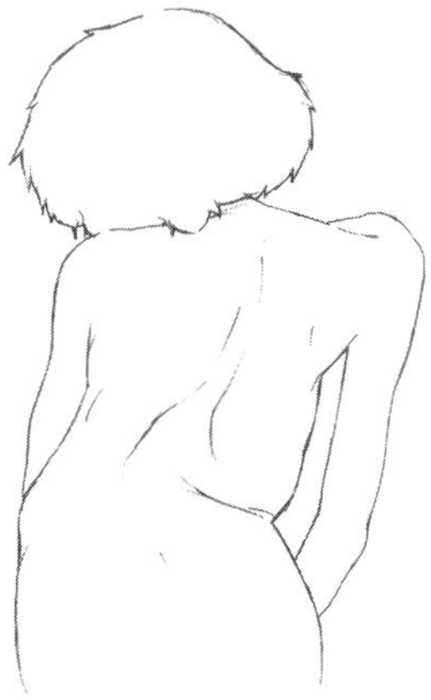

図3　筋ジストロフィーなどで認める側彎症

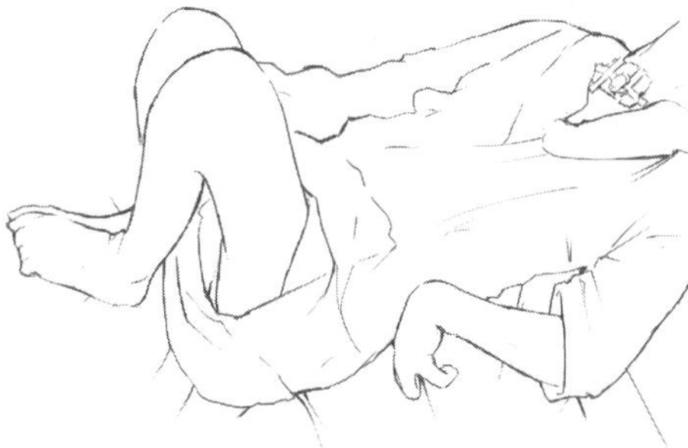

図4　臥床に伴う異常屈曲姿勢

族や他の専門職にROM訓練を指導する際はリスクを回避する方法を十分に説明する必要がある．

b）過用性症候群（overuse syndrome）

活動性が不十分であることによって生ずるマイナスが廃用性症候群（disuse syndrome）であるが、これとは逆に過度の負荷（訓練）によってもマイナスが生ずる。これが過用性症候群（overuse）である。既に1915年にLovettらによって、ポリオ患者での過度の運動・訓練で、むしろ筋力が低下してしまう過用性筋力低下（overwork weakness）が報告され、1980年代のポストポリオ症候群の原因の探究によって再認識された。

過用性筋力低下は一般に筋力低下が著しいほど、また疾患の活動性が高いほど起こりやすい。神経筋疾患患者の中には筋組織が壊れていく疾患や病期がある（筋ジストロフィー、ギランバレー症候群の急性期やパーキンソン病の悪性症候群時期など）。このような疾患や時期に、過度または不適切な筋力訓練が筋損傷を生じ、疼痛をもたらす。その一方で、これまで過度な筋力訓練は避けるべきと言われてきたALS患者においては、近年の研究により適切な運動強度を加えることは筋萎縮を増悪させないこと、逆に筋力の維持や増強に効果的であるという報告が多く示されるようになってきた。

このように新しいEBMが報告されているが、臨床では神経筋疾患患者の全体像を評価しながらリハを実施していくため、数量的な運動負荷量を瞬時に把握することは困難なことが多い。そこで「翌日に疲れを出さない程度」や「筋疲労や筋損傷のバロメータとなるLDH、CPKなどの値が高くなければ積極的に筋力訓練を行うべき」などを根拠によりリハが提供されているが、標準化した見解は未だ得られていない。そこで前途した情報を個々の患者に知識として提供し、一緒になって訓練プログラムを考えていくことが教育的アプローチとしても重要となる。

4）社会的・心理的に伴う疼痛

神経筋疾患患者を取り巻く環境は複雑であり、社会的・心理的な問題も多く認める。何故ならば、進行していく疾患の不安のみならず、療養環境を構築していくためには、様々な社会制度を利用していかなければならず、人間関係や経済的問題で悩むことは多い。このような悩みは不定愁訴として表現されることが多く、うつ病を伴う場合もある。うつ病を伴うと疼痛に対する感受性が高まり、疼痛の閾値が低下する。また、うつ病には「気分低下」「意欲低下」「気持ちの落ち込み」などがあるため、疼痛の症状の発見が遅れるため疼痛の治療にもつながりにくく、慢性的な疼痛が形成される。

マニュアルコンタクト（手当て）という理念

ゲートコントロールセオリー（Gate control theory）

人間は疼痛を軽減する方法を経験的に実践している。その一つに「疼痛部位を触る」という行為がある。例えば、歩いている時、机に膝を強く打ちつけたとする。その時、とっさに疼痛部位をさすり、疼痛を紛らわせることがある。この行為は、医学の原点で

もあり、「手当て」という言葉の語源は、まさにそこから発生した言葉である。この現象を科学的に証明する考えにゲートコントロールセオリー（Gate control theory）という概念がある。この概念は、Patrick D.Wall（1925～2001）と Ronald Melzack が1965年に提唱した疼痛抑制に関する理論であり、現在は、その理論に対する様々な意見や研究がなされている。この概要は、痛覚の強度は侵害情報を中枢へ伝達する細胞（T細胞）への興奮性入力と抑制性入力のバランスによって決定するという理論である。

さらに詳しく述べると、T細胞は脊髄後角の膠様質（SG）を介し、小径のC線維とAδ侵害受容求心性線維から興奮性入力を受け取り、大径のAβ非侵害受容知覚求心性線維から抑制性入力を受け取る。閾値の低い非侵害受容知覚求心性線維の活動亢進はT細胞のシナプス前抑制を起こし、それにより大脳皮質へのゲートを効果的に閉鎖し、痛覚を軽減する。すなわち、疼痛が発生した場合、触覚の太い神経に刺激を入れていくことにより細い疼痛神経を抑制するという考えである。この概念は、リハにおいて重要な根拠となるため、疼痛部位を触るといった「マニュアルコンタクト（手当て）」を通してROM訓練やマッサージなど様々な手技に応用されている．

リハビリテーションアプローチ

まず、神経筋疾患患者の疼痛に対するリハアプローチの前提として、コミュニケーション手段を確立していることが望ましい。何故ならば、前途したように患者の訴えを聞くことは疼痛評価において極めて有用であるからである。無論、我々は患者が疼痛を表現できない状態であっても予測的に疼痛に対するアプローチを行っているが、真の意味での疼痛管理とは言えない。したがって、気管切開や人工呼吸器を装着していたとしても意思伝達装置などコミュニケーション機器が利用できる環境を整えることは疼痛管理にとって重要な要素となる。

1）患者が実践している疼痛の緩和方法を明確かつ強固に行う

神経筋疾患患者が訴える疼痛について「どこが、どのくらい、どのように、どんな時に…」と評価することは重要である。しかしながら、前述したような状況の中、また，限られた時間の中でリハを提供し、疼痛を軽減させることは容易ではない。したがって、発想を変え、「どうすれば疼痛が緩和されるのか」という質問から答えを導きだす方法が良い。このアプローチはEBMという概念から外れている場合もあるが、神経筋疾患患者が実践している疼痛の緩和方法を明確かつ強固に実践していくことにより疼痛の要因がみつかる場合がある。

例えば、腰痛を訴えるALS患者が「ベッドと背中の間にテニスボールを入れてくれると背中の痛みが和らぐ」という。患者が言う疼痛の緩和方法を実践しながらテニスボールを右腰方形筋の直上の位置に置くと一番疼痛が除去されることがわかり、また息を吸った（吸気時）に疼痛が出現することが認められた。つまり、「吸気の呼吸補助筋として過活動を起こしている右腰方形筋が疼痛の要因」と推察され、「その他の呼吸補助筋はどうであろうか」といった考えに展開していくことが出来る。

このように、患者が望む疼痛の緩和方法を実践することで患者の満足度は維持され易く、さらに明確かつ強固に行っていくことで、患者が想定していた局所の疼痛の問題だけではなく、その他に波及している問題を推察することにより疼痛予防といった取り組みを可能とする。

2）荷重する，挙上する，外出させる

神経筋疾患患者は歩行障害が進行し、歩行困難となる時期に疼痛を訴える場合が多い。進行期の筋萎縮による疼痛に加え、非重力位となると下肢荷重減少がピエゾ効果の減少をもたらし、骨萎縮による疼痛が出現する。したがって、廃用性症候群（disuse syndrome）の予防も含め、積極的に離床し、車椅子乗車することやtilt table、ダイナミックパラポディアムを利用し、重力位をとらせることは重要な疼痛対策となる（図5，6，7）。

また、上下肢の不動が続くことにより筋ポンプ作用が減少するため静脈還流量が減少し、浮腫が出現し易くなる。プロスタグランジンなどの疼痛要因となる物質が停留するため患肢の挙上をすることは重要な疼痛防止策である．また、末梢部から中枢部に断続的なエアを送るエアコンプレッサーなどを利用したマッサージ器などを使用することも浮腫の軽減に役立つ。

さらに，慢性的な疼痛に悩む患者に対し、外出

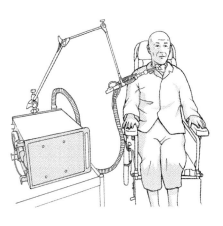
図5　車椅子乗車

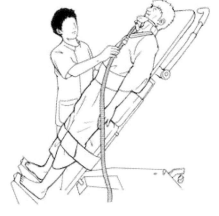
図6　tilt table

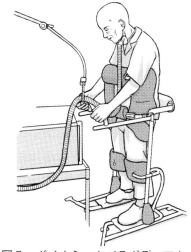
図7　ダイナミックパラポディアム

するなど活動性を低下させない取り組みは重要である。これは単なる気分転換ということではなく、疼痛緩和が不完全であったとしても活動性を低下させることが廃用性症候群を増長させ、疼痛の悪循環を作り出すことを理解しなければならない。また、たとえベッド上生活であったとしても映画鑑賞など余暇活動を導入することや自己から始まる活動（意思伝達装置を利用し、絵画を描くことなど）を行うことは、脳内エンドロフィンなど疼痛を抑制する物質を排出させる。したがって、患者がどのような趣味を持ち、どのようなことに興味があるのかを知ることは疼痛管理において重要なポイントになる。

3）装具療法、車椅子、福祉用具の利用

異常肢位・姿勢を矯正・予防する装具を作成することや安定した姿勢を保つための座位保持装置を搭載している車椅子の利用、さらに安楽姿勢を保つベッドマットなど福祉用具を利用することで疼痛を予防し、また悪化させないアプローチも重要である。

4）温熱療法や入浴を利用する

前途したゲートコントロールセオリー（Gate control theory）を考えれば、表在感覚に多く刺激を入れることは疼痛緩和に直結する。局所な疼痛に対しては、リハでホットパックや極超短波などの温熱療法を行うことが有効である。また、全身を暖める入浴は疼痛の緩和に最も良いアプローチである。

5）多専門職種によるチームアプローチで取り組む

我々は医師からの指示によりリハを行うが、その処方に「疼痛緩和」という指示が明記されることは少ない。むしろ、「起立歩行、関節可動域、呼吸リハ、コミュニケーション、嚥下…」などが多くを占める。これは前述した状況を踏まえれば当然の指示である。しかしながら、実際に神経筋疾患患者に対面すると疼痛という問題に直面し、その疼痛に対し、個々のセラピストが短期間でのアプローチをするため解決に至らない場合が多い。

このような状況に陥らないためにも個々のセラピストのみで疼痛管理をするのではなく、チーム医療、チーム介護として患者・家族を中心とした多専門職種でアプローチしていくことが重要となる。また、薬物療法などによる疼痛緩和の効果判定する際においても身体的要素が重要なファクターとなり、その身体的要素を一番感じることができる専門職はリハなのである。したがって、薬物療法の効果を把握し、それを的確に多専門職種にフィードバックしていく重要な役割がある．また、リハで提供するアプローチとその効果についても多専門職種に説明し、医療、看護ケア、介護ケアに繋がるものでなければならない。

6）ピアカウンセリング、アロマセラピー、音楽療法などのスピリチュアルアプローチ

ピアカウンセリングとは、同疾患患者が抱える疼痛に対し、対等な立場で同じ仲間として行われるカウンセリングを言う。仲間からサポートされている

と感じる場に居ることにより効果的に援助し合うことや疼痛緩和の解決につながる場合もある。神経筋疾患は希少疾患のため、患者同士が直接会って話す環境は限られているが、多くの患者はインターネットを利用し、様々なコミュニティーに参加することやメーリングリストを使用している。この機能をうまく利用することにより、同様な症状を持つ患者から貴重なアドバイス受けることも可能となっている。

さらに、慢性的な疼痛はスピリチュアルな方法で緩和が得られる場合がある。アロマセラピーや音楽療法などにより精神的な安定により疼痛が緩和されることもある。また、哲学や宗教を拠り所にすることは否定される緩和ケアではなく、確固たるスピリュアルケアと言える。したがって、個々の患者に寄り添った疼痛管理を提供していくことが重要な要素であることを我々は認識しなければならない。

これからのアプローチ

現在、神経筋疾患における疼痛管理は薬物療法が中心となっているが、身体を直接触るリハが疼痛緩和に大きく寄与しているのは事実である。

しかしながら、神経筋疾患における疼痛に対し、リハが有用であるか否かを示すEBMは存在しない。何故ならば、神経筋疾患自体の病因が不明であり、疼痛の要因がわからない場合や疼痛の要因がわかったとしても解決できない場合があるからである。また、神経筋疾患患者の疼痛の要因は複雑であり、そのアプローチは多岐にわたるためリハ個々のアプローチが有効であったかを示すことは難しい。

しかしながら、そのような状況であるからこそ、多専門職で情報を共有し、リハが疼痛管理のトータルケアの中で積極的にアプローチしていくことが重要となる．また，慢性的な疼痛があってもリハにより活動性を維持していくことは疼痛の悪循環を断つ役割となる．このようにリハが神経筋疾患の疼痛管理において重要な緩和ケアの担い手を果たしていくことにより神経筋疾患患者から信頼される存在になるものと考えられた。

〈寄本　恵輔〉

第VIII部

1日も早く篇

76　私の独居生活を支える男性介護者

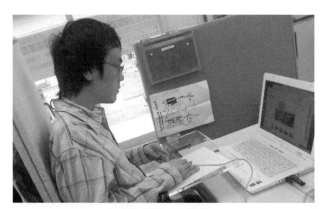

本稿執筆中の筆者

~~~~~~~~~~~~~~~~~~~~~~~~~~

　私は、デュシェンヌ型筋ジストロフィーによる全身性障害で、気管切開をしており、吸引ケアが必要です。夜間のみ人工呼吸器を使用し、介助者を24時間入れた生活をしています。東京都で一人暮らしをして、自立生活センターという障害者の相談支援を行う団体で研修生をしています。

　3歳頃に診断され、10歳頃に自走車イスを使い始め、18歳頃に電動車イスを使い始めました。その頃には、長時間の介助が必要な状態でした。

~~~~~~~~~~~~~~~~~~~~~~~~~~

介助とのかかわりはじめ

　公的な「介護」というものと付き合い始めたのは、高校生のころからです。その頃は、主な介護者は両親、とりわけ母の世話になっていました。ヘルパー制度はというと、通学準備、帰宅後の着替えのケア、それに母の土曜出勤の間の食事準備程度でした。介護を使い始めたころは両性の介護だったので、最初のころは、恥ずかしさというものがありましたが、徐々に気にしないようになりました。

　やがて養護学校を卒業しまして、社会福祉学部の大学に入学しました。公的ヘルパーは通学には使えなかったので、通学準備と、大学生になると日によっては授業がないので日中の時間を増やしたり、親が入浴介助をできなくなったので入浴の分、それから夜勤の巡回の時間数をもらう等して、180時間くらいのヘルパー時間数を支給されていました。大学生の後半には、ほぼ100％、男性介護者のみになりました。学年が上がるにつれて、必要な部分を話し合い、介助時間をもらっていました。

コミュニケーションがとれない苦しみ

　ここから、現在の身体的状況にも関わってくる話です。大学の社会福祉といっても、座学や実習がメインで、学生生活は大体の部分で何とかなっており、回りに障害者があまりいなかったということもあり、半ば自分が健常者になったかのような感覚を持ってしまっていました。それで自分の病気、体調の認識が足りていなかったのでしょう。

　4年次に肺炎にかかり、三ヶ月間、地元の病院に入院しました。入院して次に目覚めたときは、気管切開をされて人工呼吸器をつけていました。入院中は、肺炎の息の苦しさや、体位変換の姿勢がうまく決まらない苦痛といったことがあったものの、特に大変なのがコミュニケーションが取れないことでした。

　意識がはっきりとしてからは、人工呼吸器につながっていて、しかも声が出ないという状況が、肺炎が良くなるまで続きました。体位変換のときに、病室に来て一瞬のうちに来て戻ってしまう介護士さんに、口パクでこういう風にしてほしいというのは無理でした。また、日常的な会話もうまく出来ませんでした。

　やがて肺炎が治った後、いざ退院準備に移ろうとしましたが、ひとつ大きな問題がありました。私は吸引のケアが必要な状態になっていたのですが、従前の介護事業所の職員は吸引が行えないことがわかったのです。ですから、吸引をやってもらえるヘルパーのいる事業所を探すのに、どうしたらよいのだろうと途方にくれてしまいました。

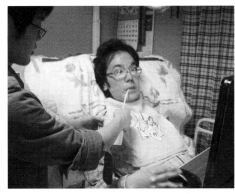 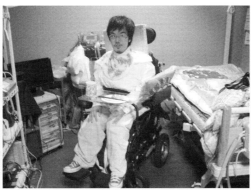 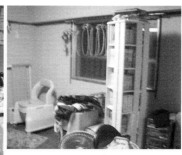

2DKのマンション（隣の部屋でヘルパーは就眠）

食事もヘルパーの介助で（ベット上や車椅子上でも食べています）

　当時親が共働きだったため、日中に動ける人がいませんでした。そのため、退院後の介助時間数の交渉や、介助コーディネート等が遅々として進みませんでした。結局は、連絡・調整をコーディネート会社に依頼し、交渉を自立生活センターにサポートしてもらい、退院しました。

　その後、呼吸状態が良好だったため、気管切開部を閉じるものの、また肺炎にかかり入院します。二度目の入院も三ヶ月ほどかかりました。退院時、気管切開をして夜間に人工呼吸器をする生活を続けることになりました。

　連続して入院したことにより、一気に身体状況も病気が進行し、呼吸管理、吸引ケアが必要な状態になりました。そのときに、一時人生を捨てたような気になってしまいました。でもしばらく経つと、逆に開き直ることが出来ました。肺炎で亡くなる人もいる中、二度かかって死ななかったというのは、何かすべきことがあるのではないかと思ったんです。

私の自立生活の義務と自由

　主介護者であった母はほぼ毎日仕事をしながら、介助支給時間外には私の介護をしていました。そんな生活で、徐々に体調を崩すようになり、ごく短期ではありますが入院を繰り返すようになりました。やはり私も親も義務的な部分抜きに自由に生きていきたいという思いがあり自立を決意しました。

　退院の約一年後。忘れもしない07年11月8日です。この日に人生初の一人暮らしを始めました。まだ、二年も経っていないのに、すっかりこの生活にも馴染んでいるくらいです。一人暮らしを決めたときに、まず苦労したのは、家探しでした。不動産屋で気に入ったものがあっても、大家さんが認めてくれないということも何件かありました。その後、不動産屋さんを自立生活センターに、紹介していただき部屋を見つけました。ただ今でも、あまりセンスがない住居でなんとなく殺風景ではあります。

　私が淡白なのかもしれませんが、一人暮らしをした時、ホームシックというような感じはありませんでした。親と別れたおかげで本当の意味で、親のありがたみを感じることが出来たとも思います。心配されるばかりでなく、自然に親を心配する気持ちができてきました。

　自分で生活を組み立てるのは初めてのことだったので、すべてが新鮮でした。例えば、食事について言うと一週間とまではいきませんが、買い物に行く際は自炊で作った方が節約になるのと同時に、栄養バランスも考えやすいので、出来る限り、数日先までの食事を考えます。体調を崩し、たんの吸引の必要性から、一瞬も離れるのが危険なくらいの状態になってしまうときは、介助者の交代時にスーパーに寄ってもらいます。

　また、寝る時間も自分のペースで決められて、夜通し飲み会をしたり、外出先で終電に間に合うかドキドキしたり、間に合わなかったりと非常に悠々自適な生活ができています。自立生活は楽しくするも、つまらなくするも自分次第なんだと思います。

　私は自立することによって、そんな自由を得ることが出来ました。元々、私は相談支援の仕事がしたくて、今の市に引っ越してきました。現在、週三日間、自立生活センターに通って研修をさせてもらっています。自由を得るというのは、いろいろなことが出来るようになるということですが、逆に就労や社会貢献といった義務を果たせるようにもなれるという意味もあるのではないかと思います。

　そんな自立生活をおくるために色々な社会資源を使っています。私の生活支援の中で大きいのは、ヘルパーと医療ケアの部分です。毎日24時間欠かさず、生活上の介助や、安全のための見守り、吸引ケ

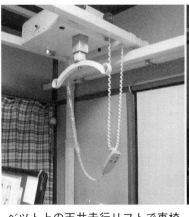
ベット上の天井走行リフトで車椅子との移乗をしています

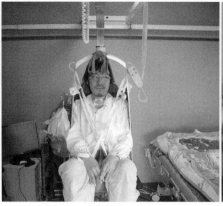
リモコンで持ち上がり横のベットへ楽々移乗

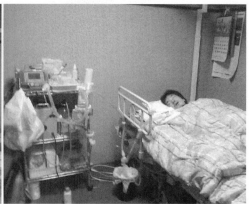
夜間　人工呼吸器をつけて眠る私

ア、医療との連携が介助者の役割、医療は、人工呼吸器の管理、日常の健康チェック、投薬と訪問看護といったように、私に密接に関わっています。

ヘルパーを24時間入れるための時間数と費用の確保としては、障害者自立支援法での重度訪問介護と、他人介護料加算及び、重度障害者手当、自己負担を合わせて24時間の介助体制を維持しており、介助者のローテーションは3交代制をとっています。基本的には9〜17時、17〜22時、22〜翌9時までというような型です。基本的にA事業所が総介助時間数の7、8割の時間数で、B事業所とC事業所が22〜9時までの数日をやっているという状態です。

自立生活における介助者と利用者の関係

自立した直後は、24時間の他人介護に精神的に疲れることもありました。最近は、少し慣れてきたのだろうなとは思います。吸引ケアや人工呼吸器が必要な私には、外出先でも、在宅時でも誰かしら近くにいる必要があります。例えば、友人と騒いでいるとき、大切な話をしているときも介助者がいます。逆に一人でいたいときも介助者がいるので、独り言や鼻歌でも音を発すれば、急変していないかどうか確かめに、ふすまの向こうから来てしまうので、周りに気を配ってしまいます。

また当然、私も人間ですので、その日によって自身の体調や機嫌は違います。たまに機嫌が悪い日もあります。親と同居しているときは、けんかをして、感情的にもなりましたし、無口を通したりもしました。現在は、そういうわけにはいきません。

もし介助中に楽しい雰囲気で出来ていても、家族ではないので気をつけていないと関係が悪くなります。介助者と利用者の関係がなあなあにならないように、険悪にならないように、きちんと感情をコントロールするように努めています。極端な話をすると、寝ているとき以外は、24時間近く良い人でいる必要があります。とても機嫌の悪い時には、接する介助者としても大変だろうなとは思いますが、介助者には仕事として割り切ってもらうしかないかなとも思います。

自立後、しばらくすると研修等も始まり、外出準備で急ぐ場面が多くなります。私の介助は、体の位置、服のツッパリの強さや体の傾きの修正が多く、数センチの単位での細かい指示です。足の位置を前にしてもらっては、行き過ぎたから戻してもらう、電動車椅子のコントローラーに引っ掛ける手の位置がこれくらい横とか、そういうことで時間が想定よりもかかってしまうことがあります。

それで、介助者に凄く焦らせてしまい、益々時間がかかってしまうことがあります。また、何度も同じ指示をしていると、何で伝わらないのだろうと思って、脱力したり、イライラして指示が混乱することもあります。介助者が他人の身体状況を完全に理解するのは無理と思いますし、また、私の方も言葉足らずでうまく伝え切れていないこともあると思います。行き詰ったときは、お互いに一息入れて気分を落ち着けるようにしています。

忘れてはならないのは、介助者との関係がビジネスライクにしろ、情緒的なつながりにしろ、私が地域で自立生活をしていくためには介助者が必要であるということです。そういう生活のことを考えないのであれば、私が介助者にも感情を爆発させて、関係を切ってしまうこともできるでしょう。介助者はいれば便利なお手伝いではなく、特に医療ケアが必

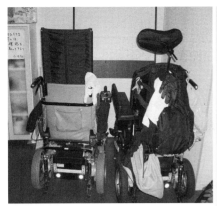
電動車椅子は外出用と家と2台を装備

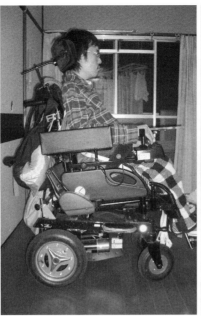
家の中はバリアフリーなので
電動車椅子でスイスイ

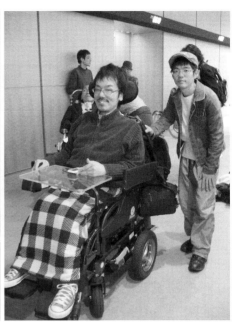
電動車椅子はジョイステックで自走

要な私にとっては、必要不可欠なサポーターであり、命綱ともいえます。医療行為をやっていただける人を見つけるのは簡単ではありません。

実家は東京23区内で近いのですが、バリアフリーではありませんし、母も離婚し一人用の部屋に転居して、そちらにはいけません。近くて遠い実家というわけです。でも、親がこちらにたまに来ます。

幸か不幸か、私にはわかりやすい選択肢しかありません。施設で管理され体だけ生きるか、危険性が上がっても地域で心身ともに活きて自立生活をするかというものです。私は地域で生きることを選びたいと思います。だからこそ、介助者からの信頼を失うわけにはいきません。そう考えると、私もある程度介助者に譲歩していく部分も必要ですし、介助者に教えてもらうことも必要なことだと考えています。障害者と介助者が双方で、お互い様だという考え方をもつことができれば、うまくいくのだと思います。

ただその前提としては、介助者や他の人の意見ではなく、私が自己決定していくことが非常に大切であるということ、事故・怪我防止の重要さを介助者にも理解してもらう必要があります。

100％同姓介助者のみの介助

ところで、私の介助生活の特徴としては、100％男性介助者のみであるということが挙げられます。千差万別ではありますが、男性介助者であることの良いところは、力があるところです。私は少なくとも体重が60kg以上はあるので、体位変換の時や、買い物で荷物が多い場合等、様々な場面で助かります。

男性介助者との付き合いですが、コミュニケーションのとり方は、音楽や、ゲーム等の趣味の話をしたり、お笑いを一緒に見ながら面白い、いまいちだという話をしたり、くだらない冗談を言ったり、社会のあり方を熱く語ったりと、人によっても、時間によっても違います。

介助者には、元サラリーマンの人もいますし、兼業ヘルパーの人もいます。主夫の人、毎年決まった時期にアジアを放浪する人もいたりします。ですので、ヘルパーはこんな人だという像がつかみづらいと思いますが、人間性に富んだ、バラエティ豊かな人たちだと思います。また、私に入っている介助者の人は、概ね介助がこまやかだなという印象があ

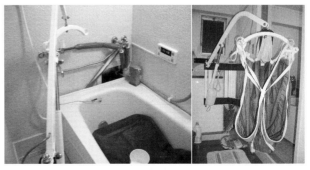
入浴リフトも使って、介助者と看護師の2人体制で入浴しています

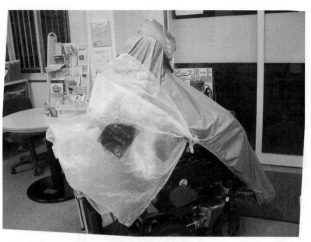
雨の日移動は重装備

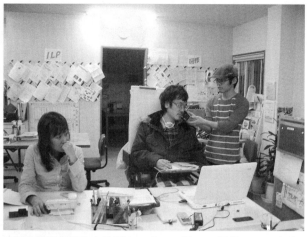
介助者付きで自立生活センターへ通って研修しています

ります。丁寧だし、わからないことがあればきちんと確認してくれています。かえって、男性の方が細かいと言いますが、まさにその通りかもしれません。

これから、同性介助という見方からも、男性介助者が増えることが望まれていくと思います。

しかし、注目したいのは男性であるということではなくて、この場合、男性の私と「同性」の男性であるというところです。私が、私自身の生活についてだけ考える時は、男性介助者を入れることが一人の人間として尊重される手段であると考えています。

概して言うと、男性介護者は料理が苦手な人は少なくありません。もしかしたら家事全般に亘って言えることでしょう。だからそういう意味で考えると、ヘルパーで入るのは、女性で主婦の経験がある方が良いのでしょう。ちなみに、私は現在25歳の男性ですが、料理の勉強は特にしていません。障害者自立支援法等の公的ヘルパー制度の趣旨は、あくまで本人が行う上でできない部分を補うことなのですから、本人ができる能力以上のことはできないとおもいます。仮に私が料理をつくると考えると、専業主婦の方のレベルの料理はつくれません。だから、実際には軽い炒め物程度になるはずです。もし、手の込んだものを食べたければ、料理屋に行くしかありません。私は、それがこの年齢での、一般的な単身生活だと思っています。

また、男性ではないと身体的になかなかわかりづらい部分もあります。私は、経験上、排泄、入浴、着替え等のときは、異性ヘルパーだと気兼ねして十分に頼みたいことを頼めませんでした。現在は、多くの点できちんと必要な分、頼むことができています。家族やそれに順ずる人でもない異性に、身体的に接触するのはありえないことと思います。少し難

しく考えると、それができるとしても、子供に対する扱いのように思います。プライベートの関わり以外の、福祉サービスの場面において、成人男性が成人女性に接触を持つというのは、あまり好ましいことではないでしょう。男性の介助の仕事は男性が、女性の介助は女性がやるのが正しい姿なのではないかなと思います。

まずはヘルパー確保

いろいろと書きましたが、それはもちろん、必要なヘルパー数がきちんと確保できて初めて言えることです。都内でもヘルパー数自体が多く不足しており、地方であればより深刻だろうと思います。

男性介助者の話題のときはこのような話題が出てきます。良いか、悪いかは置いておきますが、男性はまだ現代社会では、家庭を持ち、生活をしていくときには収入を期待されますから、ヘルパーの収入でそれを満たすのは大変なことなのでしょう。実際、明言はなかったものの、ヘルパーの仕事で十分に収入が得られないので、介助者が見つからないという場合もありました。それには、設定された報酬単価の低さ等、制度自体の欠陥も多々含まれていると思うので、私もいろいろな形で抗議していきたいと思います。

こういう療養者と介助者との関係という、普通と違う人間関係のストレスも日常生活レベルのストレスくらいに感じられるようになりました。

介助者との関係の悩みも良さもひっくるめて、私自身が自分の人生を前向き、後ろ向きということではなく、ニュートラルに自分のものとして捉えられるようになったと感じています。

(小日向 一弘)

77　心身を熱く燃え上がらせる筆法

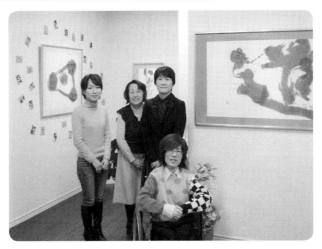

大阪市梅田で開催した個展での筆者（手前右）と観覧の
石川悠加医師（後列右）とその母（中央）婚約者（左）

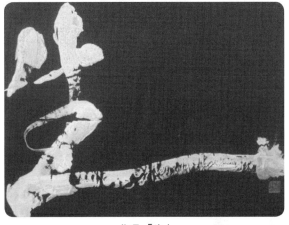

作品「生」

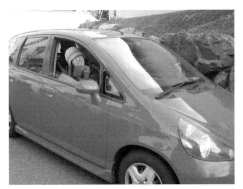

愛車 FIT でドライブへ

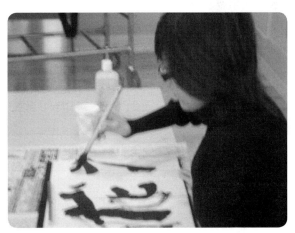

書道の授業中

生々流転

　現在27歳の私の「障害」が分かったのは、ちょうど4年前。地元大阪の鈴木小児クリニックの鈴木照子先生と国立精神・神経センター武蔵野病院の埜中 征哉先生に診ていただき、ウールリッヒ型先天性筋ジストロフィーと診断されました。

　幼少の頃、中々立つことができない、立ってもすぐにこける姿に疑問を抱いた両親が、多くの大学病院などを受診しましたが結局、病名は分かりませんでした。13歳の時、リハビリ中の事故により車椅子生活になりましたが、今振り返ると「障害」の進行により、遅かれ早かれ車椅子生活になっていたでしょう。20歳を過ぎてからは、夜間の人工呼吸器も必要となりました。

　最近は、従圧式人工呼吸器の原因からか肺気胸に苦しめられていましたが、鈴木先生から紹介された北海道八雲病院の石川 悠加先生のもとで新しい従量式人工呼吸器（レジェンドエア）を処方していただきました。

　肺活量の低下から咳を出す力も弱くなってきており、痰が絡むことが多くなってきました。風邪などをこじらせて肺炎が起こらないよう、カフアシストや救急蘇生バックも使用しています。しかし現在は新しい人工呼吸器により肺気胸も起こらず、快適な

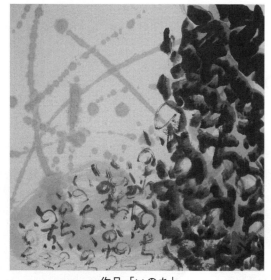
作品「いのち」

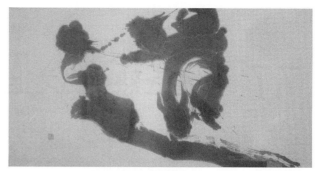
作品「道」

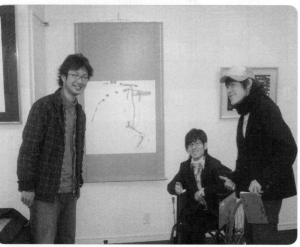
個展の会場

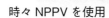
時々NPPVを使用

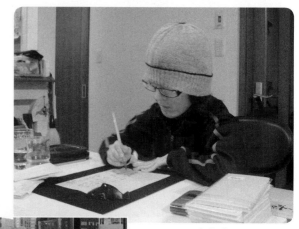
書作中

大阪教育大学書道科に「誠組」をつくる

2000年に大阪教育大学書道科に入学し、2007年に同大学院を修了しました。最初は、母親が大学への送迎や介護をしていましたが、2001年に大学内で友人や先輩方と介護グループ「誠組」を自主で立ち上げました。誠組は「当たり前に生活する」を目標とし、年2回大学で介護者を募集し、24時間の介護体制を敷いています。また、車と教員の免許の取得や学生寮での生活を7年間経験し、現在の生活の基盤にもなりました。

自立生活の日常

2007年4月から大阪府四条畷市で介護者と共に生活しています。介護者は現役とOB・OGを含め30人ぐらいです。学生の頃は介護者を連れまわし、生活を送っています。夜な夜なカラオケに興じる毎日でした。最近は体のことも考えるようになり、規則正しい生活を心がけています。料理が好きなので、毎晩いろんなメニューを作っています。が、食べ盛りの介護者はよく食べるので、渾身の料理も一瞬でなくなってしまいます。

四条畷市に移って、胸膜癒着術をし、新しい人工呼吸器に変える昨年春までは肺気胸での入退院を繰り返し、前に進めない辛い時期がありました。その間も書道教室の講師をしたり、個展を開催したりしました。現在は体調も落ち着き、1月の個展も無事終え、本格的に書道教室開校に向け準備をしているところです。

書道家を目指して

6歳から書道を始めました。地元の書道教室に通い始め、他にも塾やスイミングなどにも通っていましたが、毎回書道教室だけが楽しみでした。高校の

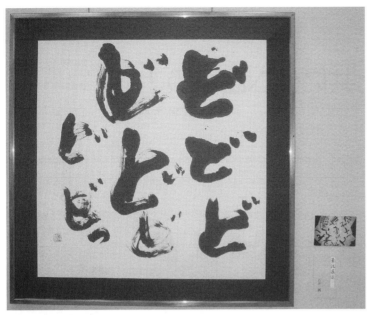

作品「勇猛邁進」

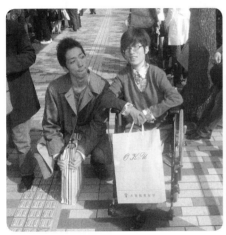

← 大学院修了式（八尾）

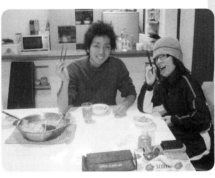

作品「生・生・生…」

← 介護者と夕食

書道の先生の薦めで大阪教育大学書道科に入学しましたが、大学院に入り、書作をする中で様々な壁にぶつかりました。「なぜ書道をしているのか」、「何を表現したいのか」など、多くの疑問が頭を駆け巡りました。

自己を表現する

色々と考えた結果、自己を表現することだと考えるようになりました。現在私は、書道団体などには属していません。自己表現のためには誰からも縛られたくないからです。作品は、自画像＝その時々の自分自身の抜け殻のようなものです。生活の中から、生きてきた過去から、これからの人生を考えることなどから本当の意味での作品が生まれてくるのではないのかと思います。

現在の社会で「生きていく」ことは私にとって、物理的にも精神的にも医療的にも非常に厳しいのです。作品を創る時は、心の中から思いをしぼり出して白い紙と対峙します。それは、「書く」という行為では無く、思いを「ぶつける」、「叩きつける」という行為です。

テーマは「いかに生きるか」

最近は、「生きる」ことをテーマに書作しています。このテーマは、これからの私にとって根幹となるものです。と同時に、誰もが「なぜ生きているのか」ということを考えることができれば、世の中は誰もが生きやすい世の中に変わるのではないかと思います。そのようなことを伝える手段が、私の書道なのです。書道家としての日常はまだ始まったばかりですが、この思いを大切にしながら書の道を歩んでいきたいと思います。

（石井　誠）

78 人工呼吸器と共に外へ出よう！

~~~~~~~~~~~~~~~~~~~~~~~~~~~

　2010年9月、青空と草原が無限に広がるモンゴルへ行ってきました。障害者の自立生活のセミナーに参加するためでした。モンゴルの障害者150名と日本を含めアジア6ヵ国の障害者30名が集結しました。人工呼吸器を24時間使用しているのは私1人でした。主な内容は、各国の障害者運動の取り組みの発表やグループディスカッションや街頭デモなどでした。

　セミナーの合間には少し観光にも行きました。大草原でゲルを見たり、ヤギを食べたり、首都ウランバートルをぶらぶらしたりしました。街中では道行く人に注目され、有名人になった気分でした。モンゴルではあまり重度障害者が外に出ることはなく、珍しかったのでしょう。全く違う文化の中に入って、新しい経験ができたり、モンゴルで知り合いができたりして、とても充実した時間を過ごすことができました。

~~~~~~~~~~~~~~~~~~~~~~~~~~~

11年目の自立生活

　さて、これからは私（30歳）の現在に至るまでの人生について述べたいと思います。

　11年前に兵庫県西宮市で自立生活を始めました。実家から遠方にある西宮の関西学院大学に進学するためでした。最初は車で親の送迎で通うことも考えていましたが、弟2人も私と同じデュシェンヌ型筋ジストロフィーで親が私に付き添ったままになるのは不可能でした。そのような時に自立生活センター・メインストリーム協会を知りました。そして、そのサポートのもと親元から離れてほぼ24時間介助者を利用しながら自立生活をすることになりました（2歳下の弟も西宮で1人暮らしをしていましたが、5年前に亡くなりました。10歳下の弟は1年半前から西宮で1人暮らしをしています）。

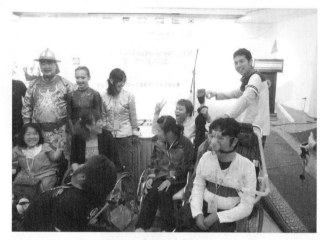

モンゴルに出張して
モンゴルのテレビにも出演して日本の障害者の生活を話してきました。

　自立生活センターは、全国に120箇所ぐらいあって、重度障害者の地域での自立生活をサポートしている障害当事者団体です。主な活動内容は、相談支援（一人暮らし、年金や介助制度の申請のしかたなど）、介助派遣、バリアフリーや介助制度の充実に向けての役所や公共交通機関との交渉、海外支援等です。大学卒業後から私はメインストリーム協会でスタッフとして働いています。

　私の生活は劇的に変わりました。それまでは生活の全ては親の生活に合わせたものでしたが、全て自分で決めて行うことになりました。外出は行きたいときにいつでも行けるし寝る時間も食事の時間なども全部自由になりました。その一方で、自分が決めて失敗したら自分の責任になるということも身をもって知りました。例えば、外出の場合、行き先や行き方は私がしっかりと調べて介助者に伝えて行くことになりますが、調べていなくて道に迷い約束の時間に遅れてしまうなどです。遅れたのはしっかりと調べなかった私の責任になります。

　それらの生活は健常者にとっては当たり前のことですが、一人暮らしをして初めて経験できるようになりました。そう言った生活が自立生活です。

　自分で服を着たり、トイレや風呂に入ったり、ご飯

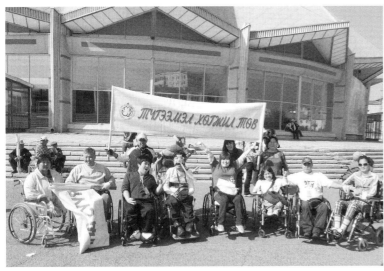
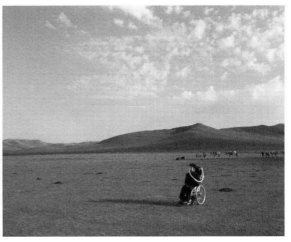

モンゴルの大草原にも観光しました

モンゴルの障害者150名とアジア6ヵ国の障害者30名中、人工呼吸器を24時間使用しているのは私1人でした。

を食べたりなど身の回りのことができなくても、どんな生活をしたいか決めて、やってほしいことをしっかりと介助者に伝える事が出来たら、どんなに重い障害があっても一人暮らしできます。収入は年金と特別障害者手当と生活保護を合わせて17万円ぐらいですが、自立とは自分の生活や人生を自分で決められるようになることです。

　最初は大学へ通うためと始めた自立生活でしたが、私の人生全てにおいてもとても大切なものになりました。自立前は、将来についてあまり希望が持てませんでした。親が介助できる間は、親元にいて、難しくなったら残りの人生はどうせ病院で過ごすことになるのだろうと思い込んでいました。自立してからは、自分で決めて生活できるようになり、これからの人生は自分のやりたいことをやってもよいのだと心から思えるようになりました。

人工呼吸器の出会いは6年前

　最初は夜間にBIPAPを使用しました。その直前は、息苦しくて夜間目覚めてしまうこと、一日中頭痛が続くこと、突然眠ってしまうことなどが多くなって、体はだんだん衰えていきました。さらに風邪を引いてもこじらせることが多くなり、体重も激減していきました。また、精神的にも影響が及び、息苦しいのを我慢して生活していると外出が怖くなって、家に閉じこもりがちになって、人生を楽しむことが全く出来なくなりました。そのままいけば死んでしまうのではないかと不安になって、病院の主治医に電話して、呼吸器を使うことを伝えました。

もともと、いつかは使う必要があると考えて生活していたので、簡単に決断することが出来ました。呼吸不全で病院に運ばれて自分で決断することなく気管切開されるのは避けたいと思っていました。

　初めて付けた日は違和感がありましたが、2日、3日と経つにつれて熟睡できるようになり、慣れていきました。数年ぶりに心地の良い朝を迎えることができました。体調も次第に良くなって、積極的に外出できるようになりました。

　しかし、1年ぐらいしてから再び呼吸の調子が悪くなってきて、2ヶ月に1回のペースで肺炎にかかるようになりました。障害が進行して、夜間の呼吸器使用だけでは不十分になったからです。1日中使用する必要が出てきたため、LTV950に替えました。呼吸器を使用しながらでも積極的に外出したかったので、なるべくコンパクトで持ち運びがしやすい（かつ、航空機内でも使用できる）ものを選びました。それ以来、障害の進行に合わせて機械の設定を変えながら使用し続けています。風邪をほとんど引かなくなって（吸引は風邪引いたときだけ）、食欲が出てきて、体重が増加していきました。1日中機械を付けて生活していると、息苦しくなる不安が無くなり、昼も夜も関係なく積極的に外出することができます。友人と飲みに行って、夜遅く家へ帰ることも年にたくさんあります。

海外支援活動を

　人工呼吸器を使用するようになって、私の生活の幅は格段に広がりました。メインストリームの活動

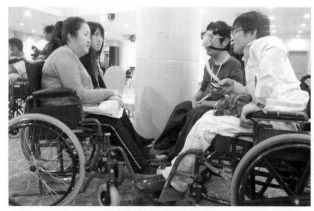
筋ジス海外交流

の一つに海外支援があります。毎年、アジアや中米からたくさんの研修生が日本の自立生活センターの活動や福祉制度の仕組みなどを勉強するためにやってきます。帰国後の彼らの本国での活動を支援するために、他のスタッフと共に海外に行くことがよくあります。今まで韓国、カンボジア、タイ、台湾、モンゴルへ行きました。LTV950に替えた理由がもう１つあって、台湾のセミナーに行くことでした。航空機内において使用できることが重要だったからです。機械を替えた２週間後には台湾にいました。

航空機を使用する際の流れ

　まず、航空会社に人工呼吸器を使用して航空機を利用することを伝えます。ほとんどの会社では利用者本人が書く書類と、主治医の書く書類が用意されています。その書類が、送られてくるので、記入して送り返します。本人の書類の内容は障害名、付添い人の名前、車椅子の種類、空港及び機内での希望する対応、主治医の名前等です。主治医の書類は利用者本人が航空機を利用しても大丈夫という診断書です。なかには、電話で伝えるだけで、大丈夫な航空会社があります。特に、アメリカ系の航空会社に多いです。書類を提出してOKが出ると利用可能になります（今のところNOになったことはありません）が、たまにOKが出ているにも関わらず海外の空港で会社からチェックインカウンターへ連絡が十分に伝わってなくて、混乱することがあります。それぞれの国での障害に対する考え方によって、簡単に乗れたり、手続きがややこしかったりします。また、旅行会社を通して申し込む場合は、呼吸器を利用した人が海外へ行くことは少なくて、旅行会社も慣れていないことが多いので、航空会社へ伝えてほしい内容をしっかりと伝える必要があります。

海外での人工呼吸器使用の注意点

　まず、万が一呼吸器が故障したら大変なことになるので、ディーラーからもう一台機械を借りて持っていっています。国によっては呼吸器のメーカーの支店があったりしますが、すぐに対応してくれるかわからないし、そもそも航空機内でトラブルが起きる可能性もあります。日本国内であれば各都道府県にディーラーの支店があって、事前に伝えておけば、それぞれの場所ですぐに対処できるように準備されています。海外の時は移動するときには常に予備を持ち歩いています。今のところ一度も予備を使ったことはありません。

　次に電源の問題も重要です。コンセントがあるときはそこから電気が取れます（電圧やコンセントの口に違いがあるので、変圧器や口を変換させるアダプタが必要です。）が、航空機内や移動中にはバッテリーが必要です。バッテリーの時間をしっかり把握して、目的地のホテルに着くまでの時間と比較して余裕が持てるくらい用意しておく必要があります。ディーラーによってはバッテリーを貸してくれるところもあります。また、呼吸器は車のシガーライターからも電源が取れるコードがあるので、こちらも用意しておくと便利です。航空会社によっては、機内でシガーライターからのコードで電源が取れるように対応してくれるところがあります。あとはアンビューも欠かすことはできません。

　また、風邪等の病気にかかることもありえるので、出発前には主治医に診てもらって、いつも風邪引いたとき等にもらっている薬を処方してもらいます。下痢止め等も必要です。万が一現地の病院にかかる必要があったときに困らないように主治医に英語の診断書を書いてもらっています。あと、持ち物として体温計や冷却シートも持っていっています。

　万全の準備をしても、正直言って自分の想定よりも最悪な事態が起こるというリスクも否定は出来ません。それでも私は海外等で新しい経験や新しい出会いをしていくことが好きなので、リスクがあったとしても自分のやりたいことを選択しています。何かあったらそれは自分が選んだ道だから納得できます。よく考えてみると障害のない人だってリスクが全くなく生活している人はいません。私はこれからも機会があれば障害が重くなっても行ける限り海外へ行きます。

（藤原　勝也）

79 難病が育む親子の絆、生命の温もり

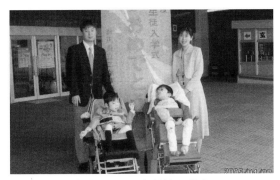

家族揃っての小学校入学式

「家でどれだけ楽しく暮らせるかに、命をかけています」
　笑顔で応えてくれたのは母親の坂本由美さん。その言葉通り、家は遊園地のようにカラフルな装いを見せ、坂本さん一家の内面を映し出す鏡のようだ。「この子たちがいれば幸せ。少しでも長く一緒にいたい」
　群馬県安中市の坂本峻太君（12歳）、寛太君（9歳）兄弟は、ともに重度の福山型筋ジストロフィーである。2人は、喜怒哀楽は泣いたり笑ったりして教えてくれるが、会話はできない。お座りもできず、食事は経管栄養。殊に峻太君は症状が重く、すでにBiPAPを装着している。
　心から幸せと話せる今日を迎えるまでに、数限りない困難をくぐり抜けてきた。困難の原因は、我が子が難病だったことではない。難病の子を厭う他者の眼差しだ。
　父親の隆文さんは、峻太君が筋ジスと診断された生後4ヵ月から毎日欠かさず日記をつけている。読み返せば、悲しいこと、つらいことが次々と甦るが、次第に負けずに頑張っていく気持へと変化していることに気がつく。心ない眼差しに負けない絆を、既に親子は手にしている。

蔑む人、支える人

　1996年、由美さん25歳。二度の流産を乗り越え、この世に生まれてきてくれたのが峻太君だった。待望の第一子、しかし生後4ヵ月過ぎても、ミルクを飲むのに1時間半もかかった。そして、福山型筋ジストロフィーと診断。その日から、第三者の言葉の暴力と闘うことになった。
　「病院の先生も一緒。何を聞いても"勉強してこい"と

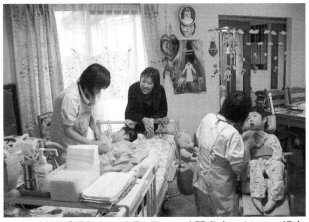

2人の訪問看護師さんが週3回、1時間半来てくれる。親身に学校生活を見学してくれたり、キティちゃんのエプロンを坂本家専用のユニフォームとして着用し楽しませてくれている。なにより母由美さんの相談相手となり心の支えとなってもいる。

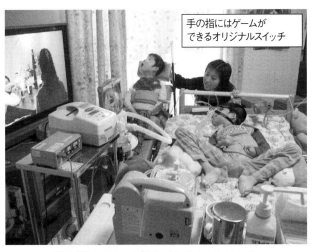

足の指にアラーム付きパルスオキシメータ。
モニターに数値が出ているので呼吸管理し易い。

言われたり、まるで物みたいな乱暴な扱いをされたり。筋ジス課の病院を受診したときも"頭がバカだからな、この病気は"なんてひどいことを言われました。"もう病院なんて行きたくない"って何度思ったことか…」
　一方で、我が身のように支えてくれた人もいる。「吉野保健師には心から感謝したい。食事が食べにくいといえば"玄米がいい"と家から持ってきてくれたり、もう病院に行きたくないという私に付き添ってくれたり。いつも親身

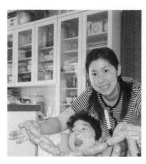
「無添加の方が体にいいに決まっているから」、家族みんなで味噌もソーセージも手づくり。正月は恒例の伊達巻き・ちらし寿司も一緒につくる。

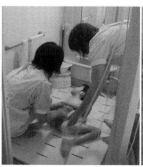
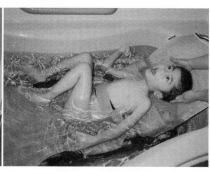
入浴シートで入浴中。入浴リフトは、介助者が由美さん1人のときに使う。「一人入れるときに一緒に入浴してしまうと、もう一人に何かあってはいけないので」と由美さん。大人になっても使えるミクニリフトを選んだ。入浴も、峻ちゃんの大好きなクランベリーの香りで楽しんでいる。

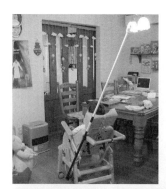
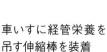
車いすに経管栄養を吊す伸縮棒を装着

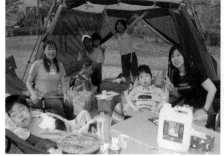
お友達家族とキャンプにも行きます

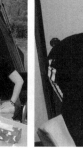
鼻腔栄養のテープは毎日色々なキャラクターを由美さんや看護師さんが書いている。「売ってないので。とにかく新しい看護師さんが来たら、まずはこのキャラクターを書いてもらっています」この写真はパパを驚かせようと3人で一本眉。(笑)

になって相談に乗ってくれて」と涙ぐむ由美さん。

頼らないで産み、育てよう

ひとりっ子ではかわいそう、兄弟をつくってあげたい――そう周囲にもらしたとき、新たな試練と向き合うことになった。福山型筋ジスの場合、次の子も4人に1人の確率で同じ難病を抱えることになる。子どもができる前に遺伝するかどうかはわからない。妊娠し、筋ジスとわかり、産むのをやめる――そんなことは絶対に嫌だった。筋ジスを抱えていてもいいじゃないか、兄弟でいる方が子どもたちも、私たちも幸せだ――その決心が、修羅場を呼び寄せた。

周囲は過剰なほどに大反対。「おばあちゃんの人生、介護ばかりの苦い人生にしようと思うのか!」と実の母は言った。由美さんは「手伝ってもらうつもりはないけれど、遺伝の病気なのだから、もう少し理解してほしい」と言ったが、変わらなかった。「ばあちゃんには、ばあちゃんの人生がある」そう言われたとき、理解し合えないと悟った。

頼らないで産み、育てよう――1998年、弟の寛太君が誕生した。

無断で検査、さらに誤診

寛太君の様子は、峻太君とは全然違い、成長が早かった。1ヵ月検診のとき、頼んでもいないのに勝手に遺伝子検査をされて「大丈夫」と言われたという。無断で検査をされたことは許せなかったが、ほっとした。しかし4ヵ月検診の際に「こんなに体がやわらかく、まだ頚も座っていないのはおかしい」と言われ、東京女子医大で検査。すぐに同じ福山型とわかり、ショックは倍増した。

それでも、寛太君の進行は兄に比べれば遅い。現在、ふたりとも鼻腔栄養だが、寛太君は由美さんがチューブ交換できるのに対し、峻太君は体が曲がっているので、医師が月1回、ワイヤーを使ってチューブを入れている。また、2007年に肺炎で入院したのを契機に、Bipapを使用。「回復が遅いので詳しい検査をしてもらったんですが、側彎が原因で左の肺を圧迫し、無気肺になっていたんです。月に1度は診察していたのに…」それでも、当初「福山型筋ジスでは難しい」と言われたBipapの利用を、峻太君がたった一日の入院で使えるようになったのは救いだった。現在は家にいるときだけ使用しており、学校へは液体をつめかえる携帯酸素を利用している。「学校に行くといろいろな刺激があるので、峻ちゃんも寛ちゃんもすごく楽しそう」だという。由美さんの影響を受け2人ともGacktが大好きだが、音楽の授業やコミュニケーションマークなどで

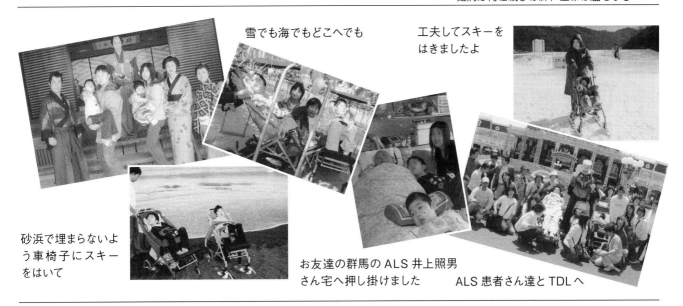

雪でもでもどこへでも
工夫してスキーをはきましたよ
砂浜で埋まらないよう車椅子にスキーをはいて
お友達の群馬のALS井上照男さん宅へ押し掛けました
ALS患者さん達とTDLへ

Gacktを使ってもらえるのも嬉しい。「できないことや我慢しなければいけないこともありますが、学校の楽しみは絶対に奪ってはいけないと思っています」

貴重な情報交換の場

学校では、看護サービスが平成15年にスタート。翌16年からは一日500円、平成18年からは無料に。ほぼ毎日利用できるが、通学に車で約1時間かかるため、由美さんは帰れない。結局、保護者控え室で待つことになるが、収穫もあった。学校へ通う前、一番困っていたのが、骨が曲がり同じ方向にしか寝られない峻太君の耳にできる褥瘡だった。しかし、同じ病気のお母さんから耳の当たる場所に穴が開いている手作りのクッションを教えてもらい解消した。

また、足がW字に曲がっているため、ウエストは細いのに丈が160cm近く必要になるのも悩みの種だったが、「自分でつくるのよ」と作り方を教えられミシンを購入し、今では由美さんお手製の服でいっぱいだ。

ただ、学校へ通うリスクもある。そのひとつが感染症だ。「今は個人情報だからといって、誰か風邪をひいているか教えてくれないんです。せめて密着度が高い先生だけでもと思うのですが、『自分で見て判断してください』と言われました。1時間かけ学校へ来て、風邪を引いているみたいだから帰ろうとなるのは悲しいですね」

痰吸引をせずにあわや…

吸引は朝晩と昼2回くらいだが、体調次第なので学校にも吸引器は持っていく。アラーム付パルスオキシメーターを常時つけているが、「だいたい鳴ると痰がつまっていることが多いですね」ただ、群馬県立小児医療センターでカフマシーンを使い、帰った後そのまま寝てしまったときには血の気が引いた。血中酸素濃度が65まで下がってしまったのだ。「カフマシーンを使うとたくさん痰が出てくるので、寝る前にとっておかなければいけませんね。」

子を想う母の眼差し

いずれ気管切開になることは、医師からも宣言されている。今も風邪をひいて体調を崩してしまえば、いつ気切となるかわからない。吸引だけなら気切の方が楽だが、喉に肉芽ができてしまうリスクもある。毎日が尊い一日であることは変わらない。「"こんなに楽しい在宅生活"がテーマですから」

以前は、子供を療護園に預けて、夫婦でコンサートに出かけることもあった。でも今は症状が進行し、一泊だけ預かってくれるところもない。だからこそ逆に今は「どこへでも一緒に行くのが好き」と思える。この間は、OTの先生の結婚式へも事前に伝えずに行って驚かせた。「今しかいけないと思っていますから。どこへでも行きますよ」

障害を隠したがるお母さんは多い。でも由美さんは、「逆に見てもらいたい」という。重い病気でも楽しく生きられる、大変なことはたくさんあるけれど、だからこそ楽しく生きられるんだよ、と。

「なんでそこまでするの」「どうせわからないじゃん」そんなことをよく言われる。でも、自己満足かもしれないが、少なくとも確実に刺激にはなっているし、二人は喜んで笑ってくれる。子を想う母の眼差しは、心ない第三者の眼差しとは対照的に、誰よりも柔らかい。

「この子たちを可哀相と思うことはありません。体が健康でも不幸な子はたくさんいます。障害を持って生まれてきて、でもそれを乗り越えて楽しい、短い人生でも中身の濃い人生だったと思ってほしいですね」

（坂本　峻太、寛太）

80 "夢の扉"を巡って交流が生まれ

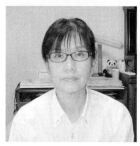
愛知県の田中　和美さん

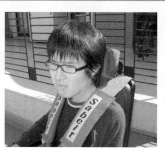
息子が機能的にプロ仕様の4点ベルトを選んだ

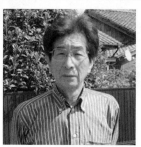
父親

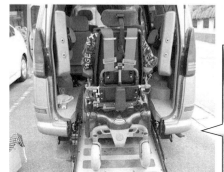
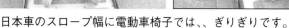
日本車のスロープ幅に電動車椅子では、、ぎりぎりです。

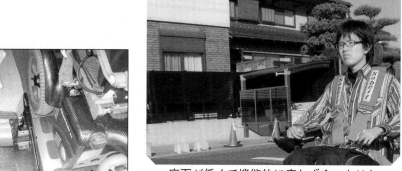
座面が低くて機能的に疲れずゆったりと安定している電動車いすも自分で選びました。

筋ジス協会「夢の扉」医療相談室をめぐって ～田中　和美編～

　日本筋ジストロフィー協会のウェブサイトには「夢の扉」という会員の情報交換の場があります。その中には医療相談室という掲示板があり、患者の悩みや疑問に答えてくれます。村上さんは新しい筋ジス治療研究についての質問にとても丁寧に解説されていましたので、私は海外で研究されている筋ジス治療薬についてお聞きしました。とても分かりやすい返信メールと共に、ご自身が生命科学分野の科学者であり筋疾患を患われていて、症状が進行してきたため2年前に引退されたことを教えて下さいました。

　私は、生命分野の研究をされて来られた先生が病気とどの様に向き合って見えるのかお聞きしたくて本誌に紹介させて頂きました。先生の提案で私も書かせて頂く事になりました。息子が筋ジス(DMD)と診断されてから20年間難病であることを思い知らされましたが、治療への期待は捨て切れません。

大変お世話になっている政本 進午先生

　私の実姉の勤務先、透析病院・半田クリニック院長先生です。姉24歳、私22歳の時50歳の父が脳出血で左半身麻痺になってから、母親のメニエール病の点滴、息子の筋ジス、姉の大腸癌など色々な事があった30年間、先生にお願いした事は沢山ありましたが、いつも大変親切に面倒をみて頂きとても感謝しています。政本先生の大学時代の友人に筋ジス協会理事長・貝谷久宣先生と愛知県筋ジス協会が育療キャンプなどでお世話になっている榊原弘喜先生がみえ、両先生のお世話になることも出来とても幸運でした。先生に助けて頂いた御掛けで難病に負けずに過せたと思っています。

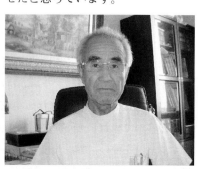
政本先生

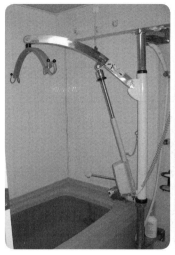
入浴「つるベー」リフトで毎日入浴しています

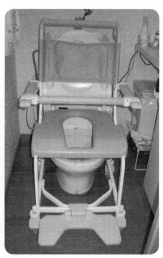
トイレでは、シャワーキャリーを使用

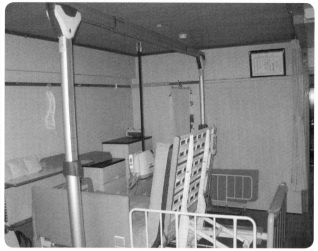
リフト（アビリティーズ社製）は開発されて間もない時期に導入しました。（車いすへの移乗しやすく、写真は2代目）

遠隔治療の夢

息子は現在24歳で半田クリニックにの循環器科医師に受診しています。私は51才ですが、息子が小学校6年まで働いていました。中高は登校から下校まで学校で私が待機することで普通校を卒業しました。心臓が悪くなり大学は行きませんでした。

呼吸器はまだですが導入時は八雲病院・石川 悠加先生の呼吸サポートチームに指導して頂きたいと思っています。悠加先生は相談すると母親の私に「御苦労様です」と言ってくれます。先生は治療に自信を持ってみえ余裕があると思います。

しかし八雲病院は遠く、近くの呼吸器専門医と連携して遠隔診療で悠加先生の指導を受ける事が出来れば最高だと思います。移動の難しい在宅患者はテレビの前で"お茶の間診察"で、遠方の専門医師に診て頂き、救急車を利用する場合も、病院間で遠隔診療が出来れば地域の病院で専門ケアを受けることができ安心して在宅生活が出来ると思います。

（田中　和美）

筋ジス協会"夢の扉"医療相談室をめぐって～村上　政男編～

私（村上）は縁取り空胞型遠位型ミオパチーという病気を患っております。遠位型ミオパチーは体幹から離れた部位（手や足）から筋肉が萎縮していく非常に稀な疾患（100万人に数名程度）です。

私は過去に腰を手術しているので、筋力の低下も腰が悪いせいだと安易に考えてしまい、病院に行ったのは既に歩行もかなりきつい状態になってからでした。検査入院して詳しく調べた結果、遠位型ミオパチーという聞き慣れない病気と診断されました。治療法もなく、やがては寝たきりになってしまう難病であることを知った時は、将来に絶望し、しばらく呆然と日々を過ごしていたことを今でも鮮明に覚えています。

書き込みがきっかけで…

筋ジス協会に入会すると"夢の扉"という掲示板を利用することができます。ここには医療相談室や談話室などのコーナーがあり、自由に閲覧や書き込みができるようになっています。私はそれまで閲覧することはあっても、質問したり書き込みをしたりすることはありませんでしたが、研究や治験に関する質問が放置されたままになっているのが目に留まり、私に答えられるものは答えてあげようと書き込みをしたのが最初でした。

質問はPNE-ssONDsによるジストロフィン遺伝子の修復に関する論文について詳しく教えてほしいというものでした。後日、質問された方から説明が丁寧でとてもわかりやすかったと書き込みがあり、私としてもそれは良かったと一安心して終了となりました。

ところが数日後、愛知県の田中さんという方から医療相談室での丁寧な解説を見ました、筋ジストロフィーの治験薬(ACE-031)について教えて下さいというメールをいただきました。あのような小さな掲示板でも意外と反響があるものだなあと少々驚いたものですが、田中さんとは質問を受けたりそれに答えたりと何度かメールをやり取りする中で、お互いの現状を少しずつ知り合うようになりました。

筋ジストロフィー(DMD)の息子さんの介護をしながらも、積極的に活動をされている印象を受けまし

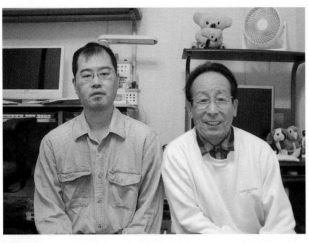
現在、父親と二人暮らし。

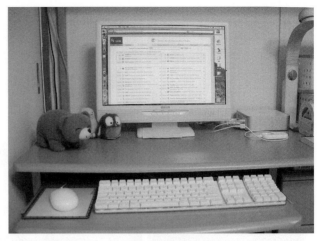
情報源のパソコンは用途別に複数所有しています。

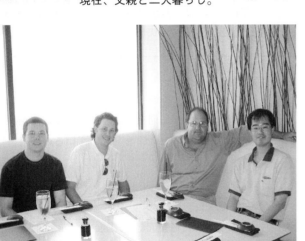
2006年頃の私。アメリカのテキサス州に留学中。研究仲間とダラスの日本料理店で。この頃は歩行中に転倒することもありましたが、まさか病気のせいとはつゆ知らず。

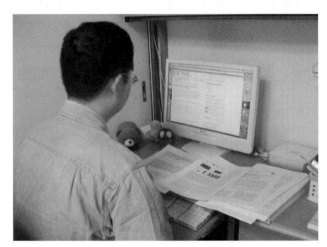
インターネットで病気に関する論文をチェック中

た。そんな折、田中さんから『難病と在宅ケア』の編集部に私のことを是非紹介してほしいと要望があったとのことでした。当初は私も躊躇しておりましたが、いっそのこと田中さんも一緒に紹介してはという私の提案を編集部が快諾してくださったこともあり、このような運びとなりました。

今後について

難病に苦しむ患者やその家族の方々にとって、治療法や最新の研究に関する情報は非常に関心が高いにも拘らず、情報を入手しそれを理解するのはなかなか困難なようです。そうした部分で私の知識や経験が微力ながらも役に立てばと考えています。まずは、"夢の扉"でそれを実行していきたいと思っていますが、私一人の発信力には限界がありますので、一緒に協力してくださる方がいれば非常に心強く思います。

村上の略歴

1969年奈良県生まれで、'93年九州大学農学部農芸化学科卒業、'98年東京大学大学院理学系研究科生物化学専攻博士課程修了、理博。東京大学医科学研究所、国立感染症研究所、熊本大学発生医学研究センター、テキサス大学サウスウエスタンメディカルセンターを経て、2006年より京都大学大学院医学研究科特任助教。主な研究テーマは転写因子およびコファクターによる遺伝子発現制御機構の解明。2008年9月に現役を引退。

（村上　政男）

81 呼吸器を付けて、一人暮らしをするには
～介護事業所を利用しながら～

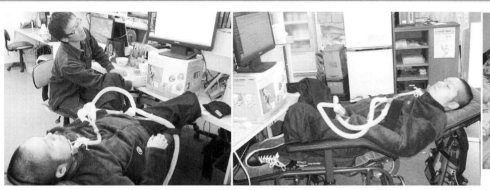
職場の仕事風景（筆者は手前）　週2回、勤務時間は11時から17時まで勤務しています

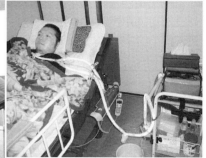
在宅で呼吸器を使用中

~~~~~~~~~~~~~~~~~~~~~~~~~~

　私は現在、一人暮らしと言ってももちろん24時間介助者を入れた自立生活です。デュシャンヌ型筋ジストロフィー29歳です。生まれて3年ほどして転びやすいということで両親が病院に連れて行き、病名が判明しました。9歳で車椅子、19歳から電動車椅子を使うようになりました。たとえ障害を持っていても、他の子と同じように地域の普通学校に通わせたいという両親の強い希望があり、小学校、中学校、高校、大学と通うことが出来ました。

　普通学校に通うことで、障害者でありながらも健常者と同じように普通に生活することが当然だという意識が自然に芽生えていった気がします。高校時代、ある一冊の本と出会いました。それは、筋ジストロフィーの青年が単身アメリカ留学をするというものです。障害者でも普通に生活することが当たり前という意識がありながらも、障害があることで社会生活を送ることが困難なことも世の中にはあると感じ始めていた私にとって、その本は自分の人生を前向きに、そして自由にさせてくれるものでした。その本をきっかけとして、漠然とながら近い将来、私も一人暮らし（自立生活）をしたいという夢を持つようになりました。当時、病気も進行し、風邪をひいたときの排痰のしづらさを感じるようになり、将来の病気の行く末についても不安を感じるようになっていた時期であったように思います。

~~~~~~~~~~~~~~~~~~~~~~~~~~

一人暮らし（自立生活）の始まり

　大学に入り、一人暮らし（自立生活）への私の強い希望と友人の協力もあり、大学4年生から大学近くのアパートで一人暮らしをするようになりました。一人暮らし当初、こんな自由な世界があるのだなと実感し、その自由を十分に謳歌していました。濃密な毎日を過ごしていたように思います。一人暮らしをするにあたって、大学近くの自立生活センターからサポートを受けました。福祉制度のこと、生活ノウハウ、家探しの仕方など、半年以上に及びました。現在は小金井市に移り住み、自立生活センター・小平で障害者スタッフとして働いて五年近くになりました。仕事はヘルパー研修の講師や同じ病気の方の相談をしています。相談内容は日々の生活の悩みだったり、これから自立生活をする人がヘルパー利用時間数を行政と折衝する際の交渉ノウハウを伝えたりしています。また他にも障害者が利用しやすい公共交通機関にするために、乗車拒否やトラブルがあれば交渉を行ったり、情報交換を行っています。

　一週間の生活状況としては、一日二交代制で14人の介助者に生活をサポートしてもらっています。午前9時から午後7時までの日勤、午後7時から午前9時までの夜勤という体制になっています。公的な介護制度としては、重度訪問介護を1ヶ月744時間（1日24時間の介護保障がされている）支給されていて、年金と手当だけで生活しております。

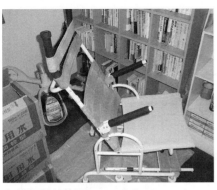
気管切開前使用していたシャワーチェア

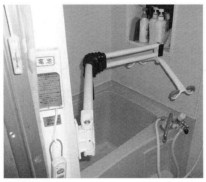
風呂用リフト（リモコン付）、一人の介助者で入浴ができる優れもの）

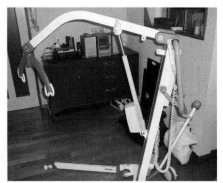
床走行用リフト

ここからは呼吸器の使用状況をお話したいと思います。20歳ぐらいから起床時に頭痛がするようになり、人工呼吸器（CPAP＝睡眠時無呼吸症候群の治療に使う）を夜間のみ使用していました。障害の進行につれて年々と呼吸状態が悪化していきました。23歳の時、人工呼吸器をCPAPからBiPAPに変更しました。人工呼吸器を夜間だけではなく、徐々に日中も使用するようになり、人工呼吸器が24時間にわたって不可欠なものになりました。睡眠時は鼻マスク、日中はマウスピースという具合に使用していました。障害の進行で手足がほとんど動かない為、人工呼吸器の電源のオンオフや鼻マスクとマウスピースの着脱などは全てヘルパーに介助してもらっていました。鼻マスクとマウスピースの切り替えは、睡眠時だけではなく、食事の際にもマウスピースから鼻マスクへの切り替えをしていました。

鼻マスクでの呼吸器使用に限界

このような呼吸器の使用状況は、3～4年続いたように思います。しかし、昨年から鼻マスクでの呼吸器使用（非侵襲的呼吸療法）に限界を感じるようになりました。いくつかその理由を挙げたいと思います。朝起きると頭が痛い。目覚めが悪い。何時間寝ても寝た気がしない。眠りが浅くて寝言が非常に多く、自分の寝言で起きてしまうこともある。息が苦しくなる夢を観ることがある。例えば溺れる夢、息が止まって死に魂になって死後を体験する夢など。休みの日に14、5時間寝ても体調が戻らない。食欲が無くなってくる。空気が肺に入らずに胃に入ってお腹が張る。胃に入ることで横隔膜を押し上げ息が苦しい。鼻マスクでは食事がしにくい、歯ブラシがしずらい。食事をすると必ず痰がからむ。そして肺活量が少ないため、自力で痰を出すことが出来ず呼吸が苦しくなる時が度々ある。鼻マスクを長時間顔に押し付けているため、鼻の上に床擦れができてしまう。鼻マスクで視界が遮られテレビやパソコンや本が読みにくい。鼻マスクの固定する場所が決まらず微調整を何回もしなければならない。食事をする時マウスピースから鼻マスクに切り替えなければならない。寒い日にはマウスピースをくわえている事も難しい。手足の血行が悪く、顔や爪の色は紫色で軽いチアノーゼだったのかもしれません。

限界を感じてから気管切開に至るまで一年以上かかりました。気管切開についてはまったくの無知でした。肺炎など命に関わる決定的なことがないのに、自分の喉にメスを入れる手術自体怖かったことを覚えています。けれど体調はどんどん悪くなる一方で自分ではどう判断したらいいのか分かりませんでした。それを変えさせたのは気管切開をしていた人との出会いでした。彼らは気管切開をしても普通に暮らしていた。しかもパワフルだった。普通に話をし、食事もしていた。飛行機に乗って旅行もしていた。彼等とひと月に一度のペースで一年以上かけて会ってきた（呼ネットの会議を通して）。

呼ネットの会議を通して

ここで呼ネットの説明を少ししたいと思います。呼ネットは、東京都内の自立生活センターで働く呼吸器使用者が集まって組織された団体です。全国に60名以上の会員がおり、人工呼吸器に関するさまざまな情報を交換しています。一度是非HP→http://tokyoilcenters.web.fc2.com/tvn.html を覗いてみてください。

呼ネットの会議を通して、気管切開に関する色々な話が聞けました。一般には気管切開をすると、話せなくなると言われています。しかし彼らは普通に話すことが出来ました。彼らの姿を通して一般に言

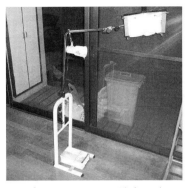
ブックスタンドで読書三昧

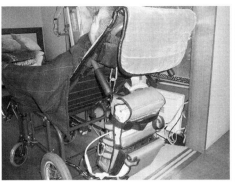
外出時の人工呼吸器の様子

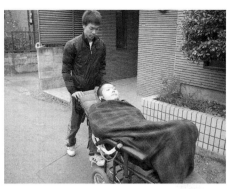
外出の様子

われていることと実際の違いを感じるようになりました。気管切開をしても話すことが出来るという確信がぼんやりと湧いてきました。また、気管切開は口から食べ物を食べれなくなるとも言われています。けれど、彼らは外出先で普通に食事をしていました。この出会いの中で気管切開に関する常識が次々に崩されていきました。気管切開をしようという決意が、私の中で徐々に固まっていきました。

私は気管切開で助かりました

しかし、筋ジスを取り巻く医学界の常識は気管切開よりも鼻マスクの使用がメインです。日本神経学会学術大会においても、筋ジストロフィーは鼻マスクの方が気管切開よりも生活の質 (QOL) が高くて良いという見解があります。つまり肺炎で命の危険が迫るまでは気管切開をしないという考え方が主流であると思います。その理由の1つとしては、呼吸管理のしやすさが挙げられます。それは人工呼吸器使用者側から出た発想ではなく、管理者 (医療関係者) や介護者側からきている発想です。気管切開をすると呼吸管理や介護が大変になることによって、QOLが下がるというのが管理者や介護者側の意見だと思います。しかし気管切開が必要な状況であるにもかかわらず、いつまでも鼻マスクの使用にこだわり続けると、筋ジストロフィー当事者の体力がどんどんと奪われ、肺炎などで亡くなっていく方がいるということも事実としてあります。

計画的な気管切開をしたいと主治医に伝えたところ、命に関わるような緊急事態ではないので、気管切開の必要はないと反対されました。病院の責任を問わないという誓約書を書いた上で、気管切開が6月末に行われました。術後の様子は良好で気管切開前後の大きな変化は、呼吸が非常に楽になったことです。顔色も良くなり、爪の色も元に戻りました。

お腹が張ることもなくなりました。気管切開をして本当に良かった、自分の判断は間違っていなかった、そう思いました。じりじりと命に関わること (肺炎など) が起きない限り気管切開をする選択を遅らせていれば、重篤な事態になっていたと思います。

ここからは気管切開後の在宅生活の様子をお話しします。現在も公的な介護制度として、重度訪問介護が1ヶ月744時間支給されています。吸引は毎日ヘルパーにしてもらっています。吸引の手技は病院内で看護師から講習を受けました。最初ヘルパーは恐る恐る吸引をしていましたが、数週間もすると慣れていきました。かくいう私の方がビビッていたかもしれません。入浴は風呂場が狭いため、週2回の訪問入浴を利用しています。夏場を考えると、週2回では少ないため、今後週3回を目標に行政へ要望を出そうかと思っています。在宅医療も利用しています。現在のところ、週2回の訪問看護と週1回の訪問医の診察を受けています。カニューレの交換は2週に1回ほどで訪問医に行ってもらっています。

人工呼吸器を使った一人暮らし（自立生活）をする上で、大切なことは自分の身体の状態をよく知るということ、「今、身体に何が起こっているのか」を自分で把握すること。もちろん治療は医者に行ってもらうわけですが、どんな治療の選択肢があるのかを知っておくことが大事です。治療の選択肢を一人で把握し理解するのは重労働で、精神的にも大変なことだと思います。そんな時は周りに助けを求めてください。同じ障害を持った人に聞いてみると、何か良いヒントが得られるかもしれません。呼ネットでは、そういった情報交換をするメーリングリストを用意しています。是非このメーリングリストも積極的に活用してみてください。きっと皆さんのお役に立てることと思います。

（落合　勇平）

82　気切から取り戻した声に願いを込めて

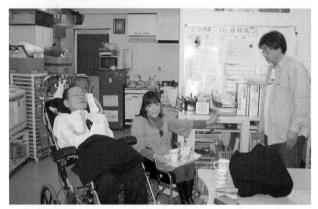
スピーチバルブではっきり発声しながら仕事をこなす

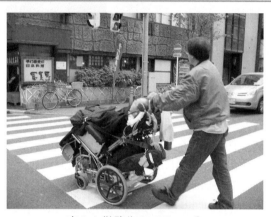
家から勤務先までは10分

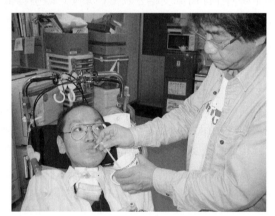
仕事中もヘルパーさんにはサポートしてもらう

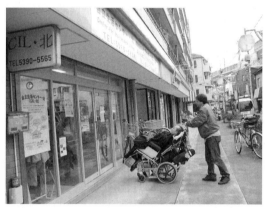
さあ出勤！

～～～～～～～～～～～～～～～
「できるだけ多くの方の相談に乗ってあげたいですね」

スピーチバルブを用いてそう流暢に話すのは、東京都北区在住の小田政利さん（40歳）。

小田さんはデュシェンヌ型筋ジストロフィーを抱え、十年以上前に気管切開をしているが、障害者支援の仕事に尽力している。
～～～～～～～～～～～～～～～

もっと情報発信を！

小田さんは月・火・木曜日の週3回、11時～18時まで自立生活センター・北（CIL・北）に勤務し、自身が立ち上げた「人工呼吸器ピアサポート局」でさまざまな人の相談に乗っている。仕事を始めて、早4年目だ。

「難病でひとりになったとき、いったいどうやってネットワークをつくればいいのか。ヘルパーに24時間きてもらう体制をつくるにはどうしたらいいのか。そういったさまざまな不安や不便を抱えている方たちの相談にのって、自立するための情報発信をもっともっとしなければと思っています」

小田さんがそう思うようになった背景には、これまでの自身の経験が刻まれている。

"箱入り息子"から自立へ

父を早くに亡くし、小学校4年生のときから車いす生活だったという小田さんだが、その分母親の愛情をいっぱい受けて育った。養護学校に通うことはなく、中学校の3年間も母に自転車の後ろに乗せられ、普通学級に通ったという。「みんなに"箱入り息子"と呼ばれるくらい、大事に育てられましたね」

しかし、その母にも病魔が襲う。2001年8月、多発性骨髄腫に倒れた

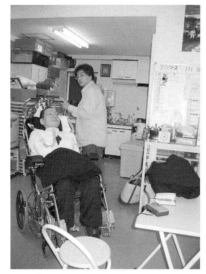
事務所内の仕事だけではなく、外での仕事も半々

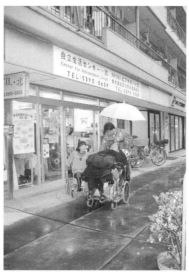
雨でも支援者宅へサポート相談にヘルパーさんと向かう

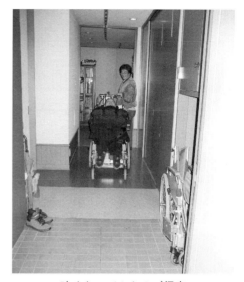
暗くなってからのご帰宅（マンションはバリアフリーに改造）

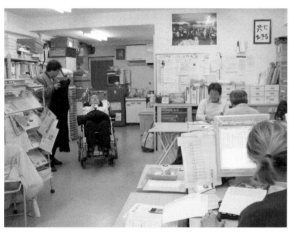
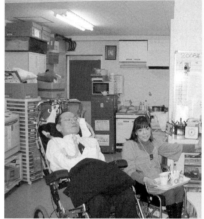
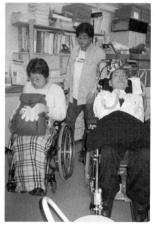
たくさんの仕事仲間たち

母は、「息子を残して入院はできない」と入院もせずに介護を続けた。目の前で苦しみながら介護をする母を見て、胸が痛んだ。そんな母の苦しさをおしての闘病生活は長く続かず、1年後に入院、小田さんの介護をする者はいなくなった。

「最初は在宅ケア協会の戸山さんに頼んで週2回、ヘルパーさんに来てもらうようになりました。それから間もなく母が亡くなってしまったんですが、急なことなのに戸山さんが2日間でヘルパーさんを集めてくれて、在宅ケア協会と自立生活センター北、スタジオIL文京の3事業所で助けてもらいました。」

その結果、全身性介護人派遣制度で8時間、自薦登録ヘルパー制度で8時間、生活保護による他人介護加算4時間、計20時間の公的サービスを受け、残りの4時間を実費でお願いしている。これは支援費制度に移行した今も変わらない。

声を取り戻してくれたスピーチバルブ

「母を見ていたから、家族の生活を考えて自立しなければいけない、呼吸器をつけてはいけないと考えていましたね」

小田さんは当初、気管切開を頑なに拒んでいた。しかし97年7月に寝返りもうてない位の呼吸の苦しさで入院。1週間、気管挿管されたまま医師に説得され、最後には応じた。

しかしその時は、食べられなくなることを知らなかったという。「情報を持たずにいることの怖さや問題を、そのときに痛感しました」

また、同じことをスピーチバルブでも痛感している。小田さんは気管切開をして約1年間、声を失っていた。それを取り戻してくれたのは、「叔母がテレビで見たのを、保健師に聞いて探してもらった」というスピーチバルブだ。

初めてつけたときは、息を吐くときや、痰が出るときも苦しかった。カニューレが大きすぎたのが原因とわかり、今は何の問題もない。

「スピーチバルブがなければ、今

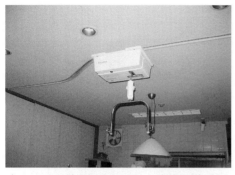
車いすへの移乗はもちろん、部屋（寝室→リビング→浴室）移動するのは、天井走行リフトを利用

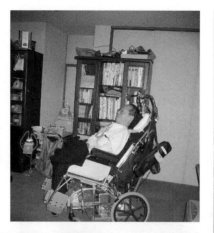

10分間は自発呼吸ができるので、呼吸器のトラブル等があっても慌てないようにヘルパーさんに伝えている。アンビューを使用中でもスピーチバルブで話せるという。

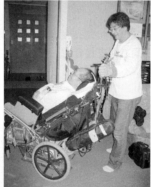
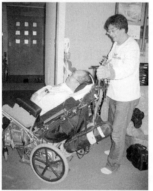
親が残してくれたマンションで

ピーチバルブだ。

初めてつけたときは、息を吐くときや、痰が出るときも苦しかった。カニューレが大きすぎたのが原因とわかり、今は何の問題もない。

「スピーチバルブがなければ、今も発声できなかったと思います。だからこそ、いろいろな情報を積極的に発信して、みんなに知ってもらわなければと思っています」

なお、スピーチバルブは年に1度は変える必要があり、小田さんは自費購入している。装着は約2、3分で終わり、夜間ははずしている。

私たちの現状を広く伝えたい

現在、24時間常にヘルパーさんがひとりつく独居生活を続けている。兄夫婦が二階のマンションに住むが、生活は完全に別で介護はなし。もっとも、何かあったときの安心感はあるだろう。

ヘルパーさんの自己負担は、毎月12～15万必要だが、その費用はCIL・北からの給料でまかなっている。それ以外にかかる生活費や医療材費は、障害年金でこと足りてはいないが、「事業所に何とか助けてもらってます」と小田さんは笑う。

もっともっと人工呼吸器を使用しての生活のことをみんなに知ってもらいたい、という思いから、積極的に外出もしている。時には電車内などで明らかに興味本位という形で話しかけてくる人もおり、ヘルパーさんが制することもあるそうだが、小田さんは逆にヘルパーさんを制して話に答えるそうだ。「でも、子どもと話しているといきなりカニューレを引き抜こうとしたりするので、それは気をつけないといけませんけどね」（笑）

昨年は、韓国のCILのイベントに参加し、障害者約60人が9グループに分かれて、端からソウルに向かい東西を横断した。その間、夜は雑居ビルに入り寝袋で寝るなどの経験を重ね、「自信がついた」と小田さんは言う。

「以前、公民館へ行ったとき、隣に座った老夫婦に"呼吸器をつけてまで生きていたくないね"といわれたことがあります。おそらく、私にはわからないと思われたのでしょうが、私には何も返せませんでした。でも、そういうふうに思われてしまうのも、筋ジスの人や呼吸器をつけた人が、どういう生活を送り、何を思っているかということが、知られていないからだと思います。先日立ち上げたTILベンチレータネットワーク"呼ネット"の活動を大きく拡げて、人工呼吸器を使用しながら外出できる事などもっと私たちの現状を伝える努力をしていきたいですね」

一度は失った小田さんの声が、さらに多くの人に届いたとき、また少し誰もが生きやすい社会へと近づくだろう。

（小田　政利）

83　全国の患者さんたちと交流活動を展開して

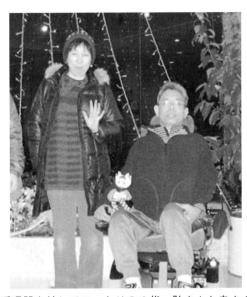
呼吸器を外してスッキリの八代　弘さんと奥さん

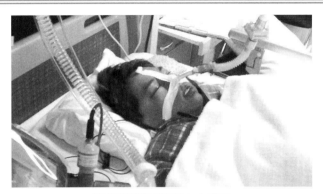
西多賀病院で挿管した当時

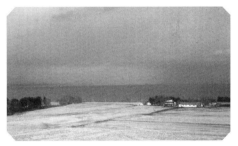
八雲ハーベスターから噴火湾を望む

2007年の11月頃から、慢性的な風邪と思われる体調不良が続き、近隣のクリニックを受診するが、特別な処置等はなく、仕事の忙しさかまけて時間が過ぎて行きました。このことは、私の人生にとって大きな分岐点でもありました。

実は私は中学2年の時に顔面肩甲上腕型筋ジストロフィー(FSH)といわれ、以来40数年の筋ジスとの付合いでもありました。寒い冬の2月に筋ジス専門病院に電話で相談し、翌日にはベットを空けて貰い、直ぐに入院する手はずをとって貰いました。

それは"CO_2ナルコーシス"から始まった

入院して安心したのか、夕食を食べて家族が帰宅すると直ぐに、意識がなくなってしまいました。これは、CO_2ナルコーシスと云って呼吸を休む様に脳が命令したのです。呼吸の排気が弱く二酸化炭素ガス(CO_2)を換気出来ない事です。

呼吸に対する不安は同病の方と随分学習していましたが、人工呼吸器に対しては本能的な拒絶があった様です。医師の懸命なる処置にも気管挿管から、抜管するには到らず2週間後には、命を救いたい家族の悲願で気管切開する事になりました。

気管切開後の暫くは、自分のおかれた状況を直ぐには理解できず、夜間の悪夢と呼吸器のアラームと吸引が続きました。気管切開して暫くの間言葉はありませんでしたが、体調も安定した。無我夢中だったと思いますが口から軟らかい物は食べられ、パソコンを使えるまでに回復しました。この頃に事の重大さに始めて気がついた様な気がします。

退院へ向けての準備

病棟スタッフらの支援により、在宅移行への準備が進められましたが、自宅での吸引という一つの高いハードルがあった事は云うまでもありません。半年後には、福祉制度を全く利用した経験がない中での、医療と福祉の"よちよち"歩きの連携での在宅生活が始まりました。

これには、在宅で気管切開して人工呼吸器を使用している人達の、大きな後押しがありました。退院し慣れない呼吸器の生活で肺炎になりましたが、呼吸器を背負って、徐々に会社に復帰する事が出来ました。カ

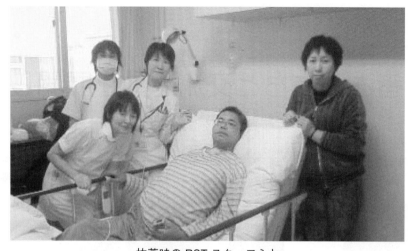
抜菅時のRSTスタッフらと

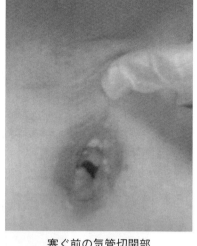
塞ぐ前の気管切開部

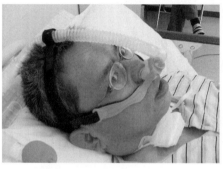
鼻プラグでNPPVへの移行

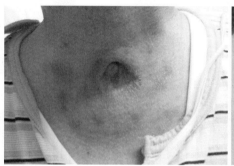
抜菅後急速に塞ぐ切開部

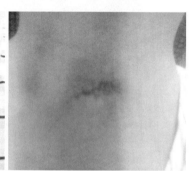
抜糸時の切開部

ニューレを装着しての呼吸管理と、痰のコントロールに周辺の人達は緊張の連続だったと思います。

呼吸リハビリテーション市民公開講座から

昨年の10月に厚生労働省筋ジス神野研究班の呼吸リハビリテーション市民公開講座が仙台で開催される案内を受け、藁を掴む思いで研修会に参加しました。会場では、呼吸器ユーザーの出席である事で、電源から吸引器とカテーテルまで準備して頂き心地よい講演会を聞かせて貰いました。

欧米とかヨーロッパでは10年も前に気管切開しない気道クリアランス確保に関するガイドラインがでている事などを、正面で聞いている気管切開している私にとってはショックでした。しかし折角のチャンスでもあるので、講師の石川悠加先生に、帰りの飛行機の時間を気にする中で、自分と呼吸器の付合い方、痰のコントロール加温加湿器の設定などを質問しました。頭の奥には自分は"まだまだ"人工呼吸器は必要ないと思っていたので、講演の中での非侵襲的陽圧換気療法（以下、NPPV）は大変興味のある内容でした。"TPPV"一字違いの"NとT"でQOLがこれほど異なるのか？ならば呼吸法をNPPVに変更出来ないだろうかと質問をし、丁寧な説明をしてもらい、ご飯が食べられて発声が出来れば肺活量が少なくても、検証してみる可能性もあることをその場で知りました。

国立病院機構八雲病院へと

自宅に帰り悶々とする中で、筋ジス協会のML "夢の扉"のアドバイス等を受けて、何度か八雲病院の石川先生とメールで相談して、急転直下で津軽海峡を越える決心をしました。主治医と在宅の往診医からの紹介状を頂くまでは多くの時間を必要としなかったのは幸運だったと思います。12月8日には800Kmの時空を超えて八雲入りをする事が出来ました。

ケア医療の質の高さに驚き

ベットに上がるや否や、持参したノートパソコンのネットワークへの接続をして貰い、水を得たり魚の様に八雲での夜は更けていきました。翌日には病棟の案内を受けて、基礎的な検査が始まりました。驚きはカニューレを装置したままでの、手慣れた看護師の手により数年ぶりの大浴槽での全身浴をする事が出来ました。

当然毎日の朝のトイレはマンパワーによる介助で安心して病棟生活が始まりました。病棟内、鼻マスクだけでは無く鼻プラグ、マウスピー

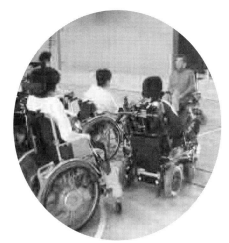
八雲養護学校での交流

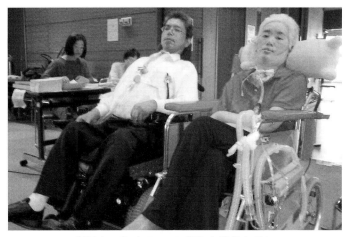
退院して知人のALS福島支部長と共に

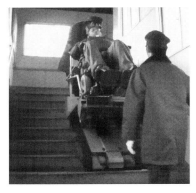
八雲駅での階段で

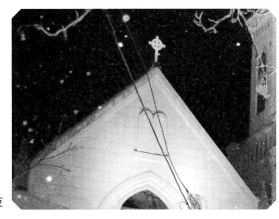
函館の夜

スを付けて電動車椅子が往来し、ケア医療の質の高さを感じました。

不安の中で気管チューブの変更を！！

普通は鼻マスク呼吸器から気管切開へと進むと思いますが、逆のケースなので少し説明します。

3日後には内筒付有窓カニューレに交換して、夜は気管切開部に呼吸器を接続し、日中はカニューレに蓋をして、鼻マスクから呼吸器へ接続をして、排痰の機能、咳の力、呼吸機能を確実に検証していきました。夜はさすがに慣れない複雑な構造のカニューレのせいか、痰が詰まり不安な夜を過ごしました。

その後一挙に気管チューブを抜管してNPPV療法の本格的な開始となりましたが、切開部からの空気漏れには苦しみましたが、懸命なRSTスタッフ（呼吸サポートチーム）の対応により改善されました。気管切開の人工呼吸での快適性に慣れているので、鼻マスクはどうしても合わず、インターフェイスを鼻プラグに変更し、呼吸モードの変更・設定等を夜間に繰返しました。切開部の肉芽に最終的に苦労しましたが、急速に切開孔は塞がっていき、NPPVを受け入れていきました。

呼吸器と吸引器を持参しないでの外出

10日目には外出も許され2年目にして始めて呼吸器と吸引器とを持参しないで八雲町の牧場高地から内浦湾（噴火湾）を楽しむ事が出来ました。退院の前日に悲しいお別れが病棟でありましたが、八雲養護学校での交流等も出来て大変よかったです。クリスマスの函館の夜を楽しみ福島に戻りました。1月には近くの総合病院の耳鼻科で切開部を塞ぐ手術を受けましたが、親指程の切開に4人の医師が「うれしい手術」といって縫合してくれました。その後紹介状を出してもらった西多賀病院で呼吸器の調整確認のための検査入院をして、この気管切開に別れをしました。

3月の始めには、八雲病院でお世話になった先生方と仙台で再会する事が出来ました。この2年間で気管切開からNPPVへの変更にあたり、お世話になった多くの方と、東北一の歓楽街の国分町を楽しむ事が出来ました。まだまだNPPVの入口で、難しい問題がありそうですが、呼吸で困っている人、自分の呼吸機能を知らずにいる人等に、このNPPV療法が広く正確に伝わっていく様に強力な"NPPVネットワーク支援"を願う今日この頃です。

（八代　弘）

第IX部

災害対策篇

84 東日本大震災時の在宅人工呼吸器装着者の行方

~~~~~~~~~~~~~~~~~~~~~~~~~~~~

東日本大震災は、(1) 地震・(2) 津波・(3) 原発事故を原因とする大規模複合災害である。一般に災害時の対応は、① 自助・② 共助（互助）・③ 公助に分けられそれぞれに変化のある対応が求められる。東日本大震災においても同様であった。さらにこの震災における災害分布にはある特長が見出された。

それは、Ⅰ. 震災一次被災地域（地震・津波によって身体・家屋が破壊された地域）・Ⅱ. 震災二次被災地域（身体・家屋の損傷は軽微だが、ライフラインの途絶による弊害を受けた地域）・Ⅲ 安全地域の三地域の分布である。

本稿は、特に (1)・(2)、①・②、Ⅰ・Ⅱ の組み合わせによる、当該震災における在宅人工呼吸器装着者、特に気管切開を行っていて常時人工呼吸器を必要とする在宅TPPVの被災者の動向について報告するものである。

~~~~~~~~~~~~~~~~~~~~~~~~~~~~

基本情報

筆者の知る限りで、睡眠時無呼吸に使用するCPAPを除いた、宮城県内の人工呼吸器（TPPV＋NPPV合わせて）は、A社製147台・B社製23台・C社製15台・D社製12台の合計197台であった。このうち、仙台往診クリニックは45台を使用している。TPPV約120台、NPPV約77台と見られる。

自助期

人工呼吸器装着者のうち津波によって亡くなられた方は3名と思われる。

災害発生直後から電源は不通となった。在宅TPPVの療養者の電源はどうであったか。初期型の人工呼吸器（PLV、LPタイプ等）では約一時間しか持たないため、外部バッテリー（約5～8時間）を持っていない療養者は緊急入院せざるを得なかった。

家族や訪問介護員等が呼吸補助をおこなっても数時間～半日が限度である。したがって、一両日中に入院を余儀なくされたと思われるTPPV療養者は約85名／120名（71％）であった。

仙台往診クリニックが担当している45名中、1名が津波によってお亡くなりになられた。電源確保が困難でTPPV43名中19名が入院（44％）、何らかの手段で電源を確保し続けた56％が在宅で維持された。

最も電源回復が早かった仙台市青葉区の中心部でさえ、約3日過ぎてやっと回復したので、自助期を乗り切るためには3日間＝72時間は電源が確保されなければならない。

電源が確保されるためには、表1のように、内部バッテリー・外部バッテリー（図1）・発電機（図2）・自動車のシガーソケットから通電するインバーター（図3, 4）・そしてアンビューバッグ等の複数の使用が必要である。

しかし、三日間持つ外部バッテリーとなれば数十万円の値段となる。発電機はモーターの音がうる

表1　在宅での対処マニュアル

＜家庭における対処マニュアル＞

1) 吸引器（内部バッテリー付に変更）	・50cc注射器 ＋ 吸引チューブ ・足ぶみ式、ピストル式吸引器
2) 酸素濃縮器	・ボンベ ・液化酸素ボンベ ・バッテリー ・発電機・インバーター
3) 人工呼吸器	・内部バッテリー ・外部バッテリー ・アンビュー　バッグ ・発電機・インバーター
4) 夜間の対応器材（懐中電灯、ラジオ、ろうそく、ライター等）	

各家庭に発電機を備えるのがベスト

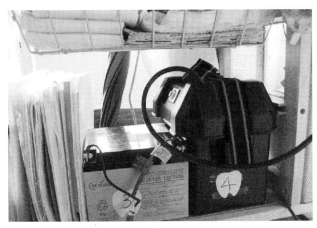

図1

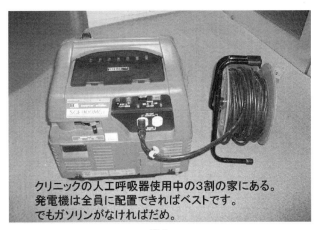

クリニックの人工呼吸器使用中の3割の家にある。
発電機は全員に配置できればベストです。
でもガソリンがなければだめ。

図2

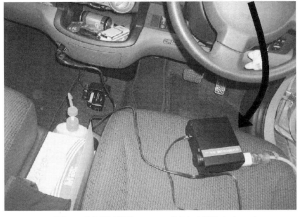

シガーソケット対応インバーター

図3（定格電流280W以上が望ましい）

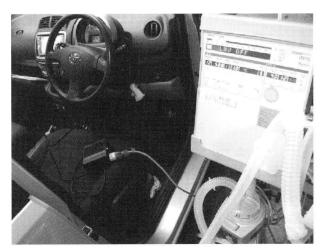

図4

さいために周囲に気配りが必要。インバーターは自動車が必要であり、マンションの3階以上では延長コードの問題が発生して使いづらい等の問題がある。

発電機とインバーターに共通する問題点は「ガソリンの確保」である。当クリニックの療養者については自助期において上記の複数の組み合わせを行い、この時期を乗り切った。

共 助 期

震災発生当日3月11日（金）から3日を乗り切った3月14日（月）には新たな問題が生じた。発電機・インバーターで3日間を過ごした療養者の家庭のガソリンが枯渇したのである。

このときにはすでにガソリンスタンドは長蛇の列で、8〜12時間の待ち時間となっていた。ガソリンの確保が不可能となったためにこの時点で約4名が入院している。当クリニックでは緊急車両の認定を受けることによって、ガソリンを優先的に分けていただき、療養者に配分することで在宅維持が可能となった。

これに貢献したのが、厚生労働省が3月13日（日）に一早く出した通知「緊急通行車両確認標章の発給等について」である。当クリニックはこの通知を基に12台の緊急車両（図5：提出書類、図6：認定書）を確保した。オートバックス住野会長のご好意によりガソリン缶を確保し、同日からガソリンのピストン輸送を開始した（図7）。

ガソリン供給は約一週間継続された。その間に地域ごとに電力の回復がなされた。4月初旬には最期の一人が帰宅され、全員が在宅療養に戻ったのである。

本 震 災 の 特 長

①一次被災地域はDMAT、自衛隊等が救出活動を行うので、病院搬送、ヘリコプターによる遠隔地への搬送が可能であった。

しかし、この震災においては②二次被災地域（身

体・家屋の損傷は軽微だがライフラインが途絶）の電力確保が最も重要であった。在宅医師・訪問看護師のみならず、訪問介護提供職種、施設介護等への緊急通行車両認定が、在宅維持の可否を分ける重要なポイントであった（図8）。残念ながら訪問薬剤師、訪問歯科医師には後日認定がなされたが、介護職には通知がなされず、4月半ばに仙台市においてはようやく一事業所に一台のみ緊急車両の認定がなされただけである。

当該認定が行われるか否かは、図8にあるように在宅療養者・施設療養者がそのままの生活を継続できるか、できずに入院を強いられるかの重大な分岐になる。当該認定が速やかに行われることにより、ライフラインの途絶による生活困窮で病院への社会的入院が増大し病院機能麻痺を起こすことを、未然に防ぐことができるのである。

今後の災害発生時にはこの点が重要となる。同様の認定が医療関係者のみならず介護関係者にも十分に行われることが望ましい。

人工呼吸器装着者の現状

宮城県内の在宅人工呼吸器装着者のうち、震災一次地域の方々を除いた約170名の方々は在宅復帰しているようである。そのうち、およそ50名は未だに発電機・インバーターが設置されていないことが判明している。今後更なる余震の可能性を考えれば、当該装置を事前に設置しなければならない。

しかし、ここに問題が起こっている。ひとつには発電機の値段が数万円であること。

経済的に余裕がない場合にはインバーター約5,000円を購入する手がある。しかしいずれも医療機器ではないので、呼吸器メーカーも医療従事者も「安心して使用してください。」と言いにくい点があるのだ。正弦波インバーターは矩形波に比べてトラブルが少ないという。だが正弦波インバーターは数万円になる。そして、何日も使用した療養者に聞くと「矩形波インバーターでトラブルが起こったことはない。」とのことであるし、トラブルの発生を確認したことは当クリニックでも一度もない。

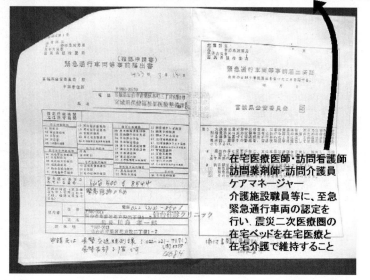

図5

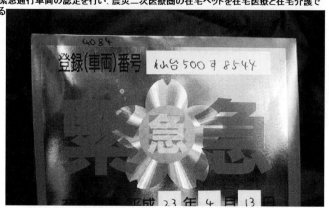

図6

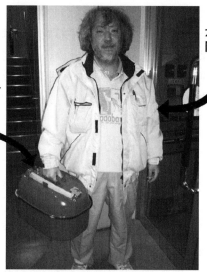

図7　写真は筆者

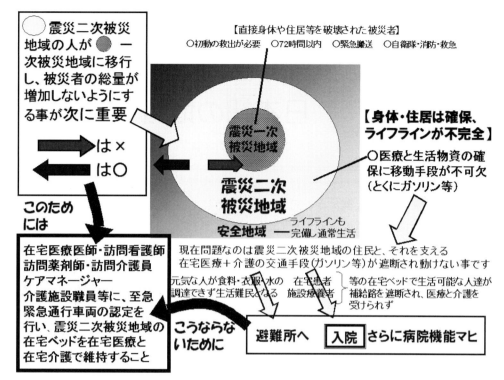

図8

厚生労働省はこの点を考慮した正弦波インバーター・発電機を『病院』に対して供与する通知を出したのだが、如何せん、宮城県の在宅人工呼吸器装着者の60％以上は地域の診療所が訪問しており、病院ではない。そこで『診療所』に対する当該措置がさらに必要なのだが、まだ通知されていない。

仙台往診クリニックは独自に50個程度の矩形波インバーターを購入した。まだ設置されていない療養者宅に直接配布する計画を行っている。その際には、事前にかかりつけ医に対して連絡が必要となるのだが、ここにも個人情報の壁が立ちはだかっていて遅々として進んでいないのである。

今後、宮城県医師会等を通じて、実際に在宅人工呼吸器装着者を訪問している医師の割り出しを図り、当該医師にインバーターの供与と注意点について説明しなければならない。

おわりに

東日本大震災の教訓は、
(1) ライフライン特に電力の維持に尽きるといえる。
(2) 在宅療養が維持できれば病院に駆け込むこともなく、病院が機能マヒに陥ることもない。
(3) 自助期には、電力の維持のために発電機・インバーター・バッテリー等を複数、72時間は維持できるように準備を整えることが必要である。

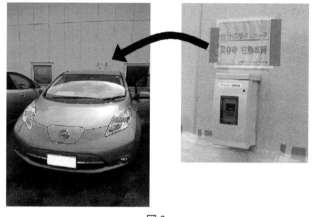

図9

(4) 電力を生み出すためのガソリンが必須であり、緊急車両認定等の特別な計らいが重要である。
(5) 未だ発電機・インバーター等が行き渡っていない療養者がおり、早急な対応が必要である。

最後に、太陽光等自然エネルギーによる電力利用、都市であれば電気自動車の利用も災害時には有効である。当クリニックは日産自動車から好意により最新型電気自動車『リーフ（図9）』を二台お借りした。8時間の充電で120Km以上の走行が可能であり、かつ電力供給は震災時にも係わらず日産営業所のバッテリーから十分に充電が連日可能であった。

最後に、本災害の教訓を活かし今後のより良い対応に繋げたい。

（川島　孝一郎）

85 人工呼吸器装着患者の日本初の地域ネットワーク

平成7年1月17日に阪神・淡路大震災が、そして平成16年10月23日に新潟県中越地震が、更に平成23年3月11日に東日本大震災が起きたのは、皆さんの記憶に新しいことと思います。また、東海・東南海・南海地震は、100〜150年周期で繰り返し発生しており、今世紀前半には必ず起きるといわれています。特に、東海地震は、1845年（安政東南海地震）以降、150年以上地震が発生していないため、いつ発生してもおかしくない状況です。私は現在、三重県の筋萎縮性側索硬化症（ALS）の患者会（みえalsの会）の事務局長を務めていますが、、みえalsの会では、平成18年より大規模災害時に備えて「災害対応マニュアル」の作成を行い、三重県四日市市では平成20年より人工呼吸器装着患者も参加した災害訓練を毎年、実施しています。神経難病患者さんの訓練の実現までには、数々のハードルがありました。筋ジストロフィーとは疾患が異なりますが、多少なりとも参考になればと存じ、その道程と訓練の様子をご紹介いたします。

災害対応マニュアルの作成

これまで、いくつかの県から公開されていた災害時のマニュアルは、難病患者全般を対象としたものが多く、あらゆる状態の患者さんに対応するために作られており、詳細かつ多岐にわたっているためページ数が多く、実際に現場で使用するとなると使い勝手が必ずしも良いとは言えないものでした。そこで、みえalsの会では、特に在宅で療養されている人工呼吸器を装着した患者さんを対象とした「災害対応マニュアル」（図1）を独自に作成しました。さらに、県の保健師さんに家庭訪問の際に聞き取り調査を行っていただき、必要事項を記入してマニュアルの完成を行ってきました。

平素より「災害対応マニュアル」に沿って、緊急時の対応を復習したり、緊急時の持ち出し品を点検して準備しておくことは、とても重要で、慌てないためにも必要と考えます。また、隣県のJALSA愛知支部とは、役員間の意見交換会などの交流も行っており、大規模災害時には、隣県同士が相互に協力する体制作りを進めています。この「災害対応マニュアル」は、JALSA愛知支部のHPからダウンロードが可能です。

災害訓練を企画するに至った経緯

「災害対応マニュアル」を作成していた最中の平成19年4月15日、三重県中部を震源地とした地震が発生しました。震源に近い亀山市（シャープの液晶テレビの"亀山モデル"の工場がある）では、震度5強を観測しました。当時、私は在宅で人工呼吸器を装着しているALS患者さんを3名担当していましたが、幸いなことに、被害はありませんでした。「今、神戸や新潟クラスの大規模震災が発生したら…」、「自分自身、そして自分の家族も被災したら…」、そう考えると、「3名同時に、救援に駆けつけることは不可能で、被災直後は、隣近所の地域住民の方々に支援していただく必要がある」と考えました。

大規模災害時には、電柱や架線の点検のため少なくとも3日間は送電がストップするといわれています。患者さんが日常使用している数多くの器機は電気を必要とします。人工呼吸器、吸引器（吸痰用）、低圧持続吸引器（唾液用）、電動ベッド、エアマット、パソコン、移動用のリフトなど、全て電気で動いています。なかでも人工呼吸器は患者さんの命に直結していますから、いざという時のために、非常用の外部バッテリーや発電機を準備しておく必要があると考えました。

さて災害時の準備や心構えが出来たとしても、いざ避難となった際に神経難病の患者さんは、ご自身やご家族だけで移動し、避難するのは困難な状況と思われます。ALS患者さんでは、ベッドから車椅子に移動する時には、頭部と気管切開チューブの確保に1名、身体を支えるのに上半身と下半身で2名、

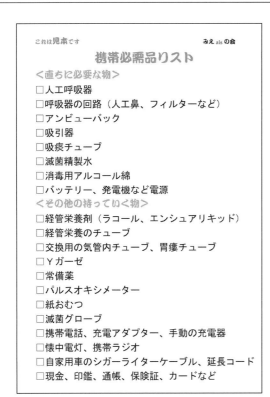
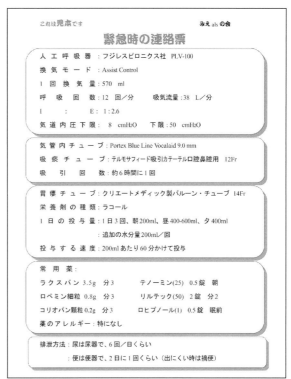

図1　災害対応マニュアル

人工呼吸器を持つ（アンビューバックを押す）のに1名で、最低でも合計4名は必要となります。ですから、災害時の避難に際しては、ご近所の協力が不可欠になってきます。

日頃からの隣近所とのお付き合いが大切だと思われます。県では、災害時に支援を必要とする難病患者さんのリストを作成しており、市町の自治体でも同様のリストが作られ、自治会や自主防災組織などにリストが伝えられています。しかし、神戸や新潟での教訓ですが、震災時にはリスト上でしか見た事がない患者さんは救出が遅れ、一方、事前の避難訓練などで顔を合わせてあった患者さんは、"あの人大丈夫かな？"と、皆が気付き救出が早かったといい、避難訓練の重要性が報告されています。そこで、私が在宅で受け持っている3名の患者さんを対象に避難訓練を行うことを計画しました。

訓練実施までのハードル

平成19年夏、四日市市役所の防災対策課（現在は危機管理室）に避難訓練の実施をお願いしましたが、当初の反応は、「訓練の時に患者さんに何かあったら、行政としては責任がとれない。もっと医療依存度の低い寝たきり患者さんで訓練して、慣れて来たら、ALS患者さんで実施してはどうか」との冷ややかなものでした。ご近所の自治会からは「果たして、実際に難病患者さんでの訓練が可能だろうか？」「患者さんを人の目にさらしていいものだろうか？」との批判的な意見が出ましたし、患者さんやご家族からは「近所の方も忙しいのに訓練が頼めるだろうか？」「近所の方に病気を知られたくない」との、声があがってきて、まさに八方塞がりの状況でした。

しかし、訓練の必要性を根気強く説明して回っていくうちに、いくつかの問題点が明確になり、それらの解決方法もわかりました。訓練を実施する主催者が行政のままでは何かあった時の責任問題がネックになるため、解決する方法として、私が代表となって四日市市在宅介護支援者会議という任意組織を形式的に作り、何かあった時の責任は私がとる形で行政を説得して突破口を開きました（2年目からは、みえalsの会が主催の形をとっています）。

自治会に対しては、昼・夜・土日を問わず自治会への説明会を開き、いざとなった時は、近隣の皆さん達だけで、何とかしなければならない事を繰り返し説明し、最後には理解して頂き、訓練の実施を受入れてもらいました。患者さんとご家族に対しては、訓練の必要性を説明し、納得して頂きました。この様にして、いくつかのハードルを越えて、平成20年11月、ALS患者さんご自身も参加した全国で初めての災害訓練を3カ所で行いました。

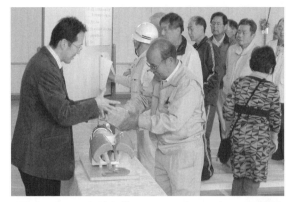
図2　ダミー人形を使ってアンビューバックの練習

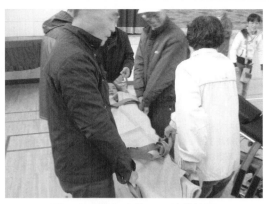
図3　布担架を使って移動練習

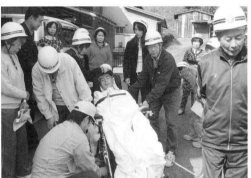
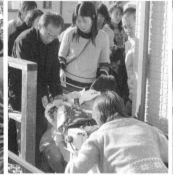
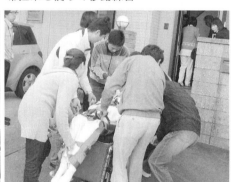
図4　家外での移動訓練

災害訓練の実際

訓練では、患者さん自身も参加して実際に避難所までの避難訓練を行うことにより、近隣住民の方々に避難支援の方法について認識を深めていただき、円滑な避難支援ができるようにすることともに、患者さんご家族にも、災害時の備えについての認識を深めていただくことを目的としました。

停電になった場合、患者さんの生命を維持するためには、アンビューバッグによる呼吸アシストが不可欠になります。その際、ご家族だけでは人手が足りないことが、過去の大規模震災時での事例より判っていますので、近隣の方々にアンビューバッグの取り扱いに慣れて頂きました。また、ベットから車椅子までの安全な移動法を練習し、近隣の方々の手で実際に患者さんを避難場所まで移動してもらいました。

訓練は、次の様な流れで行いました。
1) 避難所となる体育館に関係者が集合。
2) 体育館で移動方法・注意点等について講義をおこない、役割分担の確認。
3) アンビューバックの体験。
　（ダミー人形を使って実際にバックを押してもらいました（図2）。
4) ダミー人形や参加者による模擬患者さんを使ってベッドから車椅子への移動の練習。
　（移動には、布担架を使用しました。図3）
5) 体育館での講義終了後、患者さんのお宅へ移動。
6) 避難時の物品確認。
7) 役割分担どおり配置し、ベットから車椅子へ移乗。
8) 避難所までの移動、途中、道路などの注意箇所の確認。（図4）
9) お宅へ戻り、車椅子からベッドへ移動。
10) 参加者による反省会。

訓練の実施に際して、以下の団体に参加協力して頂きました。ご協力に感謝申し上げます。
　三重県　健康福祉部　健康づくり室　地域保健グループ
　四日市市保健所　保健予防課
　四日市市役所　防災対策課（現在は危機管理室）
　四日市消防本部　南消防署
　四郷連合自治会、高花平連合自治会、西日野連合自治会、内部連合自治会、
　波木南台自治会
　フィリップス・レスピロニクス

訓練を終えて

平成20年の訓練は、ALS患者さんが参加した全国初の訓練実施ということで、まず何をすべきか、どのように実施するのか、という初歩的な議論に終

始して、全てが手探りで、どうにかこうにか訓練を終えたという印象でした。平成21年は2年目ということもあり、実施内容や段取りには時間を取られず、ケースバイケースの訓練内容を参加者の皆さんと一緒に細かく検討する余裕がありました。

さらに、患者さんの御主人より、"いざという時のために、ダミー人形だけでなく、家内で実際にアンビューバッグの練習をしていただけませんか。"とのお申し出があり、近所の方々にもバッグを押してもらいました（図5）。実際に体験された近所の参加者の方は、「人形で練習したのとは、やっぱり違いました。でも、これで、いざという時には私も何とかしてあげられる自信がつきました」との感想を述べられていました。3年目の平成22年には、こちらから訓練の実施協力のお願いをする前に近隣の自治体の方から、訓練実施の要望があり、地域の方々の意識の高まりを実感しました。

避難訓練を終えての私の感想ですが、訓練に参加して頂いた近隣の自治体の方々が非常に真剣に取り組まれていたことが印象的でした。いざとなったら自分達の力で何とかしなきゃ！　という、強い意気込みがひしひしと伝わってきました。また、訓練を受入れて下さった患者さんとご家族に対しての感謝の言葉が多く聞かれました。災害時に、いかに人を集めるか、そのための"声かけ"が重要である、との意見も聞かれ、自主防災の意識の高まりが見られ、訓練を行った意味があったと感じています。

この訓練の目的は患者さんの状態を知って、支援方法を学んでいただくことにあったのですが、訓練という手段を通して、患者さんや家族が地域と繋がったことを実感できました。

参加された患者家族からの感想

【Yさんより】

私の自宅から緊急時の避難場所の学校の体育館まで実際に移動してみました。

沢山の方に参加して頂き、こころ強く嬉しいかぎりです。感謝・・感謝・・

避難経路は今回最短経路を選びましたが、道が狭く登りがきついので大変だったと思います。どの道を選んでも登り坂です。

参加者の皆さんが真剣に取り組んで頂き、私だけに限らず負傷者、高齢者の搬送に役立つものと思います。

救護の方に停電を想定しアンビューバックも実際

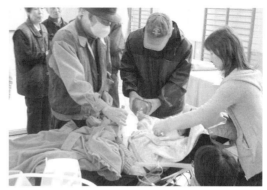

図5　近所の参加者の方々に実際の患者さんでアンビューバックを押してもらった

に体験してもらいました。

有意義な訓練でした、ありがとうございました。

【Tさんの息子さんより】

先日は防災訓練ありがとうございました。

地域のみなさんに母の症状を見てもらい、災害時には声がけしてもらえることは、大変心強く、安心できますので、良かったと思います。このような機会を設けていただきありがとうございました。

【Nさんより】

今日は私も避難訓練をしていただきました。地域の方々、その他各関係者の皆さんに多数お集まりいただきました。

私が現在の家に住み始めて8年が過ぎましたが、妻は清掃等の町内行事や子供が所属していたスポーツのクラブチーム等でご近所の方と顔を会わす機会もあるわけですが、私は全くこういった機会が今までなかったのです。ご近所の方も病気だとは知っていても状態までは分っていなかったと思います。今日始めてお会いする事により、避難の際にはかなりの人手が必要だという事もわかっていただき、少しご近所さんとの距離が近くなった感じです。

日曜日、殆どの方がお休みだったと思います。

本当に感謝しています。ありがとうございました。

大規模災害は、今後また、いつ起こるかわかりません。日頃から緊急時の対応を復習し、緊急時の持ち出し品を点検して準備しておくことは、とても重要で、いざという時に慌てないためにも必要と考えます。また、ともすれば孤立しがちな患者さんと地域の方々が避難訓練を通じてひとつに繋がることが実感されました。今後もこのような取り組みを継続していきたいと思っています。

（山中　賢治）

86 訪問看護ステーションにおける災害対策マニュアルの設置と具体的運用

訪問看護ステーションの利用者である在宅療養者とその家族は、その闘病生活や介護において様々な不安や心配事を抱えて生活している。例えば、在宅療養者が人工呼吸器や在宅酸素療法といった医療機器を使用している場合などは、全身状態の変化に常に気を配り、停電などのトラブルにも日常生活の中で対応していかなければならない。すなわち、常に非常時の対応を心がけていなければならない状況下にあると言える。このように、日常生活において、常時危機管理を意識していなければならないという状況は在宅療養者とその家族にとって大変な負担であると考えられる。

一方、災害時において、訪問看護ステーションの利用者はそのほとんどが災害時要援護者となるため、日常から災害時に備えた取り組みが必要となってくる。

以上のことから、筆者らは、在宅療養者一人ひとりに適した災害時の備えを療養者本人や家族と共に考えていく重要性を実感し、2005年より訪問看護ステーションにおける、災害対策マニュアル作成と防災訓練等に取り組んできた。

具体的には、2005年より災害への備えについての聞き取り調査を訪問看護ステーション利用者とその家族に実施すると共に、(1) 災害対策マニュアルの作成、(2) 在宅療養者と共同した災害対策パンフレットの作成、(3) 在宅療養者とその家族を対象とした防災訓練、(4) 行政機関との連携事業、(5) 保健・医療・福祉等関連諸機関との連携、ネットワークづくりを行ってきた（河原・長谷川ら、2006）。

本稿は、災害対策マニュアルの紹介と、災害対策マニュアルを活用した保健・医療・福祉等関連諸機関との連携強化への取り組み事例について報告する。

1．訪問看護ステーションと地域の概要

本稿で紹介する訪問看護ステーションは、1998年に医師会により開設された。職員体制は、看護師、保健師、事務職員からなる。2010年度の実績報告による訪問看護利用者の実人数は80名/月で、利用者の主たる傷病名は、脳卒中後遺症、悪性新生物、神経疾患等である。

訪問看護ステーションが位置するA県A地域は、農林水産業の構造的低迷等により高齢・過疎化が進んでいる。当該地域が有する3市町は辺地所在市町（辺地に係る公共的施設の総合整備のための財政上の特別措置等に関する法律）、山村振興地域（山村振興法「振興山村の指定」）、特定農山村（特定農山村地域における農林業等の活性化のための基盤整備の促進に関する法律）であり、1市が過疎地域（過疎地域自立促進特別措置法）、1町が準過疎地域（A県準過疎地域自立促進要綱）に指定されている。地域全体の高齢化率は36.51%（2010年9月現在）である。また、交通アクセスの整備が非常に遅れており、日常の訪問看護活動にも多くの移動時間を要する地域である。さらに、近い将来、発生が懸念される大地震の被災地区に想定され、地震防災強化地域となっており、A県からも早急な防災対策の必要性を指摘されている（1市2町とも「東海地震に係る地震防災宅作強化地域」に指定（大規模地震対策特別措置法・昭和63.6）、さらに、1市2町とも「東南海・南海地震防災対策推進地域」に指定（東南海・南海地震に係る地震防災対策の推進に関する特別措置法・平成14.7））。

2．災害対策マニュアル

1）災害対策マニュアルの作成過程

災害対策マニュアルは、(1) 訪問看護ステーション利用者（以下、利用者）とその家族における聞き

取り調査、(2) A地域及びA県からの防災に関する情報収集、(3) 訪問看護ステーションスタッフ個々人の災害対策における知識と技術の習得・向上、(4) 災害対策に関するカンファレンスの実施（昼休みの10分間を利用して、訪問看護ステーションのスタッフ間で災害対策についてのディスカッションを毎日実施した。(5) 利用者とその家族と相談・計画した防災訓練の実施という5つの過程を経て作成した。

この5つの過程は一度きりに終わらず何度も行い、相互に関連させながらマニュアルに反映した。

2）災害対策マニュアルの構成と内容

平常時・地震情報発令時・発災直後・避難所にいる場合を想定した「本文（資料1）」と、「フローチャート」、利用者および家族の連絡先を今まで以上に詳しく記入すると共に近隣で発災時協力してくれる人の連絡先を記入するようにした「情報シート」、「利用者とその家族の個別性に応じたパンフレット（資料2，3）」から構成した。「利用者とその家族の個別性に応じたパンフレット」の作成においては、災害についての不安や危機感を持っている利用者とその家族や訪問看護師の日々の関わりの中で対策が必要と判断した利用者とその家族について共に検討し修正しながら進めた。

以上の災害対策マニュアルは、利用者とその家族と共に話し合った内容、またスタッフ間のカンファレンスにおける検討を踏まえ、随時修正・加筆を実施している。検討され決定した事項は手書きで加え、さらに定期的に利用者やその家族と見直しを行っている。そこで、本文は加筆・修正等のプロセスがわ

資料1　災害対策マニュアル
平常時・地震情報発令時・発災直後・避難所にいる場合を想定した「本文」

【平常時について】

評価項目	注釈	判定			
		1回目 7/22	2回目	3回目	4回目
発災に備えて患者様とその家族の行動計画	➢ 3日分の食料・医薬品は備蓄しておく。 ➢ 避難場所を把握しておく。 ➢ 必要な装備、薬剤等を避難時に持ち出せる様にしておく。 ・家族、**危険情報を伝えてくれる人、避難を援助してくれる人等**協力者への連絡方法を複数用意しておく（情報シートへ記録）	－ － － －	2,3項目削除→6項目目に盛り込む		
発災に備えて訪問看護ステーションにおける行動計画	➢ 患者様の情報を把握（情報シートの記録・修正・保管） ➢ **疾患別災害対策パンフレットを作成し患者様とそのご家族に対し個別指導**する。 ➢ **訪問看護計画書に災害対策を加える。** ➢ ステーション施設内の耐震化対策 　＊(建物耐震化、家具固定、ガラス飛散防止、落下物対策など) ➢ スタッフとの連絡方法を複数用意する。 　①電話 　②携帯電話 　③携帯メール 　④パソコン ＊⑤災害伝言ダイヤル	－ － － －			

＊　市町村防災無線
A市
・広報の防災無線は一方から（役場側からの）放送のみ
・A、Bの出張所には双方話せる無線がある。
・消防署にも双方話せる無線がある。
B町
・消防団（8名）⇔　役場間の無線あり。

通信手段が全て、使えないことも考えられる。
↓
個人がどのように対応するかが大事（誰かからの指示を待つのではなく、自分で状況判断し優先順位を考えて行動すること！）

資料1　災害対策マニュアルの続き（判定欄省略）

評価項目
　注釈
災害に備えて訪問看護ステーションにおける行動計画続き）
◎連絡網
```
A ┬ 医師会長（現状を随時報告）
  ├ ①B ┬ ②C ─ D
  │    └ ③E ┬ F
  │         └ G
  └ H
```

* マニュアルを詳しく作りすぎると、その通り行ってしまう怖さがある。マニアルは所詮作ったものであり、状況に応じた判断が重要

▼ 伝達事項・・・スタッフの居所及び被災状況
▼ 情報シートは２部作成しステーション災害時用棚に保管することとし連絡先に変更が生じた場合は随時修正する。連絡先については６ヶ月に１回定期的に見直しする。
▼ 利用者の連絡先については担当看護師が自身の携帯電話に登録しておく。（個人情報については当事業所個人情報保護規則に順じて管理していく）。
▼ 携帯電話へ、医療、福祉、行政機関の連絡先を入力しておく。
▼ ステーションの個々に借り出している訪問車内に衛生材料・防災グッズ・訪問カバン・災害対策マニュアルを常備しておく。＊備蓄品リスト参照
▼ 必要物資の備蓄　＊備蓄品リスト参照
▼ 職員研修を定期的に受ける
　医師会災害救護班勉強会
　災害看護学会
　他、各種研修会へ積極的に参加していく。
▼ 週１回のカンファレンスにおいて防災対策について評価していく。
＜マニュアルの評価＞１回／６ヶ月
▼ 発災を想定したシュミレーション（H17.6.10 患者様宅にて実施　→　別記録あり）を随時行う。
▼ 災害時、様々な状況を想定した勤務体制を検討しスタッフ全員が把握しておく。
平日（勤務時間内）

休日
夜間
ステーションに来られる場合
ステーションに来られない場合

＜医師会との協定による災害時救護所応援場所＞
＊発災時はまずは自分・家族の身を守り、ほほえみの業務を優先の後、救護所業務に就くことについて医師会と申し合わせをしている。（平成20年7月12日）

A	フリー（医院）	D	中学校
B	フリー（近隣）	E	福祉センター
C	フリー	F	小学校

▼ 他事業所との連携のために、随時ケアマネージャーや民生委員と連絡をとる

【発災直後】
患者様（及びその家族）の行動計画
▼ 自分の身を守る。
▼ 周囲の人と連絡を取り、避難が必要かどうか状況判断をする。
▼ 津波の危険がある場合等、緊急に避難する必要がある場合には、すぐに避難する。可能な場合は事前に用意しておいた避難用物品を持参する。
▼ 避難協力者の協力を得る。
訪問看護スタッフ行動計画
　＜ステーション内＞
▼ 自分の身を守る。
▼ 施設の安全確認（損傷状態確認）
▼ 職員の安否確認

災害マニュアルによる備蓄品リスト（平成22年9月1日確認）

区分・非常用物品		品目	保管場所	品目	保管場所	品目	保管場所
品目	保管場所	カセットコンロ	ス	ペンライト	ス自	ガーゼ・綿球	ス自
懐中電灯	ス自	やかん・鍋など	ス	サーチレーション	ス自	吸引器	倉
電池	ス自	電気ポット・水筒	ス	体温計	ス自	吸引器用カテーテル・コネクター	ス
マッチ・ライター	ス	荷作り紐	ス	瞳孔スケール	ス自	イルリガードル	倉
帽子・ヘルメット	ス	サランラップ	ス	ガーゼ	ス自	ストマ用品	倉
ポリ袋	ス自	アルミ箔	ス	絆創膏	ス自	ネラトンカテーテル	ス
軍手	ス自	ウェットティッシュ	自	包帯	ス自	紙おむつ	倉自
雨具	ス自	ティッシュ	ス自	三角巾	ス	カテーテルチップ	倉
ラジオ	ス自	タオル	ス自	綿棒	ス		
紐付き筆記用具	ス自	区分・訪問看護用医療品		カット綿	ス	区分・移動用	
使い捨てカイロ	ス	品目	保管場所	ピンセット	ス自	品名	保管場所
ポリバケツ	ス	血圧計	ス自	ハサミ	ス自	長靴	自
毛布・寝袋	ス	聴診器	ス自	使い捨て手袋	ス自	雨具	自
				消毒薬・アルコール	ス自		

※保管場所・・・（ス）ステーション衛生材料棚、（倉）ステーション個室倉庫、（自）スタッフ管理

資料1　災害対策マニュアルの続き（判定欄省略）

評価項目
　注釈

訪問看護スタッフ行動計画（ステーション内）

◎想定される業務
□患者様の安否確認
＊（患者様への対応）安否確認の項参照
□患者様に必要な支援の確認
（必要な支援）家族への連絡、救出依頼、
□被害状況に応じた勤務体制の作成（勤務可能なスタッフで業務を分担する）。
□患者様に必要な支援をする優先順位及び担当者決定
□道路状況の確認
　　国道の通行情報　　TEL 0**―**―****
　　建設部　　　　　　TEL 0** － **―****
各市町村の総務課（発災時は、災害対策本部設置される）

訪問看護スタッフ行動計画

＜訪問中＞
▼ まず自分の身を守る。
▼ 患者・家族への対応をする。
＊ 患者・家族へ安心感を持たせて考え行動できる状況をつくる。
＊ 避難所へ行く等の選択を患者・家族と共に考え行動する。
▼ ホイッスルを身に着けるようにして助けが呼びやすい工夫をする。
▼ 患者様への対応（下記※1参照）
「患者様の安否が確認された後」の項参照。
▼ ステーションへ被災状況の報告。

＜自宅・外出先＞
▼ まず自分の身を守る
▼ 被災状況・外出先によっては出勤できないスタッフがいると思われるため各スタッフが連絡網及び各伝達手段を利用し管理者もしくはスタッフへ連絡を取る。
▼ 事前に準備している担当患者について手持ち保管の情報シートを利用して安否確認を行う。

＜共通して＞
▼ 患者様を重複して訪問したり、訪問していないということがないように対策をとる。
① 担当患者を決めてある。② 自宅近くの患者を担当。③ ナース間で話し合い担当でなくても自宅近くで訪問を心がける。④ 優先順位を決めてある。
▼ 災害時用記録用紙を活用する。

訪問看護スタッフ行動計画（患者様への対応）

【安否確認】
（方法）
① 電話
＊ 自宅連絡先→第2連絡先→災害時連絡先
② メール（事前登録患者様）
③ 災害伝言ダイヤル
④ 連絡がつかない場合、訪問
▼ 道路の状況によっては車が使えない為道路状況の確認（確認先及電話番号）
▼ 自転車・徒歩による訪問（自宅近くの患者様を受け持てる様調整する。）
⑤ 自宅にいない可能性あり。訪問が必要かどうか、緊急性があるか予測がつかない場合
▼ 患者様の普段の状況から優先順位を決めておく
（優先される利用者）⇒情報シートに付箋
・独居高齢者で近隣の支援が得られないと思われる方。（独）

・医療依存度が高く早急な対応が必要な方。（医）
▼ 主治医、ケアマネージャー、利用中のサービス事業所、民生委員、行政機関との連携（事業所間で情報を共有する）
▼ 避難所の確認・把握

【患者様の安否が確認された後（※1）】
▼ ① 医療機関への搬送が必要な場合の対応
▼ 医師との連携　（※医師のリストを入れる）
▼ 救急車の要請　（消防本部へ連絡）ヘリコプターの要請
＊ ヘリは発災直後、情報収集を優先する場合がある。

② 状態は安定しているが自宅の倒壊の危険等で在宅生活の続行が困難な場合→ｹｱﾏﾈへ連絡
③ 特殊なケアが必要な方、毎日の訪問が必要な方への対応
▼ 人工呼吸器装着中の患者様、ストマ・胃ろう造設患者様、吸引器使用の患者様、酸素療法中の患者様、褥そう処置の必要な患者様、自己導尿の必要な患者様、他、災害時に備え事前に検討の必要な方について個別に対応策を考える（パンフレットを活用）。

資料2　利用者とその家族の個別性に応じたパンフレット

災害にそなえて　～人工呼吸器使用中の患者様へ～

◎ 災害時、停電等へのトラブルへの対応方法
　★ 日頃から確認しておくこと
　・ アンビューバックの確認
　・ 内蔵バッテリーの充電は確実にしておくこと
　　（充電フルの場合の持続時間→約1時間）
　・ 内蔵バッテリーの交換時期→半年に1回。点検時交換。
　・ バッテリー端子がある機器；外部バッテリー
　　（　　　さんの場合約5時間使用可能）
　　；車のバッテリーを利用することも可能
　★ その他の電源確保の方法；自家発電機（室内での使用不可）（発電機によっては人工呼吸器に不向きなものもあるため購入に際しては呼吸器業者へ相談すること）

事前に業者と使用方法について相談し、定期的なメンテナンスも必ず行っておく様にしましょう。

◎ 被害が予想される場合は事前に入院することも検討を。

◎ 災害の際には
　・ 内部バッテリー使用時；内部電源に切り替わったことを確認のうえ電源の確保できる場所（できれば病院）へ速やかに搬送する。
　・ 外部バッテリー、自家発電機利用時；介護者の一人がアンビューバックで呼吸確保をしている間にもう一人が電源への接続を行う。その後、電源の確保できる場所へ搬送する。
　・ 電源が確保できない場合、機械が壊れた場合；慌てずにアンビューバックに切り替えて呼吸確保しながら直ちに病院へ搬送

◎ 各業者への連絡方法
・人工呼吸器（＊＊＊＊＊）担当　　　　氏
　電話番号　0＊＊－＊＊＊－＊＊＊＊
　電話番号

・訪問看護ステーションほほえみ
　電話番号　0＊＊＊－＊＊－＊＊＊＊

◎（　　　　　　　　　　）様の
　緊急連絡先→
　避難場所　→

資料3　利用者とその家族の個別性に応じたパンフレット

（ストマの患者さんの災害時の対策について）

☆ 非常時出袋などに、できれば1週間分の装具と交換に必要な物品を用意しておきましょう。
　（食料などは、避難所などで迅速な対応を受けることが、可能であると思われますが特別なものは手に入りにくいです。）
☆ 装具はすぐ使える状態にして用意しておきましょう。
＊災害時に適当な装具
　・消化器ストーマ：下部開放型の装具（1回ずつ装具交換せずに袋の下から便が出せる。）
　・洗腸管理の方は被災直後は水が手に入りにきため、自然排便法も習得しておきましょう。
　・尿路ストーマ：レッグバックも準備。導尿型はカテーテルの準備
☆換えの装具は1,2枚すぐ使用できる状態で、常に肌身に持っておくといざというときに間に合います。
☆ 緊急の場合のため付属小物は最小限に。
＊是非用意したいものとしては、
　・ウェットティッシュ　＜皮膚の汚れ落とし＞
　・ポケットティッシュ
　・ビニール袋　＜排泄物を入れて捨てる＞
　・尿とりパット＜尿路ストーマの装具交換時に使用＞
　・幅広の絆創膏＜小さい漏れの応急処置に。袋の固定に＞
☆ 水分補給や洗浄用にも役に立つので、ペットボトルの水を多めに準備しておくとよいでしょう。
　（配給の飲料水は公平に配られますが断水などで水道は使えないことが多いです。）
☆ 避難先での、装具交換や洗浄時、汚物の処理については避難先の方法に従って下さい。
☆ 台風や豪雨など、ある程度予測が可能な災害の場合は、余裕をもって避難先へむかうようにしましょう。
☆ 日頃から、家族やまわりの人たちに、自分がどのような装具を使い、どのような処置が必要なのかを、理解してもらっておくことも大切です。
☆ 突然の大地震などで、なにも持ち出せなかったような場合のためにも、自分が使っている装具のメーカーや品名、サイズ、品番などをきちんと覚えておくようにしましょう。メモなどして、なるべくいつも身につけておくこともよいでしょう（＊下記携帯メモ用紙、ご利用ください）。

【携帯メモ】
＊太字は、皮膚・排泄ケア認定看護師にご指導頂いた内容です。

● ストーマの種類
コロストミー・イレオストミー・
ウロストミー・その他
（　　　　　　　　　）
管理方法
装具使用・洗腸・自己導尿

● 装具購入先
店名：
電話：

● ストーマサイズ（mm）
縦　　×横　　×高さ
ストーマサイズは不要、それよりも使用装具のサイズがわかればよい。

● 使用装具の種類
メーカー名：
製品名：
注文番号：

かるように文字色を変えたり、チェック欄を設けたりした。マニュアルは作成して終わりではなく、常に検討し続けてこそ意義がある、という姿勢を忘れないためでもある。

3）災害対策マニュアルの見直しと修正

以下に、より実用的なマニュアルにするために見直し、加筆した(1)利用者との連絡体制について、(2)地震情報発令時の行動について、(3)安否確認方法の具体化について、という3つの項目に関して紹介する。

(1) 利用者との連絡体制について

訪問看護師が常に利用者宅の連絡先を携帯（同意書の作成を含む）すること、また、利用者宅に所定の緊急連絡先一覧を配布し、記入後、利用者宅のわかりやすい場所に掲示して頂くという体制を整えた。

(2) 地震情報発令時の行動について

① 利用者及びその家族の行動計画について、以下に示すように具体的な記載を試みた。

【記載内容】

＜A地震注意情報発令時＞
・避難場所の再確認
・非常持ち出し品の確認
・避難協力者と連絡を取り合う。

＜緊急地震速報発表時＞
・落ち着いた行動をとる。(自身の身の安全をまず確保できるようにする)
・火の使用、自動車の使用、危険な作業などは行わない。
・安全な場所への避難。

② 訪問看護師の行動計画についても、以下のように記載内容を具体化した。

【記載内容】

＜A地震注意情報発令時＞
・状況に応じて、スタッフ間で連絡を取り合い、ステーションへ出勤もしくは自宅にて待機する。
・訪問中の場合は、利用者の行動計画に則り安全の確保に努める。
・利用者の状況に応じて予め決めてある優先順位の元に各担当スタッフにより、情報伝達や避難体制の確保に努める。

＜緊急地震速報発表時＞
・落ち着いた行動をとる（訪問中は、自身の安全を確保するとともに、可能な限り利用者とその家族の身の安全を確保する。また、訪問外の場合はその時々の状況に応じて危険の回避に努める。）
・火の使用、自動車の使用、危険な作業などは自粛する。
・安全な場所への避難（エレベーターは使用しない）。

保健・医療・福祉等関連諸機関との連携強化に焦点をあてた取り組み事例

以上に述べた災害対策マニュアルの運用に関しては、保健・医療・福祉等関連諸機関との連携が必須となってくる。そこで、日常的に関連諸機関と連携強化を図るための工夫として、在宅サービス担当者会議(事例の援助過程において、的確な援助を行うためにケアマネージャーが主催し援助に携わる者が集まり討議する会議)を利用することとした。在宅サービス担当者間との連携強化が特に必要となると予測される事例を当訪問看護ステーションのカンファレンスで検討し、1事例を選択した。この事例について担当者会議を利用し、防災・減災に向けた日常の取り組みの検討を行った。以下にその活動内容について報告する。

1）活動内容

(1) 事例の概要

Aさんは80代の女性で、要介護は5である。寝たきりで意思疎通が不可能な状態であり、発声は出来ない。自動運動は不可能で、日中、福祉サービス利用時及び主介護者が昼休みに帰宅する以外はひとりで過ごしている。このようにA氏は介護度が高く、発災時に自宅でひとりでいる可能性が高い。

またA氏の主介護者である家族は、A氏の元気な頃を知っている近隣住民に今の状況を見せたくない、周囲に迷惑をかけたくないという思いがあるため、近隣地域や在宅サービス担当者へ協力要請をすることが困難と考えられた。

(2) 在宅サービス担当者会議の内容

会議参加者は、利用者A氏の主介護者、訪問介護士(主任・現場担当者の2名)、訪問入浴の担当看護師、訪問看護師（ケアマネージャー兼務）、市の防災対策推進課担当者であった。

前述のA氏の状況を踏まえ、以下の点について特に検討を行った。

1) 安否確認について：災害発生時、自宅でA氏がひとりでいることも考えられるため、各福祉担当者は、近くにいる場合、自身と家族に問題がなければ、A氏の安否確認を行う。
2) 避難について：自宅から細く急な階段を何度か曲がり、下の道まで降りなければならず、避難には毛布を利用する等の提案がされた。
3) 市の防災対策について：災害時要援護者台帳を作成中であるため、A氏の担当民生委員と連絡を取り、災害時要援護者であるA氏と改めて面会する機会の調整を行った。
4) 自宅の防災対策について：住居は築約45年。3年前にA氏のベッドに影響すると考えられる家具は取り除き、移動できない箪笥2棹を市の補助を受け固定した。2006年には、吸引器が使用できなくなった場合を想定し、訪問看護師と共に防災訓練を実施した。吸引器はその後、充電式のものに交換した。今回、主介護者が不安を感じていたA氏を取り巻く療養上の環境について話し合い、検討を行うことで、不安の軽減に至った。

(3) A氏の主介護者と民生委員との話し合い

前述の会議で提案されたA氏の主介護者と民生委員との話し合いを会議後に日程調整を行って実施した。話し合いには、A氏の主介護者、A氏の担当民生委員、訪問看護師（ケアマネージャー兼務）が参加した。

話し合いの結果、1) 主介護者が日中は就労しているため、日頃の見守りや災害時の安否確認を行っていくこと、2) 様々な協力機関と連携を図ること、3) 民生委員から行政との橋渡しをしていくこと、4) 訪問看護師作成の「支援者の連絡先一覧表」を自宅に貼付すること、の4点が検討され実施されることとなった。

2）今回の取り組みを行って

ひとりの在宅療養者を支えるためには、「点」の援助ではなく各担当者が連携した「面」でのサポートが必要であると改めて考えさせられた。

おわりに

当ステーションが災害対策を始めてから今年で9年目である。

いつ起きるか分からないが、起きれば確実に私達の生活が一変する大災害に対して向き合うには備えを日常化し常に対策を検討する必要がある。被災したその時、在宅療養者の助けになれるように、継続は力なりという言葉を信じて大災害への備えを継続したい。

（河原　宣子，長谷川　さおり，花尻　潤子）

87 災害発生時の電源と必要な医療機器の取り扱い

2011年3月11日に発生した東日本大震災によりお亡くなりになった方々のご冥福をお祈りするとともに被害にあわれた方々には心よりのお見舞いを申し上げます。

直接の被災地ではない関東地方などでも震災当日は大規模な停電等大変な状況下に置かれ、また、その後の計画停電などでの対応に追われたのは記憶に新しい。このような状況下においては、自宅で人工呼吸器を使用している患者さんやそのご家族は不安いっぱいのなかで生活していると推測されます。

本稿では、東日本大震災の経験から災害発生時の電源の確保およびその取り扱いなどについて述べたいと思います。

1. 人工呼吸器の電源方式

在宅用人工呼吸器は、災害時に停電が発生した場合には、自動的に人工呼吸器本体内部の内蔵Batteryに切り換わる機種と、内部Batteryを内蔵していないために作動が停止する機種（主にNPPV専用機種）があります。また、外部Batteryで使用できる機種もあるため、どの人工呼吸器がどの電源方式であるかを把握しておくことが重要です。

1）TPPV用人工呼吸器

現在販売されているほとんどの機種は、AC（交流）電源、内蔵Battery、外部Batteryで使用することができます。しかし、内蔵および外部Batteryでのそれぞれの使用時間は機種ごとに異なるため使用時間を把握しておくことが必要です。

2）NPPV用人工呼吸器

NPPV用人工呼吸器はTPPV用人工呼吸器と異なり、AC（交流）電源のみで作動する機種やAC（交流）電源+内蔵Battery、AC（交流）電源+外部Battery、AC（交流）電源+内蔵Battery+外部Batteryなど電源方式が様々であるため、これらを適切に把握しておくことが必要です。

2. 災害発生時に考えられる電源の確保

災害が発生して停電になった場合には、Batteryを内蔵している機種は自動的に内蔵Batteryに切り換わりますが、Batteryを内蔵していない機種では停電と同時に作動が停止してしまいます。また、内蔵Batteryのみでは長時間の停電などに対応することは困難なため、外部電源を準備することが重要です。

1）製造販売業者（メーカ）純正品外部電源（図1）

(1) 外部Battery

製造販売業者（メーカ）から供給される純正外部Batteryは、接続ケーブルなどがそれぞれの人工呼

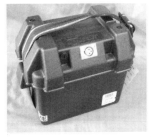 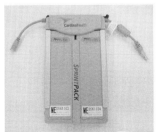 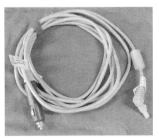

図1　製造販売業者（メーカ）純正外部電源

吸器専用になるため、他の人工呼吸器で使用することは困難です。

(2) シガーライターケーブル

製造販売業者（メーカ）から供給されるそれぞれの人工呼吸器専用のシガーライターケーブルを、自家用車のシガーソケットに接続すれば自家用車のBatteryから電気の供給を受けることもできます。

2）外部Battery使用時の注意点

(1) Batteryは消耗品

人工呼吸器本体内蔵および外部Batteryはいずれも消耗品であり、使用しても使用しなくても時間の経過とともに劣化してきます。そのため定期的（2〜3年）に交換または買い換えることが必要です。内蔵Batteryに関しては、人工呼吸器本体を定期交換（オーバーホールなど）していれば、その都度、製造販売業者（メーカ）によって点検または交換を行いますので、保障されている時間は使用できると考えられます。しかし、純正の外部Batteryを自己負担で購入されている方々にとっては、高価なBatteryをこの期間内で買い換えることは経済的な負担が大きいと考えられます。買い換え時期を超過した外部Batteryであっても使用することは可能ですが、その場合には必ず保証されている使用時間よりも短くなっていることを認識しながら使用することが必要です。

(2) 電源電圧の違い（図2）

外部Battery（DC）を使用する際には、AC（交流）電源（100V）と違い、人工呼吸器本体を作動させる電源電圧が12V、24V、26Vなど違いがあります。電源電圧が違っていれば他の人工呼吸器を作動させることはできません。

(3) シガーライターケーブル使用時の注意点

人工呼吸器をシガーライターケーブルで作動させる場合には、必ず自家用車のエンジンを作動させてからシガーソケットに接続すること、自家用車内の電気の使い過ぎによる自家用車のBatteryの電圧が低下しないように注意することなどが必要です。

3）その他の外部電源

メーカで保障されている上記記述した純正品以外の外部電源を使用する場合には、製造販売業者（メーカ）の保障がないため、使用者側の自己責任で使用することを忘れないことと、必ず人工呼吸器が正常に作動しているかどうか確認が重要です。

(1) 発電機

発電機は、ガソリンタイプとガスボンベタイプが販売されています。いろいろな場面で使用可能であるため非常に便利ですが、人工呼吸器を使用する場合には、下記に注意しながら使用することが重要です。

a．安定した電気供給

一般の電源コンセントから出力されている電気は、正弦波の波形で安定した電気が供給されています。そのため、発電機から電気を供給して人工呼吸器を作動させる場合でも、正弦波で安定した電気供給が必要ですので、そのような発電機（正弦波インバーター付）を選択することが必要です。

b．発電機の定期的な負荷（作動）

ガソリンタイプの発電機の場合には、ガソリンを入れておくだけでなく定期的（2〜4週間ごとに1回程度）に負荷をかける（作動させる）ことが必要です。これを怠るとガソリンの劣化によって使用する際に作動しないことがあります。

c．室内では絶対に使用しない

発電機の作動中に出る排出ガスには一酸化炭素ガスが含まれているため、室内で使用すると一酸化炭素中毒を引き起こす恐れがあるため大変危険です。

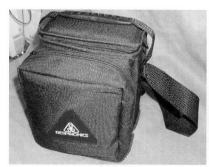
【BiPAP用Battery(12V)】

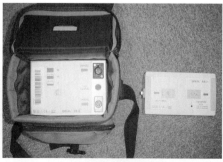
【Vivo用Battery(24V)】

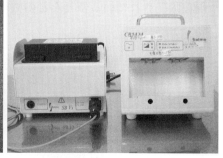
【クリーンエア用Battery(26V)】

図2　電源電圧の違い

絶対に室内では使用しないでください。

(2) インバーター（DC／AC変換機）

インバーター（DC／AC変換機）とは、DC（直流）電源を一般のコンセントと同じAC（交流）電源（100V）に変換して使用するものであり、自家用車部品の取扱店などで簡単に入手ができます。この場合でも発電機と同様に正弦波で安定した電気供給が必要であるため、正弦波のインバーター（AC／DC変換機）を選択して使用することが重要です。しかし、インバーターは単独で使用できるものではありません。自家用車のシガーソケットに接続するかまたはBatteryなど動力源となるものに接続することで使用できるようになります。

(3) 自用車用などのBatteryの利用

人工呼吸器を作動させる手段の一つに自家用車のBatteryの利用またはBattery単体を準備して電気を供給する方法も考えられます。この場合、Battery単体のほかにBatteryを充電する充電器、Batteryと人工呼吸器を接続するインバーター（AC／DC変換機）またはシガーソケットを準備することが必要です。

3．メーカ純正品以外の外部電源を使用する際の注意点

1）発電機、インバーター（AC／DC変換機）やそれ以外の外部電源などは、たとえ正弦波で安定した電気の供給で人工呼吸器が正常に作動したとしても、人工呼吸器の製造販売業者（メーカ）が推奨するものではありません。使用する際には、必ず自己責任において使用することを自覚することが重要です。

2）発電機やインバーターから出力される電流によっては人工呼吸器を作動させることはできなくなりますので、人工呼吸器の消費電流と発電機やインバーターの出力電流を確認しながら、人工呼吸器の消費電流以上のものを選択することが必要です。

3）発電機やインバーター（DC／AC変換機）のなかには、正弦波ではなく矩形波や擬似正弦波などの波形を出力している機器もあります。これらの波形の発電機やインバーター（DC／AC変換機）を使用した場合には、波形の違いなどから人工呼吸器が誤動作や停止など正常に作動しないこ

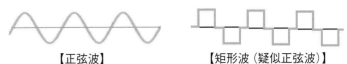

【正弦波】　　　　　　　【矩形波（疑似正弦波）】

図3　電気出力波形の違い

とも考えられます。災害時などでやむを得ずこれらの出力波形の発電機などを使用する場合または出力波形を確認できずに使用する場合には、必ず「通常の使用方法ではなく、リスクがともなう」ことを忘れないで使用することが大切です（図3）。

4）人工呼吸器が正常に作動したとしても、必ず人工呼吸器に異常がないかどうか動作確認を行なうことも重要です。

4．その他の医療機器の確保と取り扱い

在宅人工呼吸療法を行っている方々にとっては、吸引器なども重要な役割を果たしています。しかし、吸引器なども電気で作動させるため停電が発生した場合には、作動が停止してしまうかまたは内蔵Batteryで作動することになります。内蔵Batteryで使用できたとしても使用時間は限られますので、別の手段を考えておくことも必要です。

1）Battery内蔵の吸引器を複数台確保しておく

Battery内蔵の吸引器1台では使用時間も限られてしまいますので、Battery内蔵吸引器を複数台確保しておくことも必要と考えられます。

2）外部電源の利用

人工呼吸器と同様に発電機やインバーターなどの外部電源を利用することも一つの手段であると考えられます。しかし、3．メーカ純正品以外の外部電源を使用する際の注意点　で述べたように、各項目に注意しながら使用することが重要です。

3）足踏み式、手動式吸引器の準備（図4）

Battery内蔵の吸引器を複数台確保していたとしても、長時間の停電ではBatteryを使い切ってしまうことも考えられますので、足踏み式吸引器や手動式吸引器を準備しておくことも重要です。

図4　足踏み式、手動式吸引器一覧

型名	足踏式吸引器QQ KFS-400	ツインポンプ	フットサクションポンプ FP-300
足踏み式吸引器	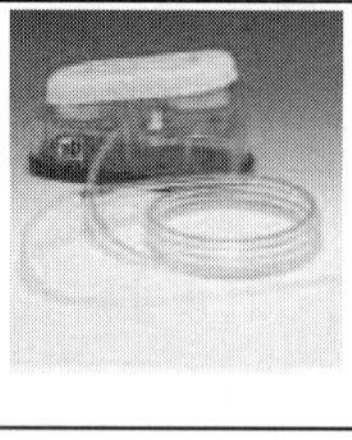	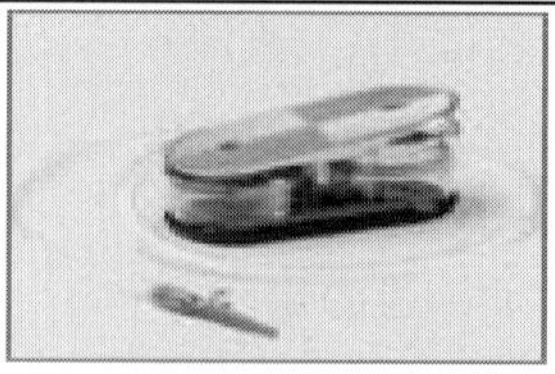	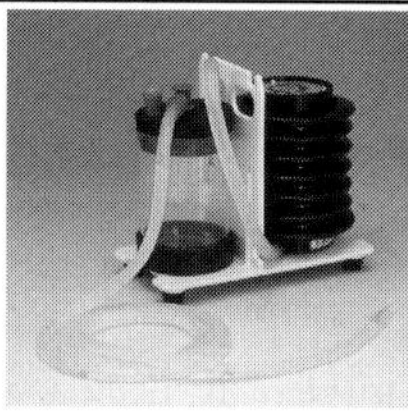
製造販売業者	新鋭工業	アイエムアイ	ブルークロス

型名	手動式吸引器スマイルバック NK-1411	ハンドバルブアスピレーター HA-210	レスキューポンプ
手動式吸引器	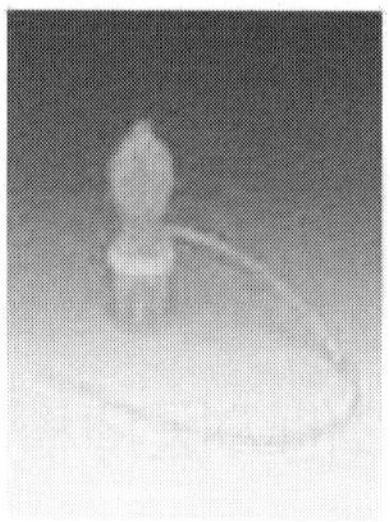	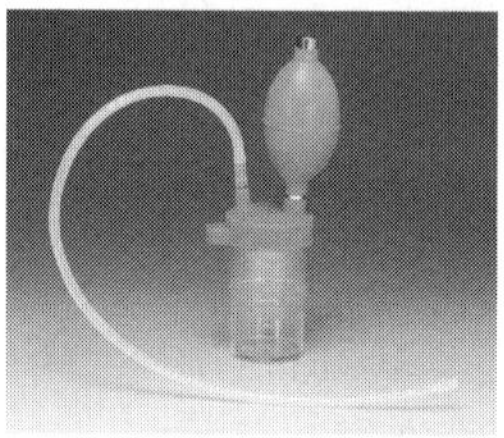	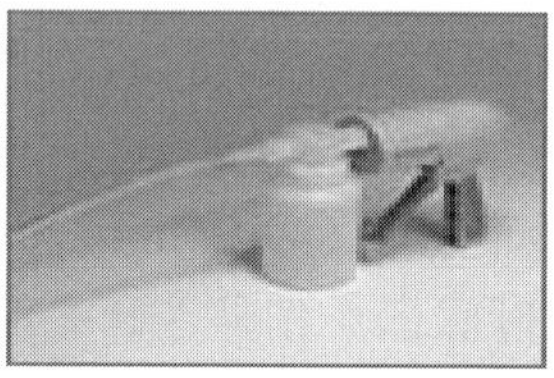
製造販売業者	新鋭工業	ブルークロス	アイエムアイ

(1) 足踏み式吸引器

足で踏むことでボトル内が陰圧になり吸引することができます。足裏全体を使ってシーソーのように前後に踏んで陰圧を発生させるタイプと、足裏で上下に踏んで陰圧を発生させるタイプがあります。

(2) 手動式吸引器

ゴム球を握ることで陰圧を発生させるタイプと、ピストルのようにハンドルを握ることで陰圧を発生させるタイプがあります。

2) 注射器の準備

電気式吸引器や足踏み式および手動式吸引器がない場合や作動しない場合に備えて注射器を準備しておくことも災害時には必要です。

3) 足踏み式、手動式吸引器使用時の注意点

(1) 足踏み式または手動式吸引器は、電気式吸引器に比べて吸引力が弱いため、何度も吸引を行うことが必要になります。
(2) 足踏み式吸引器であれば手と足を同時に動かさなくてはならないため、また、手動式吸引器であれば片方の手で吸引器の操作をしながらもう片方の手で吸引を行うなど、複雑な動作が必要になります。複数の人がいれば、吸引器を作動させる人と吸引を行う人とを分担して行った方が確実に吸引を行うことができると考えられます。
(3) 足踏み式または手動式吸引器を使って吸引する場合には、慣れが必要と考えられるため、普段から使用して取り扱いに慣れておくことが大切であると考えられます。

まとめ

在宅で人工呼吸器を使用しながら生活している方々にとっては、停電等電気の供給が停止することは一番の不安材料であると考えられます。災害時以外でも落雷などによって突然、電気の供給が停止することも考えられますので、普段からそれらを想定した準備、対策が必要と考えられます。複数台の外部Batteryや吸引器、その他の外部電源などを準備して生活されていると思いますが、緊急時に適切に取り扱うことができるように普段からのトレーニングも重要になります。

また、メーカ専用、推奨品以外の物品を使用する場合には、「通常の使用方法ではなく、リスクがともなう」ことを認識しながら使用することと自己責任において使用することを忘れないようにすることも大切です。

（瓜生　伸一）

参考資料

人工呼吸器関連		
	エア．ウォーター ㈱	386
	フクダ電子 ㈱	390
	泉工医科工業 ㈱	391
	徳器技研 ㈱	392
	パーカッショネア・ジャパン ㈱	393
	チャート・ジャパン	398
	東機貿 ㈱	399

支援機器関連		
	ヤマハ ㈱	387
	新光産業 ㈱	388
	㈱ アルバジャパン	389
	㈱ シガドライ・ウィザース	394
	㈲ ケイファクトリー	394
	㈱ シカゴ東京メディカル	395
	㈱ ハニーインターナショナル	396
	白十字 ㈱	397
	日本精密測器 ㈱	398

排痰補助装置
Mechanically Assisted Coughing

ミニ ペガソⅡ
MINI PEGASO Ⅱ

最大陽圧・陰圧：50 hPa(cmH$_2$O)
バッテリー内蔵

ペガソ カフ
PEGASO COUGH

最大陽圧・陰圧：70 hPa(cmH$_2$O)

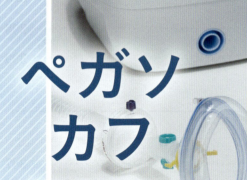

いつでもどこでもスムーズに排痰介助

軽量・コンパクト
本体重量：ミニ ペガソⅡ 4.4kg・ペガソ カフ 5kg
電源は周波数を気にすることなくどこでも使用可能です。

オートシンク
患者の吸気努力を感知し、設定した吸気/呼気圧の動作が行われ、吸気を感知しない場合は休止状態となります。

イージースタート
最初の一回目の吸気努力を感知し、設定した吸気/呼気圧の動作が行われ、それ以降、オートモードとして動作します。

パーカッション機能
IPV換気を必要とする患者さんのためにパーカッションモードが搭載されています。この機能は、圧力で肺の分泌物を集め、粘液等の移動や希釈を行い、中枢気道に沿って吐出しやすくします。毎分50〜300サイクルで陽圧とゼロ圧を交互に高頻度で供給します。

バッテリー内蔵
本体にバッテリーを内蔵しているので、停電時や電源のとれない場所でも使用可能です。携帯用バック（オプション）に入れれば外出時にも便利です。

ミニ ペガソⅡ・ペガソ カフ対応 / ミニ ペガソⅡ対応

排痰補助装置 ミニ ペガソⅡ：医療機器製造販売認証番号226AFBZX00050000 ／ 排痰補助装置 ペガソ カフ：医療機器製造販売認証番号226AFBZX00049000　［管理医療機器・特定保守管理医療機器］

製造販売元
 エア・ウォーター株式会社

医療カンパニー
〒105-0001　東京都港区虎ノ門3丁目18番19号
TEL.03-3578-7810　FAX.03-3578-7819
http://www.awi.co.jp/medical/

外国製造業者
 Dima Italia srl.
Via C. Vighi, 29, 40133 Bologna-Italy

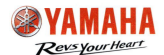

車いす用電動アシストユニット

JWX-2

あなたのちから × 電気のちから

電動アシスト

"少ないちから"でも自走走行が可能に！

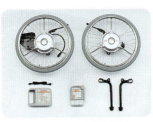

メーカー希望小売価格 **327,000円〜**（税抜価格）
補装具対象品

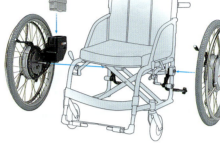

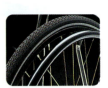

力の弱い方でも、手がすべりにくくなる、ハンドリムコーティング（オプション）

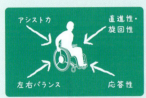

身体状況の変化に応じて、何度も最適なアシスト設定等が可能！"JWスマートチューン"

身体状況の変化に応じて、パソコンの専用ソフトを使い、最適なアシスト力等を設定。長期に渡りリハビリを兼ねたご使用を可能にします。（設定はご購入取扱店が対応）

/ 最適なアシスト設定サイクル

① 自動測定

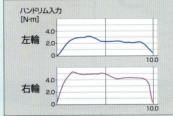

使いやすさのポイント
ふたつのモード設定を状況に応じて選択・切替

② 擬似手動測定

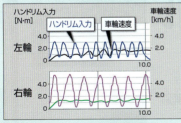

- 左手は、右手に比べ小さな力しか出ない。
- 右手は、瞬時に大きな力を出すことができる。

- 右手はしっかりと漕げている。
- 右手に比べ左手の力が弱いため、ピッチを早くして漕いでいる。
- 最高速度は1.8km/hで横断歩道を安全に渡るのに必要な3.6km/hに達していない。

③ 走行パラメータ設定

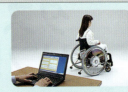

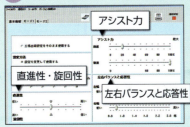

★測定結果を元に補正内容を入力★

④ 走行調整

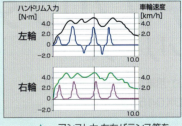

アシスト力・左右バランス等を設定した結果、
- 両手ともゆったりしたピッチで漕いでいる。
- 最高速度は5.0km/hまで上がり、横断歩道を安全に渡ることができる。
- 肩や腕への負担が軽減され、長時間の移動も可能になる。

〈ヤマハ発動機JWビジネス部〉 **0120-808208**
お気軽にお問い合わせください。
料金無料 受付時間9:00〜17:30（土曜、日曜、弊社所定の休日等を除く）
※福祉業界関係者の方は、こちらにお願いします。TEL.053-460-6167

www.yamaha-motor.co.jp/wheelchair/

- 価格には工賃、送料等が含まれておりません。
- 仕様変更などにより写真や内容が一部実物と異なる場合があります。

ヤマハ発動機株式会社
JWビジネス部
〒435-0054 静岡県浜松市中区早出町882

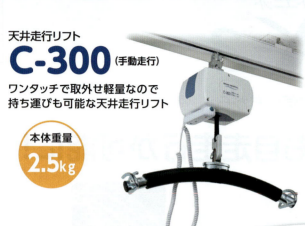
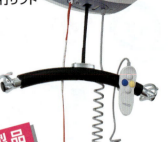
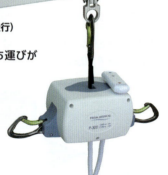
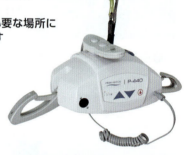
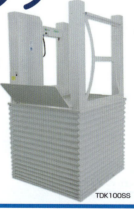
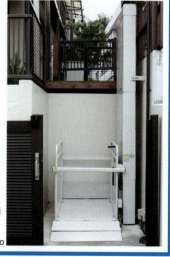

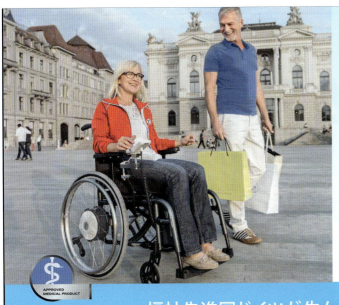

クリーンエア ASTRAL®

一般的名称：成人用人工呼吸器　　医療機器承認番号：22600BZI00018000

高機能と機動性を両立した
世界最軽量*の在宅人工呼吸器

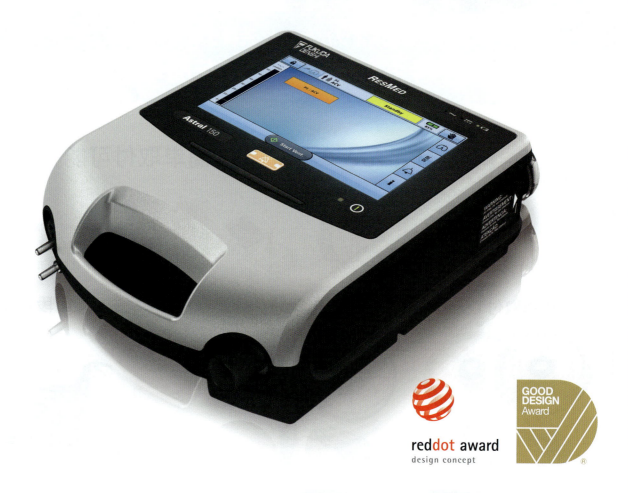

Enrich life ― 人工呼吸器装着者の生活を豊かにする

クリーンエア ASTRALは、優れた非侵襲的および侵襲的換気で小児および成人患者の換気をサポートします。
そして人工呼吸器装着者の生活を豊かにするために、クリーンエアシリーズ最高の呼吸ケアソリューションを提供します。

*換気モード（Bilevel PAP/Pressure control/Volume control/SIMV）を搭載し、体重5kg以上を対象とした人工呼吸器において。2014年11月現在、フクダ電子自社調べ

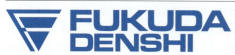

〒113-8483 東京都文京区本郷3-39-4 TEL（03）3815-2121（代） http://www.fukuda.co.jp/
お客様窓口…☎（03）5802-6600／受付時間：月～金曜日（祝祭日,休日を除く）9:00～18:00
●医療機器専門メーカー フクダ電子株式会社

ソフィット・シリーズは気管切開チューブで発声ができる商品を取り揃えています。

気切時の発声は、患者様のモチベーションを上げます。

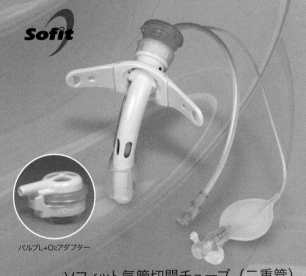
ソフィット気管切開チューブ（二重管）

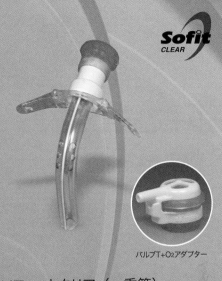
ソフィットクリア（一重管）

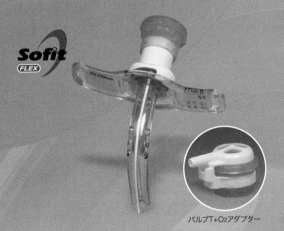
ソフィットフレックス（一重管）

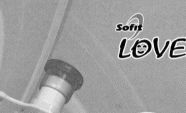

ソフィットラブ（一重管、新生児・小児用）

■特　長
1、スピーチバルブは窓なしのタイプには接続できない安全設計が施されています。
2、O2アダプタは、発声中に酸素を供給することができます。また、360度回転可能です。
3、O2アダプタの酸素濃度は、25〜45％（酸素流量1〜10−L/min、社内データー）
4、ソフィット二重管F、CF、CF−Sは、人工呼吸器に接続でき、自発時には発声も可能です。
5、一重管のクリアとフレックスは、ネックプレートが可動式と半固定式の違いです。

製造販売業者
MERA 泉工医科工業株式会社　製造業者：MERASENKO CORPORATION　国名：フィリピン
埼玉県春日部市浜川戸2-11-1　■問い合わせ先:本社商品企画：TEL.03-3812-3254　FAX.03-3812-4613
■営業拠点：札幌支店・東北支店・青森・盛岡・福島・関東支店・つくば・松本・新潟・東京支店・横浜・中部支店・静岡・金沢・関西支店・中四国支店・岡山・高松・九州支店・鹿児島
■常に研究:改良に努めておりますので、仕様の一部を変更する場合があります。あらかじめご了承下さい。●管理医療機器　●一般的名称：単回使用気管切開チューブ
●認証番号：ソフィット/216000BZY00063000　クリア/21500BZY00462000　フレックス/222AABZX00087000　ラブ/225ADBZX00069000
www.mera.co.jp/

◆◆◆ やさしさをカタチに ◆◆◆

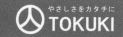

いつも笑顔でいたい
家族の笑顔を見ていたい
だから「人にやさしい」吸引器

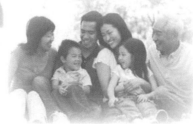

人にやさしく、ゆっくり静かに

たん吸引器 アモレSU1

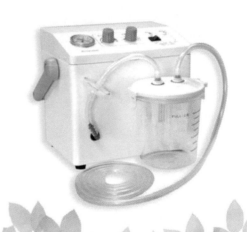

POINT 1 少量吸引で静かに強く
少ない流量でゆっくり静かに、しかも力強く吸引します。

POINT 2 流量と圧力の調節が独立
状況に合わせて 多く〜少なく、強く〜弱く 吸引できます。

POINT 3 優しく幅広くたん吸引
少ない流量でゆっくり吸引しますので、本人に優しく安心です。
また、すぐに吸引する時は大流量で幅広くたん吸引ができます。

カフ圧調整器 カフチェッカー カフキーパー

安全・安心の呼吸ケアを

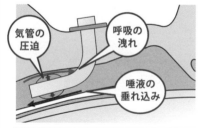

気管チューブのカフ圧管理は重要です

空気量で管理ですか？
パイロットバルーンの硬さで管理ですか？

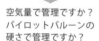

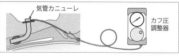

これからは「カフ圧調整器」です

カフ圧計	カフ圧自動調整器	圧力モニター計
カフチェッカー	**カフキーパー**	**アツモ**
カフ圧をジョグポンプで簡単調整できます	カフ圧を電源不要で自動調整・保持します	カフ圧計の保守点検に

足踏み式吸引器 アモレFS1

備えあれば憂いなし！！

停電 災害 外出 に、安心への常備品

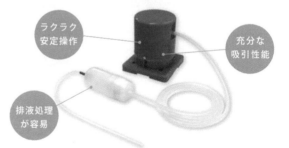

ラクラク安定操作
充分な吸引性能
排液処理が容易

本製品は、口腔内・鼻腔内・気道内からの分泌物の吸引に使用します。電源が不要で操作性が良く、充分な性能ですので、応急用や屋外用として常備しておくと安心です。

POINT 1 停電・災害・外出の必需品
POINT 2 充分な吸引性能で安心して使用
POINT 3 ラクラク、安定操作で使いやすさ良好
POINT 4 排液処理が容易

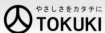 **徳器技研工業株式会社**

【本社・工場】 大分県宇佐市大字大根川318番地
〒879-0232　TEL 0978-33-5595　FAX 0978-33-5596
【東京事務所】 TEL 050-3580-0233　FAX 03-6862-9085
ホームページ　http://www.tokuki.net

※製品に関する資料のご請求は、右記にお問い合せください。
※ご注文は最寄りの販売店様へお問い合せください。

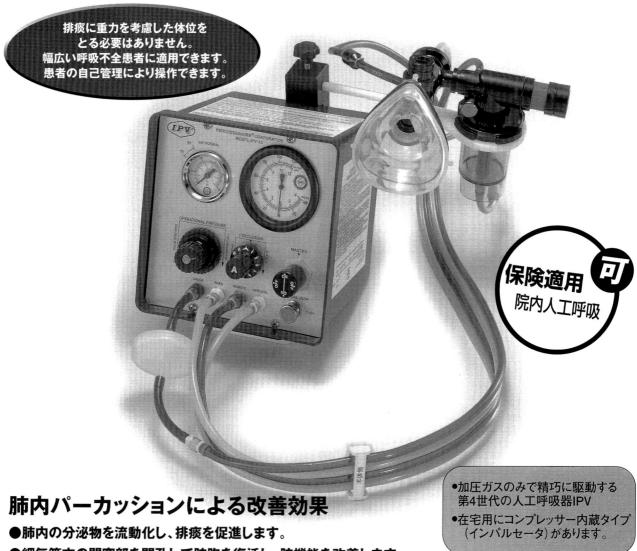

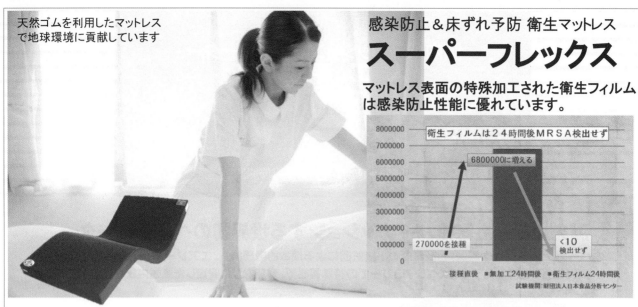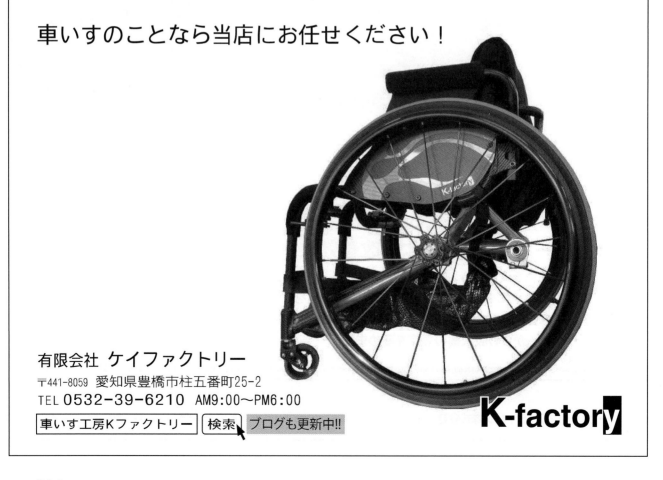

エーフェックス
男性用尿失禁・尿管理製品

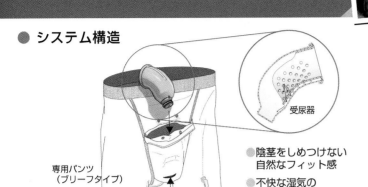

● システム構造

専用パンツ（ブリーフタイプ）／受尿器／蓄尿袋（バッグ）

● 陰茎をしめつけない自然なフィット感
● 不快な湿気のたまらない二重構造

介護者の手を煩わせない、安心の排尿システム

● エーフェックスの特徴 ●

- 目立たない
- 臭わない
- ごみが出ない
- はき心地がいい
- 漏れない
- 使い捨てではなく経済的

 車椅子用 外出時やリハビリに。介護者をわずらわせず排尿できる革新的な製品！

 寝たきり用 おむつの取り替える手間を軽減し、尿の管理に便利！

1,200mlのレッグバッグで1日分の尿を収容できます。レッグバッグを固定するレッグラップは足をしめつけません。介護に便利な横開きタイプのパンツもあります。スナップ部分から楽に自己導尿できます。

介護者の手間を省き、利用者の身体をわずらわせません。レッグストラップが便のアクセスを確保し、受尿器をしっかり固定します。蓄尿袋をベッドに掛けて使用できます。1,200mlの蓄尿袋は、約1日分の尿をしっかり収容します。

こんな方におすすめ！
- 車椅子を使うことがある、または常に使っている方
- 自己導尿をしているが、おむつも併用している方
- 手が不自由であるためトイレが使いにくく、尿の全面的な管理がしたい方

こんな方におすすめ！
- 日中はベッドで生活していて、かつ、仰向け寝の体勢が多い方
- おむつやカテーテルはあまり使いたくない方
- 尿の全面的な管理がしたい方
- 介護者がいない時がある、または、介護者をわずらわせず排尿したい方

車椅子用導入セット (U-BOS/S/M/L/XL-W/B)　**30,240円**

〈商品内容〉
● 受尿器／● パンツ2枚／● 蓄尿袋（バッグ）／
● チューブ／● チューブ安定用紐／
● レッグラップ／● 洗浄用品

 1日当たり **241円**

寝たきり用導入セット (N-LS)　**23,220円**

〈商品内容〉
● 受尿器／● レッグストラップ2本／
● 蓄尿袋（バッグ）／
● チューブ／● 洗浄用品

 1日当たり **208円～229円**

 一般活動用 本来の活動的なライフスタイルを取り戻せます！

ゴルフ、テニス、山登りなどの運動を、尿の心配をせずに楽しめます。溜まった尿をトイレで捨てることができるので、ごみが出ません。トイレや小便器が使いたい時は、スナップを開けて自然に排尿できます。

こんな方におすすめ！
- 普通に歩くことができる方／● 立ち上がる時尿が漏れる方
- 歩行器、杖、松葉杖を使って歩いている方（リハビリ中の方を含む）
- 頻尿でトイレが間に合わない時がある方

※目安として、おむつを一日4-5枚使用している方が対象です。

使用していても外観からは全く目立ちません。

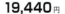

一般活動用導入セット（J-S/M/L/XL）

19,440円

〈商品内容〉● 受尿器／● パンツ2枚／● 蓄尿袋（バッグ）／● 洗浄用品

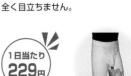 1日当たり **229円**

装着イメージ

くわしくはホームページをご覧下さい。

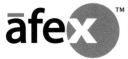 ™ 輸入販売元：
株式会社 ザ・シカゴ・トーキョー・グループ
〒103-0005 東京都中央区日本橋久松町9-12-6F
Tel.03-3662-1230　Fax.03-3662-5040

メール：info@ctgtokyo.co.jp
http://www.ctgtokyo.co.jp/afex/

Portable Spring Balancer　ポータブル スプリングバランサー

ポータブルスプリングバランサー（PSB）は、何らかの原因により、筋力が低下し、
ご自分で腕を動かせなくなってしまった方のために開発された製品です。
スプリングの張力を調整する事により、お使いになる方の腕の重さや、症状に合わせることができます。

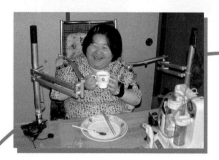
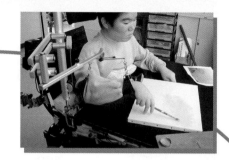
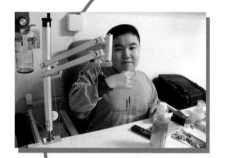
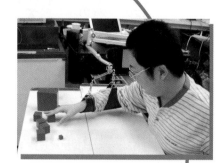

ご紹介した皆さんは、筋ジストロフィーや
ALS（筋萎縮性側索硬化症）、
脊髄性筋萎縮症といった難病と
戦っておられる方々です。
PSBを使う事によって、食事や、趣味の絵画、
コミュニケーションをとるための
マウス操作が可能になった方々ばかりです。
電動調整式のPSBは、
お使いになる方ご自身での
装着・取り外しが可能になりました。

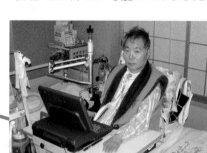
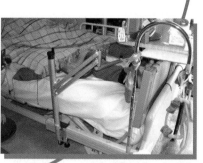

PSBで足を支え、マウス操作

「自分はもう無理…」と
あきらめていませんか？
ハニーインターナショナルでは
ポータブルスプリングバランサーの
お試し器を無料で貸し出しております。
お試しになりたい方は
お気軽に弊社まで直接お問合せください。

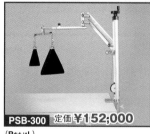
PSB-300　定価 ¥152,000
（RまたはL）

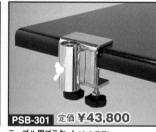
PSB-301　定価 ¥43,800
テーブル用ブラケット（左右兼用）

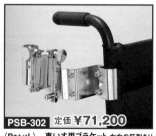
PSB-302　定価 ¥71,200
（RまたはL）　車いす用ブラケット 左右の区別あり

PSBは身体障害者福祉法による給付対象品です。

目　的	主な対象疾患	
動作範囲の維持拡大	高位脊髄損傷	
筋力増強	ギャランバレー症候群	
整容・食事	腕神経叢麻痺	
レクリエーション	筋ジストロフィー	
コミュニケーション	多発性筋炎	
職業的活動		
電動車椅子操作　その他	筋萎縮性硬化症　その他	

BFO・MASも製作しております。

お問い合せは　　hny international

製造・総発売元
有限会社　ハニーインターナショナル
〒168-0081 東京都杉並区宮前5-24-3-2F
TEL 03-5941-9830　FAX 03-5941-9831
HPアドレス http://www.hny.co.jp　E-mail info@hny.co.jp

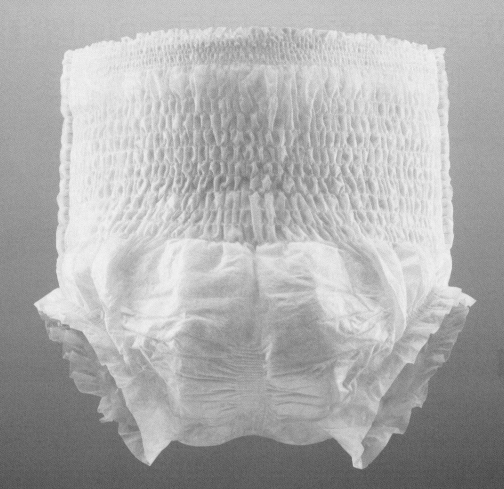

医療と介護のトータルヘルスケア
白十字

思いやりは、カタチにできる。

本当に肌にやさしい大人用紙おむつは作れないだろうか。そんな白十字の発想が、素肌と同じ弱酸性のサルバを生み出しました。それを実現したのは、医療の現場で培ってきた経験と技術力。あなたの大切な人のために、弱酸性を選んでください。

素肌と同じ **弱酸性** 素材

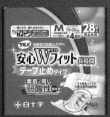 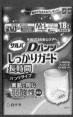 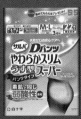

医療から
生まれた
思いやり

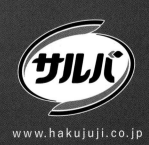

www.hakujuji.co.jp

呼吸器疾患の予防・回復・QOL 維持に
呼吸リハビリテーションを

呼吸リハビリテーションの総合サイト
呼吸リハビリ.com

在宅酸素療法情報サイト
在宅酸素療法.com

NISSEI pulsfit BO-650

指先クリップ型パルスオキシメータ
パルスフィット® BO-650

あらゆるシーン、あらゆる用途で

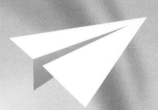

全6色

使いやすさ・視認性重視のサイズとデザインでトップクラスの操作性。

デザインと操作性にこだわったパルスオキシメータです。
正しい SpO_2 を測定するために、より良い測定状態を判断する PI 値（PI:Perfusion Index ＝ 灌流指数 単位%）表示機能や異常値（90%以下やエラー時）がわかる2色のバックライトなど充実の機能を搭載しました。表示は2方向から選択できるので、見やすい方向を選べます。
使いやすさは場所を選びません。あらゆるシーンで、小児から成人まで、幅広い年代の方にご活用いただけます。

日本精密測器株式会社
本　　　社　〒377-0293 群馬県渋川市中郷 2508-13　TEL:0279-20-2311
東京支社　〒113-0033 東京都文京区本郷 2-27-18 本郷 BN ビル6階　TEL:03-5842-6611
ホームページ　http://www.nissei-kk.co.jp/

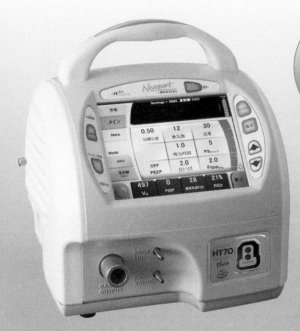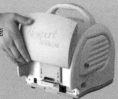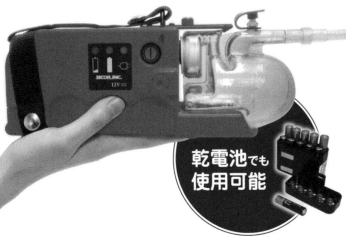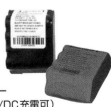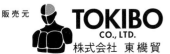

筋ジストロフィーのすべて	定価　本体 2,000 円＋税

2015 年　5 月 1 日　第 1 版第 1 刷発行

　　　　監修者　貝 谷 久 宣

　　　　発行人　今村栄太郎

　　　　発行所　（株）日本プランニングセンター
　　　　　　　　〒 271-0064　千葉県松戸市上本郷 2760-2
　　　　　　　　電話 047-361-5141（代）　FAX 047-361-0931
　　　　　　　　http://www.jpci.jp　　　　　　e-mail：jpc@jpci.jp
　　　　　　　　振替口座　00100-6-87590

Ⓒ 日本プランニングセンター 2015.　　　　　　Printed in Japan.
　　　　　　　　　　　　　　　　印刷・製本／株式会社 ディグ
落丁・乱丁の場合はお取り替えいたします。
本書の無断複製・転載を禁じます。

ISBN978-4-86227-011-5 C2047　¥2000E